全国高职高专医药类规划教材

药材商品鉴定技术
第二版

中国职业技术教育学会医药专业委员会　组织编写

林　静　主编　李　峰　主审

化学工业出版社

·北京·

本书为全国高职高专医药类规划教材，由中国职业技术教育学会医药专业委员会组织编写。书中模块一至模块六介绍了中药材的含义、命名及分类，药材商品鉴定技术的研究对象、任务及发展简史；我国药材资源概况；药材的采收与加工；药材商品的鉴定；药材商品的质量。模块七至模块十五介绍植物类药材，模块十六为动物类药材，模块十七为矿物类药材。植物类药材按药用部位划分模块，每模块药材按植物在自然界的位置和亲缘关系排列；动物类药材按动物在自然界的位置和亲缘关系排列；矿物类药材按所含主要成分排列。以上分类方法有利于学习中药的来源，利于比较中药性状鉴别、显微鉴别和理化鉴别的异同点。

本书可作为全国医药高等职业院校教材，亦可作为职业技能鉴定高级工、技师培训教材。

图书在版编目（CIP）数据

药材商品鉴定技术/中国职业技术教育学会医药专业委员会组织编写；林静主编 . —2 版 . —北京：化学工业出版社，2013.3（2024.8 重印）

全国高职高专医药类规划教材

ISBN 978-7-122-16324-0

Ⅰ. ①药… Ⅱ. ①中…②林… Ⅲ. ①药材-鉴定-高等职业教育-教材 Ⅳ. ①R282.5

中国版本图书馆 CIP 数据核字（2013）第 009424 号

责任编辑：陈燕杰　　　　　　　　　　　　文字编辑：王新辉
责任校对：边　涛　　　　　　　　　　　　装帧设计：关　飞

出版发行：化学工业出版社（北京市东城区青年湖南街 13 号　邮政编码 100011）
印　　装：北京七彩京通数码快印有限公司
787mm×1092mm　1/16　印张 23¼　字数 563 千字　2024 年 8 月北京第 2 版第 11 次印刷

购书咨询：010-64518888　　　　　　　　　售后服务：010-64518899
网　　址：http://www.cip.com.cn
凡购买本书，如有缺损质量问题，本社销售中心负责调换。

定　　价：48.00 元

本书编审人员

主　　编　林　静（山东医药技师学院）

主　　审　李　峰（山东中医药大学）

副 主 编　曲寿河（沈阳药科大学高等职业技术学院）

　　　　　李林岚（湖南省食品药品职业学院）

　　　　　梁永枢（广东食品药品职业学院）

编　　委　（按姓名笔画排序）

　　　　　尹浣姝（天津生物工程职业技术学院）

　　　　　包淑英（天津生物工程职业技术学院）

　　　　　曲寿河（沈阳药科大学高等职业技术学院）

　　　　　李林岚（湖南省食品药品职业学院）

　　　　　林　静（山东医药技师学院）

　　　　　戚秀萍（山东医药技师学院）

　　　　　梁永枢（广东食品药品职业学院）

第二版前言

本套教材自 2004 年以来陆续出版了 37 种，经各校广泛使用已累积了较为丰富的经验。并且在此期间，本会持续推动各校大力开展国际交流和教学改革，使得我们对于职业教育的认识大大加深，对教学模式和教材改革又有了新认识，研究也有了新成果，因而推动本系列教材的修订。概括来说，这几年来我们取得的新共识主要有以下几点。

1. 明确了我们的目标。创建中国特色医药职教体系。党中央提出以科学发展观建设中国特色社会主义。我们身在医药职教战线的同仁，就有责任为了更好更快地发展我国的职业教育，为创建中国特色医药职教体系而奋斗。

2. 积极持续地开展国际交流。当今世界国际经济社会融为一体，彼此交流相互影响，教育也不例外。为了更快更好地发展我国的职业教育，创建中国特色医药职教体系，我们有必要学习国外已有的经验，规避国外已出现的种种教训、失误，从而使我们少走弯路，更科学地发展壮大我们自己。

3. 对准相应的职业资格要求。我们从事的职业技术教育既是为了满足医药经济发展之需，也是为了使学生具备相应职业准入要求，具有全面发展的综合素质，既能顺利就业，也能一展才华。作为个体，每个学校具有的教育资质有限，能提供的教育内容和年限也有限。为此，应首先对准相应的国家职业资格要求，对学生实施准确明晰而实用的教育，在有余力有可能的情况下才能谈及品牌、特色等更高的要求。

4. 教学模式要切实地转变为实践导向而非学科导向。职场的实际过程是学生毕业后就业所必须进入的过程，因此以职场实际过程的要求和过程来组织教学活动就能紧扣实际需要，便于学生掌握。

5. 贯彻和渗透全面素质教育思想与措施。多年来，各校都重视学生德育教育，重视学生全面素质的发展和提高，除了开设专门的德育课程、职业生涯课程和大量的课外教育活动之外，大家一致认为还必须采取切实措施，在一切业务教学过程中，点点滴滴地渗透德育内容，促使学生通过实际过程中的言谈举止，多次重复，逐渐养成良好规范的行为和思想道德品质。学生在校期间最长的时间及最大量的活动是参加各种业务学习、基础知识学习、技能学习、岗位实训等都包括在内。因此对这部分最大量的时间，不能只教业务技术。在学校工作的每个人都要视育人为己任。教师在每个教学环节中都要研究如何既传授知识技能又影响学生品德，使学生全面发展成为健全的有用之才。

6. 要深入研究当代学生情况和特点，努力开发适合学生特点的教学方式方法，激发学生学习积极性，以提高学习效率。操作领路、案例入门、师生互动、现场教学等都是有效的方式。教材编写上，也要尽快改变多年来黑字印刷，学科篇章，理论说教的老面孔，力求开发生动活泼，简明易懂，图文并茂，激发志向的好教材。根据上述共识，本次修订教材，按以下原则进行。

① 按实践导向型模式，以职场实际过程划分模块安排教材内容。

② 教学内容必须满足国家相应职业资格要求。

③ 所有教学活动中都应该融进全面素质教育内容。

④ 教材内容和写法必须适应青少年学生的特点，力求简明生动，图文并茂。

从已完成的新书稿来看，各位编写人员基本上都能按上述原则处理教材，书稿显示出鲜明的特色，使得修订教材已从原版的技术型提高到技能型教材的水平。当然当前仍然有诸多问题需要进一步探讨改革。但愿本次修订教材的出版使用，不但能有助于各校提高教学质量，而且能引发各校更深入的改革热潮。

八年来，各方面发展迅速，变化很大，第二版丛书根据实际需要增加了新的教材品种，同时更新了许多内容，而且编写人员也有若干变动。有的书稿为了更贴切反映教材内容甚至对名称也做了修改。但编写人员和编写思想都是前后相继、向前发展的。因此本会认为这些变动是反映与时俱进思想的，是应该大力支持的。此外，本会也因加入了中国职业技术教育学会而改用现名。原教材建设委员会也因此改为常务理事会。值本次教材修订出版之际，特此说明。

中国职业技术教育学会医药专业委员会

主任　苏怀德

2012 年 10 月 2 日

第一版前言

从 20 世纪 30 年代起，我国即开始了现代医药高等专科教育。1952 年全国高等院校调整后，为满足当时经济建设的需要，医药专科层次的教育得到进一步加强和发展。同时对这一层次教育的定位、作用和特点等问题的探讨也一直在进行当中。

鉴于几十年来医药专科层次的教育一直未形成自身的规范化教材，长期存在着借用本科教材的被动局面，原国家医药管理局科技教育司应各医药院校的要求，履行其指导全国药学教育为全国药学教育服务的职责，于 1993 年出面组织成立了全国药学高等专科教育教材建设委员会。经过几年的努力，截至 1999 年已组织编写出版系列教材 33 种，基本上满足了各校对医药专科教材的需求。同时还组织出版了全国医药中等职业技术教育系列教材 60 余种。至此基本上解决了全国医药专科、中职教育教材缺乏的问题。

为进一步推动全国教育管理体制和教学改革，使人才培养更加适应社会主义建设之需，自 20 世纪 90 年代以来，中央提倡大力发展职业技术教育，尤其是专科层次的职业技术教育即高等职业技术教育。据此，全国大多数医药本专科院校、一部分非医药院校甚至综合性大学均积极举办医药高职教育。全国原 17 所医药中等职业学校中，已有 13 所院校分别升格或改制为高等职业技术学院或二级学院。面对大量的有关高职教育的理论和实际问题，各校强烈要求进一步联合起来开展有组织的协作和研讨。于是在原有协作组织基础上，2000 年成立了全国医药高职高专教材建设委员会，专门研究解决最为急需的教材问题。2002 年更进一步扩大成全国医药职业技术教育研究会，将医药高职、高专、中专、技校等不同层次、不同类型、不同地区的医药院校组织起来以便更灵活、更全面地开展交流研讨活动。开展教材建设更是其中的重要活动内容之一。

几年来，在全国医药职业技术教育研究会的组织协调下，各医药职业技术院校齐心协力，认真学习党中央的方针政策，已取得丰硕的成果。各校一致认为，高等职业技术教育应定位于培养拥护党的基本路线，适应生产、管理、服务第一线需要的德、智、体、美各方面全面发展的技术应用型人才。专业设置上必须紧密结合地方经济和社会发展需要，根据市场对各类人才的需求和学校的办学条件，有针对性地调整和设置专业。在课程体系和教学内容方面则要突出职业技术特点，注意实践技能的培养，加强针对性和实用性，基础知识和基本理论以必需够用为度，以讲清概念，强化应用为教学重点。各校先后学习了"中华人民共和国职业分类大典"及医药行业工人技术等级标准等有关职业分类，岗位群及岗位要求的具体规定，并且组织师生深入实际，广泛调研市场的需求和有关职业岗位群对各类从业人员素质、技能、知识等方面的基本要求，针对特定的职业岗位群，设立专业，确定人才培养规格和素质、技能、知识结构，建立技术考核标准、课程标准和课程体系，最后具体编制为专业教学计划以开展教学活动。教材是教学活动中必须使用的基本材料，也是各校办学的必需材料。因此研究会及时开展了医药高职教材建设的研讨和有组织的编写活动。由于专业教学计划、技术考核标准和课程标准又是从现实职业岗位群的实际需要中归纳出来的，因而研究会组织的教材编写活动就形成了几大特点。

1. 教材内容的范围和深度与相应职业岗位群的要求紧密挂钩，以收录现行适用、成熟规范的现代技术和管理知识为主。因此其实践性、应用性较强，突破了传统教材以理论知识为主的局限，突出了职业技能特点。

2. 教材编写人员尽量以产、学、研结合的方式选聘，使其各展所长、互相学习，从而有效地克服了内容脱离实际工作的弊端。

3. 实行主审制，每种教材均邀请精通该专业业务的专家担任主审，以确保业务内容正确无误。

4. 按模块化组织教材体系，各教材之间相互衔接较好，且具有一定的可裁减性和可拼接性。一个专业的全套教材既可以圆满地完成专业教学任务，又可以根据不同的培养目标和地区特点，或市场需求变化供相近专业选用，甚至适应不同层次教学之需。因而，本套教材虽然主要是针对医药高职教育而组织编写的，但同类专业的中等职业教育也可以灵活的选用。因为中等职业教育主要培养技术操作型人才，而操作型人才必须具备的素质、技能和知识不但已经包含在对技术应用型人才的要求之中，而且还是其基础。其超过"操作型"要求的部分或体现高职之"高"的部分可供学有余力，有志深造的中职学生学习之用。同时本套教材也适合于同一岗位群的在职员工培训之用。

现已编写出版的各种医药高职教材虽然由于种种主、客观因素的限制留有诸多遗憾，上述特点在各种教材中体现的程度也参差不齐，但与传统学科型教材相比毕竟前进了一步。紧扣社会职业需求，以实用技术为主，产、学、研结合，这是医药教材编写上的划时代的转变。因此本系列教材的编写和应用也将成为全国医药高职教育发展历史的一座里程碑。今后的任务是在使用中加以检验，听取各方面的意见及时修订并继续开发新教材以促进其与时俱进、臻于完善。

愿使用本系列教材的每位教师、学生、读者收获丰硕！愿全国医药事业不断发展！

全国医药职业技术教育研究会
2004 年 5 月

编写说明

中药材在我国应用已有几千年的历史，是祖国医药的宝贵财富。中药材是特殊商品，品种繁多、规格复杂，对其质量有严格要求，因此，学习和研究《药材商品鉴定技术》是非常必要的。《药材商品鉴定技术》的主要任务是研究中药的资源、品种规格、品质和检验，是药品有关专业的一门重要课程。

为适应医药事业的发展，为满足高等医药职业教育事业的需求，我们编写了《药材商品鉴定技术》（第二版）。本书采用一体化教学体系，把培养学生职业能力的理论与实践相结合的教学作为一个整体考虑，构建一个以就业为导向，以职业为本位的符合职业教育目标要求的教学体系。通过一体化教学，教学从"知识的传递"向"知识的处理和转换"转变；教师从"单一型"向"行为引导型"转变；学生由"被动接受的模仿型"向"主动实践、手脑并用的创新型"转变；教学组织形式由"固定教室、集体授课"向"室内外专业教室、实习场所"转变；教学手段由"口授、黑板"向"多媒体、网络化、现代化教育技术"转变，从而以"一体化"的教学模式体现职业教育的实践性、开放性、实用性。

模块一至模块六介绍中药材的含义、命名及分类，药材商品鉴定技术的研究对象和任务；药材商品鉴定技术的发展简史；我国药材资源概况；药材的采收与加工；药材商品的鉴定；药材商品的质量。模块七至模块十五为植物类药材，模块十六为动物类药材，模块十七为矿物类药材。植物类药材按药用部位划分模块，每模块药材按植物在自然界的位置和亲缘关系排列；动物类药材按动物在自然界的位置和亲缘关系排列；矿物类药材按所含主要成分排列。以上分类方法有利于学习中药的来源，有利于比较中药性状鉴别、显微鉴别、理化鉴别的异同点。每味中药收载的项目有：正名、汉语拼音名、别名、来源、产销、采收加工、性状鉴别、品质规格、显微鉴别、成分、理化鉴别、性味功效、附注、附药，药材的伪品列入附注项，对重点药材的记述较为全面，一般药材则突出重点项目的介绍。为提高教学质量，在编写过程中，以国家职业标准为依据，力求突出中药特色，体现高等职业教育的特点，坚持理论联系实践的原则，对本学科的基本知识和基本技能进行较为全面的阐述，加强实践性教学内容的比重，并注重各门学科之间的联系，以提高本书的思想性、科学性、启发性、先进性和实用性。本书可作为全国医药高等职业院校教材，亦可作为职业技能鉴定高级工、技师培训教材。本书模块一至模块六，模块八项目一、绵马贯众～西洋参由林静编写；模块十、模块十六由曲寿河编写；模块十三、模块十七由李林岚编写；模块八珠子参～白及由戚秀萍编写；模块七、模块十四、模块十五由包淑英编写；模块九、模块十一、模块十二由尹浣姝编写。全书由林静、梁永枢统稿。本书由李峰教授审阅，并与主编协商后定稿。

由于本书编写任务重，时间仓促，难免有缺点和不足之处；教材只有通过教学实践，并认真总结经验，加以修订，才能日臻完善和提高。热切期望广大师生和读者，在使用过程中提出宝贵意见，我们表示衷心的谢意。

编者
2013 年

目　　录

模块一　绪　论

目标及任务要求

1. 掌握中药材的含义。
2. 熟悉中药材的命名。
3. 了解中药材的分类。
4. 明确药材商品鉴定技术的研究对象和任务。

项目一　中药材的含义、命名及分类

一、中药材的含义

（1）药物　凡具有防治诊断疾病作用的物质，统称为药物。

（2）药品　指用于预防、治疗、诊断疾病，有目的地调节生理功能，并规定有适应证或功能主治、用量用法的物质，称药品。药品包括中药材、中药饮片、中成药、化学原料药及其制剂、抗生素、生化药品、放射性药物、血清、疫苗、血液制品和诊断药品等。

（3）中药　中药一词有广义、狭义之分。广义的中药是指在中医药理论指导下，用来防治疾病的天然药及其加工品，包括中药材、中药饮片和中成药。狭义的中药指中药材。

（4）中药材　简称药材。是指经产地加工而未经炮制和制剂的生货原药，是中药饮片和成药的原材料药物。它包括植物药、动物药和矿物药三大类，其中以植物药占绝大多数。

（5）生药　通常只指植物药和动物药；但在我国兼有生货原药之意，与"药材"的含义基本上是一致的。

二、中药材的命名

中药材品种繁多，使用历史悠久，各地习惯不同，药材名称十分复杂。尽管如此，药材命名也不是毫无根据的，而是有一定规律的。中药材的命名，可归纳为以下几种情况。

1. 以药用部位命名

以药用部位命名的药材商品很广泛，如以根入药的有葛根、山豆根、板蓝根、白茅根等；以叶入药的有枇杷叶、桑叶、侧柏叶、淡竹叶、艾叶、紫苏叶、荷叶等；以花入药的有芫花、金银花、菊花、月季花等；以种子、种仁入药的有车前子、芥子、紫苏子、青葙子、蛇床子、菟丝子、葶苈子、火麻仁、郁李仁、柏子仁、苦杏仁、桃仁、酸枣仁、薏苡仁等；以皮入药的有牡丹皮、地骨皮、陈皮、大腹皮、桑白皮、白鲜皮、秦皮、苦楝皮等；以全草入药的有仙鹤草、金钱草、旱莲草等；以茎藤入药的有海风藤、青风藤、大血藤、鸡血藤等；以虫入药的有九香虫、地鳖虫等；以矿石入药的有寒水石、滑石、磁石、赭石等。

2. 以产地命名

一般以地道产地或主产地命名。如四川产的川芎、川乌、川贝母、川楝子、川牛膝等；东北产的北细辛、关龙胆、北五味子、关防风等；浙江产的浙贝母，浙江产以杭州为集散地的杭白芍、杭菊花等；河南怀庆府（今新乡地区）产的"四大怀药"（怀地黄、怀牛膝、怀山药、怀菊花）等；江苏产的苏薄荷、苏藿香等；秦地（今陕西省境内）产的秦皮、秦艽等。

3. 以气味命名

即以药材特有的气味命名。如有特异香气的麝香、丁香、木香、沉香、苏合香、乳香等；有鱼腥气的鱼腥草；有败酱气的败酱草；有苦味的龙胆、苦参、苦楝皮；有甜味的甘草、甜杏仁；有咸味的咸苁蓉；多味的五味子等。

4. 以性能命名

即以药性功效命名。如活血调经的益母草；清肝明目的决明子；治创伤骨折的接骨木；泻热导滞的番泻叶；舒筋通络的伸筋草；治筋骨风湿的透骨草；益智安神的远志等。

5. 以色泽命名

即以药材固有的色泽命名。如白色的白芷、白芍、白菊花、白及、白附子等；紫色的紫草、紫菀等；红色的红花、鸡血藤、朱砂等；青色的青黛、青蒿；黄色的黄芩、黄连、黄柏、大黄等。

6. 以生活习性或药材性质命名

如夏枯草、桑寄生、冬虫夏草、忍冬藤、金银花等，因生活习性得名；滑石滑腻，磁石有磁性，浮小麦浮于水，沉香沉于水，急性子易爆裂等，则与药材性质有关。

7. 以形态命名

即以药材的形态命名。如人参似"人"形；钩藤嫩枝节上对生两个向下弯曲的钩；乌头形似乌鸦头；木蝴蝶形似白色蝶翅；猫爪草为数个呈纺锤形的块根簇生一起形似猫爪；狗脊形似狗脊骨，因全体密被金黄色茸毛又名金毛狗脊。

8. 以采制时节命名

如半夏、款冬花等。

9. 以人名命名

以最早发现或与某种药材相关的人名命名，如徐长卿、杜仲、刘寄奴等。

10. 以进口地或集散地命名

在古代，当时从外域输入的药材，常冠以胡、番、羌等前缀，沿用至今，如胡黄连、番泻叶、羌活等。另有一些药材是以集散地或通商口岸命名，如番红花又名藏红花，但不产于西藏，只因过去由国外经西藏转到内地；广木香本不产于广东，而是当时广州是集散地。

11. 按译音命名

以翻译后的中文音而命名。如诃黎勒即诃子、曼陀罗等。

12. 以拉丁语命名

为了进一步统一中药名称，防止混乱，有利于对外贸易和国际学术交流，需要对中药材用拉丁语命名。《中国药典》2010 年版一部的中药材拉丁名较前几版药典有了较大的变化。

植物类药材和动物类药材的命名规则基本相同。这两类药材的拉丁名包括药用部位名和动、植物名两部分。其中药用部位名用名词单数主格形式置于后，药用动、植物名用名词单数属格形式置于前。如有形容词，则列于最后。如远志 *Polygalae Radix*；苦杏仁 *Armeniacae Semen Amarum*。

中药拉丁名的命名，有以下几种情况。

（1）以属名命名 对于一属中只有一个品种作药用，或一属中有几个种作同一药材使用时，一般采用属名命名；如杜仲 *Eucommiae Cortex*（一属中只有一个植物种作药材用）；麻黄 *Ephedrae Herba*（一属中有几个植物种作同一药材用）；有些中药材的植（动）物来源虽然同属中有几个植物品种作不同的中药材使用，但习惯已采用属名作拉丁名的，一般不改动。应将来源为同属其他植物品种的中药材，加上种名，使之区分。如黄精 *Polygonati Rhizoma*、玉竹 *Polygonati Odorati Rhizoma*。

（2）以属种名命名 同属中有几个品种来源，分别作为不同药材使用时，则以属种名命名。如当归 *Angelicae Sinensis Radix*、独活 *Angelicae Pubescentis Radix*、白芷 *Angelicae Dahuricae Radix* 等。

（3）以种加词命名 为习惯用法，应少用。如人参 *Ginseng Radix* et Rhizoma、石榴皮 *Granati Pericarpium*（种名命名，习惯用法）。

（4）以有代表性的属种名命名 同属几个种来源同作一味中药材使用，但又不能用属名作中药材的拉丁名时，则以有代表性的一个属种名命名。如辣蓼，有水辣蓼 *Polygonum hydropiperl* 与旱辣蓼 *P. fiaccidum* Meisn 两种；而蓼属的药材还有何首乌、水炭母等，不能以属名作辣蓼的药材拉丁名，故以使用面较广的水辣蓼的学名为代表，定为 *Polygoni Hydropiperis* Hebra。

（5）少数中药的拉丁名不加药用部位，直接以属名或种名或俗名命名，这是遵循习惯用法，国际上已有通常用的名称作拉丁名的中药材，且属种来源与国外相同的，可直接采用。如茯苓 *Poria*、麝香 *Moschus*、芦荟 *Aloe*、儿茶 *Catechu*、蜂蜜 *Mel*、全蝎 *Scorpio*。芥子 *Sinapis Semen*，不用 *Brassicae Semen*；但阿魏在国际上用 *Asafoetida*，而我国产的品种来源不同，所以改用 *Ferulae Resina*。

（6）药用部位如包括两个不同部位时，把主要的或多数地区习用的列在前面，用 et（和）或 seu（或）相连接。如大黄 *Rhei Radix* et Rhizoma 等。

（7）一种中药材的来源为不同科、属的两种植（动）物或同一植（动）物的不同药用部位，需列为并列的两个拉丁名。如马兜铃 *Aristolochiae Fructus* 和青木香 *Aristolochiae Radix*。

三、中药材的分类

中药品种繁多，来源复杂，为便于检索或有利于同类药材的比较，必须有系统地进行分类。由于使用者的目的和习惯不同，而有各种分类方法。

古代《神农本草经》按药材功能和毒性的不同，将药材分为上、中、下三品。《本草经集注》以后，各本草多用自然属性分类法，如《本草纲目》分为水、火、金石、土、草、谷、菜、果、木、器、虫、鳞、介、禽、兽、人共 16 部。

近代有下列分类方法。

(一) 按中药名称首字笔画排列

此法优点是可将全部中药归入笔画索引表中，查阅方便。如《中国药典》、《中药大辞典》就是采用这种分类法。此法对一些相似的中药因缺乏联系，不便比较。

(二) 按中药的功效分类

这是在中医学理论指导下，依照药物功效的共性分为解表药、清热药、泻下药、祛风湿药等类。这种分类法对于中医临床应用和学习中医药学理论极为有益。如《中药学》、《中药药理学》的分类法即是。

(三) 按自然分类法排列

根据中药的原植物或原动物在自然界的位置，采用分类学的门、纲、目、科、属、种的分类方法。这种分类法能帮助了解药用植物或药用动物在自然界的位置、形态特征和彼此间的关系，有助于比较中药间的异同点，也有助于在同科属中研究和寻找具有类似化学成分的新药。但对于矿物药则不便归类。

(四) 按中药化学成分分类

即根据中药中含有的有效成分或主成分的化学结构和性质来分类。如将中药分为碳水化合物类、有机酸类、酚类、挥发油类、树脂类、苷类、生物碱类等。这种分类法的特点是根据化学成分来研究和联系各种药物，由于突出了各类成分的理化性质及其在植物体内的形成和植物界中的分布，因而有利于药材化学成分的研究和应用；对研究中药的采收加工、贮藏保管，提高产品的质量较为有利；有利于学习研究中药的理化鉴定；有利于以有效成分为线索寻找新药；有利于矿物药的分类。但是一种中药可能含有多种不同有效成分，很多中药有效成分或主成分又尚未研究清楚，因此，这种分类法目前还不能将全部中药归类。

(五) 按药用部位分类

根据植物药入药部位分为根及根茎类、茎木类、皮类、叶类、花类、果实与种子类、全草类等。这种分类法有利于比较中药的外部形态和内部构造，因而有利于学习研究中药的性状鉴定和显微鉴定；对药材的收购加工、贮存养护比较方便。

(六) 按自然属性分类

即按药材的自然属性将药材分为植物药、动物药和矿物药。

本教材采用药用部位分类法、自然分类法、化学成分分类法及自然属性分类法。

项目二　药材商品鉴定技术的研究对象和任务

一、药材商品鉴定技术的含义

药材商品鉴定技术是鉴定药材商品的品种、质量，研究寻找和扩大商品药源有关理论和技能的应用学科。

二、药材商品鉴定技术的研究对象

药材商品鉴定技术的研究对象，通常包括商品药材来源、产销、采收加工、性状鉴别、品质规格、显微鉴别、理化鉴别及寻找新药等的理论和实践问题。

三、药材商品鉴定技术的任务

（一）鉴定药材的真、伪、优、劣，保证药材质量

药材的真伪，实指药材的品种；优劣乃指药材的质量。药材的品种不真、质量低劣都能影响临床疗效和实验研究，有的甚至危害人民生命安全。如人参为五加科植物人参 *Panax ginseng* C. A. Mey. 的根，属补气药，功能大补元气，强心固脱，安神生津。商品中曾发现有用商陆科植物商陆 *Phytolacca acinosa* Roxb. 的根伪充入药。商陆属逐水药，有毒，其功效与人参完全不同。老年气虚患者，需用人参治疗而误用商陆时，则极为有害。因此，广泛应用各种药材商品鉴定技术，鉴定药材的真伪，确保药材的质量，是药材商品鉴定技术的重要任务。

药材的品种明确后，还必须注意药材的质量，如因采收季节、产地加工或引种试种等不当都会影响药材质量。有的因存放时间过长或贮存、运输不当而引起霉变、虫蛀、变色、走油、潮解等影响药材的成分和疗效。因此，在鉴定药材时，一定要注意质量。

（二）发掘祖国药学遗产，整理药材复杂品种

随着历史的前进和科学的发展，人们对药材品种的认识也在逐步加深，如木通，本草以木通为通草（《本经》中品）的别名，现在则把通草和木通分为两种中药。

我国地大物博，药材资源丰富，品种繁多，再加上各地用药习惯不同，名称不一，同名异物、同物异名等现象较为普遍，致使药材品种十分复杂，如目前所用贯众，原植物至少有35种。对于药材品种的混乱情况，我们应调查、鉴定、整理和提高，力求名实相符，名称统一，一物一名。

几千年来，劳动人民在与疾病作斗争的过程中积累了多种中药的宝贵药学史料，这是今天中药科学发展的基础。我们应通过实际调查，运用现代科学知识进行本草考证，从而纠正历史的错误，发掘出新的品种，这是很有意义的工作。

（三）寻找和扩大新药源

新中国成立后，随着人们生活水平的不断提高，医药卫生事业迅速发展，对中药的需求量也与日俱增。要解决上述问题，除大力研究变野生药材为家种家养，扩大栽培面积，有计划地采收野生药材，提高药材的产量外，还必须进一步寻找新的药源。

新中国成立以来，新药源的寻找工作取得了显著成绩，通过大规模药源普查，各地发现了不少野生中药资源；进行调查研究后，推广民间用药，增加了很多新品种，如穿心莲、刺五加、紫花地丁、伊贝母、水牛角等。

根据生物的科属亲缘相近，一般含有相似成分的规律，寻找新的具有类似疗效的中药，这种方法已被国内外普遍重视，取得了不少成果。如东北治疗气管炎效果较好的满山红（兴安杜鹃）*Rhododendron dauricum* L.，西北地区无此种，但从本地区同属植物中寻找、研究，发现小叶枇杷（烈香杜鹃）*R. anthopogonoides* Maxim. 有类似疗效。

根据中药所含有效成分为线索，寻找新的药源。如黄连含小檗碱，经调查分析，毛茛科唐松草属和小檗科小檗属中多种植物也含有小檗碱，有的含量较高，均可作为提取小檗碱的资源植物。

要完成寻找和扩大新药源的工作，药材商品鉴定技术必须与药用植物学、植物化学及药理、临床等学科紧密配合，这也是本学科发展的趋势。

模块二　药材商品鉴定技术的发展简史

1. 了解药物的起源。
2. 掌握重要的本草。
3. 了解近代本草的发展。

项目一　药物的起源

中国传统的药学已有几千年的历史，中药的起源可以追溯到远古的时候。我们的祖先为了生存，在遍尝各种食物的过程中，常遇到一些具有泻下、致呕、止血、镇痛等作用的物质。当人们产生疼痛、出血、腹胀以及食物中毒等疾病时，就会根据自己或前人的体验来治疗。经过长时期的反复实验和经验积累，便逐渐产生了医药，故有医食同源之说。汉代古书《淮南子》记载："神农尝百草之滋味，水泉之甘苦，令民知所避就，当此之时，一日而遇七十毒。"可以说，有了人类的出现，就有了医疗活动，而在医疗活动的同时，便有药物的产生，即所谓医食同源和医药同源。《史记·补三皇本记》也有"神农……始尝百草，始有医药"的记载。

项目二　本草的沿革

一切真知都来源于实践，药材商品鉴定知识也是在长期的实践中产生和发展起来的。我国人民在同疾病作斗争的过程中，通过不断尝试，逐渐认识了药物的功效，并学会了运用眼、耳、鼻、舌、手等感官来识别自然界的植物、动物和矿物的形、色、气、味，从而辨别出哪些可供药用，哪些不可药用及有毒、无毒等。在无文字时代，这些药物知识凭借师承口传丰富起来。在文字产生以后，就有了关于药物的记载，后经不断积累、发展，编出了本草著作，古代记载中药的著作称为"本草"。从秦、汉到清代，本草著作约有 400 种。这些著作包含着我国人民与疾病作斗争的宝贵经验和鉴别中药的丰富史料，是祖国医药学的宝贵财富，有些在国际上产生了重大影响。

《神农本草经》为我国已知最早的药物学专著。此书作者不详，成书年代大约为东汉后期（公元二世纪前后），它总结了汉代以前的药物知识，共载药 365 种，分上、中、下三品。在序录中记载，药"有毒无毒，阴干暴干，采造时月，生、熟、土地所出，真伪陈新，并各有法。"这对药物的产地、采集时间、方法以及辨别药物形态真伪的重要性，作了一些原则性的概括。各药的记述，则以药性和功效为主。原书早已失传，但原文已收载于后代本草中，现有明代、清代的辑本。

晋代嵇含撰《南方草木状》，载有我国华南广东、广西等地区植物 80 种，其中大部分为药物，分草、木、果、竹四类，如槟榔、使君子等，分别叙述其形状及功能。它反映了这一时期对药物形态认识的提高。

梁代陶弘景以《神农本草经》和《名医别录》为基础编成《本草经集注》，载药 730 种。全书以药物的自然属性分类，分为玉石、草木、虫兽、果、菜、米食、有名未用七类，为后世以药物性质分类的导源。本书对药物的产地、采制加工、形态、鉴别等有较详细的论述，有的还记载了火烧试验、对光照视的鉴别方法。如对《神农本草经》中"术"的鉴别，认为术有两种，"白术叶大有毛而作丫，根甜而少膏……；赤术叶细无丫，根小，苦而多膏"。硝石"以火烧之，紫青烟起"；云母"向日视之，色青白多黑"；朱砂以"光色如云可拆者良"等。原书已遗失，现存敦煌残卷。其主要内容散见于后世本草中。

唐代李勣、苏敬等 22 人集体编撰，由国家颁行的《新修本草》（又称唐本草），可以说是我国最早的一部国家药典，也是世界上最早的一部由国家颁布的药典，比国外最早的纽伦堡药典早八百多年。载药 850 种，其中新增药物 114 种，附有图经 7 卷，药图 25 卷。采用了图文鉴定的方法，为后世图文兼备的本草打下了基础。原书已散失不全，现仅存残卷。唐代个人编著的本草也很多，较著名的有孟诜的《食疗本草》和陈藏器的《本草拾遗》。《本草拾遗》是按药物性能分类，新增的药物有海马、石松等。陈藏器谓："海马出南海，形如马，长五六寸，虾类也。"石松"生天台山石上。似松，高一二尺"。对药物生境、形态的描述，都很真实。唐代因中外医药科学交流较为广泛，本草中已收载了安息香、阿魏、胡椒等外国药材。唐代李珣的《海药本草》，以收载外国输入的药物为主，有其特色。

后蜀韩保昇著的《蜀本草》是以《新修本草》为基础而编撰的，对药物的性味、形态、产地等增补了不少新内容。

宋代开宝年间官命刘翰、马志等在《新修本草》的基础上撰成《开宝新详定本草》，后又重加详定，称为《开宝重定本草》（简称《开宝本草》）。此时，由于医药的发展，药物品种越趋繁多，唐代的《图经》已不能满足需要。至嘉佑年间，官命掌禹锡等编撰《嘉佑补注神农本草》（简称《嘉佑补注本草》或《嘉佑本草》），新增药物 99 种；又令苏颂等校注药种图说，编成《图经本草》，共二十一卷，对药物的产地、形态、用途等均有说明，成为后世本草图说的范本。这些本草虽已散失，但被后来本草所引录。宋代最值得重视的本草，是北宋后期唐慎微将《嘉佑补注本草》和《图经本草》校订增补，编成本草、图经合一的《经史证类备急本草》（简称《证类本草》）。在大观、政和年间，都曾由政府派人修订，于书名上冠以年号，作为官书来刊行，以后遂简称为《大观本草》、《政和本草》等。《证类本草》共三十一卷，载药 1746 种。作者整理了大量历代经史文献中有关药物资料，资料广泛，内容丰富，图文并茂，体例也更趋完善，如药图与"图经曰"以下的小字为《本草图经》内容，这两者之间的文字系《嘉佑本草》原文，墨盖子以下内容系唐慎微续添，唐氏引文均以大字标明出处，以小字书其文于下，质量远远超过以前各书，成为我国现存最早的完整本草，为研究古代药物最重要的典籍之一。宋代其他本草著作，尚有《日华子诸家本草》及政和年间寇宗奭的《本草衍义》等。《本草衍义》是寇氏根据自己观察实物和医疗实践经验，并为增补《嘉佑本草》（又称《嘉佑补注本草》或《嘉佑补注神农本草》）和《图经本草》（又称《本草图经》）而作，颇多发明。如寇氏认为："用药必择土地所出者……若不推究厥理，治病徒费其功。"这种重视道地药材的论点，对后世影响很大。

金、元时代的本草著作，有张元素的《珍珠囊》、李杲的《用药法象》、王好古的《汤液本草》和朱震亨的《本草衍义补遗》等。李杲十分重视药物的产地和采收时期，他在《用药法象》中说："失其地则性味少异，失其时则性味不全。"

明代的本草著作甚多，其中对药学贡献最大的，当推李时珍撰著的《本草纲目》。李时珍参阅了经史百家著作和历代本草 800 多种，经历近三十年的采访和临床实践，编写成五十二卷，约二百万字，载药 1892 种的巨著《本草纲目》。其中新增药物 374 种，附图 1109 幅，附方一万一千余条。可以说这部著作是我国 16 世纪以前医药成就的大总结。本书以药物自然属性作为分类基础，每药标名为纲，列事为目，名称统一，结构严谨，为自然分类的先驱。如第 14 卷所载药物高良姜、豆蔻、缩砂密、益智子等排列在一起，属于芳草类。今天看来，这些都是姜科植物，含有挥发油，与自然分类相符。对药物的形态鉴别方法和内容也是较为完善的。如描述丹参谓："处处山中有之。一枝五叶，叶如野苏而尖，青色皱毛。小花成穗如蛾形，中有细子。其根皮丹而肉紫。"这些描述都比较逼真。李时珍在"集解"项中，博览群书，引录了很多现已失传的古代本草对药物鉴别的记载，为后世留下了宝贵的史料。新增的药物有三七、番木鳖、樟脑等。对樟脑的记载，李时珍曰："状似龙脑，白色如雪，樟树脂膏也"，并介绍了加热升华精制樟脑的方法。可见其观察之细致、准确。《本草纲目》的出版，对中外医药学和生物学科都有巨大影响。17 世纪初，传到国外，曾译有多国文字，畅销世界各地，成为世界性的重要药物文献之一。本书有图有论，内容丰富，达尔文称其为中国古代的百科全书。这部巨著，今天仍为我国医药工作者的必读参考书。明代其他的本草著作在《本草纲目》以前的尚有朱橚编写的《救荒本草》，从无毒的可食植物方面加以总结、论述。并绘有图形，载有出产和苗、叶、花、子的性味、食法，详明可查，给药物鉴定增加了新内容。兰茂撰写的《滇南本草》是一部优秀的地方性本草，为研究云南地区药物的宝贵史料。刘文泰等编纂的《本草品汇精要》，载药 1815 种，新增药 48 种。陈嘉谟编撰的《本草蒙筌》，载药 742 种，本书注重药物地产的优劣和采制方法，指出产地与药物品质的关系和不同药用部位采集的一般规律，如将白术分为浙术、歙术。书中对市售中药的掺伪作假，亦有考查，如"荠苨乱人参、木通混防己"等。李中立著的《本草原始》是一部着重药物性状描述、并绘有药材图形的专书。

清代著名的本草有赵学敏编撰的《本草纲目拾遗》，此书是为了拾遗补正李时珍的《本草纲目》而作，载药 921 种，其中新增药物 716 种，如冬虫夏草、西洋参、浙贝母、鸦胆子、银柴胡等均系初次记载，大大丰富了药学内容。吴其濬编撰的《植物名实图考》和《植物名实图考长编》，是植物学方面科学价值较高的名著，也是考证药用植物的重要典籍。《植物名实图考》收载植物 1714 种，对每种植物的形态、产地、性味、用途叙述颇详，并附有较精确的插图，其中很多植物均经著者亲自采访、观察，并重视其药用价值；《植物名实图考长编》为《植物名实图考》的资料准备，摘录了大量古代文献资料，尤其重在对有关植物形态的描述，载有植物 838 种。吴氏的这两本专著，给今天研究植物学和中药的基原考证，提供了宝贵的史料。

项目三　近代本草的发展

　　1840年鸦片战争以后，中国沦为半殖民地、半封建社会，祖国医药受到了严重摧残，但广大中医药人员进行了坚决斗争，使中药鉴定工作在此期间也有一定发展。如曹炳章著《增订伪药条辨》（1927年），对110种中药的产地、形态、气味、主治等方面作了真伪对比；丁福保著《中药浅说》（1933年），从化学实验角度分析和解释中药，引进了化学鉴定方法。由于国外医药学大量传入我国，药物鉴定也受到国外学术的影响。1934年赵燏黄、徐伯鋆等编著了我国第一本《生药学》上编，接着叶三多广集西欧及日本书籍的有关资料，于1937年写出了《生药学》下编。"生药"是指取自生物体（植物体或动物体）的全部或一部分，或采用其渗出物或分泌物，经过简单的加工处理后可供药用的物质。"生药学"则是研究生药的来源、生产、鉴别、成分和功效的科学。上下两编《生药学》的内容，大多着重于介绍外国书中收载的或是供西医应用的生药，对我国常用中药则收载甚少。但是它引进了现代鉴定药材的理论和方法，这对后来应用"生药学"的现代鉴定知识和技术，整理研究中药，起到了先导作用。

　　中华人民共和国成立以后，党和政府对于祖国医药学遗产极为重视，改变了以往中医药事业的落后面貌，在中药生产、质量检验、教学和科研等方面都取得了可喜的成就。

　　1954年成立了中国药材公司，以后各省、市、自治区也成立了相应的中药管理机构，对中药的产、供、销实行有计划的统一经营。1958年10月国务院关于发展中药材生产问题的指示中指出：积极地有步骤地变野生动、植物药材为家养家种，是发展中药材生产和解决中药材供应问题的另一根本性的措施。新中国成立后，中药生产得到大力发展，中药的数量和质量，也大为增加和提高。

　　为了保障人民用药安全有效，国家对中药的质量加强了管理，颁布了《中华人民共和国药典》和部颁《药品标准》，各省区也先后出版了地方药品标准。《中国药典》有1953年版、1963年版、1977年版、1985年版、1990年版、1995年版、2000年版、2005年版、2010年版等版本。2010年版《中国药典》分为三部，一部收载中药，二部收载化学药，三部收载生物制品。此外，卫生部药政管理局还总结和整理了广大中药工作者对常用中药的品种、质量鉴定的经验，编写了《中药材手册》；中国药学会中药研究委员会编辑了《中药鉴定参考资料》等。在药检机构方面，从中央到各省区都成立了药品检验所，一些市、县也相应成立了药品检验所（室），这些机构中都设有中药检验室。这就对中药的品种和质量有了专门的检查、监督、管理机构，使中药的质量得以保证和不断提高。

　　为了满足生产、科研、医疗等工作对大量中医药人才的需要，我国在1956年创办了中医学院，1959年起又相继设置了中药专业。根据中药专业的培养目标和要求，《中药鉴定学》为专业课之一。在广大中药鉴定教育工作者的共同努力下，全国中医学院试用教材《中药鉴定学》于1977年首次出版。

　　在中药科研方面，1955年中医研究院建立后，就成立了中药研究所，特别在1958年以后，中药的科研机构遍布各个省市，构成了中医药科研网。通过调查研究，出版了一批质量较高的有关中药生产、鉴定、应用的著作，如裴鉴、周太炎的《中国药用植物志》，于1955～1965年共出版八册，每册收载药用植物50种，考证其学名，并以植物形态描述为主，图文对照。南京药学院集体编著的《药材学》（1960 年），收载药材 634 种，其中以中药材为主，每药分别介绍生产、鉴定和应用等系统知识。中国医学科学院药物研究所等编著的《中药志》，于 1959～1961 年，分四册出版，收载常用中药 494 种，对中药的品种和混乱问题，作了初步整理和澄清。江苏新医学院编撰的《中药大辞典》（1977 年），分正文上下两册，附编一册，收载中药 5767 味，是一部将传统经验与现代科研成果相结合的大型工具书。《中药大辞典》第二版于 2006 年出版，南京中医药大学编著，收载中药 6008 味。北京药品生物制品检定所等编撰的《中药鉴别手册》，于 1972～1979 年出版两册，载药 150 种。此外，还出版了一批地区性中药专著，如《四川中药志》（1960 年）、《东北药用植物原色图志》（1962 年）、《江苏药材志》（1965 年）等。近年来，出版了一些载药众多的中药巨著，如《中华药海》载中药 8488 种；《中药辞海》，内容包括 4 万余辞条，其中单味药 1 万余条；《中华本草》载中药 8980 味。

新中国成立以来，本草学研究工作也受到重视，如黄胜白等对《本草纲目》现行版本进行了研讨，还研究了中药当归、乌头等的历史和本草学考证。

新中国成立后，中药商业得到了长足的发展，出版了《中药材商品学》、《药材商品鉴定技术》，这些专业书籍对指导中药材的产、供、销、质量检验等具有重要意义。

在历史发展过程中，药材商品鉴定技术在资源、采收加工、品种鉴定、品质规格等方面都得到了丰富和发展，并在中医药理论指导下，成为既区别于临床中药学，又区别于现代生药学的一门独立的学科。随着中医药事业和现代科学技术的发展，《药材商品鉴定技术》必将会不断得到提高和发展。

模块三　我国药材资源概况

目标及任务要求

1. 熟悉药材的来源。
2. 掌握重要的道地药材。
3. 了解药材资源开发。
4. 熟悉药材资源保护。
5. 了解我国中药材主要集散地。

项目一　药材的来源

药材的来源包括植物、动物和矿物三大类，前两类为生物来源，后者为非生物来源。

一、植物来源

植物来源是药材最主要的来源，以《中药大辞典》为例，该书收载植物药4773种，占全书载药总数的82.8％。在药用植物中，种子植物占绝大多数，其次为蕨类，藻菌类则很少。在种子植物中，以毛茛科、蔷薇科、豆科、伞形科、唇形科、菊科、百合科和姜科的药用植物较多。从入药部位的角度来看，则以根和根茎类最多，果实种子类次之，全草类再次之，其他如花类、叶类、藤木类、皮类、树脂类、藻菌类、加工制品类的种类较少。所有植物来源，又可分为野生和家种两类，以野生为多，但大宗常用植物药人工种植的种类和面积越来越多。

二、动物来源

动物来源是药材来源的重要组成部分，如《中药大辞典》收载动物药740种，占全书载药总数的12.8％。其入药部位比较复杂，有以全身入药者，如全蝎、九香虫等；有以皮或肌肉入药者，如象皮、乌梢蛇等；有以内脏入药者，如狗肾、水獭肝等；有以甲壳入药者，如龟甲、鳖甲等；有以分泌物或排泄物入药者，如麝香、五灵脂等；有以动物加工品入药者，如阿胶、龟甲胶等。从动物分类的角度看，动物药多属脊索动物门哺乳动物纲，其次为爬行动物纲；属节肢动物门昆虫纲的亦不少；属软体动物门（如牡蛎、珍珠、海螵蛸等）、环节动物门（如地龙、水蛭等）、腔肠动物门（如珊瑚等）、海绵动物门（如紫梢花等）的药材则很少。动物药材大多数来自野生，少部分已驯化为家养，如蝎、麝、鹿等已驯化饲养成功。

三、矿物来源

矿物来源的药材较少，如《中药大辞典》收载矿物药 82 种，仅占全书载药总数的 1.4%。矿物药大部分为天然矿石，少数为其加工品（芒硝、轻粉、密陀僧等）和动物化石（龙骨等）。

项目二　药材资源分布与道地药材

我国历史悠久，土地辽阔，地跨寒、温、热三带，地形错综复杂，气候条件多种多样。从北部寒冷的黑龙江，到南部炎热的南海诸岛，从帕米尔高原到东海之滨；从高山到平原，从陆地到江河湖海，蕴藏着极为丰富的中药天然资源，其种类之多，藏量之大，为世界之冠。四川省产常用药材 500 余种，居全国第一位，主要药材有黄连、川贝母、川麦冬、川芎、泽泻、枳壳、附子、杜仲、巴豆、使君子、厚朴、天麻、白芷、麝香等。浙江省产常用药材 400 余种，居全国第二位，主要产品有浙贝母、玄参、延胡索、菊花、山茱萸、麦冬、白芍、白术、温郁金等。河南省产常用药材 400 余种，居全国第三位，主要产品有怀地黄、菊花、山药、牛膝、金银花、红花、全蝎、款冬花、柴胡、猪苓、山茱萸等。安徽省产常用药材 300 余种，主要产品有茯苓、牡丹皮、白芍、明党参等。湖北省产常用药材 300 余种，主要产品有麝香、黄连、茯苓、龟甲、鳖甲等。福建、江西、新疆等省均产常用药材 200 种以上。

许多药材由于天时、地利的生长条件和多年来劳动人民精心培植的结果，优质而高产，有道地药材之称，正如陶弘景所说："诸药所生，皆地有境界"，寇宗奭亦曰："凡用药必须择土地所宜者，则药力具，用之有据。"著名的道地药材如云南的三七；贵州的杜仲；四川的黄连、川贝母、麝香、麦冬、泽泻、白芍、川芎、川乌、附子、巴豆；"四大西北药材"当归、党参、黄芪、大黄；宁夏的枸杞子；新疆的紫草；内蒙古的甘草；东北的"东北药材三宝"人参、鹿茸（细辛）、五味子；山西的党参；河南的"四大怀药"怀地黄、怀牛膝、怀山药、怀菊花、全蝎、金银花；山东的金银花、北沙参、阿胶、全蝎；江苏的薄荷；安徽的"四大皖药"白芍、菊花、茯苓、牡丹皮，木瓜；浙江的"浙八味"浙贝母、玄参、浙麦冬、延胡索、山茱萸、杭菊花、白术、杭白芍；福建的泽泻；广东的阳春砂、广藿香、广陈皮；广东、广西的蛤蚧、肉桂、化橘红；湖北的龟甲、鳖甲；江西的枳壳；河北的酸枣仁；湖南的吴茱萸。

项目三　药材资源开发

我国药材种类繁多，目前已开发利用的中药材达 10000 多种。但是，在众多的植物、动物和矿物中，这个数字还是不大的。据统计，全世界植物约 40 万种，动物约 150 万种，我国有高等植物约 3 万种，动物约 15 万种，可见药材资源开发的潜力是很大的。药材资源开发的途径有以下几方面。

一、调查药源

要充分挖掘我国的资源潜力，首先必须调查药源，摸清资源本底，做到心中有数。过去曾做过多次全国性或地区性的药源普查，但自然资源本身会随着自然历史的变迁和多种人为因素的影响而发生变化，因此，药材资源普查工作有一定的时效性，需隔一定时间之后，在原有基础上再度调查。药材资源调查根据不同的目的要求，分为全面性综合调查、针对某一种或某一类药材进行的专项调查和针对某单一项目进行的专题调查，如为引种或驯化进行的生物学与生态学调查；为制订采收计划进行的分布与蕴藏量调查等。药材资源调查的一般步骤如下。

1. 准备工作

包括查阅资料，制订计划，计划可行性论证，人员组织，物资准备等。

2. 自然环境的调查

包括所调查地区的地理位置、地形、地势、土壤、气候、植被等。

3. 标本及样品采集

标本指动物、植物或矿物的标准样本。样品指入药部位按适宜方法加工成的药材样本。标本需按规定的方法采集制作，以供分类鉴定之用。样品应按商品药材要求采集加工，以供药材学研究或化学及药理实验之用。为了使分类鉴定及实验研究有正确的依据，标本和样品应特别注意具有科学性和代表性。

4. 生境、分布及蕴藏量调查

方法有估量法和样地法两种。前者可根据调查者沿一定路线目测的生境、分布、多度，再结合当地有野外经验的人员的估算推测蕴藏量。后者则根据不同的对象，选择有代表性的若干样方，在样方内进行株数、每株入药部位鲜重、折干率的实测，然后利用植被图或林相图计算所调查地区的蕴藏量。

5. 室内整理工作

包括标本及记录的整理、药材资源地图的绘制、写出总结报告等。总结报告一般应包括：前言（调查的目的、任务、人员、范围、路线、日期、方法）、自然概况（地理位置、幅员、地形、地貌、土壤、气候、植被）、药材资源（种类、分布、入药部位、蕴藏量、功用）、新发现的资源种类、对本地区药材资源开发利用及保护的意见和建议五个方面。

二、寻找新的资源

在野外调查的基础上，进行必要的化学、药理及临床实验，以探索药材新资源。探索药材新资源是资源开发的重要途径。新资源的开发，可以利用植物化学分类学原理，借鉴于动、植物亲缘关系——化学成分——医疗效用的关联性原则，或利用已知有效成分的化学预试或药理筛选手段。近年来，我国在寻找进口药材代用品、紧缺药材新资源以及筛选抗疟疾、抗癌药物等方面都取得了一定的成绩。

三、变野生为家种家养

野生资源总是有限的，而且受各种自然和人为因素的影响，有很大的不稳定性。为了得到产量稳定、供应充足、质量可控的药材资源，应当努力开展野生动物、植物药材的驯化、引种和规范化种植、养殖研究。野生动物的驯化家养如河南、山东的全蝎，广东的金钱白花蛇，广西的蛤蚧，辽宁的林蛙，浙江的虻虫，吉林、青海、新疆、北京、四川的鹿，四川、陕西的麝，江苏、广东的珍珠、海马，江苏的蜈蚣等均已试养成功。近年来，从活麝香囊中采取麝香，人工培育天然牛黄等工作，也取得了一定成绩。野生植物药材进行人工种植的品种日益增多，如半夏、天花粉、续断、丹参、太子参、天麻、茯苓等，家种的大宗中药材有150种左右。许多重要的野生药材经过多年栽培技术的改进，由于土壤气候适宜，逐渐成为道地药材，形成了生产基地。

四、在巩固地发展道地药材的基础上，积极开展异地引种、试养

对于已长期家种家养的药材，首先应着力于巩固发展道地药材。由于道地药材在长期的历史过程中形成了优良的品种、适宜的生长环境和栽培（饲养）技术及加工技术，形成了名牌优质品，应该得到重视。新中国成立后许多著名道地药材的产区，扩大了栽培面积，如甘肃岷县的当归，四川江油县的附子、石柱县的黄连，河南沁阳县等地的地黄，吉林抚松县的人参，广东阳春县的砂仁等每年能为国家提供大量商品药材。然而药材的"道地"不是一成不变的，随着社会的发展，原来的次产区可以变成主产区，原来的非道地可以变为道地，因此，在巩固发展道地药材的基础上，不能忽视异地引种、试养工作。在引种时，要因地制宜，合理选择品种，学习主产地区的栽培经验，防止中药质量下降。

很多药材已自原产地引种，在外地栽培成功，如云南三七引种到河南，浙江贝母、延胡索引种到北京，新疆伊贝母引种到河北，东北关防风引种到四川。新中国成立后，对许多中药成功地进行了南药北移、北药南移，如南方的广藿香、穿心莲、高良姜等已在北方引种成功；北方的党参、牛膝等已在南方引种成功。依靠进口的60余种中药材，其中有砂仁、儿茶、丁香、安息香、西洋参、豆蔻等20多种引种栽培成功。如西洋参原产北美洲、法国等地，辽宁引种成功，质量一致；爪哇白豆蔻原产印度尼西亚，海南引种栽培生长良好。

五、综合利用

药材通常只选择性地使用动物、植物的某一部位，其他则作为非药用部分弃去。为了充分利用资源，变废为宝，应开展综合利用。经研究证明，砂仁叶、黄连须根、贝母花、杜仲叶、麦冬须根等，均含有类似其入药部位的成分，可考虑变量作药或供提取有效成分使用。

六、推广趁鲜切片，节约药源

过去药材多讲究整货干燥，进入商品流通，然后在药房或药厂炮制配方或制剂之前，经浸泡软化再切片。这样，在浸泡软化过程中，既造成人力浪费，又常造成有效成分的损失，这是一种很大的资源浪费，应当推广产地趁鲜加工切片。

七、发展组织培养和化学合成

组织培养就是将生物的离体组织或细胞放入含有适当培养基的瓶罐中，在无菌条件下，人为地控制各种条件进行培养，使之快速成长，必要时再诱导其分化器官和再形成植株的现代技术。利用组织培养技术，可以快速繁育幼苗，解决药材生产种源不足的问题；可以培养无病幼苗或植株，解决药材生产中某些病害问题；可以通过严格的人为控制，摸索生长发育

的影响因素和规律，解决大田生产的某些技术问题和良种培育问题；可以为药材的工业化生产创造条件，这对那些生长条件苛刻、发育缓慢、产量低、价值贵重的药材更有意义。组织培养是开发利用天然资源并转而进行工业化生产的一种具有巨大潜力的新途径。

此外，有些药材如天竺黄、黄连、冰片、延胡索等的主要有效成分已能进行化学合成，这也为工业化生产药物创造了条件，为扩大中药资源开辟了新的途径。

八、大力开发海洋药物

我国目前常用的海洋药物仅约40种，大量的海洋生物尚需进一步开发利用。我国海域辽阔，海洋药物资源非常丰富，据统计历代主要本草记载的海洋药物有105种，20世纪70年代编著的《中国药用海洋生物学》共收载海洋药物147种。我国黄海、渤海海洋药物初步调查有130科、171属、253种药用生物及2种无机物，药用海兽有9科、16种，药用海蛇有9属15种，药用海藻约45属100多种。在调查研究的基础上，进行了海洋生物的养殖，如海马的人工养殖。同时，对海洋药物活性成分、药理作用、临床实验及应用也做了大量的研究工作。进一步开发利用海洋药物，必将为药材资源开发开辟新的途径。

九、注意开发民族药

我国各民族大都有其独特的用药，特别是藏族、蒙古族、傣族、彝族等，特殊用药较多，应注意研究，开发利用。

项目四　药材资源保护

我国中药资源丰富，但这是相对的。长期以来，人们不重视对山区药源的保护和合理利用，没有充分认识到发展中药材生产和营林的一致性，只顾眼前得利，不顾长远利益，对林木乱砍滥伐，甚至毁林造田，加上部分地区缺乏计划管理，对药材乱采乱捕严重，致使中药材资源受到严重破坏。尤其对于一些紧缺稀有品种采取掠夺采捕方式，"只挖不育，只采不护，只捕不养"，使野生稀有品种如虎、豹、熊、象、麝等无栖息之地；人参、黄连、杜仲、天麻等野生种植资源日益减少，有些已濒危灭绝。此外，由于森林的过度砍伐，致使水土流失严重，而且气候失调，旱涝灾害日益频繁，使原有的生态系统失去平衡。因此，中药资源的破坏是十分惊人的。为此，医药和农林部门以致整个社会，在制定发展规划时，要把药源保护作为重要决策来研究，并采取相应措施，做到合理开发利用，达到药源常在，永续利用，越用越多，越用越好，实现生态和生产的良性循环。

一、制定中药保护法规

根据各地实际情况，在制定资源保护法规时应把中药材的资源保护列入法规内，对个别单一品种要制定相应的专项法规。国务院1987年颁发了《野生药材资源保护管理条例》的通知，条例规定：在中华人民共和国境内采猎、经营野生药材的任何单位或个人，除国家另有规定外，都必须遵守本条例。国家重点保护的野生药材物种分为三级。一级：濒临灭绝状态的稀有珍贵野生药材物种；二级：分布区域缩小，资源处于衰竭状态的重要野生药材物种；三级：资源严重减少的主要常用野生药材物种。一级保护野生药材物种为禁止采猎；二级和三级保护野生药材物种，必须按照县以上医药管理部门会同同级野生动物、植物管理部门制订的计划，报上一级医药管理部门批准后执行。

二、制定药材资源保护区规划，建立资源保护区

在普查药源的基础上，结合国家自然资源利用与保护规划，根据药材资源的特点，制定相应的规划，并建立具有代表性和着重针对濒危珍稀药材的药材资源保护区，是保护药源的一项根本性的长远措施。

三、种质保存

种质是每一个生物种的种性遗传物质的综合体。种质保存可以是带有遗传物质的植株、种子、花粉、器官组织、细胞甚至是染色体。种质保存的方法分为以下几种。

1. 就地保存

即利用自然保护区或原产地自然生态的环境监护，如封山育林、草地围栏等，使物种就地存活，并自然繁殖。

2. 异地种植或饲养

即将物种迁出原产地，于种植场、饲养场、动植物园或新的生产区栽培或饲养。

3. 人工库存

即通过基因库（包括种子库和组织库）人为控制适宜的环境条件，保存各种物种基因。

四、野生药材应适时适度科学采猎

对天然药材，要适时适度科学采猎，不能超越生态系统的负荷能力，以免破坏了生态平衡。根茎类药材应挖大留小；花、叶、果实种子类药材采集时应不伤其茎枝；木本药材要长至一定树龄，达到采集标准方可采集，注意轮采、轮育、采育结合；皮类药材的采集应推广环剥技术；动物类药材要在产卵后捕捉，不影响正常繁殖，并注意捕大留小。对于野生药材资源，要维持其自然再生能力，以便永续利用。

项目五　我国中药材主要集散地

为了经济省时，中药材贸易活动一般在药材市场进行。1981年国家医药部门决定每年在百泉、安国、樟树召开一次全国性药材交流大会，以促进全国性药材药品交流。近年来中药材传统集散地，新老交易会相继蓬勃发展，盛况空前，这对广泛开展中药材交流，促进医药生产、经营起到了积极作用。

一、药都安国

河北省安国市古称祁州，位于华北平原腹地，河北省中部。安国药业兴旺发达，这里是全国最大的中药材集散地，有"举步可得天下药"之称，素以"药都"和"天下第一药市"驰名中外。历史上因药业发达而久负盛名，是我国著名的药材集散地之一，药材加工和种植

在我国药业发展史上也占有重要地位。不仅在全国各地有较大影响，在日本、朝鲜等国，特别是在东南亚地区也有一定的声誉。

药都之形成，由来已久，早在北宋太平兴国年间（公元976～982年）药王显灵的传说和尔后药王庙的建立，促使各地"善男信女"四方来朝，随之客货云集，名声大振，逐渐成为大型贸易集市和药材交易场所。从明朝开始，安国药市加快了发展的步伐，形成了我国长江以北地区的药材集散市场，同时药材种植、药材加工也获得相应发展。这个阶段大体从明朝泰昌元年（公元1620年）一直延续到1937年"七七"事变，经历317年左右。这个时期，安国药业出现了前所未有的繁荣景况，药市规模达到全国之最，因此赢得了"药都"的赞誉。

历史上加工生产的"百刀槟榔"、"蝉翼清夏"、"云片鹿茸"、"镑制犀角"四个品种被冠为"祁州四绝"，精湛绝伦的加工技艺赢得了"草到安国方成药，药经祁州始生香"的美誉。改革开放以后，安国药业蓬勃发展，中药材种植年保持在10万亩以上，已建成万亩以上规模种植基地6个，"祁菊花""祁薏苡仁""祁花粉"等"新八大祁药"和郑章黄芪被评为河北省名优农产品。融中药材贸易、加工、信息、科研、医疗保健、娱乐为一体的全国最大的中药材专业市场——东方药城占地1.5平方公里，总投资6亿元，建筑面积60万米^2，年成交额达45亿元以上，经营触角辐射全国各地及日、韩、中国香港、东南亚等，1994年被评为全国百强市场第二名，已连续三年荣获"国家级文明市场"称号。

二、药都樟树

樟树市历史上曾名清江县，是江西四大古镇之一，以其特有的药材生产、加工、炮制和经营闻名遐迩，素享"药不到樟树不齐，药不到樟树不灵"之美誉，是中国著名的南国药都。

樟树的药业源远流长，是我国历史上最大的药材集散地，距今已有1700多年的历史。阁皂山是一个天然药场，绵延200余里，其中动、植物药材和矿物药材达百余种。樟树人采集、炮制中药材世代相传，掌握了许多秘传妙法，无论是炒、浸、泡、炙，还是烘、晒、切、藏，均有独到之处。优秀药工切的药片，"薄如纸，吹得起，断面齐，造型美"，色、香、形、味、效俱佳。樟树的药师、药工、药商走遍全国药材产地，采集、选购品质上乘的药材原料运回加工，使得樟树的药材品种齐全，质地精良。樟树因此成为全国中药材生产、加工、炮制和经营中心。

"药都"的形成，除因其地理条件优越、水路交通发达之外，与其盛产药材，精于药材的种植、炮制、经销和保管，更是密不可分的。阁皂山有天然药材200多种，中外闻名的江枳壳、面枳实，就是当地特产之一。樟树本地，对药材质量的要求非常严格，药材必须纯净，饮片加工务其精细。如今历朝的"药王庙会"已发展成一年一度的全国药材交流大会。每年请柬一经发出，中国香港、新加坡以及全国各省、自治区、市的药界同仁蜂拥而来。届时的樟树，就成为药的世界、药的海洋。在药都东门外的宽阔坪场上，一片专门用以进行交易活动的富丽堂皇的建筑群拔地而起，总占地面积15000多米^2，可容纳万余人同时进行交易活动。

三、百泉药交会

百泉在河南省辉县境内，百泉是我国历史悠久的药材集散地之一。百泉药材大会，文明昌盛，历史悠久，驰名中外，大会从隋朝时代（公元581～618年）一个古老的神庙会演变而来。据今苏门山石刻记载："明朝洪武八年，四月朔八日，令起大会"，从那时起，百泉四月药材大会正式开始，一年一度迁延下来，距今六百余载，形成了全国传统性的以药材为主的流转市场，每年4月全国药商云集，会期长达月余，在历史上享有"春暖花开到百泉，不到百泉药不全"的盛誉。

新中国成立后，百泉大会会期市容井然，现货、期货并举，店铺药材堆积如山，河南省著名的"四大怀药"，以及辉县所产的170多种山货药材陈列一新，加之川、广、云、贵、京、津、沪、晋、鲁、豫、皖及内蒙古、东北各省的名贵药材近千种，客商游者十余万之多，实为举步走遍全国之盛会。如1980年药材交流会到会28个省、市、自治区2600名代表，签订合同18814份，成交额1.2亿元左右；1982年、1983年签订合同达3万份以上，购销额达4亿元左右。百泉药交会于1980年被国家有关部门列为全国三大药交会十大药市之一，1991年被国家六部委确定为全国性药交会。药交会盛况年复一年，每年4月，四方辐辏，药商云集，百泉药都成了药的世界，人的海洋。近年来，药交会的年交易额均在11亿以上。

四、药城禹州

禹州市位于河南省许昌地区，作为药材集散地已有悠久的历史，素有"药城"之称。古代医药发展的中心在禹县中州，神医扁鹊、医圣张仲景、药王孙思邈都曾在禹县附近行医采药。唐朝药王孙思邈曾长期游居禹州，孙思邈去世后，禹州人民在西关购地建"药王阁"永久纪念孙思邈。故有"药不经禹州不香，医不见药王不妙"之说。明太祖洪武元年（公元1368年）朱元璋召令全国药商在此集结，开始成为全国药材集散之地，成为中国历史上的四大中药材集散地之一，被称为"中华药城"。

禹州中药材炮制工艺、禹州药交会因丰富的文化内涵成为国家非物质文化遗产。进入新时期以来，禹州中药材产业发展更加迅速，成为全国17家标准化、规范化的国家级中药材专业市场之一，也是河南唯一的国家级中药材专业市场。年交易额居全国第三位。在中药材贸易中的影响力愈强，被批准为"全国中药饮片配送中心"。同时标准化的中药材生产规模也进一步扩大，通过国家GAP认证的药材基地数量逐年增加。禹白芷、禹南星、禹白附、豫西丹参4种道地药材取得国家原产地域地理标志保护，在全国名列前茅。两年一度的中国·禹州药王孙思邈国际医药文化节暨中医药交易大会不仅为禹州带来了交易收入，而且又把禹州与全国联系得更加紧密。

五、药乡亳州

亳州位于皖西端，三面与苏、鲁、豫毗邻，亳州是闻名遐迩的"中华药都"，是名副其实的中药材集散地，市区内建有"中国（亳州）中药材交易中心"，上市品种2600余种。目前，中药材种植面积占全国的1/10左右，中药饮片产量约占全国的1/4。

六、药业兴旺的荷花池

四川省成都市荷花池中药材专业市场是西部地区最大的中药材市场，也是全球最大的冬虫夏草集散中心。该市场经营品种约4500种，常见药材近2000种，是目前全国硬件设施优秀的中药材专业市场。

四川是我国药材主产区之一，所产品种之多，产量之大，居全国前列。荷花池市场是1986年3月在"开放"、"搞活"的新形势下恢复和建立起来的。来自各地的药材通过市场集散销往全国各地，有些品种还转运我国港澳地区或外贸出口。

历史上传统的四大药市有河北安国、江西樟树、河南百泉、河南禹州等，后来加上安徽亳州、湖南邵东、广州清平、广西玉林、成都荷花池、西安康复路等形成全国十大药市。目前全国在传统药市的基础上形成了一批有影响的中药材专业市场，其中有的建立了现代化的交易管理电子信息系统。中药材专业市场是经国家中医药管理局、食品药品监督管理局、卫生部和国家工商行政管理局检查验收批准，并在工商行政管理部门核准登记的专门经营中药材的市场。一部三局正式批准的17个中药材专业市场：①安徽省亳州市；②湖南省邵东县廉桥；③湖南省岳阳市；④广州市清平；⑤广东省普宁市；⑥广西玉林市；⑦重庆市解放路；⑧昆明市菊花路；⑨江西省樟树市；⑩河北省安国市；⑪山东省鄄城县舜王城；⑫河南省禹州；⑬兰州市黄河；⑭西安市万寿路；⑮成都市荷花池；⑯哈尔滨市三棵树；⑰湖北省蕲州。

模块四 药材的采收与加工

1. 掌握药材的一般采收规律。
2. 熟悉药材的产地加工。

项目一 药材的采收

药材品质的好坏，取决于有效物质含量的多少，有效物质含量的高低与产地、采收的季节、时间、方法有着密切的关系。如草麻黄中的生物碱，春天含量很低，8～9 月含量最高；薄荷在生长初期，挥发油中几乎不含薄荷脑，但至开花末期薄荷脑含量则急剧增加；槐米是槐树的花蕾，含有大量芦丁，如已开花、结果，则芦丁含量急剧下降。又如天麻，因采收期不同，商品有"冬麻"、"春麻"之分，冬麻质坚体重，质佳；春麻体轻中空，质次。所以适时采收可以提高中药的质量。各类药材的一般采收规律如下。

一、根及根茎类

一般在秋冬季节及春初发芽前或刚露苗时采收。因为秋冬时植物满贮养料，代谢率低，分解少；初春时植物准备萌发，根部贮藏的大量营养物质刚开始分解，所以有效成分含量高，营养物质丰富。如牛膝、党参、黄连、大黄、防风等。有些药材由于植株枯萎时间较早，不易寻找，则在夏季采收，如浙贝母、延胡索、半夏、太子参等。

二、茎木类

茎木类药材一般多在秋冬季采收，如大血藤、青风藤等；若与叶同用，则应在植株生长最旺盛时采收，如络石藤、桑寄生等；也可结合林木砍伐采收，如松节、苏木等。

三、皮类

一般在春末夏初采收，此时树皮养分及汁液增多，形成层细胞分裂较快，皮部和木部容易剥离，伤口较易愈合，如黄柏、厚朴、秦皮等。采皮时可采用半环状剥取、条状剥取或砍树剥皮等方法。少数皮类药材于秋、冬两季采取，如川楝皮、肉桂等，此时有效成分含量较高。根皮多在秋季采收，先挖取根部，然后剥取根皮或趁鲜抽去木心，如牡丹皮、香加皮等。

四、叶类

叶类宜在植株生长最旺盛，花未开放或花盛开时采收，此时植株已完全长成，光合作用旺盛，有效成分含量高，一旦开花、结实，叶肉内的贮藏物质便转移到花或果实中，影响其质量和产量，如大青叶、紫苏叶等。但有些叶类宜在秋霜后采收，如桑叶需经霜后采。

五、花类

花类药材多在含苞待放时采收，如已盛开，则花易散瓣、破碎、失色、香气逸散，有效成分含量也会显著减少，影响药材的质量，如金银花、丁香、辛夷等；有的则在花初开时采收，如红花、洋金花等；有的在花盛开时采收，如菊花、西红花等。对花期较长，花陆续开放的植物，应分批采摘，以保证质量。花粉应在花初开时采收，不宜太迟，过期则花粉自然脱落，影响产量，如蒲黄、松花粉等。

六、果实和种子类

一般果实多在自然成熟或将近成熟时采收，如瓜蒌、栀子、山楂等；有的在成熟经霜后采摘为佳，如山茱萸经霜变红，川楝子经霜变黄；有的采收未成熟的幼果，如枳实、青皮等。如果实成熟期不一致，要随熟随采，采得过早肉薄产量低，采得过迟肉松泡，影响质量，如木瓜等。

种子类应在完全成熟后采收，这时种子子粒饱满，有效成分含量高，如牵牛子、决明子等。对成熟期不一致的种子类药材，宜分批采收，以免种子散落，如急性子、千金子等。

七、全草类

全草类多在植物生长最旺盛且开花前采收，如广藿香、薄荷、败酱草等；但亦有少数种类以开花后采收为好，如马鞭草、益母草等。

八、动物类

动物类药材的采收季节因药材种类不同而异。一般动物和虫类均应在活动期捕捉，因为此时数量多，如蚯蚓在6～8月捕捉；也有的在其刚开始活动时捕捉，如蜈蚣在清明前后捕捉较好；一般有翅的虫类大多在早晨露水未干时捕捉，如斑蝥等；对动物的生理、病理产物，注意在捕捉后（如麝香、蟾酥）或在屠宰场（如牛黄、马宝）采收。昆虫类药材，必须掌握其孵化发育活动季节，以卵鞘入药的，如桑螵蛸，则在3月采集，过时则已孵化。

九、矿物类

矿物类大多结合开矿采挖，如石膏、滑石、雄黄、自然铜等；有的在开山掘地或水利工程中获得动物化石类药材，如龙骨、龙齿等。有些矿物药系经人工冶炼或升华方法制得，如密陀僧、轻粉、红粉等。

项目二　药材的产地加工

这里所说的加工，是指药材采收后的产地加工。采收的药材除少数供鲜用外，如鲜石斛、鲜地黄、芦根等，绝大部分均需在产地经过拣、洗、切、蒸、煮、烫、干燥等简单加工，才能使药材干燥，符合商品规格，确保药材质量，同时，也便于包装、运输与贮存。由于药材品种繁多，来源不一，其形、色、气、味、质地及含有的物质不完全相同，因而在产地进行加工的要求也不一样。一般说来都应达到体形完整、含水分适度、色泽好、香气散失少、不变味、有效物质破坏少的要求，才能确保用药质量。现将常见的产地加工方法介绍于下。

一、拣、洗

将采收的新鲜药材除去杂质和非药用部分。如牛膝去芦头；牡丹皮去木心；赤芍去地上部分；花类去茎叶等。同时还得洗净泥土，但具有芳香气的药材一般不用水洗，如薄荷、细辛、木香、当归等。

二、切

较大的根及根茎类、藤木类和肉质的果实类药材大多趁鲜切成片、块，以利干燥。如大黄、土茯苓、鸡血藤、大血藤、木瓜、山楂等。但是对于某些具挥发性成分或有效成分易氧化的药材，则不宜切成薄片干燥或长期贮存，否则会降低药材质量，如当归、川芎、常山、槟榔等。

三、蒸、煮、烫

一些富含浆汁、淀粉或糖质的药材，采回后，洗净经蒸、煮或烫，以便使细胞内蛋白质凝固、淀粉糊化，破坏酶的活性，促进水分蒸发，如天麻、红参、白芍、明党参、百合、百部、太子参等；有的花类药材为保持花朵完整不散瓣，需蒸后干燥，如杭菊花；有的经蒸或煮后杀死虫卵，保存药效，如桑螵蛸、五倍子等；有的经蒸、煮或烫后能起滋润作用，如黄精、玉竹等。

四、刮皮

药材采回后，洗净入沸水烫后刮去外皮，然后干燥，使颜色洁白，如天麻、北沙参、白芍、明党参等。

五、去壳

种子类药材，采回果实后晒干去壳取种子，如决明子、千金子、芥子等。也可先去壳取种子再行干燥，如桃仁、苦杏仁等。

六、发汗

将药材堆积放置，使其发热、"回潮"，内部水分向外挥散，以利干燥，变软变色，增强气味或减少刺激性，这种方法称"发汗"。如厚朴、玄参、续断等，通过发汗使其具有特殊色泽。有的药材为了内外干燥一致，必须经过发汗处理，如麦冬、川牛膝等。

七、熏

有些药材为使其色泽洁白，防止霉烂、虫蛀，用硫黄熏，如山药、牛膝等。鉴于二氧化硫的残留和污染，2010 年版《中国药典》已不再收载硫黄熏的加工方法。

八、干燥

除少数药材，如石斛、金钱草等，有时要求鲜用外，大多数药材均应及时干燥。干燥的目的是为了及时除去新鲜药材中的大量水分，避免霉烂以及有效成分的分解破坏，保证药材质量，利于贮藏。对于干燥的要求是：干得快，干得透，干燥温度不能破坏有效成分，不改变药材色泽。常用的干燥方法有以下几种。

（一）晒干

利用阳光直接晒干，这是一种最方便、经济的干燥方法。但晒干法常受天气的影响，是其缺点，必要时阴雨天可改用烘干法。多数药材可用晒干法来干燥，但需注意：①含挥发油的药材不宜采用此法，以免挥发油散失，如薄荷、当归等；②受日光照射后易变色、变质者，不宜用此法，如红花等。

（二）烘干

利用火热或电热使药材干燥的方法，可在焙炕上或烘箱、烘房进行。温度一般以 50～60℃为宜，此温度对一般药材成分没有大的影响，同时又能抑制植物体中酶的活动。对于多汁的果实类药材以 70～90℃为宜。若药材成分会因加热而变化，干燥温度应在 40℃以下，其中以 20～30℃为宜。烘干法的优点：不受天气的影响，干燥速度快。在干燥过程中要注意随时掌握温度，慢慢升温，不使药材焦煳或枯燥。对需保持酶活性或含挥发油的药材，一般不宜用烘干法。

（三）阴干

将药材放置或悬挂在通风的室内或荫棚下，使水分在空气中自然蒸发而干燥。此法主要适用于含挥发性成分的花类、叶类及全草类药材，如薄荷、玫瑰花、侧柏叶等。此法的缺点是温度低、干燥慢，需经常翻动，以防霉坏及色泽不匀。

不适合用以上方法干燥的药材，则可用装有石灰的干燥器进行干燥，也可用远红外干燥机、微波干燥机干燥。

需要特别注意的是，药材干燥后一定要凉透才能包装，否则会因内部温度高而发酵。

九、撞

根及根茎类药材干燥后装入特制撞笼或麻袋中撞击，以除去须根、泥沙、粗皮等，如黄连、姜黄。

十、揉搓、打光

在干燥过程中进行揉搓，使药材饱满、柔软、油润，以防皮肉分离和空枯，如党参。在干燥过程中打光，使药材美观，如光山药。

模块五　药材商品的鉴定

目标及任务要求

1. 熟悉药材商品鉴定的内容。
2. 熟悉药材鉴定的依据和取样。
3. 掌握药材鉴定的方法。

项目一　药材商品鉴定的内容

　　药材商品的鉴定主要是为了识别药材的真伪优劣、产地、规格等级以及贮藏保管的质量等。

一、鉴定药材的真伪优劣

　　药材商品由于来源不一，存在同名异物、同物异名现象；加之用药习惯不同，各地使用不同科属、不同品种的商品药材也较为普遍；一些贵重药材或紧缺品种，时有以假充真、以次充好现象。因此，必须根据用药要求和国家规定，严格鉴别。

（一）鉴定真伪

1. 假药的概念

　　《中华人民共和国药品管理法》（以下简称《药品管理法》）规定："有下列情形之一的，为假药：①药品所含成分与国家药品标准规定的成分不符的；②以非药品冒充药品或者以它种药品冒充此种药品的。"有下列情形之一者，按假药论处：①国务院药品监督管理部门规定禁止使用的；②依照本法必须批准而未经批准生产、进口，或者依照本法必须检验而未经检验即销售的；③变质的；④被污染的；⑤使用依照本法必须取得批准文号而未取得批准文号的原料药生产的；⑥所标明的适应证或者功能主治超出规定范围的。

　　《药品管理法》规定："药品必须符合国家药品标准。"符合国家药品标准的药品称"法定正品"；有的药材药品标准未收，但本草有载，经考证确认质量符合传统质量要求，可视为"传统正品"。总之，凡名实相符、考证有据、质量合格的药材均应视为正品。反之，名不副实、考证无据、质量不合格者，均应视为伪品（假药）。

2. 假药产生的原因

（1）误采误收　由于采收者、收购者缺乏知识，误将非药用物质或非正品当作正品采收、收购。

（2）有意作假　一些不法人员为了牟取暴利，故意用非药用物质冒充正品或用价格低的药材冒充价格高的药材。

（3）未入标准　有些药材虽然有使用习惯，但其疗效是否确切、使用是否安全，尚未得到科学实验的证实，因此暂时未被载入各级药品标准，对这类非标准药材应加强研究，将来一旦肯定其药用价值即应载入药品标准，使其进入正品的行列。有些药材在此地标准收载而在它地标准未收载，在此地为正品而在它地常被视为假药。可见有些"假药"是相对的、暂时的或有地方性的。

（4）变质或被污染失效　由于加工、贮藏不当，使正品药材的性质发生变化，或被严重污染，其质量不再符合药品标准规定的质量指标，因而成为假药。

3. 假药的处理

（1）非药品冒充药品或质量不符合药品标准者应全部销毁。变质或被污染不能药用的按假药论处，亦当销毁。

（2）以它种药材冒充或误作此种药材者，应按药品标准恢复其正名，继续药用。

（二）鉴定优劣

1. 劣药的概念

《药品管理法》规定："药品成分的含量不符合国家药品标准的，为劣药。"有下列情形之一者，按劣药论处：①未标明有效期或者更改有效期的；②不注明或者更改生产批号的；③超过有效期的；④直接接触药品的包装材料和容器未经批准的；⑤擅自添加着色剂、防腐剂、香料、矫味剂及辅料的；⑥其他不符合药品标准规定的。

目前，药材商品中的劣药主要是药品成分的含量不符合国家药品标准及上述⑤、⑥种情况。

2. 劣药的产生与处理

凡采收失时、加工不当、炮制过度、保管不当、养护不善，皆可使药材商品的质量下降，以致不符合药品标准规定，成为劣药。劣药一经查出，则应全部销毁，不得药用。

二、鉴定药材的产地

同一药材因产地不同，其品质也不一样，自古以来中医提倡使用道地药材就是这个道理。这就要求药材商业工作者熟知药材的主要产区，认真观察这些药材的特征。

特别是在大量移植药材、野生变家种后，更应注意鉴别药材的产地。除采用一般经验鉴别外，必要时还需进行理化鉴别、对照实验等，如北柴胡野生变家种后，种植一年其外观质量虽强于野生柴胡，但经理化测试其主要成分低于野生柴胡，而种植2～3年的产品就与野生柴胡相近或略高。

三、鉴定规格等级

药材商品的规格等级是其质量优劣的重要标志之一。同一药材由于生长环境、年限等因素不同，质量差异也很大，常分为不同的规格等级。商业人员必须熟悉药材商品规格等级的要求，按形状、大小、质地优劣等分等分级。按药材商品的规格分档分等，贯彻优质优价的原则，有利于促进药材商品质量的提高。

四、鉴定贮藏质量

药材在贮藏运输等流通环节中若保管不当，常会发生虫蛀、发霉、变色、走油等变质现象，轻则质量降低，重则失去药用价值。因此，商业工作人员对药材进、出、在库都必须认真鉴别其质量，发现问题及时处理，避免不必要的损失。

项目二　药材鉴定的依据和取样

一、依据

鉴定药材是否符合医药应用的要求，必须有一定的标准作为依据。《中华人民共和国药典》（简称《中国药典》），是国家的药品标准。药典是一个国家药品规格标准的法典，由国家组织药典编纂委员会编写，并由政府颁布施行，具有法律的约束力，是药物生产、检验、供应及使用等的依据。新中国成立以来，先后颁布了《中国药典》1953年版、1963年版、1977年版、1985年版、1990年版、1995年版、2000年版、2005年版和2010年版。每当新一版药典颁布实施时，旧版药典即停止使用，但新版未收载而旧版收载的品种，则仍以旧版执行。2010年版《中国药典》分为三部，一部为中药，二部为化学药，三部为生物制品。各部内容主要包括凡例、正文、附录和索引四部分，其中附录由制剂通则、药材和饮片取样法、药材和饮片检定通则、显微鉴别法、炮制通则、一般鉴别试验、分光光度法、色谱法、通用检测方法、制药用水、试药、试液、对照品、灭菌法、原子量表及指导原则等内容构成。《中国药典》2010年版一部正文中收载了药材的品名（包括中文名、汉语拼音名及拉丁名）、来源、采收加工、性状、鉴别（包括经验鉴别、显微鉴别、理化鉴别）、检查（检查杂质、水分、灰分、毒性成分、重金属及有害元素、农药残留、黄曲霉毒素等）、浸出物或含量测定、炮制、性味与归经、功能与主治、用法与用量、注意、贮藏等内容。

《中华人民共和国卫生部药品标准》（简称《部颁标准》），补充同时期该版药典中尚未收载的品种和内容，也属于国家药品标准，各有关单位也必须遵照执行。

《七十六种药材商品规格标准》由原国家医药管理局和卫生部于1984年3月联合下发，是全国统一的药材商品规格标准。本标准未收载的药材，其商品规格由各省、自治区、直辖市自定。

省、自治区及直辖市卫生厅局批准的药品标准为地方标准，在该地区的药品生产、供应、使用和检验等单位必须遵照执行。某地区的地方药品标准对其他地区无约束力，但可参照执行。地方标准所载品种和内容若与《中国药典》或《部颁标准》有重复和矛盾时，应首先按国家标准执行。《中国药典》2010年版还明文规定，本版药典正文收载的所有品种，均应按规定的方法进行检验，如采用其他方法，应将该方法与规定方法作比较试验，根据试验结果掌握使用，但在仲裁时仍以本版药典规定的方法为准。

因我国中药资源极其丰富、品种繁多，有许多品种在国家标准和地方标准中没有收载，在鉴定药材时可根据有关的参考书籍和资料，进行分析、鉴定。

二、取样

取样是指选取供检验用药材样品，取样的代表性直接影响鉴定结果的正确性。因此，必须重视取样的各个环节。

（1）取样前，应核对品名、产地、规格等级及包件式样，检查包装的完整性、清洁程度以及有无水迹、霉变或其他物质污染等情况，并详细记录。凡有异常情况的包件，应单独检验并拍照。

（2）从同批药材包件中抽取供检验用药材样品的原则　药材总包件数不足5件的，逐件取样；5～99件，随机抽5件取样；100～1000件，按5％比例取样；超过1000件的，超过部分按1％比例取样；贵重药材，不论包件多少均逐件取样。

（3）对破碎的、粉末状的或大小在1cm以下的药材，可用采样器（探子）抽取样品；每一包件至少在2～3个不同部位各取样品1份；包件大的应从10cm以下的深处在不同部位分别抽取。

每一包件的取样量：一般药材抽取100～500g；粉末状药材抽取25～50g；贵重药材抽取5～10g。

对包件较大或个体较大的药材，可根据实际情况抽取有代表性的样品。

（4）将抽取的样品混匀，即为抽取样品总量。若抽取样品总量超过检验用量数倍时，可按四分法再取样，即将所有样品摊成正方形，依对角线画"×"，使其分成四等份，取用对角两份；再如上操作，反复数次，直至最后剩余量足够完成所有必要的实验及留样为止。

（5）最终抽取的供检验用样品量，一般不得少于检验所需用量的3倍，即1/3供实验用，另1/3供复核用，其余1/3留样保存，保存期至少1年。

项目三　药材鉴定的方法

药材鉴定常用的方法有基原（来源）鉴定、性状鉴定、显微鉴定及理化鉴定等。各种方法有其特点和适用的对象，有时需几种方法配合应用。如对完整的药材，首先使用性状鉴别方法，在有困难时，再配合显微鉴定及理化鉴定方法。对带花、果、枝叶（或皮毛、骨骼）和多数全草类药材，主要进行基原鉴定；对粉末类药材，主要采用显微鉴定法，必要时配合理化鉴定法。总之，几种鉴定法，可根据检品的具体情况和要求灵活掌握。

一、基原鉴定

基原鉴定就是应用植（动）物分类学知识，对中药的来源进行鉴定，确定其正确学名；应用矿物学基本知识，确定矿物中药的来源，以保证在应用中的品种准确无误。主要适用于带花、果、枝叶或皮毛、骨骼及多数全草类药材的鉴别。现以原植物鉴定为例进行说明。

1. 观察植物形态

对具有较完整植物体的中药检品，应注意其根、茎、叶、花和果实等部位的观察，其中对繁殖器官（花、果或孢子囊、子实体等）尤应仔细观察，借助放大镜或解剖显微镜，观察花等的形态构造。单靠茎枝和叶的外形来鉴定植物是不够的，有时容易得出错误的结论。在实际工作中检品经常是不完整的，常是植物体的一段（或一块）器官，除少数品种的特征十分突出可以鉴定外，一般都要追究其原植物，包括深入到产地调查，采集实物，进行对照鉴定。

2. 核对文献

根据已观察到的形态特征和检品的产地、别名、效用等线索，可查阅全国性或地方性的中草药书籍和图鉴，加以分析对照。在核对文献时，首先应查考植物分类学著作，如《中国植物志》、《中国高等植物图鉴》、《中国药用植物志》、《中国经济植物志》及有关的地区性植物志等；其次再查阅鉴定中药品种方面的著作，如《全国中草药汇编》、《中药大辞典》、《中药志》、《药材学》、《生药学》、《中药鉴定学》、《中药鉴别手册》等。由于各书记载植物形态的深度不同，同一种植物各书的记述有时也会不一致，因此，必要时还需进一步查对原始文献，以便正确鉴定。原始文献，即指第一次发现该种（新种）植物的植物工作者，描述其特征，予以初次定名的文献。

3. 核对标本

当知道未知种是什么科属时，可以到标本室核对已定学名的该科属标本，或根据文献核对已定学名的某种标本。要得到正确的鉴定，必须要求标本室中已定学名的标本正确可靠。在核对标本时，要注意同种植物在不同生长期的形态差异，需要参考更多的标本，才能使鉴定的学名准确。如有条件，能与模式标本（发表新种时所被描述的植物标本）核对，这对正确鉴定更为有利。

对一些难以定名的标本，可寄请专家或植物分类研究单位协助鉴定。

二、性状鉴定

性状鉴定即用眼看、手摸、鼻闻、口尝、水试、火试等十分简便的鉴定方法来鉴别药材的外观性状。几千年来劳动人民在鉴定药材的过程中积累了宝贵的性状鉴定经验，它具有简单、易行及迅速的特点，主要适用于完整药材的鉴别。性状鉴定和基原鉴定一样，除仔细观察样品外，有时亦需核对标本和文献。对一些地区性强或新增的品种，鉴定时常缺乏有关资料和标准样品，可寄送少许样品到生产该药材的省、自治区、直辖市药材部门和药检部门了解情况或请其协助鉴定。必要时可到产地调查，采集实物标本，了解生产、加工、销售和使用等情况，以便进行鉴定研究。直观的性状鉴定是很重要的，是中药鉴定工作者必备的基本功之一。

性状鉴定的顺序总的原则是先整体后局部；局部则是先上后下、先外后内。

性状鉴定的内容，一般包括以下方面。

1. 看形状

形状是指干燥药材的形态。观察时一般不需预处理，但观察皱缩的全草、叶或花类时，可先浸湿使其软化后，展平，观察。观察某些果实、种子类时，如有必要可浸软后，取下果皮或种皮，以观察内部特征。

由于药材可能来自形态十分接近的植物，或来自植物体同一器官，因此药材在外观上就具有某些一般的共同特征。如根类药材有圆柱形、圆锥形、纺锤形等；皮类药材有卷筒状、板片状等；种子类药材有圆球形、扁球形等。有的药材经验鉴别使用的语言很形象，如防风的根头部分，称为"蚯蚓头"；海马的外形为"马头蛇尾瓦楞身"。老药工们这些经验鉴别术语，既简单又生动，易懂易记。

2. 量大小

大小指药材的长短、粗细（直径）、厚度。要得出比较准确的数值，一般应测量较多的样品。如测量的大小与规定有差异时，可允许有少量高于或低于规定的数值。测量时应用毫米刻度尺。有些很小的种子类药材，如葶苈子、白芥子、车前子、菟丝子等，可将每10粒种子紧密排成一行，以毫米刻度尺测量后求其平均值。药材大小的表示，一般有一定的幅度。

3. 观色泽

色泽指在日光下观察的药材颜色及光泽度。很多药材是复合色调，在描述药材颜色时，如果用两种以上的色调复合描述时，则应以后一种色调为主，如黄棕色，即以棕色为主。各种药材的色泽是不相同的，如丹参红色；黄连黄色；紫草紫色；川楝子金黄至棕黄色，微有光泽；酸枣仁紫红色，平滑有光泽。所以观察药材的色泽，可以鉴定药材的品种。药材因加工或贮藏不当，就会改变其固有的色泽，所以药材的色泽是否符合要求，也是衡量药材质量的重要因素。

4. 查表面

表面指药材表面光滑还是粗糙，有无皱纹、皮孔或毛茸等。双子叶植物的根类顶部有的带有根茎；单子叶植物根茎及球茎表面节上有的具膜质鳞叶、根痕；蕨类植物的根茎表面常有叶柄残基、鳞片或鳞毛。白花前胡根头部有叶鞘残存的纤维毛状物，是区别紫花前胡根的重要特征。植物香圆的成熟果实作香橼时，果顶有"金钱环"，这一特征是鉴别该品种的重要依据。

5. 验质地

质地指药材的软硬、结松、韧脆、刚柔、油润以及粉质、角质、绵性、柴性、黏性等特征。有些药材因加工方法不同，质地也不一样，如盐附子易吸潮变软，黑附片质硬而脆；含淀粉多的药材，如经蒸煮加工，则因淀粉糊化，干燥后而质地坚实。在经验鉴别中，用于形容药材质地的术语很多，如质轻而松，断面多裂隙，谓之"松泡"，如南沙参；药材富含淀粉，折断时有粉尘散落，谓之"粉性"，如山药；质地柔软，含油而润泽，谓之"油润"，如当归；药材含多量淀粉因加工而糊化，干燥后质地坚硬，断面半透明或有光泽，谓之"角质"，如郁金等。

6. 看断面

自然折断面，观察折断时的现象，如有无粉尘飞扬、折断时的难易等，以及折断面是否平坦、颗粒性、纤维性、裂片状、有无胶丝、能否层层剥离等情况。此法主要用于皮类、长条形的根及根茎类、藤类、茎类药材的鉴别。如茅苍术易折断，断面放置能"起霜"（析出白毛状结晶）；白术不易折断，断面放置不"起霜"。甘草折断时有粉尘（淀粉）散落；杜仲折断时有胶丝相连；黄柏折断面显纤维性，裂片状分层；牡丹皮折断面较平坦，显粉性。

用刀切成横切面，观察皮部、木部的比例，色泽，射线与维管束的排列形式，有些药材肉眼还可观察到黄棕色小点（分泌组织）等。经验鉴别也有很多术语，如"菊花心"（甘草）、"车轮纹"（防己）、"云锦花纹"（何首乌）、"星点"（大黄）、"筋脉点"（石菖蒲）、"朱砂点"（茅苍术）等。此法主要适于不易折断或折断面不平坦的药材。

7. 嗅气

有些药材有特殊的气感，可直接嗅闻。气味不明显的药材，可折断、破碎、揉搓后再闻或用热水浸泡一下再闻。如薄荷有特殊香气，阿魏有臭气，鱼腥草有腥气。

8. 尝味

与气感一样，药材的味道也与本身含有的成分有关，有些是衡量品质的标准之一，如乌梅、木瓜、山楂以味酸为佳；黄连、黄柏以味苦为佳；甘草、党参以味甜为佳；荜茇以味辛辣为佳等，都是与其所含成分及其含量有密切关系。药材的味道改变，就要考虑其品种及质量问题。有强烈刺激性和剧毒的药材，口尝时要特别小心，取样要少，尝后应立即吐出，漱口，洗手，以免中毒，如草乌、半夏等。

9. 水试

利用某些药材在水中各种特殊的变化，作为鉴别特征之一。如红花用水浸泡，将水染成金黄色；西红花加水浸泡，将水染成黄色；葶苈子、车前子加水浸泡，则种子黏滑，且体积膨胀；熊胆粉末投入清水杯中，即在水面旋转并呈黄线下沉而不扩散。这些现象常与药材中所含有的某种化学成分有关。

10. 火试

有些药材用火灼烧，能产生特殊的气感、颜色、烟雾、响声等现象，可用来鉴别药材。如麝香灼烧，香气浓烈，无臭气，灰烬白色；海金沙易点燃，发出爆鸣声及闪光。

药材外观不得有虫蛀、发霉、其他物质污染等异常现象。

三、显微鉴定

显微鉴定是利用显微镜来观察药材的组织构造、细胞形状及内含物的特征，用以鉴定药材的真伪和纯度，甚至品质。适用于外形不易鉴定、破碎、粉末状药材及用药材粉末制成的中成药的鉴别。同时，用显微化学方法确定某些品种有效成分在组织中的分布，这对指导药材的采收、加工、鉴定和贮藏都很有价值。如红参的伪品有野豇豆根、商陆根、山莴苣根等，进行显微鉴定，很容易区分。薄荷的有效成分主要为挥发油，存在于茎叶表皮的腺毛中，显微观察，叶上的腺毛比茎上多，因此商品以叶多者为佳。显微鉴定通常应用于药材的外形特征不明显或外形相似而组织构造不同时，如直立百部、蔓生百部、对叶百部三种根外形相似，但内部构造不同。另外，破碎和粉末药材，以及用药材粉末制成的丸、散、片、丹等中成药，亦常用显微鉴定法。显微鉴定常配合来源（基原）、性状及理化鉴定等方法解决实际问题。

进行显微鉴定，鉴定者必须具有植物（动物）解剖学的基本知识，掌握制片的基本技术。显微鉴定法，因材料和要求的不同，主要分为以下几种。

1. 完整药材的显微鉴定

适用于完整药材的组织构造的观察。首先选择药材的适当部位，制成显微标本片，然后才能在显微镜下观察。制片时，大多数药材可做成横切片，有的还可做成纵切片，如木类药材。而叶类、花类、全草类的叶片、花瓣、萼片等，则可制成表面制片。切片的方法有徒手切片法、滑走切片法、石蜡切片法等。坚硬的动物、矿物类药材，可采用磨片法制片。其中以徒手切片法最为简便、快速，较为常用。手切的薄片为了能清楚地观察组织构造和细胞及其内含物的形状，必须把切片用适当的试液进行处理和封藏。常用的试液有以下几种。

（1）水或稀甘油　切片直接加水或稀甘油封藏，适于观察细胞壁颜色及含有的淀粉粒、油滴、树脂等。

（2）水合氯醛试液　切片加水合氯醛试液并适当加热处理，有清净、透明作用，便于观察组织构造和细胞形状，也适用于叶片、花和花粉粒等的封藏观察。此试液也可作为观察草酸钙结晶的试剂，但可溶解淀粉粒、蛋白质、叶绿体、树脂、挥发油等，并能使已收缩的细胞膨胀。

使细胞组织内含物溶解除去或透明清晰、色素氧化褪色、皱缩细胞壁膨胀透明的试剂，称组织透化剂。水合氯醛试液能渗入组织内，使干燥而皱缩的细胞发生膨胀；能溶解多数细胞组织内含物，如淀粉、蛋白质、叶绿素、挥发油、树脂等，是常用的组织透化剂。

（3）5％氢氧化钾溶液　对切片有清净作用，可溶解糊粉粒、淀粉粒、蛋白质等，并使细胞壁膨胀，增强透明度。切片经清净处理后，应立即洗去碱液封藏，以免长时间作用，破坏细胞组织。

（4）乙醚乙醇液　为等量乙醚和乙醇的混合液，用作脱脂剂，可除去种子类药材切片的脂肪油、挥发油及树脂、鞣质等。

（5）氯化碱液　取150g碳酸钠溶于250mL水中为甲液。取100g漂白粉加水750mL彻底搅拌为乙液。将甲、乙两液混合，摇匀，放置3~4h，过滤即得。可作为漂白剂，对于颜色深暗的切片有漂白作用，适用于树皮类、叶类等药材，并可除去叶绿素。用后应立即用水洗去试液，以免长时间作用，破坏淀粉粒及木质素。

为了确定细胞壁及细胞内含物的性质，可加适当的化学试剂进行显微化学反应。如石细胞、纤维和导管等具木质化细胞壁，加间苯三酚及浓盐酸试液，显红色；纤维素细胞壁加氯化锌碘试液，显蓝色或紫色；淀粉粒加碘试液显蓝色；糊粉粒加硝酸汞试液显砖红色；油滴加苏丹Ⅲ试液显橘红色；草酸钙结晶加50％硫酸可形成硫酸钙针状结晶；碳酸钙结晶（钟乳体）加盐酸可逐渐溶解，并产生二氧化碳气体；硅质块仅在氢氟酸中溶解；黏液质及树胶加钌红试液可染成红色等。某些结晶形物质如草酸钙结晶等以及淀粉粒的鉴定，还可利用偏光显微镜进行观察。

2. 切碎药材的显微鉴定

可用化学试剂把植物组织解剖开，制成解离组织片进行观察或刮取粉末进行观察，也可研成粉末进行观察。对于切碎的草类及叶类中药，则表面制片的观察仍是最常用的方法。

解离组织制片如样品中薄壁组织占大部分，木化组织少或分散存在，采用氢氧化钾法；如样品质地坚硬，木化组织较多或集成较大群束，采用硝铬酸法或氯酸钾法。

3. 粉末药材的显微鉴定

适用于粉末状药材，或已切碎的药材难以制成切片时可研成粉末进行显微鉴定，对于含有原药材粉末的中成药制剂如散剂、片剂、丸剂、丹剂等也可进行粉末鉴定，如三七粉、二妙丸等。制成的粉末标本片在显微镜下观察组织碎片和粉末特征，可进行真伪和纯度的鉴定。如蒲黄、松花粉等，粉末鉴定时极易区分。麝香的粉末鉴定，能准确地判断有无掺伪现象。

切碎药材及粉末药材的显微鉴定，材料的处理和封藏方法与完整药材的显微鉴定相似。

为提高显微鉴定的准确性，鉴定未知样品时，可与标准品（即已鉴定品种的药材）对照观察。粉末鉴定时，标准品应研成与检品相当的细度。

随着现代科学仪器的发展，如电子显微镜、扫描电子显微镜的应用，对揭示细胞结构及其表面特征和所含的物质，有了很大的突破。如运用扫描电镜观察植物的导管、纤维、花粉粒、气孔、毛茸、角质层、腺体等表面构造的微观特征，均获得不少有意义的结果。扫描电镜的使用为药材鉴定研究，提供了有利的条件。不论是植物、动物或矿物药材，均无须经过超薄切片和染色等过程，即能扫描获得微细结构特征，图像具有明显的真实感。扫描电镜对药材的微观分析，具有很大作用。

四、理化鉴定

利用某些物理的、化学的或仪器分析方法，鉴定药材的真实性、纯度和品质优良程度，统称为理化鉴定。主要适用于鉴定同名异物药材，尤适于鉴定含不同化学成分的药材，有助于扩大药源的工作。现将有关的理化鉴定方法分述如下。

（一）物理常数的测定

包括相对密度、旋光度、折射率、硬度、黏稠度、沸点、凝固点、熔点等的测定。这对挥发油类、油脂类、树脂类、液体类药（如蜂蜜等）和加工品类（如阿胶等）药材的真实性和纯度的鉴定，具有特别重要的意义。药品中如掺有其他物质时，物理常数就会随之改变，所以药典对有些药品的物理常数作了规定，如蜂蜜的相对密度应在 1.349 以上；天竺黄则规定检查体积比，即取天竺黄中粉 10g，轻轻装入量筒内，体积不得少于 35mL，这是一种类似测定相对密度的方法，特别是对经验鉴别习用"质轻"或"质重"术语时，就比较容易掌握轻重的标准。

（二）常规检查

1. 水分测定

中药中含有过量的水分，不仅易霉烂变质、生虫，使有效成分分解，且使应用称量上相对减少了实际用量而达不到治疗目的的。因此，控制中药中水分的含量对保证中药质量有重要意义。《中国药典》（2010 年版）规定了水分的含量限度，如牛黄不得过 9.0%，红花不得过 13.0%，阿胶不得过 15.0% 等。

测定中药中水分的方法，药典中有烘干法（干燥失重法）、甲苯法、减压干燥法和气相色谱法。烘干法适用于不含或少含挥发性成分的中药；甲苯法适用于含挥发性成分的中药；减压干燥法适用于含挥发性成分的贵重中药。使用的仪器及方法详见《中国药典》（2010 年版）附录。

2. 灰分测定

将中药粉碎加热高温灼烧至灰化，则细胞组织及其内含物灰烬成为灰分而残留，由此所得灰分称为"生理灰分"或"总灰分"（不挥发性无机盐类）。各种中药的生理灰分应在一定范围内，故所测灰分数值高于正常范围时，有可能在加工或运输储存等环节中有其他无机物污染或掺杂。中药中常见的无机物质为泥土、砂石等，测定灰分的目的是限制药材中的泥沙和杂质。《中国药典》（2010 年版）规定中药总灰分的最高限量，如阿胶不得过 1.0%，阿魏不得过 8.0%，安息香不得过 0.50% 等，对保证中药的纯度具有重要意义。

有些中药的总灰分本身差异较大，特别是组织中含草酸钙较多的中药，如大黄，测其酸不溶性灰分，即加稀盐酸处理，得到不溶于稀盐酸的灰分。这样就使总灰分中的钙盐等溶去，而泥土、砂石等主要是硅酸盐因不溶解而残留，这样就能较准确地反映中药的质量。测定方法详见《中国药典》（2010 年版）附录。

3. 膨胀度的测定

药材中含有黏液、果胶、树脂等成分，有吸水膨胀的性质，如葶苈子、车前子等果实种子类药材，种皮含有丰富的黏液质，其吸水膨胀的程度和其所含的黏液量成正比关系。葶苈子有南葶苈子和北葶苈子之分，外形上有时不易区分，如测定其膨胀度就能帮助区分，因为北葶苈子膨胀度明显大于南葶苈子。《中国药典》（2010 年版）规定北葶苈子膨胀度不得低于 12，南葶苈子膨胀度不得低于 3。测定方法详见《中国药典》（2010 年版）附录。

4. 酸败度的测定

酸败是指油脂或含油脂的种子类药材，在贮藏过程中发生化学变化，产生游离脂肪酸、过氧化物和低分子醛类、酮类等分解产物，因而出现特异臭味，从而影响药材的感观和内在质量。本方法通过测定酸值、羰基值和过氧化值，以检查药材的酸败程度。测定方法详见《中国药典》（2010 年版）附录。

5. 色度检查

含挥发油类成分的中药，常易在贮藏过程中氧化、聚合而致变质，经验鉴别称为"走油"。《中国药典》（2010 年版）规定检查白术的色度，就是了解和控制其走油变质的程度。

6. 有害物质的检查

由于中药质量分析的内容不断扩大，对中药中无机成分和有害、有毒成分的分析已引起重视。药物的有效和无害两者是同样重要的。中药中如果污染了有害物质如农药、霉菌和霉菌毒素及重金属等就会影响人们健康，现将毒性成分的检测分述如下。

（1）有机农药残留量的测定　农药的种类很多，其中有机氯类农药中的滴滴涕（DDT）和六六六（BHC）是使用最久、数量最大的农药。由于它们用后在土壤或生物体中长期残留和蓄积而危害人体，故各国都非常重视食品和药物中其残留量的检测和限量问题。中药中有机氯类农药残留量的检测方法详见《中国药典》（2010 年版）附录。

《中国药典》（2010 年版）还收载了有机磷类农药残留量测定及拟除虫菊酯类农药残留量的测定。

（2）黄曲霉毒素的检查　世界各国对食品和药品中黄曲霉毒素的限量作了严格的规定。目前，检测的方法是以黄曲霉毒素中毒性最大的成分黄曲霉毒素 B_1、黄曲霉毒素 B_2、黄曲霉毒素 G_1 和黄曲霉毒素 G_2 的总量计，用高效液相色谱法测定。中药中黄曲霉毒素的测定方法详见《中国药典》（2010 年版）附录。

（3）重金属的检查　重金属系指在规定实验条件下能与硫代乙酰胺或硫化钠作用显色的金属杂质，如铅。《中国药典》（2010 年版）收载的进行重金属检查的中药主要是矿物类药，如石膏含重金属不得过百万分之十；少数挥发油，如松节油含重金属不得过百万分之十；个别加工品，如阿胶含铅不得过百万分之五。中药中重金属的检查方法详见《中国药典》（2010 年版）附录。

（4）砷盐检查　《中国药典》（2010 年版）用古蔡氏法或二乙基二硫代氨基甲酸银法。《中国药典》（2010 年版）规定，芒硝含砷盐不得超过百万分之十；石膏含砷盐不得过百万分之二；阿胶含砷盐不得过百万分之二。

（三）一般理化鉴别

1. 化学定性分析

化学定性分析指利用药材中的化学成分能与某些试剂产生特殊的颜色、沉淀、结晶、气味等，来鉴别中药的真伪。这是最常用的方法。一般取药材粉末适量于试管中，加适当溶剂，提取其成分，然后将试剂加到提取液中，如浙贝母的醋酸提取液加碘化铋钾试液则生成橙黄色沉淀；亦有直接在药材切片或粉末上进行以了解该成分所存在的部位，如柴胡横切片，加无水乙醇-浓硫酸等量混合液后则凡是含有皂苷的组织开始显黄绿色，渐至绿色、蓝绿色，最终显蓝色。

2. 泡沫指数和溶血指数的测定

利用皂苷的水溶液振摇后能产生持久性的泡沫和溶解红细胞的性质，可测定含皂苷类成分药材的泡沫指数或溶血指数作为质量指标。通常如有标准皂苷同时进行比较，则更有意义。测定溶血指数时，应将温度和何种动物的血说明，以能产生溶血的最低浓度表示之。

3. 微量升华

中药中常含有能升华的成分，可将药材粉末进行微量升华，收集升华物于显微镜下观察结晶形状。如大黄粉末升华物有黄色针状（低温时）、片状和羽状（高温时）结晶，在结晶上加碱液则呈红色，可进一步证实其为蒽醌类成分。牡丹皮中的牡丹酚、安息香中的香脂酸等均可利用升华法检查。

其方法：取一金属片（与载玻片大小相同），放在有圆孔（直径约2cm）的石棉网上，金属片上放一高约8mm、内径约15mm的金属圈，对准石棉网的圆孔，圈内放适量药材粉末，圈上放一载玻片，在石棉网圆孔下用酒精灯徐徐加热，至粉末开始变焦，去火待冷，可见载玻片上有升华物凝集，将载玻片取下反转后进行观察或试验。

4. 荧光法

中药的某些成分能在常光或紫外光灯下产生荧光。如黄连含有小檗碱成分，折断面在紫外光灯下，显金黄色荧光，木质部尤为显著。含有伞形花内酯成分的药材，新鲜切片显亮绿色荧光，如常山等。秦皮的热水浸出液在常光下显碧蓝色荧光。有的药材浸出液需加一定的试剂才能产生荧光，如芦荟水溶液加硼砂共热则有绿色荧光。不同来源的石决明粉末水浸液，加醋酸锌乙醇饱和液2～3滴，则杂色鲍贝壳粉末显草绿色荧光，皱纹盘鲍贝壳显浅黄绿色荧光，可资区别。

药材表面如附有地衣或有某些霉菌和霉菌毒素时，也可能出现荧光，因此荧光分析还可用于检查某些中药的变质情况。

一般观察荧光的紫外光波长为365nm，如用254～265nm时，应加以说明，因两者荧光现象不同。如用荧光法鉴别，将检品置紫外光灯下约10cm处观察所产生的荧光。

5. 显微化学反应

显微化学反应是将中药粉末、切片或浸出液，置于载玻片上，滴加某些化学试剂使其产生沉淀、结晶或特殊颜色，在显微镜下观察以进行鉴定的方法。如将黄连粉末置于载玻片上，滴加95％乙醇及30％硝酸放置后镜检，可见黄色小檗碱硝酸盐细小针状结晶。

6. 显微化学定位试验

利用显微和化学方法，确定中药有效成分在中药组织构造中的部位，称显微化学定位试验。如北柴胡横切片加1滴无水乙醇-浓硫酸（1：1）液，在显微镜下观察可见木栓层、栓内层和皮层显黄绿色至蓝绿色，示其有效成分柴胡皂苷存在于以上部位。

（四）化学定量分析

1. 含量测定

定性分析可初步提示有无某种成分，如需了解其含量多少和是否符合药用标准，则必须作含量测定。《中国药典》（2010年版）对有些药材规定要作含量测定，如安息香含总香脂酸以苯甲酸计不得少于27.0％，马钱子中士的宁的含量不得少于1.20％。

含挥发油类、脂肪油类或树脂、蜡等的药材，除进行油、脂、蜡等含量测定外，尚需进行物理常数和化学常数测定，如羟值、酸值、皂化值、碘值等，以表示品质优劣度。

含量测定的方法很多，常用的有经典分析方法（容量法、重量法）、分光光度法、气相色谱法、高效液相色谱法、薄层扫描法、薄层-分光光度法等。

挥发油含量测定是利用药材中所含挥发油能与水蒸气同时蒸馏出来的性质，在挥发油测定器中进行测定。如《中国药典》（2010 年版）规定，八角茴香挥发油的含量不得少于4.0%。具体仪器装置及方法详见《中国药典》（2010 年版）附录。

2. 浸出物测定

对有效成分尚未清楚或有效成分尚无精确定量方法的中药，浸出物的含量测定是最常用的质量指标。中药中的成分在水或不同浓度的乙醇中，在一定的条件下其浸出物的含量大致有一定的范围。因此，测定浸出物的含量控制中药的质量，目前具有实际意义。常用的溶剂是水、不同浓度的乙醇（或甲醇）及乙醚等，测定时根据《中国药典》（2010 年版）规定的溶剂，或根据已知成分的溶解性质选用溶剂。如《中国药典》（2010 年版）规定降香的乙醇浸出物不得少于 8.0%；黄芪的水溶性浸出物不得少于 17.0%。《中国药典》（2010 年版）附录收载了水溶性浸出物测定法、醇溶性浸出物测定法及挥发性醚浸出物测定法。

（五）色谱法

色谱法又称层析法，是一种物理或物理化学分离分析方法，也是中药化学成分分离和鉴别的重要方法之一。其基本原理是利用物质在流动相与固定相两相中的分配系数差异而被分离，当两相相对运动时，样品中的各组分将在两相中多次分配，分配系数大的组分迁移速度慢，分配系数小的组分迁移速度快而被分离。色谱法根据分离方法分为：纸色谱法、薄层色谱法、柱色谱法、气相色谱法、高效液相色谱法及毛细管电泳法等。现将常用的方法简介如下。

1. 薄层色谱法

薄层色谱法是将适当的吸附剂或载体涂布于玻璃板、塑料或铝板上，使成一均匀薄层，待点样、展开后，与适宜的对照物（对照品或对照药材）按同法在同板上所得的色谱图作对比，用以进行中药的鉴别。在薄层色谱鉴别中，一般选用已知主成分的对照品或对照药材的相同提取物相对比，经薄层展开后，用一定方法显色，样品色谱应与对照物色谱在相应的位置上，有相同颜色的斑点或主斑点稳定的薄层色谱可作为中药的鉴别特征，目前薄层色谱法已成为中药鉴别最常用的重要方法之一。薄层色谱法既可作定性鉴别，又可作含量测定。用于主成分含量测定具有用量少、方法简便的特点。除刮取薄层上主要成分斑点，经溶剂洗脱后进行测定外，也可在薄层板上直接测定含量，当前应用较多的是薄层扫描法。薄层扫描法是用一定波长的光照射在展开后的薄层色谱板上，测定其对光的吸收或所发出的荧光进行定量分析的方法。将扫描得到的图谱及积分数据用于中药的鉴别、杂质检查或含量测定。常用的仪器为薄层扫描仪。由于不必经洗脱等操作，因而方便、快速、灵敏度高。

2. 气相色谱法

气相色谱法的流动相为气体，称为载气，通常多为氮气。其固定相有两种，一种为固体吸附剂，另一种为涂在化学惰性载体表面的液膜，常用的为后者。样品注入进样口被加热气化，在色谱柱内，样品中各组分在气、液两相中进行反复分配，因分配系数的不同而达到分离，先后由柱出口进入检测器，产生讯号，由记录仪、积分仪或数据处理系统记录色谱图。根据组分的量与检测响应值或峰高成正比，以进行定性和定量分析。气相色谱法可以分析气体及有一定挥发性的液体和固体样品。对于后两者原则上要求在操作条件下只要能产生不小于 $0.2\sim10$ mmHg 的蒸气压力，都可以进行分析。对于组分多的混合物，既可分离，又能提供定量数据，迅速方便。中药中常含挥发油及其他挥发性成分，最适合用气相色谱法进行分析，一般用于品种鉴别或类似中药鉴别，如对阳春砂、绿壳砂和海南砂挥发油测定的气相色谱，可以看出主要成分柠檬烯、芳樟醇、樟脑、龙脑、乙酸龙脑酯的含量不同，色谱峰亦有明显区别。

3. 高效液相色谱法

高效液相色谱法系采用高压输液泵将规定的流动相泵入具有填充剂的色谱柱进行分类测定的色谱方法。注入的供试品，由流动相带入柱内，各成分在柱内被分离，并依次进入检测器，由记录仪、积分仪或数据处理系统记录色谱信号。高效液相色谱法只要求样品能制成溶液而不需要气化，因此不受样品挥发性的约束。对于挥发性低、热稳定性差、分子量大的高分子化合物以及离子型化合物尤为有利，如氨基酸、蛋白质、生物碱、核酸、甾体、类脂、维生素以及无机盐类等都可利用高效液相色谱法进行分离和分析。例如，应用高效液相色谱法可对草麻黄、中麻黄、木贼麻黄所含的 6 种生物碱进行测定。高效液相色谱比气相色谱有适用范围广、流动相选择性大、色谱柱可反复应用及流出组分易收集等优点，现已广泛用于中药的质量分析。

4. 毛细管电泳法

毛细管电泳法是指以弹性石英毛细管为分离通道，以高压直流电场为驱动力，依据供试品中各组分的淌度（单位电场强度下的迁移速度）和（或）分配行为的差异而实现各组分分离的一种分析方法。

（六）分光光度法

分光光度法是通过测定被测物质在特定波长处或一定波长范围内的吸光度或发光强度，对该物质进行定性和定量分析的方法。常用的波长范围为：200～400nm 的紫外光区，400～760nm 的可见光区，2.5～25μm（按波数计为 4000～400cm⁻¹）的红外光区。所用仪器为紫外分光光度计、可见分光光度计（或比色计）、红外分光光度计和原子吸收分光光度计。

1. 紫外分光光度法

对主成分或有效成分在 200～400nm 处有最大吸收波长的中药，常可选用此法。测定时一般应以配制样品的同批溶剂为空白。此法具有灵敏、简便、准确，既可作定性分析又可作含量测定等优点。

2. 可见分光光度法

可见分光光度法是比较溶液颜色深度以确定物质含量的方法。在可见光区 400～760nm 处，有些物质对光有吸收，有些物质本身并没有吸收，但在一定条件下加入显色试剂或经过处理使其显色后，可用此法测定。显色时由于影响呈色深浅的因素较多，所以测定时需用标准品或对照品同时比较。比色法多用于中药的定量分析及物理常数的测定。

3. 红外分光光度法

此法主要用于物质的鉴别和结构分析。进行鉴别时，所得吸收光谱应与对照图谱一致。进行含量测定时，样品液与标准品液先后分别装入同一液体吸收池，在规定的波数范围测定吸收图谱并按规定方法计算含量。

4. 原子吸收分光光度法

本法的特点为专属性强，检测灵敏度高，测定快速，是目前用于测定中药中微量元素最常用的方法之一。

5. 荧光分光光度法

荧光分光光度法是利用物质吸收较短波长的光能后发射较长波长特征光谱的性质，对物质进行定性或定量分析的方法。可以从发射光谱或激发光谱进行分析。该法灵敏度高（通常比紫外分光光度法高 2～3 个数量级），选择性好。

五、中药指纹图谱鉴别

中药指纹图谱是指某些中药材或中药制剂经适当处理后，采用一定的分析手段，得到的能够标示其化学特征的色谱图或光谱图。中药指纹图谱是一种综合的、可量化的鉴定手段，它是建立在中药化学成分系统研究的基础上，主要用于评价中药材以及中药制剂半成品质量的真实性、优良性和稳定性。"整体性"和"模糊性"为其显著特点。

中药及其制剂均为多组分复杂体系，因此评价其质量应采用与之相适应的、能提供丰富鉴别信息的检测方法，但现行的显微鉴别、理化鉴别和含量测定等方法都不足以解决这一问题，建立中药指纹图谱将能较为全面地反映中药及其制剂中所含化学成分的种类与数量，进而对药品质量进行整体描述和评价。这也正好符合中医药整体学说。在此基础上，如果进一步开展谱效学研究，可使中药质量与其药效真正结合起来，有助于阐明中药作用机制。总之，中药指纹图谱的研究和建立，对于提高中药质量，促进中药现代化具有重要意义。

20 世纪 70 年代我国已有学者尝试使用薄层扫描法（TLCS）对中成药进行分析，因主客观条件的限制，技术和时机的不成熟，没有得到公认；20 世纪 90 年代《中国药典》增设了中药化学对照品和对照药材，为中药指纹图谱的研究奠定了基础。随着色谱技术的迅速发展和检测能力的显著增强，为指纹图谱的研究和应用提供了良好的技术保证。目前我国已对中药注射剂做出了必须用指纹图谱进行检测的规定，同时提出了具体的技术要求；在中药材规范化生产实施过程中指纹图谱亦有较广泛的应用。

中药指纹图谱按测定手段可分为中药化学（成分）指纹图谱和中药生物指纹图谱。中药生物指纹图谱主要是测定各种中药材的 DNA 图谱，由于每个物种基因的唯一性和遗传性，中药材 DNA 指纹图谱可用于对中药材的种属鉴定、植物分类研究和品质研究。它对中药材 GAP 基地建设、中药材种植规范（SOP）、选择优良种质资源和药材道地性研究极为有用。中药化学（成分）指纹图谱是指测定中药材所含各种化学成分（次生代谢产物）而建立的指纹图谱。虽然化学成分是次生代谢产物，受生物环境和生长年限的影响而导致个体间较为明显的差异，但植物的代谢具有遗传性，作为同一物种的个体在化学成分上也具有相似性，可以用化学成分的谱图来建立指纹图谱。中药化学（成分）指纹图谱主要有光谱法和色谱法，如紫外光谱（UV）、红外光谱（IR）、质谱（MS）、核磁共振谱（NMR）、薄层色谱（TLC）、气相色谱（GC）、高效液相色谱（HPLC）、毛细管电泳（CE），以及各种联用技术。中药材化学指纹图谱对控制中药材质量具有更直接、更重要的意义。

但是作为一项新技术，中药指纹图谱在实际应用中还面临许多问题，只有进一步加强中药材种植加工和中成药生产贮存的规范化；中药化学成分和中药药理研究的系统化和标准化，以及技术上多学科的渗透，才能保证中药质量的稳定。

六、中药生物鉴别

来源于动、植物的中药均含有决定其生物学特性的遗传物质基因，由于基因中 DNA 多态性的特点，构成了物质表型的多样性。而分子生物学的发展使人们能从干燥药材中提取 DNA，以 DNA 多态性为基础，根据不同种属间药材 DNA 变异情况，揭示其亲缘关系，从而对生药和含原生药的中成药及其基原进行真伪优劣鉴定。由于 DNA 分析技术是针对生物的遗传物质进行鉴别，其结果不受环境因素、样品形态和材料来源的影响，因此，为中药鉴定提供了更加准确可靠的手段。

1. DNA 指纹图谱技术

本技术是利用聚合酶链反应（PCR）从不同生物样品中人工合成 DNA 片段，而这种 DNA 片段的大小、数目因生物不同而异的原理进行的。

2. DNA 测序法

由于中药的加工和储存过程不利于 DNA 的保存，DNA 指纹图谱分析手段较为困难，而基于 PCR 的 DNA 直接测序技术的发明使 DNA 分子鉴定技术取得了突破性进展。该方法以 PCR 扩增产物作为测序模版，大大提高了 DNA 序列分析的效率。

3. 生物芯片技术

生物芯片主要包括基因芯片和肽芯片，是指将大量（通常每平方厘米点阵密度高于 400）探针分子（DNA、RNA、多肽等）固定于支持物（膜、玻璃片、硅片等）上后与标记的样品分子进行杂交，通过检测每个探针分子的杂交信号强度，对样品分子进行定性、定量和结构分析，其原理是利用生物大分子具有的特异相互识别能力。具有快速、准确、自动化的优点。

模块六　药材商品的质量

目标及任务要求

1. 掌握影响药材商品质量的因素。
2. 熟悉制定药材品质规格的原则。
3. 熟悉药材纯度与优良度测定。

药材商品质量是指药材商品使用价值的优劣程度。对药材商品质量的基本要求是有效、无害、安全和质量可控，即在常规用量用法时，应具有确实的预防或治疗作用，同时不应损害正常组织和正常生理功能，其安全性和质量应稳定、可控。

药材的品质和规格，是衡量药材质量的准则。品质是指药材品种质量的原则要求；规格是划分质量、分级分等的具体标准。

药材是用来防治疾病的特殊物质，必须重视药材的质量，才能确保人们用药安全有效。同时，药材作为一种商品，它在流通领域里必须执行按质论价的原则，制定合理的品质规格和相应的价格，有利于药材生产、收购和经营工作的顺利开展。

项目一　影响药材商品质量的因素

药材绝大部分来自天然植物和动物，所以，自然或人为的多种因素对药材的有效成分影响极大，致使药材的质量不稳定。因此，应当认真研究影响药材质量的因素，找出产生低质药材的根源，掌握变化规律，从根本上提高药材的质量。影响药材质量的因素很多，概括起来主要有以下几个方面。

一、动物、植物的生长环境

动物、植物的生长发育与生长环境如地形、气候、土壤、周围的生物、病虫害等有着密切关系，家养、家种的动物、植物，还受到饲料或栽培技术的影响。动物、植物生长发育的各个阶段，体内有效成分的产生和积累情况不相同，当自然因素或人工条件利于其生长发育时，体内有效成分含量增高，药材的品质优良。道地药材之所以质优，就是因为有适合它生长的良好环境和栽培技术。因此，如何控制自然因素或人工条件，增加有效成分的积累，提高药材质量，是一个值得重视的问题。

二、药材的采收

中药材采收的时间和方法是否适宜，对质量的影响是很大的。由于动物、植物各部位生长旺盛期不同，因此，入药部位不同，采收的时间也不同，过早过迟都会影响质量。据研究，甘草在开花前甘草苷含量为 10%，若已开花则其含量降为 3%～4.5%；再如鹿茸从幼角长成三叉茸的过程中，质量变化极大，再后则老化成角，就只能作鹿角入药了。

三、药材的加工

中药材采得后，一般需在原产地进行适当的加工处理，如去除杂质、干燥及必要的切制等。这些操作如果不当，必然降低质量。

四、药材的包装贮存

包装贮存不当，不仅会造成药材数量上的损失，而且会引起虫蛀、发霉、走油、变色等变质现象，造成药材质量的下降，甚至完全失去药用价值。因此，合理包装，妥善养护，是保证药材质量的重要方面。

项目二　制定药材品质规格的原则

（1）保证药材疗效，符合按质论价，有利于发展生产，保证市场供应，是制定和改革规格等级的总原则。

（2）改革不合理的规格等级，废除过去规格中具有封建色彩以及片面追求形式美观、精细加工，造成人力、物力浪费而不能提高或改变疗效所设的规格等级和加工方法。

（3）质量较稳定的矿物、花、叶、全草类等药材，不必划分等级规格，混装即可。

（4）同一种药材，凡质量相同或相近者，无论产地是否相同，应统一规格，不必划分规格等级。

（5）同一种药材，如质量差异较大，疗效高低确有不同者，应分别规格，适当划分等级。

（6）各规格等级之间，应有明显的差异，容易度量区别。如量长度、厚度、直径；数单位重量药材的个数；称每个药材的重量；测算杂质的百分率等。反之，规格等级划分过细，差异微小，不便度量区别者，应简化合并。

（7）制定和改革规格等级，不能脱离当地用药习惯和生产加工水平。经过调查研究和必要的科学实践，广泛征求意见，拟出新的规格等级。新规格在实践中如有不妥，应及时修订，不断完善。

实际上，药材质量好坏的真正标准，应取决于疗效的好坏，取决于有效成分含量的高低。有些药材有效成分含量已有科学方法进行准确测定，如黄连中小檗碱的测定、麻黄中麻黄碱的含量测定、薄荷中挥发油的测定、槐花中芦丁的含量测定等。但是，由于大量药材的有效成分尚不明确，所以许多药材还没有恰当的含量测定方法。实践证明，在长期医疗和医药经营实践中积累起来的对药材品质规格的经验标准，基本上能反映有效成分的高低，如黄连、黄柏黄色深浅和小檗碱的含量成正比，薄荷的香气和挥发油的含量成正比。但因为这些经验标准常受个人主观感觉的影响，准确性不高，有时也难以掌握，有待进一步研究改进。

项目三　药材纯度与优良度测定

在确定药材为正品后，还要测定纯度与优良度以鉴定其质量优劣。传统经验认为，药材质量的优劣应首先控制其合格要求，要求以身干、无泥沙、无杂质、无虫蛀霉变为合格。然后控制为佳条件，即根据每种药材的特点，按照长期中医用药和药材商品流通中形成的认识，归纳整理出衡量药材质量优劣的性状指标，即为佳条件，如黄连以条粗壮、质坚实、断面红黄色、苦味浓者为佳。但是，传统经验的合格条件和为佳条件通常是相对比较而言的判断，是粗略的，而且衡量时常带主观性，准确性不高。为便于控制，将一些大宗常用或贵重、剧毒性药材按其产地、采收季节、加工方法、大小或轻重、粗细等划分规格等级，如白芷根据产地分为禹白芷、祁白芷、亳白芷、杭白芷、川白芷等规格，各规格根据每千克的支数分为一等、二等、三等。

为了进一步提高药材质量标准的客观性、准确性、可控性，使之易于操作，《中国药典》（2010 年版）规定了一些纯度检查方法，如杂质检查法、水分测定法、灰分测定法等。在优良度测定方面收载了多种含量测定方法、浸出物测定法、物理常数测定法、鞣质含量测定法、挥发油测定法。现将药材商品质量鉴定常用的方法介绍于下。

一、杂质检查法

1. 杂质的种类

药材中混杂的杂质通常包括下列种类：①来源与规定不同的物质；②来源与规定相同，但其部位与规定不符的物质；③无机杂质，如砂石、泥块、尘土等。如《中国药典》（2010 年版）规定桃仁为蔷薇科植物桃 *Prunus persica* （L.）Batsch 或山桃 *Prunus davidiana* (Carr.) Franch. 的干燥成熟种子。若混有杏或其他桃的种子，即为来源与规定不同的杂质；若混有桃或山桃的壳，即为来源与规定相同，但其部位与规定不符的杂质。

2. 杂质检查方法

① 取规定量的供试品，摊开，用肉眼或放大镜（5～10 倍）观察，将杂质拣出；如其中有可以筛分的杂质，则通过适当的筛，将杂质分出。

② 将各类杂质分别称重，计算其在供试品中的含量（％）。

3. 注意事项

① 药材中混杂的杂质如与正品相似，难以从外观鉴别时，可称取适量，进行显微鉴别、理化鉴别，证明其为杂质后，计入杂质重量中。

② 个体大的药材，必要时可破开，检查有无虫蛀、霉烂或变质情况。

③ 杂质检查所用的供试品量，除另有规定外，按药材取样法称取。

二、水分测定法

1. 水分对药材质量的影响

药材中过多水分的存在，不仅在重量上影响商品价格和处方用量，而且可能引起发霉、水解等变质现象。但完全失水，不仅可以造成挥发性成分的损失，而且干而枯的药材不易保持其体形和结构，如干枯的花、叶、全草类极易破碎。植物、动物药材在干燥过程中，要求除去过多的水分，而保留合理的存留水分，使之干而不枯。一般药材水分含量在10%～15%，属合理水分。

2. 水分测定方法

（1）烘干法　适用于不含或少含挥发性成分的药材。

（2）甲苯法　适用于含挥发性成分的药材。

（3）减压干燥法　适用于含有挥发性成分的贵重药品。

（4）气相色谱法　适用于含挥发性成分的药材，迅速方便，精密度较高。

三、灰分测定法

1. 灰分与质量的关系

各种中药的生理灰分应在一定范围内，如所测灰分数值高于正常范围时，有可能在加工或运输储存等环节中有其他无机物污染或掺杂。《中国药典》（2010年版）规定中药总灰分或酸不溶性灰分的最高限量，如阿魏总灰分不得过5.0%，甘草酸不溶性灰分不得过2.0%。

2. 灰分测定方法

（1）总灰分测定法　适用于一般中药，大多数中药可通过测定总灰分的含量检测无机杂质。

（2）酸不溶性灰分测定法　适用于组织中含草酸钙较多的中药。

四、浸出物测定法

① 浸出物与药材质量的关系　药材化学成分复杂，众多的药材中，仅一部分明确了有效成分，大部分药材的有效成分不明确，无法对有效成分进行含量测定，故以药材水溶性、醇溶性或醚溶性总成分含量与药材质量相关的关系，设计了水溶性、醇溶性或醚溶性浸出物含量测定方法，以衡量有效成分不明或尚无定量方法的药材质量。

② 水溶性浸出物测定法

a. 冷浸法。

b. 热浸法。

③ 醇溶性浸出物测定法

④ 挥发性醚浸出物测定法

模块七 藻、菌、地衣类药材

1. 掌握性状鉴别方法，能熟练运用性状鉴别方法鉴别藻、菌、地衣类药材的真、伪、优、劣。
2. 熟悉显微鉴别方法，能运用显微鉴别方法鉴别藻、菌、地衣类药材的真、伪。
3. 掌握藻、菌、地衣类药材的来源、性状鉴别特征、规格。
4. 掌握藻、菌、地衣类药材的道地产地，熟悉其主产地。
5. 了解藻、菌、地衣类药材的采收加工、功效。

项目一 藻、菌、地衣类药材概述

一、藻、菌、地衣类植物的特性

藻类、菌类、地衣类植物同是低等植物，它们都没有根、茎、叶等器官的分化，也没有维管束和胚胎。

藻类药材多属于褐藻类及红藻类，主要分布在山东、浙江、福建、广东等省沿海地区。这类植物由多细胞构成，虽无根、茎、叶的分化，但有类似根、茎、叶的不同体态，其基部有固着器，借杆状的柄和叶片状部分相连。藻类含叶绿素，能营自养生活。藻类药材多具有在海水中选择吸收碘质的能力，故含碘较多，如昆布、海藻。

药用菌类多为真菌，其菌体由分枝或不分枝的、有隔或无隔的菌丝组成。这类植物体不含叶绿素，只营寄生或腐生生活。药用部分多为子囊菌纲和担子菌纲的子实体，如马勃、灵芝等；或菌核体，如茯苓、雷丸等；有些则连同它们的寄生昆虫的干燥尸体同作药用，如冬虫夏草等。

地衣类是藻类与真菌共生的复合体。共生体以藻类行光合作用，制造营养物质供给全体，而菌类主要吸收水分和无机盐并起支撑和固着作用。其植物体主要由菌丝组成，大多数为子囊菌，少数为担子菌；藻类多分布在表面以下的一至数层，以蓝藻和绿藻为多。地衣类按形态可分为三种类型：壳状地衣、叶状地衣和枝状地衣。地衣类含特有的地衣酸、地衣色素、地衣多糖、地衣淀粉等。地衣类药用的如松萝。

二、藻、菌、地衣类药材的品质

藻类药材的品质一般以质干、味淡、肉厚、无沙泥、无掺杂者为佳；菌类药材的品质一般以个肥大、体干、有光泽、无杂质、无虫蛀霉变者为佳。

项目二 藻、菌、地衣类药材

昆布 kunbu

来源 为海带科植物海带 *Laminaria japonica* Aresch. 或翅藻科植物昆布 *Ecklonia kurome* Okam. 的干燥叶状体。

产销 自然生长的海带分布于辽宁和山东沿海，人工种植的海带主产浙江、江苏、福建、广东等省沿海地区；昆布主产福建沿海。销往全国大部分地区。

采收加工 夏、秋季采捞，晒干。

性状鉴别 （1）海带 叶状体多纵叠捆成把，全体绿褐色或黑褐色，少有棕黄色，表面被有白色盐霜。革质而硬脆或质薄而脆。用水浸软展开后，完整者长达 50～150cm，宽 10～40cm 以上，固着器呈叉状分歧。柄部粗短，下部圆柱形，叶状体长带状，革质或者质薄柔滑，半透明状，中部较厚，由中部向两侧渐薄，全缘或有波状皱褶。气腥，味咸（图 7-1）。

（2）昆布 叶状体卷缩成不规则的团块，全体呈黑褐色或深棕色。表面被有白色盐霜，革质而硬脆。用水浸软后，可溶出大量黏液，完整者长 20～50cm。固着器呈叉状分歧。柄部扁平，中间稍隆起，其两侧有的可见重叠皱缩的孢子叶。叶状体长卵形，羽状深裂，质薄柔滑，半透明，极易剥离成两层，表面散生很多黑色小斑点，中央有从柄部伸长而来的肥厚的中肋，两侧裂片长舌形，全缘或有小齿。气腥，味咸（图 7-2）。

图 7-1 海带

图 7-2 昆布

品质规格 均以色黑褐、质厚、无砂石、盐霜少者为佳。

商品为统货。分淡统、咸统。

性味功效 咸，寒。消痰软坚散结，利水消肿。

海藻 haizao

来源 为马尾藻科植物海蒿子 *Sargassum pallidum* (Turn.) C. Ag. 或羊栖菜 *Sargassum fusiforme* (Harv.) Setch. 的干燥藻体，前者习称"大叶海藻"，后者习称"小叶海藻"。

产销 海蒿子主产于辽宁、山东沿海，为产量较大的海藻。羊栖菜产于我国各地沿海。两者均销往全国。

采收加工 夏秋两季采捞，除去杂质，洗净，晒干。

性状鉴别 (1) 海蒿子 皱缩卷曲，黑褐色，有的被白霜，长 30～60cm。主干呈圆柱形，具圆锥形突起。主枝自主干两侧生出，侧枝自主枝叶腋生出，具短小的刺状突起。初生叶状体披针形或倒卵形，长 5～7cm，宽 1cm，全缘或具粗锯齿；次生叶状体条形或披针形，叶腋间有着生条状叶的小枝，气囊黑褐色，球形或卵圆形，有的有柄，顶端钝圆，有的具细短尖。质脆，湿润时柔软，水浸后膨胀，肉质，黏滑。气腥，味微咸（图 7-3）。

(2) 羊栖菜 多卷曲皱缩成团块状。棕褐色或黑褐色，表面带一层白色盐霜。质脆易破碎。用水泡软后膨胀，黏滑柔韧，肉质状。固着器假根状。主干直立，圆柱形，直径 2～4mm，表面粗糙。主干上有分枝，枝上生叶状体，叶状体呈线形或棍棒形，有的先端胀大，中空成气囊。生殖托圆柱状或长椭圆形，有柄，丛生于小枝或叶腋间。气腥，味咸（图 7-4）。

品质规格 均以黑褐色、条长、白霜少、无杂质者为佳。

商品为统货。分咸统、淡统。

性味功效 苦、咸，寒。消痰软坚散结，利水消肿。

图 7-3 海蒿子

图 7-4 羊栖菜

冬虫夏草 dongchongxiacao

别名 冬虫草、虫草

来源 为麦角菌科真菌冬虫夏草菌 *Cordyceps sinensis* (Berk.) Sacc. 寄生在蝙蝠蛾科昆虫幼虫上的子座及幼虫尸体的干燥复合体。

产销 主产于四川、青海、云南、贵州、西藏等地，以四川产量最大。销往海内外。

采收加工 夏初子座出土、孢子未发散时挖取，晒至六七成干，除去似纤维状的附着物及杂质，晒干或低温干燥。

性状鉴别 本品由虫体及从虫头部长出的子座相连而成。虫体似蚕，长 3～5cm，直径

图 7-5　冬虫夏草

3～8mm；表面深黄色至黄色，有环纹20～30个，近头部的环纹较细，头部红棕色，足8对，中部4对较明显；质脆，易折断，断面充实，略平坦，淡黄白色。子座细长圆柱形，长4～7cm，直径约3mm；表面深棕色至棕褐色，有细纵皱纹，上部稍膨大（孢子囊），体虚泡；质柔韧，断面类白色呈丝状物。气微腥，味微苦（图7-5）。

品质规格　以虫体饱满肥大，色黄，断面充实，白色，菌座短壮，气香者为佳。西藏虫草和青海虫草的特点是虫体粗、子座短，故质量好。特别是青海虫草色泽金黄，商品性状更为美观。四川虫草则是虫体细而色泽较暗，子座长，质逊。封装虫草因经过精选，无碎末、断草，外观美观，故质量比散草要好。

按产地可分为四川虫草、青海虫草、西藏虫草，按加工可分为散虫草、封装虫草。散虫草是仅经过产地加工的商品。封装虫草也叫"把虫草"，是将虫草用黄酒喷软后，整理平直，用红线扎成小把，再捆成长方形封装，每封150～300g。

性味功效　甘，平。补肾益肺，止血化痰。

附注　常见混淆品、伪品：①吉林土门岭产一种蛹草（北虫草）*Cordyceps militais* (L.) link.，为冬虫夏草属真菌寄生于夜蛾科昆虫蛹上的子座和蛹的干燥复合体。其与正品虫草的主要区别为：子座头部较柄部短很多，橙黄色或橙红色，蛹体呈椭圆形。②江西产一种冬虫夏草类似品，名曰"草木王"。其幼虫体形粗大，形似蜈蚣。表面灰褐色，常一节深黑、一节紫红色相间，有大毒。当地用于解蛇毒。应注意区别。③安徽、湖南、江西等省发现一种"分枝虫草"，系麦角菌科虫草属真菌"亚香棒虫草"*C. hawkesii* Gray. 的子座寄生于鳞翅目昆虫幼虫上的复合体。但它不是冬虫夏草菌而是子囊菌。其虫体似蚕，暗棕色，背面有皱纹，子座（子囊菌）也由虫体头部长出，单生或有2～3个，细圆柱形，多弯曲，灰白色至灰黑色，有纵皱纹，头部圆柱形较膨大，顶端圆。系伪品，不能作冬虫夏草药用。④凉山虫草 *Cordyceps liangshanensis* Zang，Liu et Hu 的干燥子座及虫体。发现于四川。虫体似蚕，较粗，长3～6cm，直径0.6～1cm；表面被棕褐色菌膜，菌膜脱落处暗红棕色。子座呈线形，柄部极长。⑤唇形科植物地蚕 *Stachys geobombycis* C. Y. Wu 及草石蚕 *Stachys sieboldii* Miq. 的块茎。块茎呈梭形，略弯曲，有环节；外表淡黄色，长2～5cm，直径0.3～1cm；质脆；断面类白色；用水浸泡易膨胀，呈明显结节状。⑥人工制作的假虫草，是用面粉、玉米粉、石膏为原料，经加工模压而成。虫体的颜色是人工描绘的，头部没有一对红色突起的斑点，断面淡白色。子座顶端略尖，不膨大。体重，久嚼粘牙。加碘液显蓝色。

银耳 yiner

别名　白木耳、耳子、雪耳

来源　为银耳科真菌银耳 *Tremella fuciformis* Berk. 的干燥子实体。

产销　野生，现多人工培植。主产于四川、云南、贵州、湖北，销往全国并出口。此外，福建、广东、江苏、浙江、江西、陕西等省亦产。现全国大部分地区均可培植。

采收加工　夏、秋两季为盛产期，分批采收，选发育适度、生长停顿的白木耳，用竹刀从耳杆上的银耳根部割下，用水洗净，散开晒干或用文火烘干。

性状鉴别　干燥的子实体呈不规则的皱缩片状或绣球花朵状，大小不等，朵状者通常3～5cm，片状者1～2cm。有的将不足2cm的小片用棉线穿起（四川通江）。黄白色至黄棕色，微有光泽。体轻，质硬而脆，半透明。易吸潮，水湿后，柔软润滑，体积膨胀，可达1∶15，俗称"发头好"。气微，味淡。

品质规格　以朵片大，体轻，黄白色，肉厚，有光泽，水浸后发头大者为佳。

一般分四等。一等：每朵直径为4cm以上。身干、色白、有光泽、肉质肥厚，有弹性、无板皮和耳脚。二等：每朵直径3cm左右，余同一等。三等：每朵直径2cm左右，略有斑点和耳脚。四等：朵形大小不一，色略黄，肉薄，无板皮和僵块，略有耳脚。

性味功效　甘、淡，平。滋阴，润肺，养胃，生津。

灵芝 lingzhi

别名　灵芝草

来源　为多孔菌科植物真菌灵芝（赤芝）*Ganoderma lucidum*（Leyss. ex Fr.）Karst. 或紫芝 *Ganoderma sinense* Zhao，Xu et Zhang. 的干燥子实体。

产销　栽培或野生。灵芝（赤芝）产于华东、西南及河北、山西、广东、广西、海南等地；紫芝产于浙江、江西、湖南、广西、福建等地。销往全国各地。

采收加工　全年可采收，除去杂质、剪去有朽木泥沙或培养基质的下端菌柄，阴干或在40～50℃烘干。

性状鉴别　（1）灵芝（赤芝）　菌盖（菌帽）木栓质，半圆形或肾形，宽12～20cm，厚1～2cm，皮壳坚硬，黄褐色或红褐色，有漆样光泽，具环状棱纹和辐射状皱纹，边缘薄而平截，往往稍内卷；菌肉近白色至淡褐色，由无数菌管构成；菌柄侧生，长可达7～15cm，直径1～3.5cm，红褐色至紫褐色。孢子细小，黄褐色。气微香，味苦涩。

（2）紫芝　菌盖及菌柄的颜色淡紫黑色或黑色，菌肉为锈褐色。菌柄长17～23cm（图7-6）。

图 7-6　紫芝

（3）栽培灵芝　子实体较粗壮，肥厚，直径12～22cm，厚1.5～4cm。皮壳外常被有大量粉尘样的黄褐色孢子。有时菌盖多生，表面颜色较浅，为黄棕褐色。

品质规格　以体大、完整、肥厚、有光泽者为佳。野生品优于栽培品。紫芝表面紫黑色，有漆样光泽，传统认为质好；赤芝表面红褐色，漆样光泽不明显，质稍逊于紫芝。

商品为统货。

性味功效　甘，平。补气安神，止咳平喘。

茯苓 fuling

别名　茯灵、云苓

来源　为多孔菌科真菌茯苓 *Poria cocos*（Schw.）Wolf 的干燥菌核。

产销　野生或栽培。主产云南、湖北、安徽、贵州、四川、江西、河南、广东等地。销往全国各地并大量出口。

采收加工　野生者多寄生于赤松、马尾松的根部，大量商品多为栽培，寄主为埋于地下的赤松或马尾松的枝干及根。地上无菌苗。野生茯苓于 7 月至次年 3 月间采挖。栽培品于接种后第二年 7～9 月采挖。挖出后除去泥沙，堆置"发汗"，摊开晾至表面干燥，再堆放"发汗"，如此反复数次，至外表面出现皱纹，内部水分大部分散失后，阴干，称为"茯苓个"（皮苓）。亦可将鲜茯苓按不同部位切制，阴干，分别称为"茯苓皮"、"茯苓片"、"赤茯苓"、"白茯苓"、"茯苓块"等。

性状鉴别　（1）茯苓个　形状不一，多呈球形、纺锤形、扁圆形或不规则的团块状，大小不等，重量由数两至数斤。表面棕褐色或棕黑色，外皮薄而粗糙，有明显的皱纹或凹沟。体重，质坚，不易破开。破开后断面不平，呈颗粒状，显棱角，有的具裂隙或中间抱有松根，断面周边部分淡棕色，内部白色，少数淡红色，细腻。气无，味淡，嚼之粘牙（图 7-7）。

（2）野生茯苓　皮黑亮，皱纹深而粗糙，质坚体结，断面黄白色，细腻，嚼之粘牙力强。云南多系野生品，又称云苓，具此特点。其他省区野生品，称天生苓，质量亦好，但不及云南质佳。

（3）茯苓皮　是加工茯苓时削下的茯苓外皮。多为不规则的薄条片状，大小不一。外表黑褐色或棕褐色，里面灰白色或淡棕色，并附有未去净的茯苓。体质柔韧而轻，略具弹性。

（4）赤茯苓　是除去茯苓皮后的苓肉。呈淡红色者，切削成大小不等的块片或碎片，多为扁方块状。

图 7-7　茯苓

以淡棕色者为佳，深棕色者为次。

（5）白茯苓　是切去赤茯苓后的白色部分，均切成片、块或骰子状方形等。因形状不同，商品中有多种名目，如平片、白苓片、白苓块、小方苓、刨片等。

（6）茯神　呈方块状，附有切断的 1 块茯神木，质坚实，色白。

（7）茯神木　为茯苓中间的松木，弯曲不直，似朽木状。质松体轻。每根周围必须带有 2/3 的茯苓肉。木杆直径最大不超过 2.5cm。

品质规格　茯苓以质坚实，色白（赤茯苓则以色绯红），无沙粒嵌入，嚼之黏性强者为佳。

各种规格的加工品，除具备以上要求外，应以片块均匀为好。以云南产品质量最佳，习称"云苓"，奉为道地药材；以安徽产量大，习称"安苓"。

茯神野生品以云南所产质量好，但货较少；加工品茯神块应以天然抱心的茯神为好，人为插入松根是一种混充茯神品，实质与茯苓块相同。茯苓皮以外皮黑褐色，内面灰白色，体轻、质松、略具弹性者为佳。

规格有茯苓个、茯苓皮、茯苓片、赤茯苓、白茯苓、茯苓块、茯神及茯神木等。

（1）个苓　一等：呈不规则圆球形或块状，表面褐色或棕褐色，体坚实，皮细，断面白色。大小不分。二等：外皮黑褐色或棕色，体轻泡，皮粗，质松，断面白色至黄赤色，间有皮沙、水锈、碎块、破伤。

（2）白苓片　一等：为茯苓去净外皮，切成薄片，白色或灰白色，质细，毛边（不修边），厚度 7 片/cm。二等：厚度 5 片/cm，片面长度不得小于 3cm。

（3）白苓块　统货。为茯苓去净外皮切成扁平方块，白色或灰白色，厚度 0.4～0.6cm，长宽 4～5cm，边缘苓块，可不成方形，间有长宽 1.5cm 以上的碎块。

（4）赤苓块　统货。为茯苓去净外皮切成扁平方块，赤色或浅红色，厚度 0.4～0.6cm，长宽 4～5cm，边缘苓块，可不成方形，间有长宽 1.5cm 以上的碎块。

（5）茯神块　统货。为茯苓去净外皮切成扁平方块，色泽不分，每块含有松木心，厚度 0.4～0.6cm，长宽 4～5cm，木心直径不超过 1.5cm，边缘苓块，可不成方形，间有长宽 1.5cm 以上的碎块。

图 7-8　茯苓粉末
1—分枝状团块；2—颗粒状团块；
3—无色菌丝；4—棕色菌丝

（6）骰方　统货。为茯苓去净外皮切成扁立方形块，白色，质坚实，长、宽、厚均在 1cm 以内，均匀整齐。间有不规则的碎块，但不超过 10%，无粉末。

（7）白碎苓　统货。加工茯苓时的白色或灰白色的大小碎块或碎屑，均属此等。无粉末。

（8）赤碎苓　统货。加工茯苓时的赤黄色的大小碎块或碎屑，均属此等。无粉末。

（9）茯神木　为茯苓中间的松木，多为弯曲不直的松根，似朽木状，色泽不分，质松体轻，每根周围必须带有 2/3 的茯苓肉，木杆直径最大不超过 2.5cm。

显微鉴别　粉末：灰白色。

用水或稀甘油装片：可见无色不规则颗粒状团块或末端钝圆的分枝状团块，遇水合氯醛试液渐溶化。

用 5%氢氧化钾装片：团块溶化露出菌丝，菌丝细长，稍弯曲，有分枝，无色或带棕色（外层菌丝），直径 3～8μm，稀 16μm，横壁偶可见（图 7-8）。

不含草酸钙结晶及淀粉粒。

粉末加 α-萘酚及浓硫酸，团块即溶解，可显橙红色至深红色。

性味功效　甘、淡，平。利水渗湿，健脾，宁心。

猪苓 zhuling

别名　野猪苓、朱苓、野猪粪、野猪屎

来源　为多孔菌科真菌猪苓 *Polyporus umbellatus*（Pers.）Fries 的干燥菌核。

产销　野生或栽培。主产陕西、云南、河南、甘肃、吉林、四川、山西、河北等地。以云南产量大，陕西产质量佳。销往全国大部分地区并出口。

采收加工　多为野生。多寄生于桦、柞、槭、枫、橡等树木的根上，生长于地下 30cm 左右的土壤中。夏季雨后在以上林木中，若发现地面凸起处有一茎多头蘑菇状子实体，下面即有猪苓生成。现山西安泽县等地已有培植。春、秋两季采挖，除去泥沙，晒干。

性状鉴别　呈不规则的块状，形如"野猪粪"，大小不一，一般长 6～20cm 或更大，直径 2～6cm。外表面黑褐色，粗糙，凹凸不平。体轻若软木，能浮于水；质硬。断面类白色

或黄白色，略呈颗粒性。气微，味淡（图7-9）。

品质规格 以体结，质较重，皮黑，肉白（俗称铁皮白肉），个大均匀，不带沙石，不糠心者为佳。

分为特级、一等、二等及统货。出口商品：除要求外皮色黑、光滑、肉白、体重外，按千克之头数分为4等。一等：每千克不超过32个。二等：每千克不超过80个。三等：每千克不超过200个。四等：每千克200个以上。

显微鉴别 粉末：灰黄白色。①菌丝团：大多无色（内层菌丝），少数棕色（外层菌丝）。散在的菌丝细长、弯曲，直径2～10μm，有的可见横隔，有分枝及结节状膨大部分。②草酸钙结晶：正八面体形、规则的双锥八面体形或不规则多面体形，直径3～32～60μm，长至68μm，有时数个结晶聚合（图7-10）。

性味功效 甘、淡，平。利水渗湿。

图7-9 猪苓

图7-10 猪苓粉末

1—菌丝团；2—无色菌丝；3—棕色菌丝；4—草酸钙结晶

雷丸 leiwan

别名 白雷丸、竹苓、雷矢、雷实

来源 为白蘑科真菌雷丸 *Omphalia lapidescens* Schroet. 的干燥菌核。

产销 主产于四川、云南、湖北、广西、贵州、陕西等地。销往全国大部分地区。

图7-11 雷丸

采收加工 野生，寄生于竹根之上。秋季采挖，洗净，晒干。

性状鉴别 呈球形或不规则团块，大小不等，直径1～5cm。表面棕黑色或黑褐色，有略隆起的网状细纹。质坚实，不易破碎。断面牙白色，角质，有半透明或不透明的层纹相交错（大理石样纹理），呈颗粒集结样花纹，或似粉状。气微，味淡，嚼之有颗粒感，微带黏性，久嚼无渣（图7-11）。

品质规格 以个大，坚实沉重，外皮黑褐色，断面色白、粉状者为佳。断面褐色呈角质样者，不可供药用。商品为统货。

性味功效　微苦，寒。杀虫消积。

马勃 mabo

别名　马屁勃、马屁包、马粪包、灰包、灰包菌

来源　为灰包科真菌脱皮马勃 *Lasiosphaera fenzlii* Reich.、大马勃 *Calvatia gigantea*（Batsch ex Pers.）Lloyd 或紫色马勃 *Calvatia lilacina*（Mont. et Berk.）Lloyd 的干燥子实体。

产销　主产于内蒙古、甘肃、吉林、辽宁、河北、贵州、安徽等地，以内蒙古、辽宁、安徽产量较大。销往全国大部分地区。

采收加工　夏、秋两季子实体成熟时及时采收，除去泥沙，干燥。

性状鉴别　（1）脱皮马勃　呈扁球形或类球形，无不孕基部，直径 15～20cm。包被灰棕色至黄褐色，纸质，常破碎呈块片状，或已全部脱落，孢体灰褐色或淡褐色，紧密，有弹性，用手撕之，内有灰褐色棉絮状的丝状物，触之则孢子呈尘土样飞扬，手捻之有细腻感。气味微弱。

（2）大马勃　不孕基部很小或无，直径 15cm 以上。残留的包被由黄棕色的膜状外包被和较厚的灰黄色的内包被所组成，光滑，质硬而脆，成块裂开。孢体浅青褐色，絮状而松散，手捻有滑润感。气微，味微苦涩。

大马勃

紫色马勃

10cm

5cm

图 7-12　马勃

（3）紫色马勃　呈陀螺形，或已压扁呈扁圆形，直径 5～12cm，不孕基部发达。基部有小柄，包被薄，两层，紫褐色，粗皱，有圆形凹陷，外翻，上部常裂成小块或已部分脱落，孢体紫色。气味微弱（图 7-12）。

品质规格　均以个大，皮薄，饱满，松泡有弹性者为佳。按来源不同分为脱皮马勃、大马勃、紫色马勃等规格。均为统货。

性味功效　辛，平。清肺利咽，止血。

松萝 Songluo

别名　松上寄生、松落

来源　为松萝科植物长松萝 *Usnea longissima* Ach.、环裂松萝 *U. diffracta* Vain. 的干燥地衣体。

产销　主产于湖北、湖南、贵州、四川、广西、云南等省区。

采收加工　6～9 月采收，切段，晒干。

性状鉴别　（1）长松萝　地衣体丝状，柔软，浅黄绿色。主枝短，具皮层，有环裂；次生分枝极长，无皮层，有稠密的纤毛，表面常有颗粒状小疣。

（2）环裂松萝　地衣体丝状，较粗壮，浅灰绿色或淡黄棕色，枝体表面有多数环状裂沟。横断面可见中央有线形强韧性的中轴，具弹性，由菌丝组成；其外为藻环，常由环状沟纹分离成短筒状。

品质规格 均以身干、色灰绿、拉之有弹性、无杂质者为佳。
性味功效 苦、甘，平。祛痰，清肝，解毒，止血。

实训一 藻、菌、地衣类药材的性状鉴别

一、实训步骤

1. 看形状
2. 量大小
3. 观色泽
4. 查表面
5. 验质地
6. 看断面
7. 嗅气
8. 尝味
9. 水试

二、实训要求

1. 熟练掌握性状鉴别方法
2. 掌握藻、菌、地衣类药材的性状特征

三、教学效果评价

本实训的教学效果评价见表 7-1。

表 7-1　教学效果评价表

实训名称	藻、菌、地衣类药材的性状鉴别		时间	2.4min	姓名		总得分	
序号	药材正名	科名		序号	药材正名		科名	
1				5				
2				6				
3				7				
4				8				
评分标准：药名错误，一味扣 12.5 分；写别名，适当扣分。科名错误，一味扣 6 分。								

实训二 茯苓、猪苓的显微鉴别

一、茯苓的显微鉴别

（一）实训步骤

1. 用稀甘油装片制片。取载玻片，用纱布擦净，置实验台上，取适量茯苓粉末置载玻片中央，在茯苓粉末上滴加稀甘油数滴，用解剖针搅拌；取盖玻片，用纱布擦净，用镊子夹

住盖玻片的右边，将盖玻片的左边放在载玻片上，用解剖针抵住盖玻片的左边，将盖玻片的右边轻轻放下，以防产生气泡；用吸水纸吸去载玻片上的多余试液。

2. 用5％氢氧化钾液装片制片。按步骤1，将稀甘油换成5％氢氧化钾液。

3. 右手握显微镜镜臂，左手托显微镜镜座，将显微镜放置在实验台上，显微镜应放在离实验台边缘10cm处；将低倍物镜对准通光孔，将反光镜对准光源，对光时，如视野内光线暗，用反光镜的凹面，如光线仍旧太暗，则同时使用较大的光圈；对光时，如视野内光线太强，则使用反光镜的平面，如光线仍旧太强，则同时使用较小的光圈。

4. 将制片放在载物台上，用手顺时针方向转动粗准焦螺旋，让物镜接近制片但不接触制片；眼睛向目镜里看，用手逆时针方向转动粗准焦螺旋，当看到物像时，用手轻轻转动细准焦螺旋，直到物像清楚为止。

5. 如在低倍镜下看不清楚，换高倍镜。先将需放大部分移至视野正中央，用手调节准焦螺旋使镜筒上升，把低倍镜移走，把高倍镜移过来正对通光孔，调准焦螺旋，直到物像清楚为止。

6. 用左眼或右眼观察，但两眼要同时睁开，以减轻疲劳。

7. 观察完毕，必须先转回低倍物镜，再取出载玻片，以免高倍物镜镜头被碰或沾污。

8. 用干纱布拭去显微镜金属部分的水分、潮气、灰尘等；用绸布拂去显微镜光学玻璃部分的灰尘，再用擦镜纸轻轻擦拭，以免磨损镜头。

9. 显微镜使用完毕，转动物镜转换器，使物镜镜头偏离通光孔，以防止下滑而损坏镜头；将反光镜竖起，与镜座垂直，以免灰尘沾落在上面；转动粗准焦螺旋，将物镜落到底，以防重力导致下滑引起准焦螺旋失灵。用绸布将显微镜包好，装入显微镜箱内。

10. 将载玻片、盖玻片洗净；清洁、整理实验台。

（二）实训要求

1. 熟悉茯苓的显微鉴别特征。用稀甘油装片，可见不规则颗粒状团块及分枝状团块，无色；用5％氢氧化钾液装片，可见菌丝，无色或淡棕色，细长，稍弯曲，有分枝。

2. 熟悉药材粉末的临时制片方法（冷装法）。

3. 熟悉显微镜的使用方法。

4. 氢氧化钾液有腐蚀性，不要沾在眼、鼻、皮肤上，不要洒在实验台上，不要粘在显微镜上。

5. 显微镜不要放在实验台的边缘，以防碰落而损坏；不要用手摸显微镜光学玻璃部分；不要任意转动准焦螺旋和转换器，也不要任意弯折镜柱和镜臂间的关节，以防机件由于磨损失灵；不要将目镜抽出，否则灰尘易落到物镜里面，如需抽出，应用绸布盖住。

6. 取茯苓粉末需适量，太多太少均不利于鉴别；滴加稀甘油或5％氢氧化钾液应适量，以试液充满盖玻片为宜。

二、猪苓的显微鉴别

（一）实训步骤

1. 用稀甘油装片制片。按茯苓的显微鉴别，用稀甘油装片制片，将茯苓粉末换成猪苓粉末。

2. 显微镜的使用、镜检等步骤方法同茯苓的显微鉴别。

（二）实训要求

1. 熟悉猪苓的显微鉴别特征。菌丝团大多无色，少数棕色。散在的菌丝细长、弯曲，有的可见横隔，有分枝及结节状膨大部分。草酸钙结晶呈正方八面体形、规则的双锥八面体形或不规则多面体，有时数个结晶集合。

2. 熟悉药材粉末的临时制片方法（冷装法）。

3. 熟悉显微镜的使用方法。

4. 显微镜不要放在实验台的边缘，以防碰落而损坏；不要用手摸显微镜光学玻璃部分；不要任意转动准焦螺旋和转换器，也不要任意弯折镜柱和镜臂间的关节，以防机件由于磨损失灵；不要将目镜抽出，否则灰尘易落到物镜里面，如需抽出，应用绸布盖住。

5. 取猪苓粉末需适量，太多太少均不利于鉴别；滴加稀甘油应适量，以试液充满盖玻片为宜。

三、教学效果评价

本实训的教学效果评价见表 7-2。

表 7-2 教学效果评价表

实训名称	藻、菌、地衣类药材的显微鉴别		时间	18min	姓名		总得分	
序号	药材正名(40分)		显微鉴别特征(30分)					
1								
2								
制片方法(12.5分)		显微镜使用方法(12.5分)			实训过程与步骤(5分)			
评分标准：药名错误，一味扣20分；写别名，适当扣分。显微特征不全面或错误，一味在15分之内适当扣分。制片方法不全面或错误，在12.5分之内适当扣分。显微镜使用方法不全面或错误，在12.5分之内适当扣分。实训过程与步骤不全面或错误，在5分之内适当扣分								

模块八　根及根茎类药材

目标及任务要求

1. 掌握性状鉴别方法，能熟练运用性状鉴别方法鉴别根及根茎类药材的真、伪、优、劣。
2. 熟悉显微鉴别方法，能运用显微鉴别方法鉴别根及根茎类药材的真、伪。
3. 熟悉理化鉴别方法，能运用理化鉴别方法鉴别根及根茎类药材的真、伪。
4. 掌握根及根茎类药材的来源、性状鉴别特征、规格。
5. 掌握根及根茎类药材的道地产地，熟悉其主产地。
6. 了解根及根茎类药材的采收加工、功效。

根及根茎是植物的两种不同器官，具有不同的外形和内部构造，这对中药的鉴别是一个有价值的依据，因此将根、根茎类概述放在这章前面分别介绍。由于根类中药常带有根茎部分，如桔梗、人参等，而根茎类中药又常带有一些根，如藁本等，还有一些是根与根茎同时入药，如山豆根、紫菀、茜草等，因此将根、根茎类药材放在本章一起叙述。

项目一　根及根茎类药材概述

一、根及根茎类药材的性状鉴别

根类中药包括药用为根或以根为主带有部分根茎的药材。根没有节与节间，亦无叶痕，一般无芽痕。根的形状，通常为圆柱形或长圆锥形，有的膨大为块根，呈纺锤形（如麦冬、百部）或圆锥形（如川乌、草乌）。双子叶植物一般主根明显，多为圆柱形、圆锥形等，常有分枝；少数根细长，集生于根茎上，如威灵仙、龙胆等。根的表面常有纹理，有的可见皮孔，双子叶植物根的表面大多较粗糙，多数有木栓、皮孔、支根痕；根顶端有的带有根茎，俗称"芦头"，上有茎痕，如人参等，根顶端有的带有茎基。横切面：外层常有栓皮；有一圈形成层环纹；中柱几乎占横切面的大部分，环内的木质部范围较环外的皮部大；有次生构造形成的放射状结构，木部尤为明显，习称"菊花心"；中心常无明显的髓部。单子叶植物根多为须根或须根膨大成块状根；表面较光滑，无木栓、皮孔；横切面：外表无木栓层，有的具较薄的栓化组织；有一圈内皮层环纹；中柱一般较皮部为小，占横断面的1/2以下；自中心向外无放射状纹理；中央有髓部。根的质地和断面特征，常因品种而异，有的质重坚实，有的体轻松泡；折断时或有粉尘散落（淀粉粒），或呈纤维性、角质状等。另外，应注意根的断面组织中有无分泌物散布，如伞形科植物当归、白芷等含有油点。

根茎类是一类变态茎，为地下茎的总称，包括根状茎、块茎、球茎及鳞茎等，药材中以根状茎多见。根茎类中药系指地下茎或带有少许根部的地下茎药材，鳞茎则带有肉质鳞叶。在外形上，与根类药材显著不同，与地上茎一样有节和节间，单子叶植物尤为明显；节上常有退化的鳞片状或膜质状小叶、叶柄残基或叶痕；有的可见幼芽或芽痕；根茎上面或顶端常残存茎基或茎痕，侧面和下面有细长的不定根或根痕。鳞茎的地下茎呈扁平皿状，节间极短。蕨类植物的根茎常有鳞片或密生棕黄色鳞毛。根茎的形状不一，有圆柱形、纺锤形、扁球形或不规则团块状等。

观察根茎的横切面，首先应注意区分双子叶植物根茎和单子叶植物根茎。双子叶植物根茎横切面大多有放射状的花纹，中心有髓；单子叶植物根茎横切面则无放射状花纹，内皮层环纹大多明显，环内外均散有筋脉点（维管束），髓部常不明显。其次，应注意根茎断面有无分泌组织，如油点等。

二、根及根茎类药材的显微鉴别

观察根类药材的组织构造，首先根据维管束类型，区别其为双子叶植物根或单子叶植物根，然后由外向内仔细观察各部分的组织特征。

（一）双子叶植物的根

一般均具次生构造。最外层大多为周皮，由木栓层、木栓形成层及栓内层组成。木栓形成层通常发生于中柱鞘，形成周皮后原有的表皮及皮层细胞均已死亡脱落，栓内层通常为数列细胞，有的比较发达，又名次生皮层。少数根类药材的次生构造不发达，无周皮而有表皮，如龙胆；或表皮死亡脱落由微木栓化的外皮层细胞行保护作用，称为后生表皮，如细辛；或由皮层的外部细胞木栓化起保护作用，称为后生皮层，如川乌。这些根的内皮层均较明显。维管束一般为无限外韧型，由初生韧皮部、次生韧皮部、形成层、次生木质部和初生木质部组成。初生韧皮部细胞大多颓废；形成层连续成环，或束间形成层不明显；次生木质部占根的大部分，由导管、管胞、木薄壁细胞或木纤维组成，射线较明显；初生木质部位于中央，其原生木质部束呈星角状，星角的数目随科属种类而不同，有鉴定参考意义，如十字花科、伞形科的一些植物只有两个角，叫二原型；毛茛科的唐松草有三个角，叫三原型；葫芦科、杨柳科的一些植物则有四个角，叫四原型；也有角数多的，叫多原型。双子叶植物的根一般无髓，少数次生构造不发达的根，初生木质部未分化到中心，中央为薄壁组织区域，形成明显的髓部，如龙胆等。

双子叶植物根除上述正常构造外，还可形成异常构造，主要有下列几种类型。

（1）多环性同心环维管束 如牛膝、商陆等。其异常生长是在中央正常维管束形成后，最初由中柱外方部位韧皮薄壁细胞分裂产生薄壁组织，从中发生新的形成层环，并形成第一轮同心环维管束，以后随着外方薄壁细胞继续分裂，又相继形成第二轮、第三轮等同心环维管束，如此构成多环性同心环维管束的异常构造。这是在不正常的位置上产生了新的形成层，进行异常次生生长的结果。原来中柱外方的表皮和皮层随根的增粗早已被崩裂而脱落。

（2）附加维管柱 在维管柱外围的薄壁组织中能产生新的附加维管柱，形成异常构造，如何首乌。当根部中央正常维管束形成后，韧皮部外侧由中柱鞘衍生的薄壁组织细胞分裂，形成一圈异常形成层，形成异常的外韧型维管束。这也是在不正常的位置上产生新的形成层，进行异常次生生长的结果。

（3）内涵韧皮部　又称木间韧皮部，就是在次生木质部中包埋有次生韧皮部。这种异常构造是形成层活动不规则的结果，形成层不仅向外产生韧皮部，也可向内产生韧皮部。如茄科植物华山参等。

（4）木间木栓　在次生木质部内形成木栓带，称木间木栓或内涵周皮。木间木栓通常由次生木质部的薄壁组织细胞栓化形成。如黄芩的老根中央可见木栓环。有的根中的木间木栓环包围一部分韧皮部和木质部，把维管柱分隔成几束，如甘松根。

（二）单子叶植物的根

一般均具初生构造。最外层通常为一列表皮细胞，无木栓层，有的细胞分化为根毛，细胞外壁一般无角质层。少数根的表皮细胞分裂为多层细胞，形成根被，如百部、麦冬等。单子叶植物根的皮层宽厚，占根的大部分，内皮层及凯氏点通常明显。中柱直径较小，最外为中柱鞘，维管束为辐射型，韧皮部与木质部相间排列，呈辐射状，无形成层。髓部通常明显。

另外，根中常有分泌组织存在，如桔梗、党参等有乳管，人参、三七等有树脂道，当归、木香等有油室。草酸钙结晶也有可能看到，如人参有簇晶，甘草有方晶，怀牛膝有砂晶，麦冬有针晶。有的根含有多量淀粉粒，如葛根；有的根含有菊糖，不含淀粉粒，如桔梗等。厚壁组织的有无也应注意，通常根类药材可以见到韧皮纤维或木纤维，石细胞比较少见。

（三）蕨类植物的根茎

观察根茎横切面组织构造，可以区分蕨类植物根茎、双子叶植物根茎、单子叶植物根茎。

蕨类植物根茎外表通常为一列表皮，表皮下面有下皮层，为数列厚壁细胞，内部为薄壁细胞组成的基本组织。一般具网状中柱，因根茎叶隙的纵向延伸和互相重叠，将维管系统分割成束，横切面观可见断续环状排列的周韧型维管束，每一维管束外围有内皮层，网状中柱的一个维管束又称分体中柱。分体中柱的形状、数目和排列方式是鉴定品种的重要依据。在环列的分体中柱的外方，有叶迹维管束，如绵马贯众等。有的根茎具双韧管状中柱，木质部排成环圈，其内外两侧均有韧皮部及内皮层环，中央有髓部，如狗脊。

蕨类植物根茎的木质部一般无导管而有管胞，管胞大多为梯纹。在基本组织的细胞间隙中，有的具间隙腺毛，如绵马贯众。

（四）双子叶植物的根茎

一般均具次生构造，与地上茎相似。外表常有木栓层，少数有表皮。如木栓形成层发生在皮层外方，则初生皮层仍然存在，如黄连等；有些根茎仅有栓内层细胞构成次生皮层。皮层中有根迹维管束（茎中维管束与不定根中维管束相连的维管束）或叶迹维管束（茎中维管束与叶柄维管束相连的维管束）斜向通过，内皮层多不明显。中柱鞘部位有的具厚壁组织，如纤维和石细胞群，常排成不连续的环。维管束多为无限外韧型，少数为双韧型，呈环状排列。有的束间形成层明显，则形成层呈完整的环状；有的束间形成层不明显，维管束被宽窄不一的髓射线分隔成多个束。中央有明显的髓部。

双子叶植物根茎除上述正常构造外，还可形成异常构造，常见的有下列几种类型。

（1）髓维管束　是指位于根茎髓部的维管束，如大黄的髓部有许多星点状的异型维管束，其韧皮部和木质部的位置常与外部正常维管束倒置，即韧皮部在内侧，木质部在外方。

（2）内生韧皮部　是位于木质部里端的韧皮部。有的与木质部里端密切接触，构成正常的双韧型维管束；有的在髓部的周围形成各个分离的韧皮部束。内生韧皮部存在的位置和形成均与内涵韧皮部不同，如茄科、葫芦科植物等。

（3）木间木栓　在次生木质部内也形成木栓环带。如甘松根茎中的木间木栓环包围一部分韧皮部和木质部，把维管柱分隔成数束。

（五）单子叶植物的根茎

一般均具初生构造。外表通常为一列表皮细胞，有的皮层外侧局部形成木栓组织（如姜）或皮层外部细胞木栓化形成后生皮层（如藜芦）。皮层宽广，常有叶迹维管束散在；内皮层大多明显，具凯氏带，较粗大的根茎则不明显。中柱中有多数维管束散布，维管束多为有限外韧型，也有周木型。髓部不明显。

鳞茎的肉质鳞叶横切面构造与单子叶植物的叶大体相似，表皮一般有气孔而无毛茸。

根茎类药材的横切面显微鉴别，首先应根据维管束类型和排列形式，决定其为蕨类植物根茎，还是双子叶植物根茎或单子叶植物根茎。根茎中常有分泌组织存在，如川芎、苍术等有油室，石菖蒲、干姜等有油细胞。单子叶植物根茎中常有黏液细胞，其中常含草酸钙针晶或针晶束，如半夏、白及等。厚壁组织也常存在，是重要的鉴别特征之一，如苍术的木栓层中有石细胞带，黄连（味连）的皮层及中柱鞘部位均有石细胞。多数根茎类药材含有淀粉粒，有的含有菊糖而无淀粉粒，如苍术等。

三、根及根茎类药材的品质

根及根茎类药材一般以身干、无地上茎、无须根及其他非入药部分、无虫蛀霉变者为合格。以个大、肥壮、结实者为佳。

项目二　根及根茎类药材

绵马贯众 mianmaguanzhong

别名　东北贯众

来源　为鳞毛蕨科植物粗茎鳞毛蕨 *Dryopteris crassirhizoma* Nakai 的干燥带叶柄残基的根茎。

产销　主产于黑龙江、吉林、辽宁、内蒙古、河北等地。均为野生。销往东北、华北等地。

采收加工　秋季采挖，削去叶柄、须根，除去泥沙，整个或剖成两半，晒干。

性状鉴别　呈长倒卵形，略弯曲，上端钝圆或截形，下端较尖，有的纵剖为两半，长7～20cm，直径 4～8cm。表面黄棕色至黑褐色，密被排列整齐的叶柄残基及鳞片，并有弯曲的须根，叶柄残基呈扁圆柱形，长 3～5cm，直径 0.5～1.0cm；表面有纵棱线；质硬脆；断面略平坦，棕色，有黄白色长圆形"筋脉点"（维管束）5～13 个，环列；每个叶柄残基的外侧常有 3 条须根，鳞片条状披针形，全缘，常脱落。剥去叶柄残基，可见根茎，质坚硬，断面略平坦，深绿色至棕色，有黄白色长圆形"筋脉点"（维管束）5～13 个，环列，其外散有较多的叶迹维管束。气特异，味淡微涩，后苦、辛（图8-1）。

品质规格　以个大、须根少、质坚实、叶柄残基断面棕绿色者为佳。

显微鉴别　叶柄基部横切面：表皮为1列外壁增厚的小型细胞，常脱落。下皮为10余列多角形厚壁细胞，棕色至褐色，基本组织细胞排列疏松，细胞间隙中有单细胞的间隙腺毛，头部呈球形或梨形，内含棕色分泌物；周韧维管束（分体中柱）5～13个，环列，每个维管束周围有1列扁小的内皮层细胞，凯氏点明显，有油滴散在，其外有1～2列中柱鞘薄壁细胞，薄壁细胞中含棕色物及淀粉粒（图8-2）。

图8-1　绵马贯众药材图

1—全形；2—叶柄残基

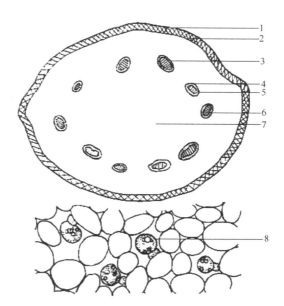

图8-2　绵马贯众叶柄基部横切面简图及部分详图

1—表皮；2—厚壁组织；3—分体中柱；

4—内皮层；5—韧皮部；6—木质部；

7—薄壁组织；8—间隙腺毛

根茎横切面：外侧为数列厚壁细胞，基本组织中有周韧维管束（分体中柱）5～13个，其外侧基本组织中有多数较小的叶迹维管束，亦有细胞间隙腺毛。

性味功效　苦，微寒；有小毒。清热解毒，止血，杀虫。

附注　① 紫萁贯众：《中国药典》（2010年版）收载了紫萁贯众，为紫萁科植物紫萁 *Osmunda japonica* Thunb. 的干燥带叶柄残基的根茎。略呈圆锥形或圆柱形，稍弯曲；根茎表面无鳞片；叶柄基部横切面有"U"字形（马蹄形）筋脉纹（维管束）。

② 商品以贯众为名的药材据调查有6科31种，除绵马贯众和紫萁贯众外，主要有：狗脊贯众，为乌毛蕨科植物单芽狗脊蕨 *Woodwardia unigemmata*（Makino）Nakai 及狗脊蕨 *W. japonica*（L. f.）Sm. 的带叶柄残基的根茎；荚果蕨贯众，为球子蕨科植物荚果蕨 *Matteuccia struthiopteris*（L.）Todaro 的干燥带叶柄残基的根茎；蛾眉蕨贯众，为蹄盖蕨科植物蛾眉蕨 *Lunathyrium acrostichoides*（Sweet）Ching 的干燥带叶柄残基的根茎；乌毛蕨贯众，为乌毛蕨科植物乌毛蕨 *Blechnum orientale* L. 的干燥带叶柄残基的根茎。

③ 南方各省使用较多的为紫萁、乌毛蕨及苏铁蕨 *Brainea insignis*（Hook.）J. Sm. 等植物的干燥根茎。

狗脊 gouji

别名　金毛狗、金毛狗脊

来源　为蚌壳蕨科植物金毛狗脊 *Cibotium barometz* (L.) J. Sm. 的干燥根茎 (图8-3)。

产销　主产于福建、四川、广东、贵州、浙江、湖北、湖南等地。均为野生。销往全国。

采收加工　秋、冬两季采挖，除去泥沙，干燥，称"生狗脊条"；或削去硬根、叶柄及茸毛，切厚片，干燥，为"生狗脊片"；或蒸后晒至六七成干，切厚片，干燥，为"熟狗脊片"。

性状鉴别　(1) 生狗脊条　呈不规则长块状，长 10~30cm，直径 2~10cm。表面深棕色，密被光亮的金黄色茸毛，上部有数个棕红色叶柄残基，下部丛生多数棕黑色细根。质坚硬，难折断。无臭，味淡微涩。

(2) 生狗脊片　呈不规则长条形或圆形纵片，长 5~20cm，宽 2~10cm，厚 1.5~5mm；周边不整齐，偶有未去尽的金黄色茸毛，外表深棕色；切面浅棕色，近边缘 1~4mm 处有一条凸起的棕黄色木质部环纹或条纹。质坚脆，易折断，有粉性。

(3) 熟狗脊片　全体呈黑棕色，质坚硬。余似生狗脊片。

品质规格　狗脊条 (个子) 以条长、质坚硬、被有金黄色茸毛者为佳；生狗脊片以片面浅棕色、质脆、易折断并有粉性者为佳；熟狗脊片以质坚硬、片面黑棕色者为佳。

商品分狗脊条、生狗脊片、熟狗脊片三种。

显微鉴别　根茎横切面：表皮细胞1列，残存金黄色非腺毛。其内有 10 余列棕黄色厚壁细胞，壁孔明显。双韧管状中柱，木质部呈环状，由管胞组成，其内外均有韧皮部及内皮层。皮层及髓均由薄壁细胞组成，细胞充满淀粉粒，有的含黄棕色物。

叶柄基部横切面：分体中柱多呈"U"字形，30 余个断续排列成双卷状。木质部居中，外围为韧皮部、内皮层 (图8-4)。

性味功效　苦、甘，温。补肝肾，强腰膝，祛风湿。

图8-3　金毛狗脊

1—根茎及叶柄的一部分；2—羽片的一部分；
3—孢子囊群及盖

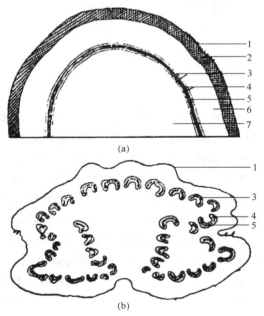

图8-4　狗脊横切面简图

(a) 根茎；(b) 叶柄残基

1—表皮；2—厚壁组织；3—内皮层；

4—韧皮部；5—木质部；6—皮层；7—髓部

骨碎补 gusuibu

别名 猴姜、毛姜、申姜、巴岩姜（四川）、爬岩姜

来源 为水龙骨科植物槲蕨 *Drynaria fortunei*（Kunze）J. Sm. 的干燥根茎。

产销 主产于湖北、湖南、浙江，广西、四川、广东、贵州、云南亦产。均为野生。销往全国。

采收加工 全年均可采挖，除去泥沙，干燥，或再燎去鳞片。

性状鉴别 呈扁平长条状，多弯曲，有的分枝，长5～15cm，宽1～1.5cm，厚2～5mm。表面密被深棕色至暗棕色小鳞片，柔软如毛，经火燎者鳞片已脱落，表面呈棕褐色至暗褐色，两侧及上表面具突起或凹下的圆形叶痕，少数有叶柄残基，下表面残留短须根。体轻，质脆，易折断，断面红棕色，有多数黄色维管束小点（分体中柱），排列成环。气微，味淡、微涩（图8-5）。

图8-5 骨碎补药材图

品质规格 干货以条粗大、色棕、鳞片少者为佳。

性味功效 苦，温。疗伤止痛，补肾强骨。外用消风祛斑。

附注 水龙骨科植物中华槲蕨 *Drynaria baronii*（Christ）Diels 的干燥根茎，在少数地区作骨碎补使用。主产于青海，销往该省及其邻近地区。中华槲蕨根茎较直而细长，分枝少，黄棕色小鳞片易脱落，表面黄色至淡棕色。质较硬，断面黄色。

苎麻根 zhumagen

别名 苎根、野苎根、苎麻茹

来源 为荨麻科植物苎麻 *Boehmeria nivea*（L.）Gaud. 的根及根茎。

产销 主产于江苏、浙江、安徽。栽培或野生。多自产自销或销往邻近地区。

采收加工 冬、春季采挖，晒干。

性状鉴别 根茎呈不规则圆柱形，稍弯曲。表面灰棕色，有纵纹及多数皮孔，并有多数疣状突起及残留须根。质坚硬，不易折断，断面纤维性，皮部棕色，木部淡棕色，有的中心有数个同心环纹，中央有髓或中空。根略呈纺锤形，表面灰棕色，有纵皱纹及横长皮孔；断面粉性。气微，味淡，有黏性。

品质规格 一般以小指粗细的根为佳。

性味功效 甘，寒。凉血止血，清热安胎，利尿，解毒。

细辛 xixin

来源 为马兜铃科植物北细辛 *Asarum heterotropoides* Fr. Schmidt var. *mandshuricum*（Maxim.）Kitag.、汉城细辛 *Asarum sieboldii* Miq. var. *seoulense* Nakai 或华细辛 *Asarum sieboldii* Miq. 的干燥根和根茎。前两种习称"辽细辛"。

产销 北细辛与汉城细辛主产于东北地区，华细辛主产于陕西、河南、山东、浙江等省。野生或栽培。销往全国各地，并有出口。

采收加工 夏季果熟期或初秋采挖，除去地上部分和泥沙，阴干。

性状鉴别 （1）北细辛 多数十棵扎成为一小把，常卷曲成团。根茎横生呈不规则圆柱

图 8-6 细辛药材图

形，具短分枝，长 1～10cm，直径 0.2～0.4cm；表面灰棕色，有环节，节间长 0.2～0.3cm，分枝顶端有碗状茎痕。根细长，密生节上，长 10～20cm，直径 0.1cm；表面灰黄色，平滑或有纵皱纹；有须根及须根痕；质脆，易折断，断面黄白色或白色。气辛香，味辛辣麻舌（图 8-6）。

（2）汉城细辛　根茎直径 0.1～0.5cm，节间长 0.1～1cm。

（3）华细辛　根茎长 5～20cm，直径 0.1～0.2cm，节间长 0.2～1cm。气味较弱。

品质规格　均以根灰黄、干燥、味辛辣麻舌者为佳。商品分辽细辛、华细辛两种规格，均为统货，不分等级。

性味功效　辛，温。祛风散寒，祛风止痛，通窍，温肺化饮。

大黄 dahuang

别名　川军、锦纹、将军

来源　为蓼科植物掌叶大黄 *Rheum palmatum* L.、唐古特大黄 *Rheum tanguticum* Maxim. ex Balf. 或药用大黄 *Rheum officinale* Baill. 的干燥根及根茎。前两者商品称"西大黄"，后一种商品称"雅黄"或"南大黄"。

产销　主产于甘肃、青海、四川及西藏等地。此外，陕西、湖北、新疆、河南等地亦产。野生或栽培。以西大黄产量大、质量优，销往全国各地，并有出口；雅黄和南大黄常自产自销，或销往邻近地区。

采收加工　选生长 3 年以上植物，于秋末茎叶枯萎或次春发芽前采挖，除去细根，刮去粗皮，加工成卵圆形或圆柱形，或切成块瓣，绳穿成串后干燥或直接干燥。

性状鉴别　呈类圆柱形、圆锥形、卵圆形或不规则块状，长 3～17cm，直径 3～10cm。除尽外皮者表面黄棕色至红棕色，有的可见类白色网状纹理，习称"锦纹"（系由灰白色薄壁组织与棕红色射线交错而成），或有部分棕褐色外皮残留，多具绳孔及粗皱纹。质坚实，有的中心稍松软，断面淡红棕色或黄棕色，显颗粒性；根茎髓部宽广，有星点（异型维管束）环列或散在；根形成层环明显，木部发达，具放射状纹理，无星点。气清香，味苦微涩，嚼之粘牙，有沙粒感，唾液被染成黄色（图 8-7）。

经验鉴别术语　"高粱碴"：优质大黄断面颗粒性，显红棕色，习称"高粱碴"。

"锦纹"：优质大黄表面有时可见类白色菱形网纹，系由灰白色薄壁组织与棕红色射线交错而成，习称"锦纹"；南大黄表面微弯曲的棕色线纹，亦习称"锦纹"；优质大黄断面高粱碴红肉白筋，纹理清晰不乱，亦习称"锦纹"。

品质规格　以体重、质坚实、锦纹及星点明显、气清香、味苦微涩、嚼之粘牙者为佳。一般以西宁大黄为佳。

图 8-7　大黄药材图

掌叶大黄：主产甘肃岷县、文县、礼县、临夏、武威，青海同仁、同德、贵德，西藏昌都、那曲，四川阿坝、甘孜等地；唐古特大黄：主产于青海、甘肃、西藏。以上产地产品称为西大黄。药用大黄：四川雅安、甘孜、阿坝、凉山，云南和青海德格的野生品，称为雅黄；四川东部、湖北、贵州和陕西栽培品，称为南大黄。大黄现多分为下列几种规格。

（1）西大黄

① 蛋片吉：系取根茎上段，去净粗皮，纵切成两瓣的干燥品。一等：每千克8个以内；二等：每千克12个以内；三等：每千克18个以内。

② 苏吉：系取根茎中段，去净粗皮，横切成圆柱形的干燥品。一等：每千克20个以内；二等：每千克30个以内；三等：每千克40个以内。

③ 水根：系取主根尾部或支根，稍去粗皮的根条干燥品，小头直径不小于1.3cm。

④ 原大黄：系去粗皮后纵切或横切成的不规则瓣、段、块片，中部直径在2cm以上的统装货。

（2）雅黄　一等：去净粗皮，切成马蹄形不规则块状，体重质坚，每只150～250g；二等：较一等稍轻泡，每只100～200g；三等：为未去粗皮的马蹄黄，间有直径3.5cm以上的根黄。

（3）南大黄　一等：去净粗皮，体结实，长7cm以上，直径5cm以上的段块；二等：去净粗皮，体较轻泡的段块，间有直径不低于1.2cm的水根。

显微鉴别　横切面：根木栓层及皮层大多已除去。韧皮部筛管群明显；薄壁组织发达。形成层成环。木质部射线较密，宽2～4列细胞，内含棕色物；导管非木化，常1至数个相聚，稀疏排列。薄壁细胞含草酸钙簇晶，并含多数淀粉粒。

根茎髓部宽广，其中常见黏液腔，内有红棕色物；异型维管束散在，形成层成环，木质部位于形成层外方，韧皮部位于形成层内方，射线呈星状射出（图8-8）。

粉末：粉末黄棕色。草酸钙簇晶直径20～160μm，有的至190μm。网纹、具缘纹孔、螺纹及环纹导管非木化。淀粉粒甚多，单粒类球形或多角形，直径3～45μm，脐点星状；复粒由2～8分粒组成（图8-9）。

图8-8　大黄根茎横切面简图

图8-9　掌叶大黄根茎粉末图

1—草酸钙簇晶；2—导管；3—淀粉粒

成分 掌叶大黄根茎含蒽醌衍生物总量 $1.01\% \sim 5.19\%$，其中游离状态的为 $0.14\% \sim 0.75\%$，结合状态的为 $0.87\% \sim 4.44\%$。

游离蒽醌衍生物有大黄酸、大黄素、大黄酚、芦荟大黄素、大黄素甲醚等，为大黄的抗菌成分。

结合性蒽醌衍生物为游离蒽醌类的葡萄糖苷或双蒽酮苷，系大黄的主要泻下成分，其中以双蒽酮苷作用最强。双蒽酮苷为番泻苷 A、番泻苷 B、番泻苷 C、番泻苷 D、番泻苷 E、番泻苷 F 等。

此外，尚含鞣质类物质约 5%，为收敛成分，其中有没食子酰葡萄糖、没食子酸、d-儿茶素等。据报道，大黄尚含四种大黄苷，亦为泻下成分。

唐古特大黄根茎含蒽醌衍生物总量为 $1.14\% \sim 4.36\%$，其中游离状态的为 $0.30\% \sim 1.20\%$，结合状态的为 $0.82\% \sim 3.16\%$。其他成分与掌叶大黄类同。

药用大黄根茎含蒽醌衍生物总量为 $3.0\% \sim 3.37\%$，其中游离状态的为 $1.24\% \sim 1.31\%$，结合状态的为 $1.69\% \sim 2.13\%$。其他成分与掌叶大黄类同。

理化鉴别 ①大黄粉末遇碱液呈红色。②取本品粉末的稀乙醇浸出液，滴于滤纸上，再滴加稀乙醇扩散后呈黄色至淡棕色环，置紫外光灯下观察，呈棕色至棕红色荧光（蒽醌衍生物），不得显亮蓝紫色荧光（与土大黄区别）。③粉末微量升华，可见黄色菱状针晶或羽状结晶。④取粉末 0.1g，加水 50mL，置水浴上加热 30min，滤过，滤液中加稀盐酸 2 滴，用乙醚提取二次，每次 20mL，除去乙醚层，水层加盐酸 5mL，置水浴中加热 30min，冷后，用乙醚 20mL 提取，分取乙醚层，加碳酸氢钠试液 10mL，振摇，水层显红色（检查羟基蒽醌衍生物）。⑤检查土大黄苷：取粉末 0.2g，加甲醇 2mL 温浸 10min，放冷，取上清液 $10\mu L$，点于滤纸上，以 45% 乙醇展开，取出，晾干，放置 10min，置紫外光灯（365nm）下检视，不得显持久的亮紫色荧光。

性味功效 苦，寒。泻下攻积，清热泻火，凉血解毒，逐瘀通经，利湿退黄。

附注 ① 同属植物藏边大黄 R. emodi Wall.、河套大黄（波叶大黄）R. hotaoense C. Y. Cheng et C. T. Kao、华北大黄 R. franzenbachii Munt.、天山大黄 R. Wittrochii Lundstr. 等的根和根茎，在部分地区或民间称山大黄或土大黄。这些品种都不是正品大黄，虽然也含有蒽醌衍生物成分，但不含双蒽酮苷番泻苷类，故泻下作用很差。一般作兽药用或作工业染料的原料。药材根茎的横切面除藏边大黄外均无星点。药材一般均含土大黄苷，在紫外光灯下显亮蓝紫色荧光。有的地区引种栽培大黄，但误种为同属波叶组大黄。

② 大黄横切面的星点排列，过去一般记载为：北大黄星点环列，南大黄星点散在。近据研究，两者基本相同。由于切片部位不同，星点环列或散在。

何首乌 heshouwu （附：首乌藤）

别名 首乌、赤首乌、红内消

来源 为蓼科植物何首乌 Polygonum multiflorum Thunb. 的干燥块根。

产销 主产于河南、湖北、广西、广东、贵州、四川、江苏等地。此外，湖南、山西、浙江、安徽、山东等地亦产。多野生，亦有栽培。销往全国各地，并有出口。

采收加工 秋、冬两季叶枯萎时采挖，削去两端，洗净，个大的切成块片，干燥。

性状鉴别 呈团块状或不规则纺锤形，长 $6 \sim 15cm$，直径 $4 \sim 12cm$。表面红棕色或红褐色，皱缩不平，有浅沟，并有横长皮孔及细根痕。体重，质坚实，不易折断，断面浅黄棕色或浅红棕色，显粉性，皮部有4～11个类圆形异型维管束环列，形成"云锦状花纹"，中央木部较大，有的呈木心。气微，味微苦而甘涩（图8-10）。

品质规格　以个大、质坚实而重、红褐色、断面显云锦状花纹、粉性足者为佳。

规格分首乌王（每个200g以上）、提首乌（每个100g以上）和统首乌。

显微鉴别　横切面：木栓层为数列细胞，充满棕色物。韧皮部较宽，散有类圆形异型维管束4～11个，为外韧型，导管稀少。根的中央形成层成环状；木质部导管较少，周围有管胞及少数木纤维。薄壁细胞含草酸钙簇晶及淀粉粒（图8-11）。

图8-10　何首乌药材及饮片图

图8-11　何首乌横切面简图
1—木栓层；2—簇晶；3—异型维管束；
4—形成层；5—韧皮部；6—木质部

粉末：粉末黄棕色。淀粉粒单粒类圆形，直径4～50μm，脐点人字形、星状或三叉状，大粒者隐约可见层纹；复粒由2～9分粒组成。草酸钙簇晶直径10～80（160）μm，偶见簇晶与较大的方形结晶合生。棕色细胞类圆形或椭圆形，壁稍厚，胞腔内充满淡黄棕色、棕色或红棕色物质，并含淀粉粒。可见散在的棕色块，形状、大小及颜色深浅不一。具缘纹孔导管直径17～178μm。

性味功效　苦、甘、涩，微温。解毒，消痈，截疟，润肠通便。

附　首乌藤（夜交藤）

来源　为何首乌的干燥藤茎。

采收加工　秋、冬两季采割，除去残叶，捆成把，晒干。

性状鉴别　呈细长圆柱形，稍扭曲，直径4～7mm。表面紫红色至紫褐色，具扭曲的纵皱纹，有突起的皮孔小点，栓皮易成片状脱落，节部略膨大，有侧枝痕。质脆，易折断，断面皮部紫红色，木部黄白色或淡棕色，具多数小孔（导管），中央髓部类白色。气微，味微苦、涩。

性味功效　甘，平。养血安神，祛风通络。

附注　① 白首乌为萝藦科植物牛皮消（耳叶牛皮消）*Cynanchum auriculatum* Royle ex Wight 或戟叶牛皮消（泰山何首乌）*C. bungei* Decne. 的块根，有的地区曾作何首乌出售。根呈长圆柱形或长纺锤形；表面浅棕色、棕色或棕褐色，栓皮脱落处土黄色或浅黄棕色；断面类白色，粉性，无"云锦状花纹"；味微甘后苦。

② 蓼科植物翼蓼 *Pteroxygonum giraldii* Dammer et Diels 和毛脉蓼 *Polygonum ciliin-erve* (Nakai) Ohwi 的块根，有的地区曾混作何首乌用。前者习称红药子，后者习称朱砂七或黄药子，两者断面皮部均无"云锦状花纹"，髓部有异型维管束。翼蓼块根外皮棕褐色，有多数小疙瘩和须根；断面红色，粉性；味微苦极涩。毛脉蓼块根外皮棕褐色；断面棕黄色或土黄色；味微香而不苦。

以上均非正品，应注意鉴别。

拳参 quanshen

别名 虾参、紫参

来源 为蓼科植物拳参 *Polygonum bistorta* L. 的干燥根茎。

产销 主产于华北、西北及山东、江苏、湖北等地。野生。多自产自销或销往邻近地区。

采收加工 春、秋两季采挖，除去泥沙，晒干，去须根。

性状鉴别 呈扁圆柱形，常卷曲呈虾形，长 6～13cm，直径 1～2.5cm。表面紫褐色，粗糙，一面隆起，一面稍平坦或略具凹槽，全体具密而粗的环纹，有根痕。质硬，断面浅棕红色或棕红色，维管束呈黄白色点状，排列成环。气微，味苦、涩（图 8-12）。

图 8-12 拳参药材图

品质规格 以个大、质硬、断面浅棕红色者为佳。

性味功效 苦、涩，微寒。清热解毒，消肿，止血。

虎杖 huzhang

来源 为蓼科植物虎杖 *Polygonum cuspidatum* Sieb. et Zucc. 的干燥根茎和根。

产销 主产于江苏、浙江、安徽、广东、广西、四川、云南、贵州等地。多野生，亦有栽培。多自产自销或销往邻近地区。

采收加工 春、秋两季采挖，除去须根，洗净，趁鲜切成段或厚片，晒干。

性状鉴别 多为圆柱形短段或不规则厚片，长 1～7cm，直径 0.5～2.5cm。外皮棕褐色，有纵皱纹及须根痕。切面皮部较薄，木部宽广，棕黄色，射线放射状，皮部与木部较易分离。根茎髓中有隔或呈空洞状。质坚硬。气微，味微苦、涩。

品质规格 以粗壮、质坚实、断面色黄者为佳。

性味功效 微苦，微寒。利湿退黄，清热解毒，散瘀止痛，止咳化痰。

牛膝 niuxi

别名 怀牛膝

来源 为苋科植物牛膝 *Achyranthes bidentata* Bl. 的干燥根。

产销 主产于河南省。河北、山西、山东、江苏及辽宁等省亦产。栽培或野生。以河南栽培品质最优，畅销全国，并有出口。

采收加工 冬季茎叶枯萎时采挖，剪除芦头，除去须根泥沙。晒至干皱后，集中室内加盖草席，堆闷 2～3d，分级，扎把，晒干。

性状鉴别 呈细长圆柱形，挺直或稍弯曲，长 15～70cm，直径 0.4～1cm。表面灰黄色或淡棕色，有微扭曲的细纵皱纹、横长皮孔及稀疏的细根痕。质硬而脆，易折断，受潮后变软，断面平坦，淡棕色，略呈角质样而油润，中心维管束木部较大，黄白色，其外围散有多数点状维管束，断续排列成2～4轮同心环。气微，味微甜稍苦涩（图8-13）。

图8-13　牛膝药材及饮片图

图8-14　牛膝横切面简图

1—木栓层；2—栓内层；3—韧皮部；4—形成层；5—木质部

品质规格　以条粗大、皮细、色土黄者为佳。

一等（头肥）：中部直径0.6cm以上，长50cm以上。二等（二肥）：中部直径0.4cm以上，长35cm以上。三等（平条）：中部直径0.4cm以下，但不小于0.2cm，长短不分。

显微鉴别　横切面：木栓层为数列扁平细胞，切向延伸。栓内层较窄。异型维管束断续排列成2～4轮，外韧型；最外轮维管束较小，有时仅1至数个导管；形成层几连接成环；向内维管束较大，木质部由导管、木纤维和木薄壁细胞组成。中央木质部多集成2～3群。薄壁细胞含草酸钙砂晶（图8-14）。

粉末：粉末土黄色。木纤维较长，壁微木化，胞腔大，具斜形单纹孔。导管网纹、单纹孔或具缘纹孔。薄壁细胞含草酸钙砂晶。木薄壁细胞长方形，有的具单纹孔或网纹增厚。木栓细胞类长方形，淡黄色（图8-15）。

性味功效　苦、甘、酸，平。逐瘀通经，补肝肾，强筋骨，利尿通淋，引血下行。

附注　在少数地区尚有以苋科植物柳叶牛膝 *Achyranthes longifolia* Markino 和粗毛牛膝 *A. aspera* L. 的根作土牛膝药用。柳叶牛膝根粗短，新鲜时断面带紫红色，故又名红牛膝，产于湖南、湖北、江西、四川等地。粗毛牛膝的主根较短，分枝较多，产于福建、广东、广西、四川等地，广东以全草入药，名倒扣草。以上均非正品，应注意

图8-15　牛膝粉末图

1—木纤维；2—导管；
3—含草酸钙砂晶的薄壁细胞

鉴别。

川牛膝 chuanniuxi

别名　大牛膝、拐牛膝、甜牛膝

来源　为苋科植物川牛膝 *Cyathula officinalis* Kuan 的干燥根。

产销　主产于四川省。云南、贵州、陕西、湖北等地亦产。以产于四川天全县的质佳。栽培或野生。销往全国各地。

图 8-16　川牛膝药材图

采收加工　秋、冬两季采挖，除去芦头、须根及泥沙，烘或晒至半干，堆放回润，再烘干或晒干。

性状鉴别　呈近圆柱形，微扭曲，向下略细或有少数分枝，形如拐杖，长 30～60cm，直径 0.5～3cm。表面黄棕色或灰褐色，具纵皱纹、支根痕和多数横向突起的皮孔。质韧，不易折断，断面浅黄色或棕黄色，维管束点状，排列成 4～11 轮同心环。气微，味甜（图 8-16）。

品质规格　以根粗壮、分枝少、无芦头、质柔韧、纤维少者为佳。

按根条粗细分为三等。一等：上中部直径 1.8cm 以上，尾梢不细于 0.4cm；二等：上中部直径 1cm 以上，尾梢不细于 0.4cm；三等：上中部直径 0.4～1cm。

性味功效　甘、微苦，平。逐瘀通经，通利关节，利尿通淋。

附注　在四川西南部和云南部分地区，偶有同属植物麻牛膝（头花杯苋）*Cyathula capitata*（Wall.）Moq. 的根混称川牛膝入药。本品较粗短，外皮灰褐色或棕红色，折断面纤维性较强。味甘后苦麻刺舌。

商陆 shanglu

别名　山萝卜

来源　为商陆科植物商陆 *Phytolacca acinosa* Roxb. 或垂序商陆 *Phytolacca americana* L. 的干燥根。

产销　商陆主产于河南、湖北、安徽等地。垂序商陆产于山东、浙江、江西等省。栽培或野生。河南产者销往华北、东北；安徽产者销往华东、华南。其他地区多自产自销。

采收加工　秋季至次春采挖，除去须根及泥沙，切成块或片，晒干或阴干。

性状鉴别　为横切或纵切的不规则块片，厚薄不等。外皮灰黄色或灰棕色。横切片弯曲不平，边缘皱缩，直径 2～8cm；切面浅黄棕色或黄白色，木部隆起，形成数个突起的同心性环纹（异型维管束），习称"罗盘纹"。纵切片弯曲或卷曲，长 5～8cm，宽 1～2cm，木部呈平行条状突起。质硬。气微，味稍甜，久嚼麻舌（图 8-17）。

品质规格　以片大、色白、"罗盘纹"明显者为佳。

显微鉴别　商陆根横切面：木栓层为数列至 10 余列细胞。栓内层较窄。异型维管束断续排列成数环，形成层连续成环，有数层同心性形成层环，每环有几十个维管束；维管束外韧型，外侧为韧皮部，内侧为木质部；木质部的木纤维较多，常数个相连，或围于导管周围。薄壁细胞含草酸钙针晶束，有少数草酸钙方晶或簇晶，并含淀粉粒（图 8-18）。

图 8-17　商陆饮片图

图 8-18　商陆横切面简图
1—木栓层；2—韧皮部；3—形成层；
4—木质部；5—草酸钙针晶束

商陆根粉末：粉末灰白色。草酸钙针晶成束或散在，针晶纤细，针晶束长 40～72μm，尚可见草酸钙方晶或簇晶。木纤维多成束，直径 10～20μm，壁厚或稍厚，有多数十字形纹孔。木栓细胞棕黄色，长方形或多角形，有的含颗粒状物。淀粉粒单粒类圆形或长圆形，直径 3～28μm，脐点短缝状、点状、星状或人字形，层纹不明显；复粒少数，由 2～3 分粒组成。

垂序商陆根草酸钙针晶束稍长，约至 96μm；无草酸钙方晶和簇晶。

性味功效　苦，寒；有毒。逐水消肿，通利二便；外用解毒散结。

太子参 taizishen

别名　孩儿参、童参

来源　为石竹科植物孩儿参 *Pseudostellaria heterophylla*（Miq.）Pax ex Pax et Hoffm. 的干燥块根。

产销　主产江苏、山东、安徽等省。原系野生，现许多省已大面积栽培。销往全国各地。

采收加工　夏季茎叶大部分枯萎时采挖，洗净，除去须根，置沸水中略烫后晒干或直接晒干。

性状鉴别　呈细长纺锤形或细长条形，稍弯曲，长 3～10cm，直径 0.2～0.6cm。顶端有茎痕，表面黄白色，较光滑，微有纵皱纹，凹陷处有须根痕。质硬而脆，断面平坦，淡黄白色，角质样（烫制品）；或类白色，有粉性（晒干品）。气微，味微甘（图 8-19）。

品质规格　以条粗、色黄白、无须根者为佳。

分太子参与太子参须两种。

性味功效　甘、微苦，平。益气健脾，生津润肺。

图 8-19　太子参药材图

银柴胡 yinchaihu

图 8-20　银柴胡药材图

来源　为石竹科植物银柴胡 *Stellaria dichotoma* L. var. *lanceolata* Bge. 的干燥根。

产销　主产于宁夏、甘肃、陕西、内蒙古等地。野生或栽培。销往全国各地，并有出口。

采收加工　秋后茎叶枯萎时或春夏间植株萌芽时采挖；栽培品于种植后第三年 9 月中旬或第四年 4 月中旬采挖，除去地上茎、须根及泥沙，晒干。

性状鉴别　呈类圆柱形，偶有分枝，长 15～40cm，直径 1～2.5cm。表面浅棕黄色至浅棕色，有扭曲的纵皱纹及支根痕，具孔状凹陷，习称"沙眼"，从沙眼处折断有粉沙散出。顶端有密集的疣状突起的茎基及芽苞，习称"珍珠盘"。质硬而脆，易折断，断面有裂隙，皮部甚薄，木部有黄、白色相间的放射状纹理。气微，味甘（图 8-20）。

品质规格　以条长均匀、外皮淡黄色、断面黄白色者为佳。商品以银川所产质优。

性味功效　甘，微寒。清虚热，除疳热。

威灵仙 weilingxian

别名　灵仙

来源　为毛茛科植物威灵仙 *Clematis chinensis* Osbeck、棉团铁线莲 *Clematis hexapetala* Pall. 或东北铁线莲 *Clematis manshurica* Rupr. 的干燥根及根茎。

产销　威灵仙主产于长江以南各省。棉团铁线莲主产于东北、山东省。东北铁线莲主产于东北。野生。前两种自产自销，后者除自产自销外，尚销往华北区。

采收加工　秋季采挖，除去茎叶及泥土，晒干。

性状鉴别　（1）威灵仙　根茎呈柱状，长 1.5～10cm，直径 0.3～1.5cm，表面淡棕黄色，顶端残留茎基，质较坚韧，断面纤维性，下侧着生多数细根。根呈细长圆柱形，稍弯曲，长 7～15cm，直径 0.1～0.3cm；表面黑褐色，有细纵纹，有的皮部脱落，露出黄白色木部。质硬脆，易折断，断面皮部约占根的 1/2，皮部与木部间常有裂隙，木部淡黄色，略呈方形。气微，味淡。

（2）棉团铁线莲　根茎呈短柱状，长 1～4cm，直径 0.5～1cm。根长 4～20cm，直径 0.1～0.2cm；表面棕褐色至棕黑色，断面皮部约占根的 2/3，木部近圆形（图 8-21）。味咸。

（3）东北铁线莲　根茎呈柱状，长 1～11cm，直径 0.5～2.5cm。根较密集，长 5～23cm，直径 0.1～

图 8-21　棉团铁线莲
1—根及根茎；2—花枝；3—果实

0.4cm；表面棕黑色，断面皮部约占根的 1/5，木部近圆形。味辛辣。

品质规格　以根长、色黑、无地上残基者为佳。

商品因来源和产地不同分威灵仙、棉团铁线莲、东北铁线莲三种。

性味功效　辛、咸，温。祛风除湿，通络止痛。

川乌 chuanwu

别名　乌头、川乌头

来源　为毛茛科植物乌头 *Aconitum carmichaelii* Debx. 的干燥母根。

产销　四川、陕西为主要栽培产区，湖北、湖南、云南、河南等地亦有种植。均系栽培。销往全国各地。

采收加工　6 月下旬至 8 月上旬采挖，取母根，除去子根、须根、泥土，晒干，即为生川乌。

性状鉴别　呈不规则圆锥形，稍弯曲，顶端常有残茎，中部多向一侧膨大，长 2～7.5cm，直径1.2～2.5cm。表面棕褐色或灰棕色，皱缩，有小瘤状突起的支根，习称"钉角"，并有子根脱离后的痕迹。质坚实，不易折断。断面类白色或浅灰黄色，粉性，形成层环纹呈多角形。气微，味辛辣、麻舌（图 8-22）。

品质规格　以饱满、质坚实、断面色白有粉性者为佳。

性味功效　辛、苦，热；有大毒。祛风除湿，温经止痛。

附注　乌头的小子根在部分地区作川乌入药。

图 8-22　川乌药材图

草乌 caowu

别名　草乌头

来源　为毛茛科植物北乌头 *Aconitum kusnezoffii* Reichb. 的干燥块根。

产销　主产于东北、华北。均为野生。销往全国大部分地区。

采收加工　秋季茎叶枯萎时采挖，除去残茎、须根及泥沙，干燥，即为生草乌。

性状鉴别　呈不规则长圆锥形，略弯曲，形如乌鸦头，长 2～7cm，直径 0.6～1.8cm。顶端常有残茎和少数不定根残基；有的顶端一侧有一枯萎的芽，另一侧有一圆形或扁圆形不定根残基。表面灰褐色或黑棕褐色，皱缩，有纵皱纹、点状须根痕和数个瘤状突起的支根（习称"钉角"）。质硬，断面灰白色或暗灰色，有裂隙，形成层环纹多角形或类圆形，髓部较大或中空。气微，味辛辣、麻舌（图 8-23）。

品质规格　以根肥壮、质坚实、断面白色粉性大、残茎及须根少者为佳。

商品分北草乌、华草乌、乌头三种，原植物分别为北乌头、华乌头、野生乌头。

图 8-23　草乌药材图

性味功效 辛、苦，热；有大毒。祛风除湿，温经止痛。

附注 部分地区尚有用同属其他植物的块根作草乌用，常见的有以下几种：①乌头的野生品。②华乌头 *A. chinense* Paxt. 的块根。产于华东地区。③黄草乌 *A. vilmorinianum* Kom. 的块根。产云南、贵州等地。④多根乌头 *A. kerakolicum* Rap. 的块根。主产新疆。

附子 fuzi

来源 为毛茛科植物乌头 *Aconitum carmichaelii* Debx. 的子根的加工品。

产销 主产四川、陕西，为四川道地药材之一。均系栽培。销往全国各地，并有出口。

采收加工 6月下旬至8月上旬采挖，摘取子根，除去泥土、须根，习称"泥附子"，再按大小分类，加工成下列规格。

（1）盐附子 选个大、均匀的泥附子，洗净，浸入食用胆巴的水溶液（主含氯化镁）中过夜，再加食盐，继续浸泡，每日取出晒晾，并逐渐延长晒晾时间，直至附子表面出现大量结晶盐粒（盐霜）、质地变硬时为止。

（2）黑顺片 取泥附子，按大小分别洗净，浸入食用胆巴的水溶液中数日，连同浸液煮至透心，捞出，水漂，纵切成厚约5mm的片，再用水浸漂，用调色液（黄糖及菜油制成）使附片染成浓茶色，取出，蒸至出现油面光泽后，烘至半干，再晒干或继续烘干。

（3）白附片 选择大小均匀的泥附子，洗净，浸入食用胆巴的水溶液中数日，连同浸液煮至透心，捞出，剥去外皮，纵切成厚约3mm的片，用水浸漂，取出，蒸透，晒干。

性状鉴别 （1）盐附子 呈圆锥形，长4～7cm，直径3～5cm。顶端有凹陷的芽痕，周围有瘤状突起的支根（习称"钉角"）或支根痕。表面灰黑色，被盐霜。体重质坚硬，夏季多潮解变软，难折断，横切面灰褐色，可见充满盐霜的小空隙及多角形的形成层环纹，环纹内侧"筋脉点"（导管束）排列不整齐。气微，味咸而麻，刺舌。

（2）黑顺片 纵切片上宽下窄，长1.7～5cm，宽0.9～3cm，厚0.2～0.5cm。外皮黑褐色，切面暗黄色，油润具光泽，半透明状，并有纵向"筋脉纹"（导管束）。质硬而脆，断面角质样。气微，味淡。

（3）白附片 无外皮，黄白色，半透明，厚约0.3cm。余似黑顺片（图8-24）。

图8-24 附子药材图
1—盐附子；2—白附片；3—黑顺片

品质规格 盐附子以个大、坚实、灰黑色、表面起盐霜者为佳。黑顺片以片大、厚薄均匀、切面油润光泽者为佳。白附片以片大、色白、半透明者为佳。

经简化后，根据加工及大小不同分为以下规格。

（1）盐附子 按大小分为三等。一等：每千克16个以内；二等：每千克24个以内；三等：每千克80个以内。

（2）白附片 以一等附子加工者为一等，以二等附子加工者为二等，以三等附子加工者为三等。

（3）熟附片 统货。为一等附子去皮去尾，横切成厚0.3～0.5cm的圆形片。

（4）黄附片　统货。为一等、二等附子各 50%，去皮去尾，横切成厚 0.3～0.5cm 的片。

（5）卦附片　统货。以二等、三等附子各 50%，去皮纵切两瓣。

（6）黑顺片　统货。以二等、三等附子加工而成。

性味功效　辛、甘，大热；有毒。回阳救逆，补火助阳，散寒止痛。

白头翁 baitouweng

来源　为毛茛科植物白头翁 *Pulsatilla chinensis* (Bge.) Regel 的干燥根。

产销　主产于东北、华北、华东等地。野生。销往全国。

采收加工　春、秋季采挖，除去泥沙，保留根头绒毛，干燥。

性状鉴别　呈类圆柱形或圆锥形，稍扭曲，长 6～20cm，直径 0.5～2cm。根头部稍膨大，密生白色绒毛，有的可见鞘状叶柄残基。表面黄棕色或棕褐色，具不规则纵皱纹或纵沟，皮部易脱落，露出黄色的木部，有的有网状裂纹或裂隙，近根头处常有朽状凹洞。质硬而脆，断面皮部黄白色或淡黄棕色，木部淡黄色。气微，味微苦涩（图 8-25）。

品质规格　以根粗长，外表灰黄色，头部有白毛者为佳。

性味功效　苦，寒。清热解毒，凉血止痢。

附注　商品白头翁的来源比较复杂，多达 20 多种，大多为地区习惯用药，较常见的有以下几种。

图 8-25　白头翁药材图

①同属植物兴安白头翁 *P. dahurica* Spreng.、朝鲜白头翁 *P. cernua* Bercht. et Opiz.、细叶白头翁 *P. turczaninovii* Kryl. et Serg. 及北白头翁 *P. ambigua* Turcz. ex Pritz. 的根，产于东北或内蒙古。这些植物的叶片均非 3 全裂，而为羽状分裂。②华东、华南等地有用蔷薇科植物翻白草 *Potentilla discolor* Bunge 的块根或带根全草作白头翁用。块根呈纺锤形或圆锥状，根头部有叶柄残基及幼叶，密被白色毛茸。断面黄白色。切片镜检可见薄壁细胞含草酸钙簇晶及方晶，并含淀粉粒。本品也有止痢作用。③华东、华南及西南等地有用蔷薇科植物委陵菜 *Potentilla chinensis* Ser. 的根或带根全草作白头翁用。本品《中国药典》命名为"委陵菜"。根头部有叶柄残基及茎基，有白色毛茸。根表面红棕色至暗棕色，粗糙，栓皮易呈片状剥落。折断面红棕色。根横切面镜检可见薄壁细胞含草酸钙簇晶及细小方晶，导管旁有木纤维束。本品也有止痢作用。

以上均非正品，应注意鉴别。

白芍 baishao

来源　为毛茛科植物芍药 *Paeonia lactiflora* Pall. 的干燥根。

产销　主产于浙江、安徽、四川、贵州、山东等地。此外，河南、湖南、陕西等地也有栽培。系栽培。销往全国各地，并有出口。

采收加工　夏、秋季采挖，洗净，除去头尾及须根，刮去外皮，置沸水中煮至透心，立即捞出放入冷水中浸泡，取出晒干（有的地区先煮，后刮外皮，再干燥）。

图 8-26　白芍药材图

性状鉴别　呈圆柱形，平直或稍弯曲，两端平截，长 5～18cm，直径 1～2.5cm。表面类白色或淡红棕色，光洁或有纵皱纹及细根痕，偶有残存的棕褐色外皮。质坚实，不易折断，断面较平坦，类白色或微带棕红色，角质样，形成层环明显，射线放射状。气微，味微苦酸（图 8-26）。

品质规格　均以体重、粗壮、圆直、头尾等粗、质坚实、无白心或裂隙者为佳。

商品分杭白芍、川白芍、亳白芍。通常认为浙江产者品质最佳，因集散地在杭州，故称"杭白芍"。四川产者称"川白芍"，产量也大。

等级标准如下。

（1）白芍　一等：长 8cm 以上，中部直径 1.7cm 以上。无芦头、花麻点、破皮、裂口、夹生。二等：长 6cm 以上，中部直径 1.3cm 以上，间有花麻点。三等：长 4cm 以上，中部直径 0.8cm 以上，间有花麻点。四等：长短粗细不分，兼有夹生、破条、花麻点或未去净栓皮。

（2）杭白芍　一等：长 8cm 以上，中部直径 2.2cm 以上。无枯芍、芦头、栓皮、空心。二等：长 8cm 以上，中部直径 1.8cm 以上。三等：长 8cm 以上，中部直径 1.5cm 以上。四等：长 7cm 以上，中部直径 1.2cm 以上。五等：长 7cm 以上，中部直径 0.9cm 以上。六等：长短不分，中部直径 0.8cm 以上。七等：长短不分，中部直径 0.5cm 以上，间有夹生、伤疤。

性味功效　苦、酸，微寒。平肝止痛，养血调经，敛阴止汗。

赤芍 chishao

来源　为毛茛科植物芍药 *Paeonia lactiflora* Pall. 或川赤芍 *Paeonia veitchii* Lynch 的干燥根。

产销　芍药主产于内蒙古和东北，河北、陕西、山西、甘肃等地亦产；销往全国各地，并有出口。川赤芍主产于四川省，甘肃、陕西、青海、云南等地亦产；多自产自销。系野生。

采收加工　春、秋季采挖，除去根茎、须根及泥沙，晒干。

性状鉴别　呈圆柱形，稍弯曲，长 5～40cm，直径 0.5～3cm。表面棕褐色，粗糙，有纵沟及皱纹，并有须根痕及横向突起的皮孔，有的外皮易脱落。质硬而脆，易折断，断面粉白色或粉红色，皮部窄，木部放射纹明显，有的现裂隙。气微香，味微苦、酸涩（图 8-27）。

品质规格　以粗壮，外皮易脱落，断面粉白色、粉性足者为佳。

商品赤芍分一等、二等及统装。以内蒙古多伦所产质量最优，称"多伦赤芍"。

等级标准如下。

一等：长 16cm 以上，两端粗细较匀。中部直径 1.2cm 以上。无疙瘩头、空心、须根。二等：长 15.9cm 以下。中部直径 0.5cm 以上。

性味功效　苦，微寒。清热凉血，散瘀止痛。

图 8-27　赤芍药材图

<h1 style="text-align:center">黄连 huanglian</h1>

别名 川连

来源 为毛茛科植物黄连 *Coptis chinensis* Franch.、三角叶黄连 *Coptis deltoidea* C. Y. Cheng et Hsiao 或云连 *Coptis teeta* Wall. 的干燥根茎。以上三种分别习称"味连"、"雅连"、"云连"。

产销 (1) 味连 主产于四川，湖北、陕西、甘肃等地亦产。主为栽培品，为商品黄连的主要来源。销往全国，并有出口。

(2) 雅连 主产于四川，为栽培品，有少量野生。销往全国，并有出口。

(3) 云连 主产于云南及西藏，原系野生，现有栽培。销往全国各地。

采收加工 秋季采挖，除去须根及泥沙，干燥，撞去残留须根。

性状鉴别 (1) 味连 多集聚成簇，常弯曲，形如倒鸡爪，故有"鸡爪黄连"之称，单枝根茎长 3～6cm，直径 0.3～0.8cm。顶端常留有残余的茎或叶柄，上部多残留褐色鳞叶。表面灰黄色或黄褐色，粗糙，有不规则结节状隆起、须根及须根痕，形如连珠，下方常有细长光滑圆柱形的节间，习称"过桥"。质硬，断面不整齐，皮部橙红色或暗棕色，木部鲜黄色或橙黄色，呈放射状排列，髓部红棕色，有时中空。气微，味极苦（图 8-28）。

(2) 雅连 多为单枝，略呈圆柱形，微弯曲，长 4～8cm，直径 0.5～1cm。"过桥"较长。顶端有少许残茎（图 8-29）。

(3) 云连 多为单枝，较细小，弯曲呈钩状，形如"蝎尾"（图 8-30）。

图 8-28 味连　　　　　图 8-29 雅连　　　　　图 8-30 云连

品质规格 均以条粗壮，质坚实，断面皮部橙红色，木部鲜黄色或橙黄色，苦味浓者为佳。

商品分为味连（鸡爪连、川连）、雅连（峨嵋连）、云连等规格。习惯认为雅连、味连品质最佳。

等级标准如下。

(1) 味连 一等：肥壮坚实，间有过桥，过桥长不超过 2cm。二等：较一等瘦小，有过桥。

(2) 雅连 一等：条肥壮，过桥少，过桥长不超过 2.5cm。二等：条较一等瘦小，过桥较多，过桥长不得超过 3cm。

（3）云连　一等：条粗壮，无过桥，直径 0.3cm 以上。二等：条较瘦小，间有过桥，直径在 0.3cm 以下。

显微鉴别　1. 横切面　（1）味连　木栓层为数列细胞。皮层较宽，石细胞单个或成群散在。中柱鞘纤维成束，或伴有少数石细胞，均显黄色。维管束外韧型，环列；束间形成层不明显；木质部黄色，均木化，木纤维较发达。髓部均为薄壁细胞，无石细胞（图 8-31）。

（2）雅连　髓部有石细胞。

（3）云连　皮层、中柱鞘及髓部均无石细胞。

2. 粉末　（1）味连　粉末黄棕色或黄色。石细胞为类方形、类圆形、类长方形或近多角形，直径 25～64μm，长至 102μm，黄色，壁厚，壁孔明显。中柱鞘纤维黄色，纺锤形或梭形，长 136～185μm，直径 27～37μm，壁厚。木纤维较细长，直径 10～13μm，壁较薄，有稀疏点状纹孔。木薄壁细胞类长方形或不规则形，壁稍厚，有纹孔。鳞叶表皮细胞绿黄色或黄棕色，细胞长方形或长多角形，壁微波状弯曲，或作连珠状增厚。导管为网纹或孔纹，短节状。淀粉粒多单粒，类圆形，直径 2～3μm（图 8-32）。

图 8-31　味连横切面简图

1—鳞叶组织；2—木栓层；3—根迹维管束；
4—石细胞；5—中柱鞘纤维；6—韧皮部；
7—形成层；8—木质部；9—髓

图 8-32　味连粉末图

1—鳞叶表皮细胞；2—石细胞；3—中柱鞘纤维；
4—木纤维；5—木薄壁细胞；6—导管；7—淀粉粒

（2）雅连　石细胞较多，金黄色，呈不规则条形或长椭圆形，长 120～140μm。

（3）云连　无石细胞。

成分　三种黄连均含多种生物碱，主要为小檗碱（又称黄连素），以小檗碱盐酸盐存在，含量 5.2%～7.69%；其次为黄连碱、甲基黄连碱（云连无）、巴马亭、药根碱。此外，尚含木兰碱及阿魏酸等。本品含小檗碱以盐酸小檗碱计算，不得少于 5.5%。

理化鉴别　①取粉末或薄切片置载玻片上，加 95% 乙醇 1～2 滴及 30% 硝酸 1 滴，加盖玻片，放置片刻，镜检，有黄色针状或针簇状结晶析出（硝酸小檗碱）。②根茎折断面在紫外光灯下观察显金黄色荧光，木质部尤为显著。

性味功效　苦，寒。清热燥湿，泻火解毒。

附注 ① 黄连全株均含生物碱。如雅连在9~10月采收的须根含小檗碱达5%左右，有时比根茎含量还高，7~10月份枯死前的老叶含小檗碱2.5%~2.8%。黄连加工过程的副产品，如须根（黄连须）、近芦头处的一段叶柄（剪口连、千子连）、叶片（黄连叶）等，在四川等地均有药用习惯。

② 广东、广西、福建、安徽等省区，还野生一种短萼黄连 *Coptis chinensis* Franch. var. *brevisepala* W. T. Wang et Hsiao，当地作商品黄连药用，别名"土黄连"。其根茎细小，单枝，常弯曲；表面随处有不规则结节状隆起，无"过桥"。

③ 在四川峨眉山一带还野生一种凤尾连，称"峨眉野连" *C. omeiensis* （Chen） C. Y. Cheng，其根茎多单枝，微弯曲；结节密集，无"过桥"；顶端常带有长7~10cm的地上部分，作为野连的标记。

④ 含小檗碱的资源植物，可作为提取小檗碱的原料。含小檗碱的资源植物有：①毛茛科唐松草属多种植物的带根茎的根，根丛生于根茎，形如马尾，习称"马尾黄连"。②小檗科小檗属多种植物的根或根皮以及小檗科十大功劳属多种植物的根或茎。

升麻 shengma

来源 为毛茛科植物大三叶升麻 *Cimicifuga heracleifolia* kom.、兴安升麻 *Cimicifuga dahurica* （Turcz.） Maxim. 或升麻 *Cimicifuga foetida* L. 的干燥根茎。商品依次称为"关升麻"、"北升麻"、"西升麻"。

产销 关升麻主产于东北，销往全国。北升麻主产于黑龙江、河北、山西、内蒙古等地，销往全国并有出口。西升麻主产于陕西、四川、青海等地，主销西南、西北、中南等地区。均系野生。

采收加工 秋季采挖，除去泥沙，晒至须根干时，燎去或除去须根，晒干。

性状鉴别 呈不规则长形块状，多分枝，结节状，长10~20cm，直径2~4cm。表面黑褐色或棕褐色，有时皮部脱落而露出网状筋脉，上面有数个圆形空洞的茎基痕，洞内壁显网状沟纹；下面凹凸不平，具须根痕。体轻，质坚硬，不易折断，断面不平坦，有裂隙，纤维性，黄绿色或淡黄白色；皮部薄，木部呈放射状（横切面）或网状条纹（纵切面）。气微，味微苦涩（图8-33）。

图8-33 升麻药材及饮片图

品质规格 以个大、质坚、外皮黑褐色、断面黄绿色、无须根者为佳。习以西升麻为优。

商品按其来源和产地分为关升麻、北升麻和西升麻（又称川升麻）。

性味功效 辛、微甘，微寒。发表透疹，清热解毒，升举阳气。

防己 fangji

别名 粉防己、汉防己

来源 为防己科植物粉防己 *Stephania tetrandra* S. Moore 的干燥根。

产销 主产于浙江、安徽、湖南、湖北、江西等地。多系野生。销往我国大部分地区。

图 8-34 防己药材图

采收加工 秋季采挖，洗净，刮去粗皮，晒至半干，切段，个大者再纵切，干燥。

性状鉴别 呈不规则圆柱形、半圆柱形或块状，屈曲不直，长 5～10cm，直径 1～5cm。表面淡灰黄色，在弯曲处常有深陷横沟而成结节状的瘤块样，形似猪大肠。体重，质坚实，断面平坦，灰白色，富粉性，木部占大部分，有稀疏的放射状纹理，习称"车轮纹"。气微，味苦（图 8-34）。

品质规格 以条匀、质坚实、粉性足、去净外皮者为佳。以安徽产品质优。

性味功效 苦，寒。利水消肿，祛风止痛。

附注 商品名防己的中药来源有多种，有的地区以马兜铃科植物异叶马兜铃 *Aristolochia heterophylla* Hemsl. 的根入药，名"汉中防己"。呈圆柱形而弯曲。通常已除去外皮而呈浅棕黄色，残留的栓皮呈灰褐色。质坚实，不易折断。断面黄白色，皮部较厚，木部可见放射状导管群，导管群在中央方向多联合成 1 束，向外方 2 歧或 3 歧分叉。气微香，味苦。产于陕西、甘肃、四川、贵州。

有的地区以防己科植物木防己 *Cocculus trilobus* (Thunb.) DC. 的根入药。呈圆柱形，屈曲不直。表面黑褐色，有深陷而扭曲的沟纹。质较坚硬，呈木质性，不易折断。断面黄白色，无粉质，皮部极薄，木部几全部木化，可见放射状狭窄的导管群穿过。气无，味微苦。产于河南、陕西等地。

防己药材商品较为复杂，主要分粉防己和木防己两类。木防己药材包括广防己（为马兜铃科植物广防己 *Aristolochia fangchi* Y. C. Wu ex L. D. Chou et S. M. Hwang 的干燥根）和汉中防己，有时也包括防己科的木防己。粉防己药材为防己科粉防己的根。

北豆根 beidougen

来源 为防己科植物蝙蝠葛 *Menispermum dauricum* DC. 的干燥根茎。

产销 主产于东北、华北及陕西、山东等地。野生。一般多自产自销。

采收加工 春、秋两季采挖，除去须根及泥沙，干燥。

性状鉴别 呈细长圆柱形，弯曲，有分枝，长可达 50cm，直径 0.3～0.8cm。表面黄棕色至暗棕色，栓皮易脱落，有纵皱纹及弯曲的细根或突起的细根痕。质韧，不易折断，断面纤维性，木部淡黄色，呈放射状排列，中心有类白色的髓。气微，味苦（图 8-35）。

品质规格 以条粗长、外皮黄棕色、断面浅黄色、味苦者为佳。

性味功效 苦，寒；有小毒。清热解毒，祛风止痛。

金果榄 jinguolan

来源 为防己科植物青牛胆 *Tinospora sagittata* (Oliv.) Gagnep. 或金果榄 *Tinospora capillipes* Gagnep. 的干燥块根。

产销 主产于广西、湖南、贵州、四川、江西、湖北、广东、陕西等地。野生。多自产自销。

采收加工 秋、冬两季采挖，除去须根，洗净，晒干。

图 8-35 北豆根药材
及饮片图

性状鉴别 呈不规则圆块状，长 5～10cm，直径 3～6cm。表面棕黄色或淡褐色，粗糙不平，有深皱纹。质坚硬，不易击碎，断面淡黄白色，导管束略呈放射状排列，色较深。气微，味苦。

性味功效 苦，寒。清热解毒，利咽，止痛。

乌药 wuyao

别名 台乌

来源 为樟科植物乌药 *Lindera aggregata* (Sims) Kosterm. 的干燥块根。

产销 主产于浙江、湖南、安徽、广东、广西等地。多系野生。以浙江产量最大，品质较好，销往全国各地。

采收加工 全年均可采挖，取膨大部分的块根，除去细根，洗净，晒干，为"乌药个"；或刮去栓皮，趁鲜切成薄片，晒干，为"乌药片"。

性状鉴别 呈纺锤形，略弯曲，有的中部收缩成连珠状，习称"乌药珠"。长 6～15cm，直径 1～3cm。表面黄棕色或黄褐色，有纵皱纹及稀疏的细根痕。质坚硬，不易折断，切片厚 0.2～2mm，切面黄白色或淡黄棕色，射线放射状，可见年轮环纹，中心颜色较深。气香，味微苦、辛，有清凉感（图 8-36）。

图 8-36 乌药药材及饮片图

品质规格 商品中习惯以浙江天台所产乌药质佳，故有"台乌"、"台乌药"、"天台乌药"之称。实际上，凡浙江产者均统称为天台乌药。以个大、肥壮、质嫩、折断后香气浓者为佳。饮片以平整不卷、色红微白、无黑色斑点者为佳。质老、不呈纺锤状的直根，不可供药用。

性味功效 辛，温。行气止痛，温肾散寒。

延胡索 yanhusuo

别名 元胡、玄胡索

来源 为罂粟科植物延胡索 *Corydalis yanhusuo* W. T. Wang 的干燥块茎。

产销 主产于浙江，为著名的"浙八味"之一，销往全国，并有出口。湖北、湖南、江苏、上海、四川、安徽等地区亦产，多自产自销。多为栽培。

采收加工 夏初茎叶枯萎时采挖，除去须根，洗净，置沸水中煮至恰无白心时，取出，晒干。

性状鉴别 呈不规则扁球形，直径 0.5～1.5cm。顶端有略凹陷的茎痕，底部常有疙瘩状突起。表面黄色或黄褐色，有不规则网状皱纹。质硬而脆，断面黄色，角质样，有蜡样光泽。气微，味苦（图 8-37）。

品质规格 以个大、饱满、质坚实、断面色黄者为佳。

一等：每 50 克 45 粒以内；

二等：每 50 克 45 粒以外。

性味功效 辛、苦，温。活血，行气，止痛。

图 8-37 延胡索药材图

板蓝根 banlangen

别名 菘蓝根、北板蓝根

来源 为十字花科植物菘蓝 *Isatis indigotica* Fort. 的干燥根。

产销 主产于河北、陕西、江苏、安徽等省。大多为栽培品。销往华东地区及长江以北地区。

采收加工 秋季采挖，除去泥沙，晒干。

性状鉴别 呈圆柱形，稍扭曲，长 10～20cm，直径 0.5～1cm，根头略膨大，可见暗绿色或暗棕色轮状排列的叶柄残基和密集的疣状突起，表面淡灰黄色或淡棕黄色，有纵皱纹和横长皮孔，并有支根或支根痕。体实，质略软，断面皮部黄白色，木部黄色。气微，味微甜后苦涩（图 8-38）。

品质规格 以条长、粗大、体实者为佳。

一等：长 17cm 以上，芦下 2cm 处直径 1cm 以上；

二等：芦下直径 0.5cm 以上。

性味功效 苦，寒。清热解毒，凉血利咽。

附注 ①爵床科植物马蓝 *Baphicacanthus cusia*（Nees）Bremek 的干燥根茎及根，《中国药典》称"南板蓝根"。根茎呈圆柱形，多弯曲；膨大的节上着生细长弯曲的根，节的上方残留地上茎；表面灰棕色；断面中央有髓；味淡。②十字花科植物欧菘蓝 *Isatis tinctoria* L. 是欧洲种，我国仅少数植物园有引种栽培。

图 8-38 板蓝根药材及饮片图

常山 changshan

别名 黄常山、鸡骨常山

来源 为虎耳草科植物常山 *Dichroa febrifuga* Lour. 的干燥根。

产销 主产于四川、贵州，湖南、湖北、江西、福建等地亦产。以四川产量最大，质量最佳。野生或栽培。多自产自销。

采收加工 秋季采挖，切下茎叶（干燥后作"蜀漆"药用），除去须根，洗净，晒干。

性状鉴别 呈圆柱形，常弯曲扭转，或有分枝，长 9～15cm，直径 0.5～2cm。表面棕黄色，具细纵纹，外皮易剥落，剥落处露出淡黄色木部，枯瘦光滑如鸡骨，故有"鸡骨常山"之称。质坚硬，不易折断，折断时有粉尘飞扬；横切面黄白色，射线类白色，呈放射状。气微，味苦（图 8-39）。

品质规格 以体重、质坚硬、断面淡黄色者为佳。

性味功效 苦、辛，寒；有毒。涌吐痰涎，截疟。

图 8-39 常山药材及饮片图

地榆 diyu

来源 为蔷薇科植物地榆 *Sanguisorba offi-cinalis* L. 或长叶地榆 *Sanguisorba officinalis* L. var. *longifolia* （Bert.）Yu et Li 的干燥根。后者习称"绵地榆"。

产销 地榆主产于东北、内蒙古、山西、陕西、河南、甘肃、山东、贵州等地，销往全国各地。长叶地榆主产于华东地区，主要销于华东地区。野生或栽培。

采收加工 春季将发芽时或秋季植株枯萎后采挖，除去须根，洗净，干燥，或趁鲜切片，干燥。

性状鉴别 （1）地榆 呈不规则纺锤形或圆柱形，稍弯曲，长 5～25cm，直径 0.5～2cm。表面灰褐色至暗棕色，粗糙，有纵纹。质硬，断面较平坦，粉红色或淡黄色，木部略呈放射状排列。气微，味微苦涩。

（2）绵地榆 呈长圆柱形，稍弯曲，着生于短粗的根茎上；表面红棕色或棕紫色，有细纵纹。质坚韧，断面黄棕色或红棕色，皮部有多数黄白色或黄棕色绵状纤维。气微，味微苦涩（图 8-40）。

图 8-40　地榆药材及饮片图

品质规格 以条粗、质硬、断面色红者为佳。产东北者质较优。

性味功效 苦、酸、涩，微寒。凉血止血，解毒敛疮。

苦参 kushen

来源 为豆科植物苦参 *Sophora flavescens* Ait. 的干燥根。

产销 除新疆、青海外，全国各地均有分布；主产于山西、河南、河北等省。野生或栽培。多自产自销。

采收加工 春、秋两季采挖，除去根头及小支根，洗净，干燥，或趁鲜切片，干燥。

性状鉴别 呈长圆柱形，下部常有分枝，长 10～30cm，直径 1～6.5cm。表面灰棕色或棕黄色，具纵皱纹及横长皮孔，外皮薄，多破裂反卷，易剥落，剥落处显黄色，光滑。质硬，不易折断，断面纤维性；切片厚 3～6mm；切面黄白色，具放射状纹理及裂隙，有的具异型维管束呈同心性环列或不规则散在。气微，味极苦（图 8-41）。

品质规格 以条匀、断面色黄白、无须根、味极苦者为佳。

性味功效 苦，寒。清热燥湿，杀虫，利尿。

图 8-41　苦参药材及饮片图

山豆根 shandougen

别名 广豆根

来源 为豆科植物越南槐 *Sophora tonkinensis* Gapnep. 的干燥根及根茎。

产销 主产于广西、广东。贵州亦产。系野生。销往全国各地。

采收加工　秋季采挖，除去茎叶，洗净，晒干。

性状鉴别　根茎呈不规则结节状，顶端常残存茎基，其下着生数条根。根呈长圆柱形，常有分枝，长短不等，直径0.7～1.5cm；表面棕色至棕褐色，有不规则纵皱纹及突起的横长皮孔。质坚硬，难折断，断面皮部浅棕色，木部淡黄色。有豆腥气，味极苦（图8-42）。

品质规格　以条粗壮，外色棕褐，质坚硬，味极苦者为佳。

性味功效　苦，寒；有毒。清热解毒，消肿利咽。

附注　在河南、陕西、湖北、江苏、安徽等省有以豆科木蓝属华东木蓝 *Indigofera fortunei* Craib 的根混作山豆根用。有时栓皮呈鳞片状脱落；断面类白色；气微，味微苦。

图8-42　山豆根药材图

甘草 gancao

别名　甜草、国老

来源　为豆科植物甘草 *Glycyrrhiza uralensis* Fisch. 胀果甘草 *Glycyrrhiza inflata* Bat. 或光果甘草 *Glycyrrhiza glabra* L. 的干燥根及根茎。

产销　甘草主产于内蒙古、甘肃、新疆，陕西、青海、河北、山西、东北等地亦产；以内蒙古、宁夏所产质量最佳；新疆产量最大，内蒙古、宁夏次之。胀果甘草与光果甘草主产于新疆、甘肃。野生或栽培。销往全国各地，并有出口。

采收加工　春、秋两季采挖，除去须根，晒干。

性状鉴别　（1）甘草　根呈圆柱形，长25～100cm，直径0.6～3.5cm。外皮松紧不一。表面红棕色或灰棕色，具显著的纵皱纹、沟纹、皮孔及稀疏的细根痕。质坚实，断面略显纤维性，黄白色，粉性，形成层环明显，射线放射状，有的有裂隙。根茎呈圆柱形，表面有芽痕，断面中部有髓。气微，味甜而特殊。

（2）胀果甘草　根及根茎木质粗壮，有的分枝，外皮粗糙，多灰棕色或灰褐色。质坚硬，木质纤维多，粉性小。根茎不定芽多而粗大。

（3）光果甘草　根及根茎质地较坚实，有的分枝，外皮不粗糙，多灰棕色，皮孔细而不明显（图8-43）。

品质规格　以外皮细紧、红棕色，质坚实，断面黄白色，粉性足，味甜者为佳。

本品分为西草与东草两种规格。西草斩去头尾，外皮细紧，体重，质坚实，断面粉性大。东草不斩去头尾，皮粗糙，体轻质松，断面有粉性。西草与东草，主要以品质区分，不受地区限制。西草优于东草。

西草规格分为：大草（统货），条草（一等、二等、三等），毛草（统货），草节（一等、二等），疙瘩头（统货）。

东草规格分为：条草（一等、二等、三等），毛草（统货）。

规格等级标准如下。

图8-43　甘草药材及饮片图

1. 西草

（1）大草统货　呈圆柱形。表面红棕色、棕黄色或灰棕色，皮细紧，有纵纹，斩去头尾，切口整齐。质坚实，体重。断面黄白色，粉性足，味甜。长25～50cm，顶端直径2.5～4cm，黑心草不超过总重量的5%。

（2）条草　一等：呈圆柱形、单枝顺直；表面红棕色、棕黄色或灰棕色，皮细紧，有纵纹；斩头去尾，口面整齐；质坚实，体重；断面黄白色，粉性足；味甜；长25～50cm，顶端直径1.5cm以上；间有黑心。二等：顶端直径1cm以上，其余同一等。三等：顶端直径0.7cm以上，其余同一等。

（3）毛草统货　呈圆柱形弯曲的小草，去净残茎，不分长短。表面红棕色、棕黄色或灰棕色。断面黄白色。味甜。顶端直径0.5cm以上。

（4）草节　是甘草的断节。一等：呈圆柱形，单枝条；表面红棕色、棕黄色或灰棕色，皮细、有纵纹；质坚实，体重；断面黄白色，粉性足；味甜；长6cm以上，顶端直径1.5cm以上；无须根、疙瘩头、杂质、虫蛀、霉变。二等：顶端直径0.7cm以上，其余同一等。

（5）疙瘩头统货　系加工条草砍下之根头，呈疙瘩头状；去净残茎及须根；表面棕黄色或灰黄色，断面黄白色；味甜；大小长短不分，间有黑心。

2. 东草

（1）条草　一等：呈圆柱形，上粗下细；表面紫红色或灰褐色，皮粗糙；不斩头尾；质松，体轻；断面黄白色，有粉性；味甜；长60cm以上；间有5% 20cm以上的草头。二等：质松；长50cm以上，芦下3cm处直径1cm以上；间有5% 20cm以上的草头；其余同一等。三等：间有弯曲分叉的细根；长40cm以上，芦下3cm直径0.5cm以上；间有5% 20cm以上的草头；其余同一等。

（2）毛草统货　呈圆柱形弯曲的小草，去净残茎，间有疙瘩头；表面紫红色或灰褐色；质松体轻；断面黄白色；味甜，不分长短，芦下直径0.5cm以上。

显微鉴别　甘草根横切面　木栓层为数列红棕色细胞，栓内层较窄。韧皮部及木质部中均有纤维束，其周围薄壁细胞中常含草酸钙方晶，形成晶鞘纤维。束间形成层不明显。导管常单个或2～3个成群。射线明显，韧皮部射线宽广，常弯曲，有裂隙。薄壁细胞含淀粉粒，少数细胞含棕色块状物（图8-44）。

甘草根茎横切面　中心有髓。

甘草粉末　粉末淡棕黄色。纤维成束，直径8～14μm，壁厚；晶鞘纤维易察见。具缘纹孔导管较大，稀有网纹导管。木栓细胞多角形或长方形，红棕色。淀粉粒多为单粒，卵圆形或椭圆形，长3～20μm，脐点

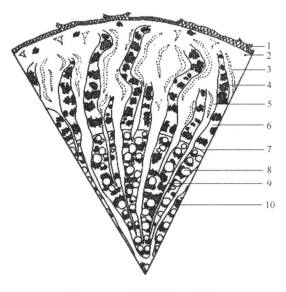

图8-44　甘草根横切面简图
1—木栓层；2—草酸钙方晶；3—裂隙；4—韧皮纤维束；
5—韧皮射线；6—韧皮部；7—形成层；8—导管；
9—木射线；10—木纤维束

图 8-45 甘草粉末图
1—纤维及草酸钙晶体；2—导管；3—木栓细胞；
4—淀粉粒；5—棕色块

点状。可见棕色块状物（图 8-45）。

性味功效 甘，平。补脾益气，清热解毒，祛痰止咳，缓急止痛，调和诸药。

附注 甘草商品中有时混有一种苦甘草，为豆科植物苦豆子 *Sophora alopecuroides* L. 的根。主产于内蒙古、甘肃、陕西、青海、山西等地。根断面皮部灰棕色，木部棕黄色，可见多数小空洞（导管）；粉性小；味极苦。本品非正品，应注意鉴别。

本品在西北地区另作苦豆根药用。

黄芪 huangqi

来源 为豆科植物蒙古黄芪 *Astragalus membranaceus*（Fisch.） Bge. var. *mongholicus*（Bge.） Hsiao 或膜荚黄芪 *Astragalus membranaceus*（Fisch.） Bge. 的干燥根。

产销 主产于山西、黑龙江、内蒙古等地。此外，吉林、甘肃、山东、河北、陕西、辽宁等地亦产。栽培或野生。质量以栽培的蒙古黄芪为好。销往全国各地，并有出口。

采收加工 春、秋两季采挖，以秋季采者质较佳，挖出后除去须根及根头，晒干。

性状鉴别 呈圆柱形，有的有分枝，上端较粗，长 30～90cm，直径 1～3.5cm。表面淡棕黄色或淡棕褐色，有不整齐的纵皱纹或纵沟。质硬而韧，不易折断，断面纤维性强，并显粉性，皮部黄白色，木部淡黄色，有放射状纹理及裂隙，呈菊花心状；老根中心偶呈枯朽状，黑褐色，或呈空洞。气微，味微甜，嚼之微有豆腥味（图 8-46）。

品质规格 以条粗长，皱纹少，质坚而绵，断面色黄白、粉性足，味甜者为佳。

按性状分为黑皮芪、白皮芪、红皮芪。黑皮芪表面黑褐色或黑棕色，白皮芪表面白色或黄白色，红皮芪表面棕黄色或近于棕红色。

等级标准如下。

（1）特等 长 70cm 以上，上中部直径 2cm 以上，末端直径不小于 0.6cm。

（2）一等 长 50cm 以上，上中部直径 1.5cm 以上，末端直径不小于 0.5cm，其余同特等。

（3）二等 长 40cm 以上，上中部直径 1cm 以上，末端直径不小于 0.4cm，间有老皮，其余同一等。

（4）三等 不分长短，上中部直径 0.7cm 以上，末端直径不小于 0.3cm，间有破短节子，其余同二等。

性味功效 甘，微温。补气升阳，固表止汗，利水消肿，生津养血，行滞通痹，托毒排脓，敛疮生肌。

附注 豆科植物多序岩黄芪 *Hedysarum polybotrys* Hand.-

图 8-46 黄芪药材及饮片图

Mazz. 的干燥根，《中国药典》称"红芪"。根较细，表面灰红棕色，栓皮易剥落而露出淡黄色的皮部及纤维。

葛根 gegen

别名 野葛

来源 为豆科植物野葛 *Pueraria lobata*（Willd.）Ohwi 的干燥根。

产销 野葛在我国大部分地区有野生，主产于湖南、河南、广东、浙江、四川等地。野生或栽培。销往全国。

采收加工 秋、冬两季采挖，趁鲜切成厚片或小块，干燥。

性状鉴别 呈纵切的长方形厚片或小方块，长 5～35cm，厚 0.5～1cm。外皮淡棕色，有纵皱纹，粗糙，有时可见横长皮孔。质韧，纤维性强。切面黄白色，纹理不明显。气微，味微甜（图 8-47）。

品质规格 以片块大，色白，质坚实，粉性足，纤维少者为佳。

（1）葛方 统货。鲜时切成 1cm 见方的骰形方块。

（2）葛片 统货。鲜时横切成 0.6～0.8cm 的类圆形厚片，间有碎破、小片。

图 8-47 葛根药材图

性味功效 甘、辛，凉。解肌退热，生津止渴，透疹，升阳止泻，通经活络，解酒毒。

粉葛 fenge（附：葛花）

别名 甘葛

来源 为豆科植物甘葛藤 *Pueraria thomsonii* Benth. 的干燥根。

产销 主产于广东、广西，四川、云南亦产。栽培或野生。销往全国各地，并有出口。

采收加工 秋、冬两季采挖，除去外皮，稍干，截段或再纵切成两半，或斜切成厚片，干燥。

性状鉴别 呈圆柱形、类纺锤形或半圆柱形，长 12～15cm，直径 4～8cm；有的为纵切或斜切的厚片，大小不一。表面黄白色或淡棕色，未去外皮的呈灰棕色。横切面可见由纤维形成的浅棕色同心性环纹，纵切面可见由纤维形成的数条纵纹。体重，质硬，富粉性。气微，味微甜。

品质规格 以片块大，色白，质坚实，粉性足，纤维少者为佳。

家广葛系广西产栽培品，特征是纤维少，去外皮，粉性足。

家广葛等级标准如下。

（1）一等 鲜时去皮切去两端后，纵剖为两瓣。瓣长 13～17cm，中部宽 5cm 以上。粉性足，纤维少。

（2）二等 鲜时刮去外皮，不剖瓣。中部直径 1.5cm 以上。有粉性，纤维多。间有断根、碎破、小块。

性味功效 甘、辛，凉。解肌退热，生津止渴，透疹，升阳止泻，通经活络，解酒毒。

附 葛花

来源 为野葛或甘葛藤的干燥花。

采收加工 立秋后花未全开时采摘，去梗叶，晒干。

性状鉴别 呈不规则扁长圆形或略呈扁肾形。基部有两片钻形小苞片。萼片灰绿色，基部连合，先端5齿裂，裂片披针形，其中2齿合生，表面密被黄白色毛茸；花瓣淡蓝紫色，突出于萼片外或被花萼包被；雄蕊10枚，9枚连合；雌蕊细长，微弯曲，被毛。气微，味淡。

品质规格 以朵大，淡紫色，未开放者为佳。

性味功效 甘，平。解酒毒，醒脾。

远志 yuanzhi

来源 为远志科植物远志 *Polygala tenuifolia* Willd. 或卵叶远志 *Polygala sibirica* L. 的干燥根。

产销 主产于山西、陕西、吉林、河南、河北、辽宁等省。以山西产量大，陕西产质量好。野生或栽培。销往全国并出口。

采收加工 春、秋两季采挖，除去须根及泥沙，晒至皮部稍皱缩，用手揉搓抽去木心，晒干，称"远志筒"；或将皮部剖开，除去木心，称"远志肉"；细者不去木心，入药称"远志棍"。

性状鉴别 呈圆柱形，略弯曲，长3～15cm，直径0.3～0.8cm。表面灰黄色至灰棕色，有较密而深陷的横皱纹、纵皱纹及裂纹，老根的横皱纹更密更深陷，略呈结节状。质硬脆，易折断，断面皮部棕黄色，木部黄白色，皮部易与木部剥离。气微，味苦、微辛，嚼之有刺喉感（图8-48）。

图8-48 远志药材图

品质规格 以条粗、皮厚，远志筒、远志肉去净木心者为佳。
商品因加工不同有远志筒、远志肉、远志棍之分。远志筒分为一等、二等，远志肉为统货。远志筒等级标准如下。

（1）一等 长7cm，中部直径0.5cm以上。

（2）二等 长5cm，中部直径0.3cm以上。

性味功效 苦、辛，温。安神益智，交通心肾，祛痰，消肿。

附注 远志的地上部分也供药用，药材名"小草"。能益精，补阴气。

甘遂 gansui

来源 为大戟科植物甘遂 *Euphorbia kansui* T. N. Liou ex T. P. Wang 的干燥块根。

产销 主产于陕西、河南、山西等省。野生或栽培。销往全国各地，并有出口。

采收加工 春季开花前或秋末茎叶枯萎后采挖，撞去外皮，晒干。

性状鉴别 呈椭圆形、长圆柱形或连珠状，长1～5cm，直径0.5～2.5cm。表面类白色或黄白色，凹陷处有棕色外皮残留。质脆，易折断。断面粉性，白色，木部微显放射状纹理；长圆柱状者纤维性较强。气微，味微甘而辣

图8-49 甘遂药材图

（图 8-49）。

品质规格　以肥大、色白、连珠状、粉性足者为佳。

性味功效　苦，寒；有毒。泻水逐饮，消肿散结。

狼毒 langdu

来源　为大戟科植物月腺大戟 *Euphorbia ebracteolata* Hayata 或狼毒大戟 *Euphorbia fischeriana* Steud. 的干燥根。

产销　主产于西北、东北、河北、内蒙古等地。野生。多自产自销。

采收加工　春、秋两季采挖，洗净，切片，晒干。

性状鉴别　（1）月腺大戟　为类圆形或长圆形块片，直径 1.5～8cm，厚 0.3～4cm。外皮薄，黄棕色或灰棕色，易剥落而露出黄色皮部。切面黄白色，有黄色不规则大理石样纹理或环纹。体轻，质脆，易折断，断面有粉性。气微，味微辛。

（2）狼毒大戟　外皮棕黄色，切面纹理或环纹显黑褐色。水浸后有黏性，撕开可见黏丝。

性味功效　辛，平；有毒。散结，杀虫。

毛冬青 maodongqing

来源　为冬青科植物毛冬青 *Ilex pubescens* Hook. et Arn. 的干燥根。

产销　主产于广东、广西、福建、浙江、江西、安徽等地。野生。多自产自销。

采收加工　夏、秋季采收，切片。晒干。

性状鉴别　呈圆柱形，稍弯曲，有的分枝，长短不一，直径 1～4cm。表面灰褐色或棕褐色，根头部常有残留的茎枝；外皮稍粗糙，有纵向细皱纹及横向皮孔。质坚实，不易折断，断面皮部菲薄，木部发达，土黄色或灰白色，有致密的放射状纹理及环纹。气微，味苦涩而后甜。

品质规格　以片大小厚薄一致，外皮细，断面环纹多者为佳。

性味功效　苦，寒。清热解毒，活血通脉。

白蔹 bailian

来源　为葡萄科植物白蔹 *Ampelopsis japonica*（Thunb.）Makino 的干燥块根。

产销　主产于河南、安徽、江西、湖北等省。野生或栽培。多自产自销。

采收加工　春、秋两季采挖，除去泥沙及细根，切成纵瓣或斜片，晒干。

性状鉴别　纵瓣呈长圆形或近纺锤形，长 4～10cm，直径 1～2cm；切面周边常向内卷曲，中部有一突起的纵棱线；外皮红棕色或红褐色，有纵皱纹、细横纹及横长皮孔，易层层脱落，脱落处呈淡红棕色。斜片呈卵圆形，长 2.5～5cm，宽 2～3cm，切面类白色或浅红棕色，可见放射状纹理，周边较厚，微翘起或略弯曲。体轻，质硬脆，易折断，折断时有粉尘飞出。气微，味甘（图 8-50）。

品质规格　以肥大，断面色白，粉性足者为佳。

性味功效　苦，微寒。清热解毒，消痈散结，敛疮生肌。

图 8-50　白蔹药材图

人参 renshen

别名　神草

来源　为五加科植物人参 *Panax ginseng* C. A. Mey. 的干燥根及根茎。栽培者为"园参"；播种在山林野生状态下自然生长的称"林下山参"，习称"籽海"；野生者为"山参"。

产销　野生品分布于黑龙江、吉林、辽宁和河北北部深山中。辽宁和吉林有大量栽培。以东北产者历史悠久，销往全国并出口。

采收加工　园参，栽种 5～6 年后，于秋季（白露至秋分）采挖，除去茎叶及泥土，分别加工成不同规格的商品。林下山参或山参，7 月下旬至 9 月间果熟变红时易于发现，采挖；挖取时不使支根及须根受伤，保持完整，加工成全须生晒参或白参。

加工方法：（1）白干参类　取鲜参，洗净，用竹篾刀刮去外皮，晒干或烘干。（2）糖参（白参）类　取洗净的鲜参，置沸水中浸烫 3～7min，取出，用针将参体扎刺小孔，再浸于浓糖液中 2～3 次，每次 10～12h，取出，干燥。（3）生晒参类　取洗净的鲜参，除去支根，晒干。如不除去支根晒干，则称"全须生晒参"。（4）其他类　①掐皮参：取鲜参洗净，针扎后主根用糖汁浸，支根用水煮，用竹刀掐皮成点状。②大力参：取鲜参洗净，除去支根、须根，置沸水中浸煮片刻，晒干。

性状鉴别　（1）全须生晒参　主根呈纺锤形或圆柱形，长 3～15cm，直径 1～2cm。表面灰黄色，上部或全体有疏浅断续的粗横纹及明显的纵皱，下部有支根 2～3 条，并着生多数细长的须根，须根上常有不明显的细小疣状突起。根茎（芦头）长 1～4cm，直径 0.3～1.5cm，多拘挛而弯曲，具不定根（芋）和稀疏的凹窝状茎痕（芦碗）。质较硬，断面淡黄白色，显粉性，形成层环纹棕黄色，皮部有黄棕色的点状树脂道及放射状裂隙。香气特异，味微苦、甘。

（2）生晒参　似全须生晒参，但无支根、须根（图 8-51）。

（3）林下山参　主根多与根茎近等长或较短，呈圆柱形、菱角形或人字形，长 1～6cm。表面灰黄色，具纵皱纹，上部或中下部有环纹。支根多为 2～3 条，须根少而细长，清晰不乱，有较明显的疣状突起。根茎细长，少数粗短，中上部具稀疏或密集而深陷的茎痕。不定根较细，多下垂。

（4）生晒山参　主根与根茎等长或较短，呈人字形、菱角形或圆柱形，长 2～10cm。表面灰黄色，具纵纹，上端有紧密而深陷的环纹，习称"铁线纹"。支根多为 2 条，须根细长，清晰不乱，有明显的疣状突起，习称"珍珠疙瘩"。根茎细长，一般长 3～9cm，上部扭曲，习称"雁脖芦"，芦碗密集，下部无芦碗而较光滑，俗称"圆芦"。不定根较粗，形似枣核，习称"枣核芋"。通常以"芦长碗密枣核芋，紧皮细纹珍珠须"来概述其外形（图 8-52）。

（5）糖参　主根长 3～15cm，直径 0.7～3cm；表面淡黄白色，上端有较多断续的环纹，下部有 2～3 条支根，全体可见点状针刺痕；味较甜（图 8-53）。

经验鉴别　山参常从以下几方面的特征鉴别。

（1）马牙芦　芦体节紧，芦碗整齐，边缘齐楞，形如马牙。

（2）灯草心　因山参生长年久，芦头之下部芦碗逐渐消失，而形成圆柱状，常称为"圆芦"，因其形细如灯草，故名。

（3）下垂芋　芋即芦头下部生出的不定根，两端较细，形如枣核，顺生下垂，不向上伸及旁伸。

（4）短横体　主根部分多呈菱角状的短横体。而园参多为顺长体。

图 8-51　生晒参　　　　　　　图 8-52　生晒山参　　　　　　图 8-53　糖参

（5）珍珠尾　参须柔韧，嚼之如麻，不易断碎，表面有明显的小疙瘩，称"珍珠点"或"珍珠疙瘩"。

（6）少数腿　山参的腿（支根）仅生 1～2 条，很少 3 条，其腿上粗下细。而园参腿多，粗细不一。

品质规格　生晒参、生晒山参等均以条粗、质硬、完整者为佳。糖参以条粗、完整、皮较细、淡黄白色者为佳。

园参分为全须生晒参、白人参、糖参、掐皮参、生晒参、白干参、大力参、皮尾参、白直须、白弯须等规格。白人参与糖参加工方法相同，主要区别为白人参体形较好，糖参体形较差。支根晒干，称皮尾参。支根，搓去外皮，晒干，称白直须。须根，晒干，称白弯须。按体形及芦、芋、根、须是否完整和每支重量分为若干等级。

（1）山参

一等：主根粗短呈横灵体，支根"八"字形分开（俗称武形），五形全美（芦、芋、纹、体、须相衬）。每支重 100g 以上，芋帽不超过主根重量的 25％。

二等：每支重 75g 以上，其余同一等。

三等：每支重 32.5g 以上，其余同一等。

四等：每支重 20g 以上，其余同一等。

五等：每支重 12.5g 以上，芋帽不超过主根重量的 40％，其余同一等。

六等：呈横灵体、顺体、畸形体（俗称笨体），每支重 6.5g 以上，芋帽不大，其余同一等。

七等：每支重 4g 以上，芋帽不大，其余同一等。

八等：每支重 2g 以上，间有芦须不全的残次品，芋帽不大，其余同一等。

（2）园参边条鲜参

一等：根呈长圆柱形，芦长、身长、腿长，有分枝 2～3 条。须芦齐全。体长不短于 20cm。浆足丰满，芋帽不超过 15％，每支重 125g 以上。

二等：体长不短于18.3cm，每支重85g以上，其余同一等。

三等：体长不短于16.7cm，每支重60g以上，其余同一等。

四等：体长不短于15cm，每支重45g以上，其余同一等。

五等：体长不短于13.3cm，每支重35g以上，其余同一等。

六等：体长不短于13.3cm，每支重25g以上，其余同一等。

七等：呈长圆柱形，须芦齐全，浆足丰满，每支重12.5g以上。

八等：根呈长圆柱形，凡不符合以上规格和缺须少芦，破断根条者，每支重5g以上。

（3）园参普通鲜参

特等：根呈圆柱形，有分枝，须芦齐全、浆足，每支重100～150g。

一等：每支重62.5g以上，其余同特等。

二等：每支重41.5g以上，其余同特等。

三等：每支重31.5g以上，其余同特等。

四等：每支重25g以上，其余同特等。

五等：每支重12.5g以上，其余同特等。

六等：每支重5g以上，不符合以上规格和缺须少芦折断者。

（4）干浆参混货　根呈圆柱形，体质轻泡、瘪瘦，或多抽沟。表面棕黄色或黄白色，味苦。

（5）全须生晒参

一等：根呈圆柱形，有分枝。体轻有抽沟，芦须全，有艼帽。表面黄白色或较深。断面黄白色。气香，味苦。每支重10g以上，绑尾或不绑。

二等：每支重7.5g以上，其余同一等。

三等：每支重5g以上，其余同一等。

四等：大、小支不分，芦须不全，间有折断，其余同一等。

（6）生晒参

一等：根呈圆柱形，体轻有抽沟，去净艼须。表面黄白色，断面黄白色，气香、味苦。每500g 60支以内。

二等：每500g 80支以内，其余同一等。

三等：每500g 100支以内，其余同一等。

四等：每500g 130支以内，其余同一等。

五等：每500g 130支以外，其余同一等。

（7）白干参

一等：根呈圆柱形，皮细、色白、芦小，质实。肥壮。去净支根。断面白色。气香，味苦。每500g 60支以内，支条均匀。

二等：每500g 80支以内，其余同一等。

三等：稍有抽沟、水锈，每500g 100支以内，其余同一等。

四等：表面黄白色，有抽沟、水锈，每500g 100支以外，其余同一等。

（8）皮尾参混货　根呈圆柱形，条状，无分枝，去净细须。表面灰棕色，断面黄白色。气香，味苦。

（9）白混须混货　根须呈长条形或弯曲状。表面、断面均黄白色。气香，味苦。须条长短不分，其中直须占50%以上。

（10）白直须

一等：根须呈条状、有光泽。表面、断面均黄白色。气香、味苦，长 13.3cm 以上，条大小均匀。无水锈，破皮。

二等：根呈条状，长 13.3cm 以下，最短不低于 8.3cm，条大小不匀，其余同一等。

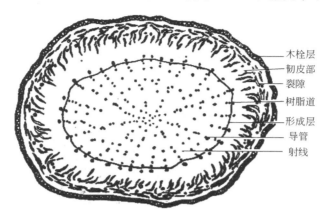

木栓层
韧皮部
裂隙
树脂道
形成层
导管
射线

图 8-54　人参根横切面简图

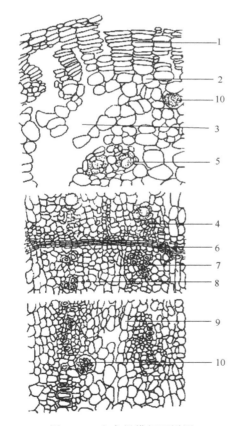

图 8-55　人参根横切面详图

1—木栓层；2—栓内层；3—裂隙；4—韧皮部；5—树脂道；
6—形成层；7—木质部；8—导管；9—射线；10—草酸钙簇晶

图 8-56　人参粉末图

1—草酸钙簇晶；2—导管；3—树脂道；
4—木栓细胞；5—淀粉粒

（11）白糖参

一等：根呈圆柱形，芦、须齐全。表面白色，体实，支条均匀。断面白色。味甜、微苦。不返糖、碎芦。

二等：大小不分，其余同一等。

显微鉴别　主根横切面：木栓层为数列细胞，内侧有数列栓内层细胞。韧皮部中有树脂道散布，内含黄色分泌物，近形成层处有较多树脂道环列。韧皮部外侧有裂隙。韧皮射线宽3～5列细胞。形成层成环。木质部射线宽广，导管单个散在或数个相聚，断续排列成放射状，导管旁偶有非木化的纤维。薄壁细胞含草酸钙簇晶。（图8-54、图8-55）

粉末（生晒参）：粉末淡黄白色。树脂道碎片呈管状，内含黄色块状分泌物。草酸钙簇晶直径 20～68μm，棱角锐尖。木栓细胞表面观类方形或多角形，壁细波状弯曲，微带棕色。导管多网纹或梯纹，直径 10～56μm。淀粉粒众多，单粒类球形、半球形或多面体形，直径 4～20μm，脐点点状、裂缝状；复粒由 2～6 分粒组成（图8-56）。

性味功效　甘、微苦，微温。大补元气，复脉固脱，补脾益肺，生津养血，安神益智。

附注　①人参的叶，《中国药典》作"人参叶"入药。②人参可用组织培养法进行工业化生产，其组织培养物中含有与栽培人参根中相似的人参皂苷成分。③朝鲜人参，别名"高丽参"。其原植物与国产人参相同，商品有红参、白参两种。白参：呈短粗圆柱形，略有分枝，无须根，有细根残痕；表面黄白色，有浅棕色细纹；质较松，断面有圆心。

红参 hongshen

来源　本品为五加科植物人参 *Panax ginseng* C. A. Mey. 的栽培品经蒸制后的干燥根及根茎。

产销　同人参。

采收加工　秋季采挖，洗净，蒸制后干燥。

性状鉴别　主根呈纺锤形、圆柱形或扁方柱形，长 3～10cm，直径 1～2cm。表面半透明，红棕色，偶有不透明的暗黄褐色斑块，具纵沟、皱纹及细根痕；上部有时有断续的不明显环纹；下部有 2～3 条扭曲交叉的支根，并带弯曲的须根或仅具须根残迹。根茎（芦头）长 1～2cm，上有数个凹窝状茎痕（芦碗），有的带有 1～2 条完整或折断的不定根（芋）。质硬而脆，断面平坦，角质样。气微香而特异，味甘微苦（图8-57）。

品质规格　以条粗、质硬、完整者为佳。

本品分为红参、边条红参、红直须、红弯须等规格。红参与边条红参加工方法相同，主要区别为红参支根较短，边条红参支根较长。支根，蒸煮后干燥，称红直须。须根，蒸煮后干燥，称红弯须。按每支重量等分为若干等级。

（1）十六支边条红参

一等：根呈长圆柱形，芦长、身长、腿长，体长 18.3cm 以上，有分枝 2～3 条。表面棕红色或淡棕色，有光泽。上部色较淡、有皮有肉。质坚实，断面角质样。气香，味苦。每 500g 16 支以内，每支 31.3g 以上。

二等：稍有黄皮、抽沟、干疤，其余同一等。

三等：色泽较差，有黄皮、抽沟、破疤、腿红，其余同一等。

（2）二十五支边条红参

图 8-57　红参
药材图

一等：根呈长圆柱形，芦长、身长、腿长，体长 16.7cm 以上，有分枝 2～3 条。表面棕红色或淡棕色，有光泽。上部色较淡，有皮有肉。质坚实，断面角质样。气香，味苦。每 500g 25 支以内，每支重 20g 以上。

二等：稍有黄皮、抽沟、干疤，其余同一等。

三等：色泽较差，有黄皮、抽沟、破疤、腿红，其余同一等。

（3）三十五支边条红参

一等：根呈长圆柱形。芦长、身长、腿长，体长 15cm 以上，有分枝 2～3 条。表面棕红或淡棕色，有光泽。上部色较淡，有皮有肉。质坚实，断面角质样。气香，味苦。每 500g 35 支以内，每支 14.3g 以上。

二等：稍有黄皮、抽沟、干疤，其余同一等。

三等：色泽较差，有黄皮、抽沟、干疤，其余同一等。

（4）四十五支边条红参

一等：根呈长圆柱形，芦长、身长、腿长，体长 13.3cm 以上，有分枝 2～3 条。表面棕红色或淡棕色，有光泽。上部色较淡，有皮有肉。质坚实，断面角质样。气香，味苦。每 500g 45 支以内，支头均匀。

二等：稍有黄皮、抽沟、干疤，其余同一等。

三等：色泽较差，有黄皮、抽沟、破疤、腿红，其余同一等。

（5）五十五支边条红参

一等：根呈长圆柱形，芦长、身长、腿长，体长 11.7cm 以上，有分枝 2～3 条。表面棕红色或淡棕色，有光泽。上部色较淡，有皮有肉。质坚实，断面角质样。气香，味苦。每 500g 55 支以内，支头均匀。

二等：稍有黄皮、抽沟、干疤，其余同一等。

三等：色泽较差，有黄皮、抽沟、破疤、腿红，其余同一等。

（6）八十支边条红参

一等：根呈长圆柱形。芦长、身长、腿长，体长 11.7cm 以上。表面棕红色或淡棕色，有光泽。上部色较淡，有皮有肉。质坚实，断面角质样。气香，味苦。每 500g 在 80 支以内，支头均匀。

二等：稍有黄皮、抽沟、干疤，其余同一等。

三等：色泽较差，有黄皮、抽沟、破疤、腿红，其余同一等。

（7）小货边条红参

一等：根呈长圆柱形，表面棕红色或淡棕色，有光泽。上部色较淡，有皮有肉。断面角质样。气香，味苦。支头均匀。

二等：有黄皮不超过身长的 1/2，稍有抽沟、干疤，其余同一等。

三等：色泽较差，有黄皮、抽沟、破疤、腿红，其余同一等。

（8）二十支普通红参

一等：根呈圆柱形，表面棕红色或淡棕色，有光泽。质坚实，断面角质样。气香，味苦。每 500g 20 支以内，每支 25g 以上。

二等：稍有干疤、黄皮、抽沟，其余同一等。

三等：色泽较差，有黄皮、抽沟、干疤、腿红，其余同一等。

（9）三十二支普通红参

一等：根呈圆柱形，表面棕红色或淡棕色，有光泽。质坚实，断面角质样。气香，味苦。每 500g 32 支以内，每支 15.6g 以上。

二等：稍有干疤、黄皮、抽沟，其余同一等。

三等：色泽较差，有黄皮、干疤、抽沟、腿红，其余同一等。

（10）四十八支普通红参

一等：根呈圆柱形，表面棕红色或淡棕色，有光泽。质坚实，断面角质样。气香，味苦。每 500g 48 支以内，支头均匀。

二等：有干疤、黄皮、抽沟，其余同一等。

三等：色泽较差，有黄皮、干疤、抽沟、腿红，其余同一等。

（11）六十四支普通红参

一等：根呈圆柱形，表面棕红色或淡棕色，有光泽。质坚实，断面角质样。气香，味苦。每 500g 64 支以内，支头均匀。

二等：稍有干疤、黄皮、抽沟，其余同一等。

三等：色泽较差，有黄皮、干疤、抽沟、腿红，其余同一等。

（12）八十支普通红参

一等：根呈圆柱形，表面棕红色或淡棕色，有光泽。质坚实，断面角质样。气香，味苦。每 500g 80 支以内，支头均匀。

二等：稍有干疤、黄皮、抽沟，其余同一等。

三等：色泽较差，有黄皮、干疤、抽沟、腿红，其余同一等。

（13）小货普通红参

一等：根呈圆柱形，表面棕红色或淡棕色，有光泽。质坚实，断面角质样。气香，味苦。支头均匀。

二等：稍有干疤、黄皮、抽沟，其余同一等。

三等：色泽较差，有黄皮、干疤、抽沟、腿红，其余同一等。

（14）红混须混货　根须呈长条形或弯曲状。棕红色或橙红色，有光泽，半透明。断面角质。气香，味苦。须条长短不分，其中直须占 50% 以上。

（15）红直须

一等：根须呈长条形，粗壮均匀。棕红色或橙红色，有光泽，呈半透明状。断面角质。气香，味苦。长 13.3cm 以上。

二等：长 13.3cm 以下，最短不低于 8.3cm。

（16）红弯须混货　根须呈条形弯曲状，粗细不均。橙红色或棕黄色，有光泽，呈半透明状。不碎。气香，味苦。

显微鉴别　照人参项下**显微鉴别**试验，除淀粉粒糊化轮廓模糊外，其他特征应相同。

性味功效　甘、微苦，温。大补元气，复脉固脱，益气摄血。

附注　1. 朝鲜红参，又名"别直参"，加工时用水蒸气蒸过后，烘干。粗颈芦短多双芦，主根粗长而直；表面红棕色，上部显"黄衣"，体表有明显纵棱纹；质坚而重，断面角质光亮，有菊花纹；气香较浓，味甘、微苦。

2. 常见的伪充红参或朝鲜红参的伪品有：①豆科植物野豇豆 Vigna vexillata（L.）Benth. 的根。根除去栓皮，并经蒸煮加工。根头残留木质茎，无芦碗；表面有显著的纵皱纹而无横纹；具豆腥气。横切面镜检，薄壁组织中有单个或数个成群的纤维散在，无草酸钙结晶。②商陆科植物商陆 *Phytolacca acinosa* Roxb. 或垂序商陆 *P. americana* L. 的根。除去栓皮经加工后充人参。棕褐色，半透明状；顶端有地上茎的残基，无芦碗；有明显的纵皱纹；质坚实，难折断，断面可见数轮同心环纹。横切面镜检可见异常维管束断续排列成 3 轮；薄壁细胞含草酸钙针晶束，而不含草酸钙簇晶。③茄科植物华山参 *Physochlaina infundibularis* Kuang 的根。主产于陕西等地。除去粗皮，与甘草、冰糖水共煮后晒干。棕褐色，有皱纹及黄白色横长皮孔；顶端有 1 至数个根茎。质硬脆，断面有细密的放射状纹理；根横切面镜检，薄壁细胞中含草酸钙砂晶，木质部导管群的内方有内涵韧皮部；味微苦、稍麻舌，有毒。④菊科植物山莴苣 *Lactuca indica* L. 的根。经加工蒸煮后呈黄棕色至红棕色，半透明，有细纵皱纹而无横纹。顶端有残茎或茎痕，无芦头及芦碗。横切面镜检，无木栓层而代以后生皮层，内皮层明显，韧皮部有乳管群，薄壁细胞含大量菊糖。无草酸钙结晶及树脂道。⑤马齿苋科植物栌兰 *Talinum paniculatum*（Jacq.）Gaertn. 的根。除去栓皮蒸煮后，呈灰黄色，半透明状，有点状须根痕，顶端为残留的木质茎基而无芦头及芦碗。横切面镜检，薄壁细胞含草酸钙簇晶及糊化的淀粉团块；无树脂道。

西洋参 xiyangshen

别名　洋参、花旗参

来源　为五加科植物西洋参 *Panax quinquefolium* L. 的干燥根。

产销　原产加拿大和美国，我国东北、华北、西北等地引种栽培成功。均系栽培品。销往全国。

采收加工　秋季采挖，挖出根后，去除地上部分及泥土，去芦头、侧根及须根，洗净，晒干或低温干燥。

性状鉴别　芦头、支根及须根多已除去。主根呈纺锤形、圆柱形或圆锥形，长 3～12cm，直径 0.8～2cm。表面浅黄褐色或黄白色，可见横向环纹及线状皮孔，并有细密浅纵皱纹及须根痕。主根中下部有一至数条侧根，多已折断。有的上端有根茎（芦头）。体重，质坚实，不易折断，断面浅黄白色，略显粉性，皮部可见红棕色或黄棕色点状树脂道，形成层环纹棕黄色，木部略显放射状纹理。气微而特异，味微苦、甘（图 8-58）。

图 8-58　西洋参药材图

品质规格　以根条均匀、表面黄白色、体重质坚实者为佳。根据长度、直径、平均单支重量，分为特大支、大支、中支、小支等等级。

性味功效　甘、微苦，凉。补气养阴，清热生津。

珠子参 zhuzishen

别名　鸡腰参、大金线吊葫芦、珠儿参、白地瓜

来源　为五加科植物珠子参 *Panax japonicus* C. A. Mey. var. *major*（Burk.）C. Y. Wu et K. M. Feng 或羽叶三七 *Panax japonicus* C. A. Mey. var. *bipinnatifidus*（Seem.）C. Y. Wu et K. M. Feng 的干燥根茎。

产销　分布于四川、贵州、云南等地。销往全国。

采收加工　秋季采挖，除去粗皮和须根，干燥；或蒸（煮）透后干燥。

性状鉴别　略呈扁球形、圆锥形或不规则菱角形，偶呈连珠状，直径 0.5～2.8cm。表

面棕黄色或黄褐色，有明显的疣状突起和皱纹，偶有圆形凹陷的茎痕，有的一侧或两侧残存细的节间。质坚硬，断面不平坦，淡黄白色，粉性。气微，味苦、微甘，嚼之刺喉。蒸（煮）者断面黄白色或黄棕色，略呈角质样，味微苦、微甘，嚼之不刺喉。

品质规格 以条粗、质硬、断面色黄白者为佳。《中国药典》（2010 年版）规定，按干燥品计算，含竹节参皂苷Ⅳa（$C_{42}H_{66}O_{14}$）不得少于 3.0%。

性味功效 苦、甘，微寒。补肺养阴，祛瘀止痛，止血。

三七 sanqi

别名 参三七、田七、土三七、铜皮铁骨、金不换、山漆

来源 为五加科植物三七 *Panax notoginseng*（Burk.）F. H. Chen 的干燥根和根茎。

产销 野生于山坡丛林下，今多栽培于海拔 800～1000m 的山脚斜坡、土丘缓坡或人工荫棚下。分布于云南、广西、贵州、江西、湖北、广东、四川、西藏等地。现多为栽培。销往全国并大量出口。

采收加工 栽种 3～7 年后于夏末、秋初开花前或冬季种子成熟后采收。以夏、秋季采者，充实饱满，品质较佳，称为"春三七"；冬季采者，形瘦皱缩，质量较差，称为"冬三七"。挖取根部，去净泥土，剪下须根、支根及茎基，主根习称"三七头子"，晒至半干时，反复搓揉或放入转筒中滚动，然后晒干或烘干，称为"毛货"。再置容器内，加入蜡块，反复振荡，使表面光亮呈棕黑色，或将三七放麻袋中用干松毛、粽毛、粗糠或谷壳抛光，使外表皮光洁而色泽油润即为成品。剪下的芦头为"剪口"，粗支根为"筋条"，细小支根及须根为"绒根"。

性状鉴别 主根呈类圆锥形或圆柱形，长 1～6cm，直径 1～4cm。表面灰褐色或灰黄色，有断续的纵皱纹和支根痕。顶端有茎痕，周围有瘤状突起，习称"狮子头"。体重，质坚实，断面灰绿色、黄绿色或灰白色，木部微呈放射状排列，破碎后皮部木部易分离，具有"铜皮铁骨"之称。气微，味苦回甜（图 8-59）。

图 8-59 三七药材图

筋条呈圆柱形或圆锥形，长 2～6cm，上端直径约 0.8cm，下端直径约 0.3cm。

剪口呈不规则的皱缩块状或条状，表面有数个明显的茎痕及环纹，断面中心灰绿色或白色，边缘深绿色或灰色。

品质规格 以根粗壮、颗粒大而圆、体重、质坚、表面光滑、断面色灰绿或黄绿、味苦回甜浓厚者为佳。《中国药典》（2010 年版）规定，照醇溶性浸出物测定法（附录Ⅹ A）项下的热浸法测定，用甲醇作溶剂，不得少于 16.0%。按干燥品计算，含人参皂苷 Rg_1（C_{42}

$H_{72}O_{14}$)、人参皂苷 Rb_1（$C_{54}H_{92}O_{23}$）及三七皂苷 R_1（$C_{47}H_{80}O_{18}$）的总量不得少于 5.0%。

商品分为春三七和冬三七 2 种规格，各 13 个等级。

（1）春三七规格标准

一等（20 头）：干货。呈圆锥形或类圆柱形。表面灰黄色或黄褐色。质坚实、体重。断面灰褐色或灰绿色。味苦微甜。每 500g 20 头以内。长不超过 6cm。无杂质、虫蛀、霉变。

二等（30 头）：干货。每 500g 30 头以内，长不超过 6cm，余同一等。

三等（40 头）：干货。每 500g 40 头以内，长不超过 5cm，余同一等。

四等（60 头）：干货。每 500g 60 头以内，长不超过 4cm，余同一等。

五等（80 头）：干货。每 500g 80 头以内，长不超过 3cm，余同一等。

六等（120 头）：干货。每 500g 120 头以内，长不超过 2.5cm，余同一等。

七等（160 头）：干货。每 500g 160 头以内，长不超过 2cm，余同一等。

八等（200 头）：干货。每 500g 200 头以内，余同一等。

九等（大二外）：干货。长不超过 1.5cm，每 500g 250 头以内，余同一等。

十等（小二外）：干货。长不超过 1.5cm，每 500g 300 头以内，余同一等。

十一等（无数头）：干货。长不超过 1.5cm，每 500g 450 头以内，余同一等。

十二等（筋条）：干货。呈圆锥形或类圆柱形。间有从主根上剪下的细支根（筋条）。表面灰黄色或黄褐色。质坚实，体重。断面灰褐色或灰绿色。味苦微甜。不分春三七、冬三七，每 500g 在 450～600 头以内。支根上端直径不低于 0.8cm，下端直径不低于 0.5cm。无杂质、虫蛀、霉变。

十三等（剪口）：干货。不分春三七、冬三七，主要是三七的芦头（羊肠头）及糊七（未烤焦的），均为剪口。无杂质、虫蛀、霉变。

（2）冬三七规格标准　各等头数与春三七相同。但冬三七的表面灰黄色。有皱纹或抽沟（拉槽）。不饱满，体稍轻。断面黄绿色。无杂质、虫蛀、霉变。

性味功效　甘、微苦，温。散瘀止血，消肿定痛。

附注　常见的三七混乱品种主要有以下几种。

① 菊三七：菊科植物菊三七 *Gynura japonica* (Thunb.) Juel. 的干燥块茎。产于华东、中南及西南各地区。呈拳形或类圆形块状，长 3～10cm，直径约 3cm。表面灰棕色或灰褐色，全体有不规则的瘤状突起，突起顶端有时可见明显的茎基或芽痕，下部有细支根或断痕。质坚硬，断面灰黄色，并见维管束放射状排列，呈菊花心。气无，味微苦。本品虽有活血消肿功效，但与三七相比，差异很大，应视为三七伪品，禁止混用。

② 姜黄：姜科植物姜黄 *Curcuma longa* L. 的根茎。主产四川、福建、广东、江西。呈圆柱形、纺锤形或不规则卵形，常弯曲，偶有分枝，长 2～5cm，直径 1～5cm。未去皮者表面深黄色，粗糙，皱缩，环节明显，有须根痕。质坚硬，不易折断，断面黄棕色至金黄色，角质样，有蜡样光泽，可见内皮层环纹及维管束小点。有特异香气，味苦、辛，嚼之使唾液染成黄色。

③ 莪术：姜科莪术 *Curcuma phaeocaulis* Val. 的小个根茎，经加工后伪充三七。其外形与三七近似，但表面灰黄色，有环节。断面无菊花心。气微香，味苦辛。

④ 木薯淀粉伪制品：呈圆锥形，长 4～5cm，中部直径 2～2.5cm。表面灰色或灰褐色，无栓皮，凹下的部位常附有泥土。上端中心处有一伪造突起的假茎基，假茎基圆滑无茎痕，

周围有 4～6 个伪造的瘤状突起，无纵皱和支根痕，中部往下刻有横向突起的假皮孔，下端有的分支。质坚实，断面灰绿或灰棕黄色，无皮部与木部之分。气无，味苦，嚼之具黏性。本品以水浸泡或煮后呈糊状。

刺五加 ciwujia

别名 刺拐棒、五加参

来源 为五加科植物刺五加 *Acanthopanax senticosus*（Rupr. etMaxim.）Harms 的干燥根和根茎或茎。

产销 主产于东北地区及河北、北京、河南等地。销往全国。

采收加工 春、秋两季采收，洗净，干燥。

性状鉴别 根茎呈结节状不规则圆柱形，直径 1.4～4.2cm。根呈圆柱形，多扭曲，长 3.5～12cm，直径 0.3～1.5cm；表面灰褐色或黑褐色，粗糙，有细纵沟和皱纹，皮较薄，有的剥落，剥落处呈灰黄色。质硬，断面黄白色，纤维性。有特异香气，味微辛、稍苦、涩。

茎呈长圆柱形，多分枝，长短不一，直径 0.5～2cm。表面浅灰色，老枝灰褐色，具纵裂沟，无刺；幼枝黄褐色，密生细刺。质坚硬，不易折断，断面皮部薄，黄白色，木部宽广，淡黄色，中心有髓。气微，味微辛。

品质规格 《中国药典》（2010 年版）规定，照醇溶性浸出物测定法项下热浸法测定，用甲醇作溶剂，不得少于 3.0%。

性味功效 辛、微苦，温。益气健脾，补肾安神。

白芷 baizhi

别名 香白芷

来源 为伞形科植物白芷 *Angelica dahurica*（Fisch. ex Hoffm.）Benth. et Hook. f. 或杭白芷 *Angelica dahurica*（Fisch. ex Hoffm.）Benth. et Hook. f. var. *formosana*（Boiss.）Shah et Yuan 的干燥根。

产销 商品主要有禹白芷、祁白芷、杭白芷和川白芷四类。禹白芷主产于河南长葛、禹县；祁白芷主产于河北安国；杭白芷主产于浙江杭州、余姚、临海等地；川白芷主产于四川遂宁、达县、内江和重庆等地。此外，山西和东北亦产。习惯以"杭白芷"为佳，销往全国并有出口。其余多自产自销。

采收加工 夏、秋间叶黄时采挖，除去须根和泥沙，晒干或低温干燥。

性状鉴别 呈长圆锥形，长 10～25cm，直径 1.5～2.5cm。表面灰棕色或黄棕色，根头部钝四棱形或近圆形，具纵皱纹、支根痕及皮孔样的横向突起，有的排列成四纵行。顶端有凹陷的茎痕。质坚实，断面白色或灰白色，粉性，形成层环棕色，近方形或近圆形，皮部散有多数棕色油点。气芳香，味辛、微苦（图 8-60）。

图 8-60 白芷药材图
1—杭白芷；2—白芷

品质规格 以粗壮、坚实、粉性足、油点多、香气浓郁者为佳。《中国药典》（2010 年版）规定，照醇溶性浸出物测定法项下的热浸法，用稀乙醇作溶剂，不得少于 15.0%。按干燥

品计算，含欧前胡素（$C_{16}H_{14}O_4$）不得少于 0.080%

一等：干货。呈圆锥形。表面灰白色或黄白色。体坚。断面白色或黄白色，具粉性。有香气，味辛、微苦。每千克 36 支以内。无空心、黑心、芦头、油条、杂质、虫蛀、霉变。

二等：干货。每千克 60 支以内，余同一等。

三等：干货。呈圆锥形。表面灰白色或黄白色。具粉性。有香气，味辛、微苦。每千克 60 支以外，顶端直径不得小于 0.7cm。间有白芷尾、黑心、异状、油条，但总数不得超过 20%。无杂质、霉变。

性味功效　辛，温。解表散寒，祛风止痛，宣通鼻窍，燥湿止带，消肿排脓。

当归 danggui

别名　秦归、云归

来源　为伞形科植物当归 *Angelica sinensis* (Oliv.) Diels 的干燥根。

产销　主产于甘肃、云南等地。甘肃岷县产量大，质量佳。销往全国，有出口。

采收加工　秋末采挖，除去须根和泥沙，待水分稍蒸发后，捆成小把，上棚，用烟火慢慢熏干。

性状鉴别　略呈圆柱形，下部有支根 3～5 条或更多，长 15～25cm。表面黄棕色至棕褐色，具纵皱纹和横长皮孔样突起。根头（归头）直径 1.5～4cm，具环纹，上端圆钝，或具数个明显突出的根茎痕，有紫色或黄绿色的茎和叶鞘的残基；主根（归身）表面凹凸不平；支根（归尾）直径 0.3～1cm，上粗下细，多扭曲，有少数须根痕。质柔韧，断面黄白色或淡黄棕色，皮部厚，有裂隙和多数棕色点状分泌腔，木部色较淡，形成层环黄棕色。有浓郁的香气，味甘、辛、微苦（图 8-61）。

品质规格　以主根粗大、身长尾少、质坚韧、油润、断面色黄白、气味浓厚者为佳。柴性大、干枯无油或断面呈绿褐色者不可供药用。《中国药典》（2010 年版）规定，照醇溶性浸出物测定法项下的热浸法测定，用 70% 乙醇作溶剂，不得少于 45.0%。挥发油不得少于 0.4%（mL/g）。按干燥品计算，含阿魏酸（$C_{10}H_{10}O_4$）不得少于 0.050%。

商品分全归和归头两类。

（1）全归规格标准

一等：干货。上部主根圆柱形，下部有多条支根，根梢不细于 0.2cm。表面棕黄色或黄褐色。断面黄白色或淡黄色，具油性。气芳香，味甘、微苦。每千克 40 支以内。无须根、杂质、虫蛀、霉变。

二等：干货。每千克 70 支以内，余同一等。

三等：干货。每千克 110 支以内，余同一等。

四等：干货。每千克 110 支以外，余同一等。

五等（常行归）：干货。凡不符合以上分等的小货，全归占 30%，腿渣占 70%，具油性。无须根、杂质、虫蛀、霉变。

（2）归头规格标准

一等：干货。纯主根，呈长圆形或拳状，表面棕黄色或黄褐色。断面黄白色或淡黄色，具油性。气芳香，味甘、微苦。每千克 40 支以内。无油个、枯干、杂质、虫蛀、霉变。

二等：干货。每千克 80 支以内，余同一等。

图 8-61　当归药材图

三等：干货。每千克 120 支以内，余同一等。

四等：干货。每千克 160 支以内，余同一等。

性味功效 甘、辛，温。补血活血，调经止痛，润肠通便。

附注 ① 伞形科植物东当归 *Ligusticum acutiloba*（Sieb. et Zucc.）Kitag. 的根。一般于 9 月下旬至 10 月中旬采挖根部，除去地上茎叶，洗净泥土，晾干。商品全长 10~18cm。主根粗短有细环纹，直径 1.5~3cm，顶端有叶柄及茎基痕，中央凹陷，有的已切齐。支根 10 余条或更多，直径 0.2~1cm。表面土黄色、棕黄色或棕褐色。全体有细纵皱纹及横向突起的皮孔状瘢痕、须根或须根痕。干时质脆，受潮则变软，有韧性，断面整齐，皮部类白色，木部黄白色或黄棕色。气芳香，味甜而后稍苦。

② 伞形科植物野当归 *Angelica decursiva*（Miq.）f. *decursiva* 的根。呈圆锥形，具 1 个或数个分枝，以二歧式分枝为常见。主根长 1~3.5cm，直径 1~3cm。支根长短不等，直径 0.4~0.8cm。表面棕色、红棕色或黑棕色，根头部具横环纹，顶端有叶柄及茎的残痕或成枯洞，全体饱满或有的有纵皱及皮孔状瘢痕。质坚硬，断面黄白色。略有当归样香气，味微甜而后苦，稍麻舌。

③ 伞形科植物欧当归 *Levisticum officinalis* Koch［*Ligusticum leuisticum* L.］的根。呈圆柱形，有的有分枝。长短不等，直径 0.7~2cm。表面灰棕色或棕色，有纵皱纹及横长皮孔状瘢痕。质柔韧，断面黄白色或棕黄色。气微，味微甜而麻舌。

独活 duhuo

别名 川独活

来源 为伞形科植物重齿毛当归 *Angelica pubescens* Maxim. f. *biserrata* Shan et Yuan 的干燥根。

产销 主产于四川、湖北、陕西。销往全国。

采收加工 春初苗刚发芽或秋末茎叶枯萎时采挖，除去须根和泥沙，烘至半干，堆置 2~3 天，发软后再烘至全干。

性状鉴别 根略呈圆柱形，下部 2~3 分枝或更多，长 10~30cm。根头部膨大，圆锥状，多横皱纹，直径 1.5~3cm，顶端有茎、叶的残基或凹陷。表面灰褐色或棕褐色，具纵皱纹，有横长皮孔样突起及稍突起的细根痕。质较硬，受潮则变软，断面皮部灰白色，有多数散在的棕色油室，木部灰黄色至黄棕色，形成层环棕色。有特异香气，味苦、辛、微麻舌（图 8-62）。

图 8-62 独活药材图

品质规格 以根条粗壮、油润、香气浓者为佳。《中国药典》（2010 年版）规定，按干燥品计算，含蛇床子素（$C_{15}H_{16}O_3$）不得少于 0.50%，含二氢欧山芹醇当归酸酯（$C_{19}H_{20}O_5$）不得少于 0.080%。

性味功效 辛、苦，微温。祛风除湿，通痹止痛。

羌活 qianghuo

来源 为伞形科植物羌活 *Notopterygium incisum* Ting ex H. T. Chang 或宽叶羌活 *Notopterygium franchetii* H. de Boiss. 的干燥根茎和根。

产销 羌活主产于四川、云南、甘肃、青海等地，以四川为主产区者称川羌，川羌中多为蚕羌；西北地区为主产区者称西羌，西羌中多为大头羌、竹节羌和条羌。销往全国并出口。

采收加工 春、秋两季采挖，除去须根及泥沙，晒干。

性状鉴别 （1）羌活 为圆柱状略弯曲的根茎，长 4～13cm，直径 0.6～2.5cm，顶端具茎痕。表面棕褐色至黑褐色，外皮脱落处呈黄色。节间缩短，呈紧密隆起的环状，形似蚕，习称"蚕羌"；节间延长，形如竹节状，习称"竹节羌"。节上有多数点状或瘤状突起的根痕及棕色破碎鳞片。体轻，质脆，易折断，断面不平整，有多数裂隙，皮部黄棕色至暗棕色，油润，有棕色油点，木部黄白色，射线明显，髓部黄色至黄棕色。气香，味微苦而辛。

（2）宽叶羌活 为根茎和根。根茎类圆柱形，顶端具茎和叶鞘残基，根类圆锥形，有纵皱纹和皮孔；表面棕褐色，近根茎处有较密的环纹，长 8～15cm，直径 1～3cm，习称"条羌"。有的根茎粗大，不规则结节状，顶部具数个茎基，根较细，习称"大头羌"。质松脆，易折断，断面略平坦，皮部浅棕色，木部黄白色。气味较淡（图 8-63）。

图 8-63 羌活药材图

品质规格 以条粗壮、断面油点多、香气浓者为佳。《中国药典》（2010 年版）规定，照醇溶性浸出物测定法项下的热浸法测定，用乙醇作溶剂，不得少于 15.0%。挥发油照挥发油测定法（附录ⅩD）测定，含挥发油不得少于 1.4%（mL/g）。按干燥品计算，含羌活醇（$C_{21}H_{22}O_5$）和异欧前胡素（$C_{16}H_{14}O_4$）的总量不得少于 0.40%。

（1）川羌规格标准

一等（蚕羌）：干货。呈圆柱形。全体环节紧密，似蚕状。表面棕黑色。体轻质松脆。断面有紧密的分层，呈棕、紫、黄、白色相间的纹理。气清香纯正，味微苦、辛。长 3.5cm以上，顶端直径 1cm 以上。无须根、杂质、虫蛀、霉变。

二等（条羌）：干货。呈长条形。表面棕黑色，多纵纹。体轻质脆。断面有紧密的分层，呈棕紫、黄、白色相间的纹理。气清香纯正，味微苦、辛。长短大小不分，间有破碎。无芦头、杂质、虫蛀、霉变。

（2）西羌规格标准

一等（蚕羌）：干货。呈圆柱形，全体环节紧密，似蚕状。表面棕黑色，体轻质松脆。

断面紧密分层，呈棕、紫、白色相间的纹理，气微，味微苦、辛。无须根、杂质、虫蛀、霉变。

二等（大头羌）：干货。呈瘤状突起、不规则的块状。表面棕黑色。体轻质脆。断面具棕、黄色相间的纹理。气浊，味微苦、辛。无细须根、杂质、虫蛀、霉变。

三等（条羌）：干货。呈长条形。表面暗棕色，多纵纹，香气较淡，味微辛、苦。间有破碎，无细须根、杂质、虫蛀、霉变。

性味功效 辛、苦，温。解表散寒，祛风除湿，止痛。

前胡 qianhu（附：紫花前胡）

来源 为伞形科植物白花前胡 *Peucedanum praeruptorum* Dunn 的干燥根。

产销 主产于浙江、湖南、四川等地。销往全国并出口。

图 8-64　前胡药材图

采收加工 冬季至次春茎叶枯萎或未抽花茎时采挖，除去须根，洗净，晒干或低温干燥。

性状鉴别 呈不规则的圆柱形、圆锥形或纺锤形，稍扭曲，下部常有分枝，长 3～15cm，直径 1～2cm。表面黑褐色或灰黄色，根头部多有茎痕和纤维状叶鞘残基，上端有密集的细环纹，下部有纵沟、纵皱纹及横向皮孔样突起。质较柔软，干者质硬，可折断，断面不整齐，淡黄白色，皮部散有多数棕黄色油点，形成层环纹棕色，射线放射状。气芳香，味微苦、辛（图 8-64）。

品质规格 以根粗壮、皮黑肉白、质柔软、断面油点多、香气浓者为佳。《中国药典》（2010 年版）规定，照醇溶性浸出物测定法项下的冷浸法测定，用稀乙醇作溶剂，不得少于 20.0%。按干燥品计算，含白花前胡甲素（$C_{21}H_{22}O_7$）不得少于 0.90%，含白花前胡乙素（$C_{24}H_{26}O_7$）不得少于 0.24%。

性味功效 苦、辛，微寒。降气化痰，散风清热。

附　紫花前胡

为伞形科植物紫花前胡 *Peucedanum decursivum*（Miq.）Maxim. 的干燥根。多呈不规则圆柱形、圆锥形或纺锤形，主根较细，有少数支根，长 3～15cm，直径 0.8～1.7cm。表面棕色至黑棕色，根头部偶有残留茎基和膜状叶鞘残基，有浅直细纵皱纹，可见灰白色横向皮孔样突起和点状须根痕。质硬，断面类白色，皮部较窄，散有少数黄色油点。气芳香，味微苦、辛。按干燥品计算，含紫花前胡苷（$C_{20}H_{24}O_9$）不得少于 0.90%。苦、辛，微寒。功效降气化痰，散风清热。

川芎 chuanxiong

别名 京芎、抚芎

来源 为伞形科植物川芎 *Ligusticum chuanxiong* Hort. 的干燥根茎。

产销 主要栽培于四川、江苏、浙江、江西、湖北、湖南、广西、贵州、云南、陕西、甘肃等地。以四川产量大质优。销往全国并出口。

采收加工 夏季当茎上的节盘显著突出，并略带紫色时采挖。除去泥沙，晒后烘干，再去须根。

性状鉴别 为不规则结节状拳形团块，直径 2～7cm。表面黄褐色，粗糙皱缩，有多数平行隆起的轮节，顶端有凹陷的类圆形茎痕，下侧及轮节上有多数小瘤状根痕。质坚实，不易折断，断面黄白色或灰黄色，散有黄棕色的油室，形成层环呈波状。气浓香，味苦、辛，稍有麻舌感，微回甜（图 8-65、图 8-66）。

图 8-65 川芎药材图

图 8-66 川芎饮片图

品质规格 以个大、饱满、断面色黄白、油性大、香气浓者为佳。《中国药典》（2010年版）规定，照醇溶性浸出物测定法（附录 Ⅹ A）项下的热浸法测定，用乙醇作溶剂，不得少于 12.0%。按干燥品计算，含阿魏酸（$C_{10}H_{10}O_4$）不得少于 0.10%。

商品按大小分为三等。

一等：干货。呈绳结状，质坚实。表面黄褐色。断面灰白色或黄白色。有特异香气，味苦辛、麻舌。每千克 44 个以内，单个重量不低于 20g。无山川芎、空心、焦枯、杂质、虫蛀、霉变。

二等：干货。每千克 70 个以内，余同一等。

三等：干货。每千克 70 个以外，个大空心的属此等，余同一等。

性味功效 辛，温。活血行气，祛风止痛。

藁本 gaoben

别名 藁板

来源 为伞形科植物藁本 *Ligusticum sinense* Oliv. 或辽藁本 *Ligusticum jeholense* Nakai et Kitag. 的干燥根茎和根。

产销 藁本主产于四川、湖北、湖南、陕西，自产自销，有少量出口；辽藁本主产于河北、辽宁，自产自销。

采收加工 秋季茎叶枯萎或次春出苗时采挖，除去泥沙，晒干或烘干。

性状鉴别 （1）藁本 根茎呈不规则结节状圆柱形，稍扭曲，有分枝，长 3～10cm，直径 1～2cm。表面棕褐色或暗棕色，粗糙，有纵皱纹，上侧残留数个凹陷的圆形茎基，下侧有多数点状突起的根痕和残根。体轻，质较硬，易折断，断面黄色或黄白色，纤维状。气浓香，味辛、苦、微麻。

（2）辽藁本 较小，根茎呈不规则的团块状或柱状，长 1～3cm，直径 0.6～2cm。有多数细长弯曲的根（图 8-67）。

品质规格 以个大、质坚、香气浓者为佳。《中国药典》（2010 年版）规定，照醇溶性浸出物测定法项下的（附录 Ⅹ A）热浸法测定，用乙醇作溶剂，不得少于 13.0%。按干燥品计算，含阿魏酸（$C_{10}H_{10}O_4$）不得少于 0.050%。

性味功效 辛，温。祛风，散寒，除湿，止痛。

图 8-67　藁本药材图

1—藁本；2—辽藁本

防风 fangfeng

别名　屏风、关防风

来源　为伞形科植物防风 *Saposhnikovia divaricata*（Turcz.）Schischk. 的干燥根。

图 8-68　防风药材
及饮片图

产销　主产于黑龙江、吉林、辽宁，商品称"关防风"、"东防风"，以黑龙江产量最大，销往全国并出口。内蒙古、陕西、河南、山东、山西、宁夏等地亦产，商品称"西防风"、"口防风"，多自产自销。

采收加工　春、秋两季采挖未抽花茎植株的根，除去须根和泥沙，晒干。

性状鉴别　呈长圆锥形或长圆柱形，下部渐细，有的略弯曲，长 15～30cm，直径 0.5～2cm。表面灰棕色，粗糙，有纵皱纹、多数横长皮孔样突起及点状的细根痕。根头部有明显密集的环纹，有的环纹上残存棕褐色毛状叶基。体轻，质松，易折断，断面不平坦，皮部浅棕色，有裂隙，木部浅黄色。气特异，味微甘（图 8-68）。

品质规格　以条粗壮、断面皮部色浅棕、木部色浅黄、气味浓者为佳。《中国药典》（2010 年版）规定，照醇溶性浸出物测定法项下的热浸法测定，用乙醇作溶剂，不得少于 13.0％。按干燥品计算，含升麻素苷（$C_{22}H_{28}O_{11}$）和 5-*O*-甲基维斯阿米醇苷（$C_{22}H_{28}O_{10}$）的总量不得少于 0.24％。商品按大小粗细分为两个等级。

一等：干货。根呈圆柱形。表面有皱纹，顶端带有毛须。外皮黄褐色或灰黄色。质松较柔软。断面棕黄色或黄白色，中间淡黄色。味微甜。根长 15cm 以上。芦下直径 0.6cm 以上。无杂质、虫蛀、霉变。

二等：干货。根长短不限，偶有分枝，芦下直径 0.4cm 以上，余同一等。

性味功效　辛、甘，微温。祛风解表，胜湿止痛，止痉。

柴胡 chaihu

来源　为伞形科植物柴胡 *Bupleurum chinense* DC. 或狭叶柴胡 *Bupleurum scorzoneri-folium* Willd. 的干燥根。按性状不同，分别习称"北柴胡"和"南柴胡"。

产销 柴胡主产于河北、辽宁、吉林、黑龙江、河南、陕西；狭叶柴胡主产于辽宁、吉林、黑龙江、陕西、内蒙古、河北、江苏、安徽。销往全国。

采收加工 春、秋两季采挖，除去茎叶和泥沙，干燥。

性状鉴别 （1）北柴胡 呈圆柱形或长圆锥形，长 6～15cm，直径 0.3～0.8cm。根头膨大，顶端残留 3～15 个茎基或短纤维状叶基，下部分枝。表面黑褐色或浅棕色，具纵皱纹、支根痕及皮孔。质硬而韧，不易折断，断面显纤维性，皮部浅棕色，木部黄白色。气微香，味微苦（图 8-69）。

（2）南柴胡 根较细，圆锥形，顶端有多数细毛状枯叶纤维，下部多不分枝或稍分枝。表面红棕色或黑棕色，靠近根头处多具细密环纹。质稍软，易折断，断面略平坦，不显纤维性。具败油气（图 8-70）。

图 8-69　北柴胡药材图

图 8-70　南柴胡药材图

品质规格 以条粗长、残留苗茎短、须根少者为佳。《中国药典》（2010 年版）规定，照醇溶性浸出物测定法项下的热浸法（附录 Ⅹ A）测定，用乙醇作溶剂，不得少于 11.0%。按干燥品计算，含柴胡皂苷 a（$C_{42}H_{68}O_{13}$）和柴胡皂苷 d（$C_{42}H_{68}O_{13}$）的总量不得少于 0.30%。

性味功效 辛、苦，微寒。疏散退热，疏肝解郁，升举阳气。

附注 大叶柴胡 *Bupleurum longiradiatum* Turcz. 的干燥根茎，表面密生环节，有毒，不可作柴胡用。

明党参 mingdangshen

别名 明沙参、粉沙参

来源 为伞形科植物明党参 *Changium smyrnioides* Wolff 的干燥根。

产销 主产于江苏、安徽、浙江等地。销往全国。

采收加工 4～5 月采挖，除去须根，洗净，置沸水中煮至无白心，取出，刮去外皮，漂洗，干燥。

性状鉴别 呈细长圆柱形、长纺锤形或不规则条块，长 6～20cm，直径 0.5～2cm。表面黄白色或淡棕色，光滑或有纵沟纹和须根痕，有的具红棕色斑点。质硬而脆，断面角质样，皮部较薄，黄白色，有的易与木部剥离，木部类白色。气微，味淡（图 8-71）。

图 8-71 明党
参药材图

品质规格 以根条粗细均匀、完整、质坚实、黄白色、断面角质样、半透明者为佳。《中国药典》（2010 年版）规定，照水溶性浸出物测定法（附录 ⅩA）项下的冷浸法测定，不得少于 20.0%。商品分四个等级。

一等（银牙）：长条形，长 7.5～15cm，直径不超过 1cm，色明亮，淡黄色，质坚实。

二等（匀条）：条较粗大，长不到 15cm，直径 1～1.5cm，淡黄色或黄棕色，质坚实。

三等（粗枝）：条粗完整无碎，直径约 2cm，色稍深，中心较疏松。

四等（大头）：粗条，大头空心或破裂劈枝，有的充满棕色块状物。

性味功效 甘、微苦，微寒。润肺化痰，养阴和胃，平肝，解毒。

北沙参 beishashen

别名 莱阳参、银条参、珊瑚菜

来源 为伞形科植物珊瑚菜 *Glehnia littoralis* Fr. Schmidt ex Miq. 的干燥根。

产销 主产于山东、江苏、河北、辽宁。山东莱阳胡城村产品质最佳，以河北秦皇岛及辽宁大连产量大，品质亦佳。销往全国并出口。

采收加工 夏、秋两季采挖，除去须根，洗净，稍晾，置沸水中烫后，除去外皮，干燥。或洗净直接干燥。

性状鉴别 呈细长圆柱形，偶有分枝，长 15～45cm，直径 0.4～1.2cm。表面淡黄白色，略粗糙，偶有残存外皮，不去外皮的表面黄棕色。全体有细纵皱纹和纵沟，并有棕黄色点状细根痕；顶端常留有黄棕色根茎残基；上端稍细，中部略粗，下部渐细。质脆，易折断，断面皮部浅黄白色，木部黄色。气特异，味微甘。

品质规格 以条细长、圆柱形、质坚、味甘微苦者为佳。商品按大小分为三个等级。

一等：干货。呈细长条圆柱形，去净栓皮。表面黄白色。质坚而脆。断面皮部淡黄白色，有黄色木质心。微有香气，味微甘。条长 34cm 以上，上、中部直径 0.3～0.6cm。无芦头、细尾须、油条、虫蛀、霉变。

二等：干货。条长 23cm 以上，上、中部直径 0.3～0.6cm，余同一等。

三等：干货。条长 22cm 以下，粗细不分，间有破碎，余同一等。

性味功效 甘、微苦，微寒。养阴清肺，益胃生津。

龙胆 longdan

别名 龙胆草、苦龙胆草

来源 为龙胆科植物条叶龙胆 *Gentiana manshurica* Kitag.、龙胆 *Gentiana scabra* Bge.、三花龙胆 *Gentiana triflora* Pall. 或滇龙胆 *Gentiana rigescens* Franch. 的干燥根和根茎。前三种习称"龙胆"，后一种习称"坚龙胆"。

产销 龙胆（龙胆、条叶龙胆和三花龙胆）主产于黑龙江、吉林、辽宁、内蒙古，产量大，品质优，销往全国并出口；坚龙胆（滇龙胆）主产于云南、四川、贵州，多自产自销。

采收加工 春、秋两季采挖，洗净，干燥。

性状鉴别 （1）龙胆　根茎呈不规则的块状，长 1～3cm，直径 0.3～1cm；表面暗灰棕色或深棕色，上端有茎痕或残留茎基，周围和下端着生多数细长的根。根圆柱形，略扭曲，长 10～20cm，直径 0.2～0.5cm；表面淡黄色或黄棕色，上部多有显著的横皱纹，下部较细，有纵皱纹及支根痕。质脆，易折断，断面略平坦，皮部黄白色或淡黄棕色，木部色较浅，呈点状环列。气微，味甚苦（图 8-72）。

（2）坚龙胆　表面无横皱纹，外皮膜质，易脱落，木部黄白色，易与皮部分离。

品质规格　以根条粗长、无碎断、苦味浓、色黄或黄棕者为佳。《中国药典》（2010 年版）规定，按干燥品计算，龙胆含龙胆苦苷（$C_{16}H_{20}O_9$）不得少于 3.0%；坚龙胆含龙胆苦苷（$C_{16}H_{20}O_9$）不得少于 1.5%。

性味功效　苦，寒。清热燥湿，泻肝胆火。

图 8-72　龙胆药材图

秦艽 qinjiao

别名　西秦艽、辫子艽

来源　为龙胆科植物秦艽 *Gentiana macrophylla* Pall.、麻花秦艽 *Gentiana straminea* Maxim.、粗茎秦艽 *Gentiana crassicaulis* Duthie ex Burk. 或小秦艽 *Gentiana dahurica* Fisch. 的干燥根。前三种按性状不同分别习称"秦艽"和"麻花艽"，后一种习称"小秦艽"。

产销　秦艽主产于陕西、甘肃，以甘肃产量最大，质量最好；麻花艽产于甘肃、青海、四川、湖北等地；粗茎秦艽主产于青海、甘肃、四川、云南等地；小秦艽产于河北、内蒙古及陕西等地。销往全国并出口。

采收加工　春、秋两季采挖，除去泥沙；秦艽和麻花艽晒软，堆置"发汗"至表面呈红黄色或灰黄色时，摊开晒干，或不经"发汗"直接晒干；小秦艽趁鲜时搓去黑皮，晒干。

性状鉴别　（1）秦艽　呈类圆柱形，上粗下细，扭曲不直，长 10～30cm，直径 1～3cm。表面黄棕色或灰黄色，有纵向或扭曲的纵皱纹，顶端有残存茎基及纤维状叶鞘。质硬而脆，易折断，断面略显油性，皮部黄色或棕黄色，木部黄色。气特异，味苦、微涩。

（2）麻花艽　呈类圆锥形，多由数个小根纠聚而膨大，直径可达 7cm。表面棕褐色，粗糙，有裂隙呈网状孔纹。质松脆，易折断，断面多呈枯朽状。

（3）小秦艽　呈类圆锥形或类圆柱形，长 8～15cm，直径 0.2～1cm。表面棕黄色。主根通常 1 个，残存的茎基有纤维状叶鞘，下部多分枝。断面黄白色（图 8-73）。

品质规格　以粗壮、质坚实、色棕黄、气味浓厚者为佳。《中国药典》（2010 年版）规定，照醇溶性浸出物测定法项下的热浸法测定，用乙醇作溶剂，不得少于 24.0%。按干燥品计算，含龙胆苦苷（$C_{16}H_{20}O_9$）和马钱苷酸（$C_{16}H_{24}O_{10}$）的总量不得少于 2.5%。

（1）秦艽规格标准

一等：干货。呈圆锥形或圆柱形，有纵向皱纹，主根粗大似鸡腿、萝卜、牛尾状。表面灰黄色或棕色。质坚而脆。断面棕红或棕黄色，中心土黄色。气特殊，味苦涩。芦下直径 1.2cm 以上。无芦头、须根、杂质、虫蛀、霉变。

图 8-73　秦艽药材图

1—秦艽；2—粗茎秦艽；3—麻花艽；4—小秦艽

二等：干货。芦下直径 1.2cm 以下，最小不低于 0.6cm。余同一等。

（2）麻花艽规格标准　统货。干货。常由数个小根聚集交错缠绕呈辫状或麻花状。全体有显著的向左扭曲的纵皱纹。表面棕褐色或黄褐色，粗糙，有裂隙显网状纹，体轻而疏松。断面常有腐朽的空心，气特殊，味苦涩，大小不分，但芦下直径不小于 0.3cm。无芦头、须根、杂质、虫蛀、霉变。

（3）小秦艽规格标准

一等：干货。呈圆锥形或圆柱形。常有数个分枝纠合在一起，扭曲，有纵向皱纹。表面黄色或黄白色。体轻疏松。断面黄白色或黄棕色。气特殊，味苦。条长 20cm 以上。芦下直径 1cm 以上。无残茎、杂质、虫蛀、霉变。

二等：长短大小不分，但芦下最小直径不低于 0.3cm，余同一等。

性味功效　辛、苦，平。祛风湿，清湿热，止痹痛，退虚热。

白前 baiqian

别名　鹅管白前、竹叶白前

来源　为萝藦科植物柳叶白前 *Cynanchum stauntonii* （Decne.） Schltr. ex Levl. 或芫花叶白前 *Cynanchum glaucescens* （Decne.） Hand. -Mazz. 的干燥根茎和根。

产销　主产于浙江、安徽、福建、江西、湖北、湖南等地。销往全国。

采收加工　秋季采挖，洗净，晒干。

性状鉴别　（1）柳叶白前　根茎呈细长圆柱形，有分枝，稍弯曲，长 4～15cm，直径 1.5～4mm。表面黄白色或黄棕色，节明显，节间长 1.5～4.5cm，顶端有残茎。质脆，断面中空。节处簇生纤细弯曲的根，长可达 10cm，直径不及 1mm，有多次分枝呈毛须状，常盘曲成团。气微，味微甜（图 8-74）。

（2）芫花叶白前　根茎较短小或略呈块状；表面灰绿色或灰黄色，节间长 1～2cm。质较硬。根稍弯曲，直径约 1mm，分枝少（图 8-75）。

品质规格　以根茎粗壮、粉性足、须根长者为佳。

性味功效　辛、苦，微温。降气，消痰，止咳。

图 8-74　柳叶白前药材图

图 8-75　芫花叶白前药材图

白薇 baiwei

来源　为萝藦科植物白薇 *Cynanchum atratum* Bge. 或蔓生白薇 *Cynanchum versicolor* Bge. 的干燥根和根茎。

产销　白薇主产于安徽、湖北、辽宁等地。蔓生白薇产于河北、河南、山西、山东、安徽等地。销往全国。

采收加工　春、秋两季采挖，洗净，干燥。

性状鉴别　根茎粗短，有结节，多弯曲。上面有圆形的茎痕，下面及两侧簇生多数细长的根，根长 10～25cm，直径 0.1～0.2cm。表面棕黄色。质脆，易折断，断面皮部黄白色，木部黄色。气微，味微苦（图 8-76）。

品质规格　以根粗长、外皮色棕黄者为佳。《中国药典》（2010 年版）规定，照醇溶性浸出物测定法项下的热浸法测定，用稀乙醇作溶剂，不得少于 19.0%。

性味功效　苦、咸，寒。清热凉血，利尿通淋，解毒疗疮。

图 8-76　白薇
药材图

徐长卿 xuchangqing

别名　竹叶细辛、寮刁竹

来源　为萝藦科植物徐长卿 *Cynanchum paniculatum*（Bge.）Kitag. 的干燥根和根茎。

产销　主产于江苏、浙江、安徽、山东、湖北、湖南、河南等地。吉林、甘肃、山东、福建、浙江、江西、广西等地用根及根茎，其他各地多用带根的全草。多自产自销。

采收加工　秋季采挖，除去杂质，阴干。

性状鉴别　根茎呈不规则柱状，有盘节，长 0.5～3.5cm，直径 2～4mm。有的顶端带有残茎，细圆柱形，长约 2cm，直径 1～2mm，断面中空；根茎节处周围着生多数根。根呈细长圆柱形，弯曲，长 10～16cm，直径 1～1.5mm。表面淡黄白色至淡棕黄色或棕色，具微细的纵皱纹，并有纤细的须根。质脆，易折断，断面粉性，皮部类白色或黄白色，形成层

图 8-77　徐长卿
药材图

环淡棕色，木部细小。气香，味微辛凉（图 8-77）。

品质规格　以香气浓者为佳。《中国药典》（2010 年版）规定，照醇溶性浸出物测定法项下的热浸法测定，用乙醇作溶剂，不得少于 10.0%。按干燥品计算，含丹皮酚（$C_9H_{10}O_3$）不得少于 1.3%。

性味功效　辛，温。祛风，化湿，止痛，止痒。

紫草 zicao

来源　为紫草科植物新疆紫草 *Arnebia euchroma*（Royle）Johnst. 或内蒙紫草 *Arnebia guttata* Bunge 的干燥根。

产销　新疆紫草产于新疆，产量大，销往全国大部分地区；内蒙紫草产于内蒙古、甘肃等地，自产自销。

采收加工　春、秋两季采挖，除去泥沙，干燥。

性状鉴别　（1）新疆紫草（软紫草）　呈不规则的长圆柱形，多扭曲，长 7～20cm，直径 1～2.5cm。表面紫红色或紫褐色，皮部疏松，呈条形片状，常 10 余层重叠，易剥落。顶端有的可见分歧的茎残基。体轻，质松软，易折断，断面不整齐，木部较小，黄白色或黄色。气特异，味微苦、涩（图 8-78）。

（2）内蒙紫草　呈圆锥形或圆柱形，扭曲，长 6～20cm，直径 0.5～4cm。根头部略粗大，顶端有残茎 1 或多个，被短硬毛。表面紫红色或暗紫色，皮部略薄，常数层相叠，易剥离。质硬而脆，易折断，断面较整齐，皮部紫红色，木部较小，黄白色。气特异，味涩（图 8-79）。

品质规格　以根条粗长、色紫、皮厚、木心小者为佳。《中国药典》（2010 年版）规定，按干燥品计算，含 β,β'-二甲基丙烯酰阿卡宁（$C_{21}H_{22}O_6$）不得少于 0.30%。

性味功效　甘、咸，寒。清热凉血，活血解毒，透疹消斑。

图 8-78　新疆紫草药材图

图 8-79　内蒙紫草药材图

黄芩 huangqin

别名　子芩、条芩

来源　为唇形科植物黄芩 *Scutellaria baicalensis* Georgi 的干燥根。

产销 主产于东北、河北、山西、河南、陕西、内蒙古。以山西产量大，河北质佳。销往全国。

采收加工 春、秋两季采挖，除去须根和泥沙，晒后撞去粗皮，晒干。

性状鉴别 呈圆锥形，扭曲，长 8～25cm，直径 1～3cm。表面棕黄色或深黄色，有稀疏的疣状细根痕，上部较粗糙，有扭曲的纵皱纹或不规则的网纹，下部有顺纹和细皱纹。质硬而脆，易折断，断面黄色，中心红棕色；老根中心呈枯朽状或中空，暗棕色或棕黑色。气微，味苦（图 8-80）。

栽培品较细长，多有分枝。表面浅黄棕色，外皮紧贴，纵皱纹较细腻。断面黄色或浅黄色，略呈角质样。味微苦。

品质规格 以体粗长、质坚实、色鲜黄者为佳。《中国药典》（2010 年版）规定，照醇溶性浸出物测定法（附录 Ⅹ A）项下的热浸法测定，用稀乙醇作溶剂，不得少于 40.0%。按干燥品计算，含黄芩苷（$C_{21}H_{18}O_{11}$）不得少于 9.0%。商品分条芩、枯芩两种规格。

图 8-80 黄芩药材图

（1）条芩规格标准

一等：干货。呈圆锥形，上部皮较粗糙，有明显的网纹及扭曲的纵皱。下部皮细有顺纹或皱纹。表面黄色或黄棕色。质坚脆。断面深黄色，上端中央有黄绿色或棕褐色的枯心。气微，味苦。条长 10cm 以上，中部直径 1cm 以上。去净粗皮。无杂质、虫蛀、霉变。

二等：干货。条长 4cm 以上，中部直径 1cm 以下，但不小于 0.4cm，余同一等。

（2）枯碎芩规格标准 统货。干货。即老根多中空的枯芩和块片碎芩、破断尾芩。表面黄或淡黄色。质坚脆。断面黄色。气微，味苦。无粗皮、茎芦、碎渣、杂质、虫蛀、霉变。

性味功效 苦，寒。清热燥湿，泻火解毒，止血，安胎。

丹参 danshen

别名 紫丹参、活血根

来源 为唇形科植物丹参 *Salvia miltiorrhiza* Bge. 的干燥根和根茎。

产销 主产于四川、安徽、江苏、山西、河北等地。销往全国并出口。

采收加工 春、秋两季采挖，除去泥沙，干燥。

性状鉴别 根茎短粗，顶端有时残留茎基。根数条，长圆柱形，略弯曲，有的分枝并具须状细根，长 10～20cm，直径 0.3～1cm。表面棕红色或暗棕红色，粗糙，具纵皱纹。老根外皮疏松，多显紫棕色，常呈鳞片状剥落。质硬而脆，断面疏松，有裂隙或略平整而致密，皮部棕红色，木部灰黄色或紫褐色，导管束黄白色，呈放射状排列。气微，味微苦涩（图 8-81）。

栽培品较粗壮，直径 0.5～1.5cm。表面红棕色，具纵皱纹，外皮紧贴不易剥落。质坚实，断面较平整，略呈角质样。

图 8-81 丹参药材图

品质规格 以条粗壮、表面砖红或红褐色者为佳。《中国药典》（2010 年版）规定，水溶性浸出物照水溶性浸出物测定法（附录 X A）项下的冷浸法测定，不得少于 35.0%。醇溶性浸出物照醇溶性浸出物测定法项下的热浸法测定，用乙醇作溶剂，不得少于 15.0%。含丹参酮 II（$C_{19}H_{18}O_3$）不得少于 0.20%。含丹酚酸 B（$C_{36}H_{30}O_{16}$）不得少于 3.0%。

规格等级如下。

（1）丹参（野生）规格标准 统货。干货。呈圆柱形，条短粗，有分枝，多扭曲。表面红棕色或深浅不一的红黄色，皮粗糙，多鳞片状，易剥落。体轻而脆。断面红黄色或棕色，疏松有裂隙，显筋脉白点。气微，味甘微苦。无芦头、毛须、杂质、霉变。

（2）川丹参（家种）规格标准

一等：干货。呈圆柱形或长条状，偶有分枝。表面紫红色或黄棕色。有纵皱纹。质坚实，皮细而肥壮。断面灰白色或黄棕色，无纤维。气弱，味甜微苦。多为整枝，头尾齐全，主根上中部直径在 1cm 以上。无芦茎、碎节、须根、杂质、虫蛀、霉变。

二等：干货。主根上中部直径 1cm 以下，但不得低于 0.4cm。有单枝及撞断的碎节，余同一等。

性味功效 苦，微寒。活血祛瘀，通经止痛，清心除烦，凉血消痈。

玄参 xuanshen

别名 元参、黑参

来源 为玄参科植物玄参 *Scrophularia ningpoensis* Hemsl. 的干燥根。

产销 主产于浙江东阳、杭州、临海、义乌、临安、富阳、桐庐等地。产量大，质量优。销往全国并出口。四川、湖北、湖南、广东、河南、河北、陕西等省亦产，多自产自销。

采收加工 冬季茎叶枯萎时采挖，除去根茎、幼芽、须根及泥沙，晒或烘至半干，堆放 3～6 天，反复数次至干燥。

性状鉴别 呈类圆柱形，中间略粗或上粗下细，有的微弯曲，长 6～20cm，直径 1～3cm。表面灰黄色或灰褐色，有不规则的纵沟、横长皮孔样突起和稀疏的横裂纹及须根痕。质坚实，不易折断，断面黑色，微有光泽。气特异似焦糖，味甘、微苦（图 8-82）。

品质规格 以条肥、皮细、质坚、无芦、内部色黑者为佳。《中国药典》（2010 年版）规定，照水溶性浸出物测定法（附录 X A）项下的热浸法测定，不得少于 60.0%。按干燥品计算，含哈巴苷（$C_{15}H_{24}O_{10}$）和哈巴俄苷（$C_{24}H_{30}O_{11}$）的总量不得少于 0.45%。商品分三个等级。

一等：干货。呈类纺锤形或长条形。表面灰褐色，有纵纹及抽沟。质坚韧。断面黑褐色或黄褐色。味甘、微苦。每千克 36 支以内，支头均匀。无芦头、空泡、杂质、虫蛀、霉变。

二等：干货。每千克 72 支以内，余同一等。

三等：干货。每千克 72 支以外，个头最小在 5g 以上，间有破块，余同一等。

图 8-82 玄参药材图

性味功效 甘、苦、咸，微寒。清热凉血，滋阴降火，解毒散结。

地黄 dihuang

别名 干地黄、生地黄、生地。

来源 为玄参科植物地黄 *Rehmannia glutinosa* Libosch. 的新鲜或干燥块根。

产销 主产河南，以温县、博爱、孟县等地产量大，质量佳。销往全国并出口。河北、广东、山西、陕西等省亦产，多自产自销。

采收加工 秋季采挖，除去芦头、须根及泥沙，鲜用；或采挖鲜地黄后随即用无烟火烘炕，注意控制火力，要先大后小，炕时每日要翻动 1～2 次，当块根变软、外皮变硬、里面变黑即可取出，堆放 1～2 天使其回潮后，再炕至全干。前者习称"鲜地黄"，后者习称"生地黄"。

性状鉴别 鲜地黄 呈纺锤形或条状，长 8～24cm，直径 2～9cm。外皮薄，表面浅红黄色，具弯曲的纵皱纹、芽痕、横长皮孔样突起及不规则疤痕。肉质，易断，断面皮部淡黄白色，可见橘红色油点，木部黄白色，导管呈放射状排列。气微，味微甜、微苦。

生地黄 多呈不规则的团块状或长圆形，中间膨大，两端稍细，有的细小，长条状，稍扁而扭曲，长 6～12cm，直径 2～6cm。表面棕黑色或棕灰色，极皱缩，具不规则的横曲纹。体重，质较软而韧，不易折断，断面棕黑色或乌黑色，有光泽，具黏性。气微，味微甜（图 8-83）。

图 8-83　生地黄药材图

品质规格 鲜地黄以根粗壮、色红黄者为佳。生地黄以块大、体重、断面色乌黑者为佳。《中国药典》（2010 年版）规定，照水溶性浸出物测定法（附录 X A）项下的冷浸法测定，不得少于 65.0%。生地黄按干燥品计算，含毛蕊花糖苷（$C_{29}H_{36}O_{15}$）不得少于 0.020%。

生地黄规格标准如下。

一等：干货。呈纺锤形或条形块根。体重质柔润。表面灰白色或灰褐色。断面黑褐色或黄褐色，具有油性。味微甜。每千克 16 支以内。无芦头、老母、生心、焦枯、杂质、虫蛀、霉变。

二等：干货。每千克 32 支以内，余同一等。

三等：干货。每千克 60 支以内，余同一等。

四等：干货。每千克 100 支以内，余同一等。

五等：干货。但油性少，支根瘦小。每千克 100 支以外，最小货直径 1cm 以上，余同一等。

性味功效 鲜地黄甘、苦，寒；清热生津，凉血，止血。生地黄甘，寒；清热凉血，养阴生津。

胡黄连 huhuanglian

别名 假黄连

来源 为玄参科植物胡黄连 *Picrorhiza scrophulariiflora* Pennell 的干燥根茎。

产销 主产于西藏。销往全国。

采收加工 秋季采挖，除去须根和泥沙，晒干。

性状鉴别 呈圆柱形，略弯曲，偶有分枝，长 3～12cm，直径 0.3～1cm。表面灰棕色至暗棕色，粗糙；有较密的环状节，具稍隆起的芽痕或根痕，上端密被暗棕色鳞片状的叶柄残基。体轻，质硬而脆，易折断，断面略平坦，淡棕色至暗棕色，木部有 4～10 个类白色点状维管束排列成环。气微，味极苦。

品质规格 以条粗、体轻、质脆、苦味浓者为佳。《中国药典》（2010 年版）规定，照醇溶性浸出物测定法（附录ⅩA）项下的热浸法测定，用乙醇作溶剂，不得少于 30.0%。按干燥品计算，含胡黄连苷Ⅰ（$C_{24}H_{28}O_{11}$）与胡黄连苷Ⅱ（$C_{23}H_{28}O_{13}$）的总量不得少于 9.0%。

性味功效 苦，寒。退虚热，除疳热，清湿热。

巴戟天 bajitian

别名 巴戟肉、鸡肠风、兔儿肠

来源 为茜草科植物巴戟天 *Morinda officinalis* How 的干燥根。

产销 主产于广东、广西等地。销往全国。

采收加工 全年均可采挖，洗净，除去须根，晒至六七成干，轻轻捶扁，晒干。

性状鉴别 为扁圆柱形，略弯曲，长短不等，直径 0.5～2cm。表面灰黄色或暗灰色，具纵纹和横裂纹，有的皮部横向断离露出木部；质韧，断面皮部厚，紫色或淡紫色，易与木部剥离；木部坚硬，黄棕色或黄白色，直径 1～5mm。气微，味甘而微涩（图 8-84）。

品质规格 以根条粗壮、呈连珠状、断面肉厚、色紫、木心小者为佳。《中国药典》（2010 年版）规定，照水溶性浸出物测定法（附录ⅩA）项下的冷浸法测定，不得少于 50.0%。按干燥品计算，含耐斯糖（$C_{24}H_{42}O_{21}$）不得少于 2.0%。

性味功效 甘、辛，微温。补肾阳，强筋骨，祛风湿。

附注 ① 茜草科植物羊角藤 *Morinda umbellata* L. 的根（建巴戟）。呈圆柱形，表面具少数横缢纹，不呈连珠状。断面木部约占 60%。气无，味淡。

② 木兰科植物铁箍散 *Schisandra propinqua*（Wall.）Hook. f. et Thoms. var. *sinensis* Oliv. 的藤茎和根（香巴戟或川巴戟）。呈细长圆柱形，有分枝。表面横裂深者露出木部。断面木部约占 80% 以上，皮部断面密布麻点。

图 8-84 巴戟天
药材图

③ 茜草科植物假巴戟 *Morinda shuanghuaensis* C. Y. Chen et M. S. Huang 的根及根皮（假巴戟）。呈圆柱形，表面具少数横缢纹，断面木部约占 80%。

④ 茜草科植物四川虎刺 *Damnacanthus officinarum* Huang 的根（恩施巴戟）。呈短圆柱形，表面具细小的横皱纹，较巴戟天坚硬，断面木部约占 30%，味苦微甜。湖北恩施地区作巴戟天用。

茜草 qiancao

别名 红茜草

来源 为茜草科植物茜草 *Rubia cordifolia* L. 的干燥根和根茎。

产销 主产于陕西、河南、安徽、河北、山东等地。以陕西渭南、河南嵩县产量大，质量优。销往全国并出口。

采收加工 春、秋两季采挖，除去泥沙，干燥。

性状鉴别 根茎呈结节状，丛生粗细不等的根。根呈圆柱形，略弯曲，长 10～25cm，直径 0.2～1cm；表面红棕色或暗棕色，具细纵皱纹和少数细根痕；皮部脱落处呈黄红色。质脆，易折断，断面平坦，皮部狭，紫红色；木部宽广，浅黄红色，导管孔多数。气微，味微苦，久嚼刺舌（图 8-85）。

品质规格 以根条粗长、表面红棕、断面橙红、无茎基、细须根少者为佳。《中国药典》（2010 年版）规定，照醇溶性浸出物测定法项下的热浸法测定，用乙醇作溶剂，不得少于 9.0%。按干燥品计算，含大叶茜草素（$C_{17}H_{15}O_4$）不得少于 0.40%，含羟基茜草素（$C_{14}H_8O_5$）不得少于 0.10%。

性味功效 苦，寒。凉血，祛瘀，止血，通经。

图 8-85 茜草
药材图

红大戟 hongdaji

别名 红芽大戟、紫大戟

来源 为茜草科植物红大戟 *Knoxia valerianoides* Thorel et Pitard 的干燥块根。

产销 主产于广西等地。销往全国。

采收加工 秋、冬两季采挖，除去须根，洗净，置沸水中略烫，干燥。

性状鉴别 略呈纺锤形，偶有分枝，稍弯曲，长 3～10cm，直径 0.6～1.2cm。表面红褐色或红棕色，粗糙，有扭曲的纵皱纹。上端常有细小的茎痕。质坚实，断面皮部红褐色，木部棕黄色。气微，味甘、微辛（图 8-86）。

品质规格 以个大、质坚实、红褐色者为佳。

性味功效 苦，寒；有小毒。泻水逐饮，消肿散结。

图 8-86 红大戟
药材图

续断 xuduan

别名 川断、川续断

来源 为川续断科植物川续断 *Dipsacus asper* Wall. ex Henry 的干燥根。

产销 主产于湖北、四川、贵州。销往全国并出口。

采收加工 秋季采挖，除去须根，用微火烘至半干，堆置"发汗"至内部变绿色时，再烘干。

性状鉴别 呈圆柱形，略扁，有的微弯曲，长 5～15cm，直径 0.5～2cm。表面灰褐色或黄褐色，有稍扭曲或明显扭曲的纵皱及沟纹，可见横列的皮孔样瘢痕和少数须根痕。质软，久置后变硬，易折断，断面不平坦，皮部墨绿色或棕色，外缘褐色或淡褐色，木部黄褐色，导管束呈放射状排列。气微香，味苦、微甜而后涩（图 8-87）。

图 8-87　续断药材图

品质规格　以根粗、质软、断面绿褐色者为佳。《中国药典》（2010 年版）规定，照水溶性浸出物测定法（附录ⅩA）项下的热浸法测定，不得少于 45.0%。按干燥品计算，含川续断皂苷Ⅵ（$C_{47}H_{76}O_{18}$）不得少于 2.0%。

性味功效　苦、辛，微温。补肝肾，强筋骨，续折伤，止崩漏。

天花粉 tianhuafen

别名　栝楼根、蒌根、天瓜粉、花粉、栝楼粉

来源　为葫芦科植物栝楼 *Trichosanthes kirilowii* Maxim. 或双边栝楼 *Trichosanthes rosthornii* Harms 的干燥根。

产销　栝楼主产于山东、河南，以河南安阳的质量最佳。销往全国并出口。双边栝楼主产于四川。多自产自销。

采收加工　秋、冬两季采挖，洗净，除去外皮，切段或纵剖成瓣，干燥。

性状鉴别　呈不规则圆柱形、纺锤形或瓣块状，长 8～16cm，直径 1.5～5.5cm。表面黄白色或淡棕黄色，有纵皱纹、细根痕及略凹陷的横长皮孔，有的有黄棕色外皮残留。质坚实，断面白色或淡黄色，富粉性，横切面可见黄色木质部略呈放射状排列，纵切面可见黄色条纹状木质部。气微，味微苦（图 8-88）。

品质规格　以块大、色白、粉性足者为佳。《中国药典》（2010 年版）规定，照水溶性浸出物测定法（附录ⅩA）项下的冷浸法测定，不得少于 15.0%。

一等：干货。呈类圆柱形、纺锤形或纵切两瓣。长 15cm 以上，中部直径 3.5cm 以上。刮去外皮，条均匀，表面白色或黄白色，光洁，质坚实，体重。断面白色，粉性足，味淡微苦，无黄筋、粗皮、抽沟；无糠心、杂质、虫蛀、霉变。

二等：干货。长 15cm 以上，中部直径 2.5cm 以上，余同一等。

三等：干货。呈类圆柱形、纺锤形或纵切成两瓣或扭曲不直。去净外皮及须根，表面粉白色，淡黄白色或灰白色，有纵皱纹，断面灰白色有粉性，少有筋脉，气弱味微苦，中部直径不小于 1cm。无糠心、杂质、虫蛀、霉变。

图 8-88　天花粉药材图

性味功效　甘、微苦，微寒。清热泻火，生津止渴，消肿排脓。

党参 dangshen

来源　为桔梗科植物党参 *Codonopsis pilosula*（Franch.）Nannf.、素花党参 *Codonopsis pilosula* Nannf. var. *modesta*（Nannf.）L. T. Shen 或川党参 *Codonopsis tangshen* Oliv. 的干燥根。

产销　党参主产于山西（野生品称"台党"、栽培品称"潞党"）、东北（称"东党"）等地；销往全国并出口。素花党参（称"西党"）主产于甘肃、四川等地；销往华东及中南地区。川党参（称"条党"）主产于四川、重庆、湖北等地，销往江苏、浙江。

采收加工 秋季采挖，洗净，晒干。

性状鉴别 （1）党参 呈长圆柱形，稍弯曲，长 10～35cm，直径 0.4～2cm。表面黄棕色至灰棕色，根头部有多数疣状突起的茎痕及芽，习称"狮子盘头"，每个茎痕的顶端呈凹下的圆点状；根头下有致密的环状横纹，向下渐稀疏，有的达全长的一半，栽培品环状横纹少或无；全体有纵皱纹和散在的横长皮孔样突起，支根断落处常有黑褐色胶状物。质稍硬或略带韧性，断面稍平坦，有裂隙或放射状纹理，皮部淡黄白色至淡棕色，木部淡黄色。有特殊香气，味微甜。

图 8-89　党参药材图

（2）素花党参（西党参） 长 10～35cm，直径 0.5～2.5cm。表面黄白色至灰黄色，根头下致密的环状横纹常达全长的一半以上。断面裂隙较多，皮部灰白色至淡棕色。

（3）川党参 长 10～45cm，直径 0.5～2cm。表面灰黄色至黄棕色，有明显不规则的纵沟。质较软而结实，断面裂隙较少，皮部黄白色（图 8-89）。

品质规格 以根条粗、皮松肉紧、狮子盘头较大、横纹多、气香味甜、嚼之无渣者为佳。《中国药典》（2010 年版）规定，照醇溶性浸出物测定法项下的热浸法测定，用 45％乙醇作溶剂，不得少于 55.0％。

（1）西党规格标准

一等：干货。呈圆锥形，头大尾小，上端多横纹。外皮粗松，表面灰黄色或灰褐色。断面黄白色，有放射状纹理。糖质多、味甜。芦下直径 1.5cm 以上。无油条、杂质、虫蛀、霉变。

二等：干货。芦下直径 1cm 以上，余同一等。

三等：干货。芦下直径 0.6cm 以上，油条不超过 15％，余同一等。

（2）条党规格标准

一等：干货。呈圆锥形，头上茎痕较少而小，条较长。上端有横纹或无，下端有纵皱纹。断面白色或黄白色，有放射状纹理。有糖质、甜味。芦下直径 1.2cm 以上，无油条、杂质、虫蛀、霉变。

二等：干货。芦下直径 0.8cm 以上，余同一等。

三等：干货。芦下直径 0.5cm 以上，油条不超过 10％，余同一等。

（3）潞党规格标准：

一等：干货。呈圆柱形，芦头较小，表面黄褐色或灰黄色，体结而柔。断面棕黄色或黄白色，糖质多、味甜。芦下直径 1cm 以上，无油条、杂质、虫蛀、霉变。

二等：干货。芦下直径 0.8cm 以上，余同一等。

三等：干货。芦下直径 0.4cm 以上，油条不得超过 10％，余同一等。

（4）东党规格标准：

一等：干货。呈圆锥形，芦头较大，芦下有横纹。体较松质硬。表面土黄色或灰黄色，粗糙。断面黄白色，中心淡黄色、显裂隙、味甜。长 20cm 以上，芦下直径 1cm 以上，无毛须、杂质、虫蛀、霉变。

二等：干货。长 20cm 以下，芦下直径 0.5cm 以上，余同一等。

显微鉴别 横切面：木栓细胞数列至 10 数列，外侧有石细胞，单个或成群。栓内层窄。韧皮部宽广，外侧常现裂隙，散有淡黄色乳管群，并常与筛管群交互排列。形成层成环。木质部导管单个散在或数个相聚，呈放射状排列。薄壁细胞含菊糖（图 8-90）。

粉末：淡黄色。乳管甚多，为有节乳管，含淡黄色颗粒状物。石细胞较多，几无色，呈方形、长方形或多角形，壁不甚厚，大多一端尖突。菊糖呈扇形、类圆形、不规则形，表面可见放射状线纹。导管主为具缘纹孔、网纹导管。淀粉粒稀少（图 8-91）。

性味功效 甘，平。健脾益肺，养血生津。

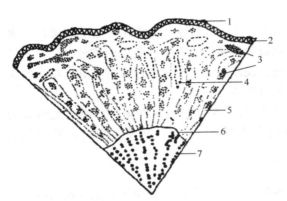

图 8-90 党参根横切面简图
1—石细胞；2—木栓层；3—乳汁管群；
4—裂隙；5—韧皮部；6—形成层；7—木质部

图 8-91 党参粉末图
1—石细胞；2—导管；3—乳管；
4—菊糖；5—淀粉粒

南沙参 nanshashen

别名 泡参

来源 为桔梗科植物轮叶沙参 *Adenophora tetraphylla*（Thunb.）Fisch. 或沙参 *Adenophora stricta* Miq. 的干燥根。

产销 主产于安徽、江苏、浙江、贵州等地。销往全国。

采收加工 春、秋两季采挖，除去须根，洗后趁鲜刮去粗皮，洗净，干燥。

性状鉴别 呈圆锥形或圆柱形，略弯曲，长 7～27cm，直径 0.8～3cm。表面黄白色或淡棕黄色，凹陷处常有残留粗皮，上部多有深陷横纹，呈断续的环状，下部有纵纹和纵沟。顶端具 1 或 2 个根茎。体轻，质松泡，易折断，断面不平坦，黄白色，多裂隙。气微，味微甘（图 8-92）。

品质规格 以根粗长、无粗皮、淡黄白色者为佳。《中国药典》（2010 年版）规定，照醇溶性浸出物测定法项下的热浸法测定，用稀乙醇作溶剂，不得少于 30.0%。

性味功效 甘，微寒。养阴清肺，益胃生津，化痰，益气。

图 8-92 南沙参药材图

桔梗 jiegeng

别名　荠苨、苦桔梗

来源　为桔梗科植物桔梗 *Platycodon grandiflorum* （Jacq.） A. Dc. 的干燥根。

产销　全国大部分地区均产。东北、华北产量大，称"北桔梗"；华东质量优，称"南桔梗"。销往全国并出口。

采收加工　春、秋两季采挖，洗净，除去须根，趁鲜剥去外皮或不去外皮，干燥。

性状鉴别　呈圆柱形或略呈纺锤形，下部渐细，有的有分枝，略扭曲，长 7～20cm，直径 0.7～2cm。表面白色或淡黄白色，不去外皮者表面黄棕色至灰棕色，具纵扭皱沟，并有横长的皮孔样瘢痕及支根痕，上部有横纹。有的顶端有较短的根茎或不明显，其上有数个半月形茎痕。质脆，断面不平坦，形成层环棕色，皮部类白色，有裂隙，木部淡黄白色，习称"金井玉栏"。气微，味微甜后苦（图 8-93）。

品质规格　以根粗长均匀、色白、质坚实、白肉黄心、味苦者为佳。《中国药典》（2010 年版）规定，照醇溶性浸出物测定法项下的热浸法测定，用乙醇作溶剂，不得少于 17.0％。按干燥品计算，含桔梗皂苷 D（$C_{57}H_{92}O_{28}$）不得少于 0.10％。

（1）南桔梗规格标准

一等：干货。呈顺直的长条形，去净粗皮及细梢。表面白色，体坚实。断面皮部白色，中间淡黄色。味甘、苦、辛。上部直径 1.4cm 以上，长 14cm 以上。无杂质、虫蛀、霉变。

二等：干货。上部直径 1cm 以上，长 12cm 以上，余同一等。

三等：干货。上部直径不低于 0.5cm，长度不低于 7cm，余同一等。

（2）北桔梗规格标准　统货。干货。呈纺锤形或圆柱形，多细长弯曲，有分枝。去净粗皮。表面白色或淡黄白色，体松泡。断面皮部白色，中间淡黄白色。味甘。大小长短不分，上部直径不低于 0.5cm。无杂质、虫蛀、霉变。

性味功效　苦、辛，平。宣肺，利咽，祛痰，排脓。

图 8-93　桔梗药材图

木香 muxiang

别名　广木香、云木香

来源　为菊科植物木香 *Aucklandia lappa* Decne. 的干燥根。

产销　主产于云南。销往全国并出口。四川、湖北、西藏亦产，多自产自销。

采收加工　秋、冬两季采挖，除去泥沙和须根，切段，大的再纵剖成瓣，干燥后撞去粗皮。

性状鉴别　呈圆柱形或半圆柱形，长 5～10cm，直径 0.5～5cm。表面黄棕色至灰褐色，有明显的皱纹、纵沟及侧根痕。质坚，不易折断，断面灰褐色至暗褐色，周边灰黄色或浅棕黄色，形成层环棕色，有放射状纹理及散在的褐色点状油室。气香特异，味微苦（图 8-94）。

图 8-94　木香药材图

品质规格　以质坚实、色黄棕、香气浓者为佳。《中国药典》（2010 年版）规定，按干燥品计算，含木香烃内酯（$C_{15}H_{20}O_2$）和去氢木香内酯（$C_{15}H_{18}O_2$）的总量不得少于 1.8%。

一等：干货，呈圆柱形或半圆柱形。表面棕黄色或灰棕色。体实。断面黄棕色或黄绿色，具油性。气香浓，味苦而辣。根条均匀，长 8～12cm，最细的一端直径在 2cm 以上。不空、不泡、不朽。无芦头、根尾、焦枯、油条、杂质、虫蛀、霉变。

二等：干货，呈不规则的条状或块状。长 3～10cm，最细的一端直径在 0.8cm 以上。间有根头根尾、碎节、破块。余同一等。

性味功效　辛、苦，温。行气止痛，健脾消食。

川木香 chuanmuxiang

来源　为菊科植物川木香 *Vladimiria souliei* （Franch.）Ling 或灰毛川木香 *Vladimiria souliei* （Franch.）Ling var. *cinerea* Ling 的干燥根。

产销　主产于四川、西藏等地。销往全国并有少量出口。

采收加工　秋季采挖，除去须根、泥沙及根头上的胶状物，干燥。

性状鉴别　呈圆柱形，习称"铁杆木香"；或有纵槽的半圆柱形，习称"槽子木香"。稍弯曲，长 10～30cm，直径 1～3cm。表面黄褐色或棕褐色，具纵皱纹，外皮脱落处可见丝瓜络状细筋脉；根头偶有黑色发黏的胶状物，习称"油头"。体较轻，质硬脆，易折断，断面黄白色或黄色，有深黄色稀疏油点及裂隙，木部宽广，有放射状纹理；有的中心呈枯朽状。气微香，味苦，嚼之粘牙（图 8-95）。

品质规格　以根条粗、香气浓、少裂沟者为佳。

性味功效　辛、苦，温。行气止痛。

图 8-95　川木香药材图

白术 baizhu

来源　为菊科植物白术 *Atractylodes macrocephala* Koidz. 的干燥根茎。

产销　主产于浙江、安徽，以浙江产量最大。销往全国并出口。安徽、湖北、江西、福建等地亦产，多自产自销。

采收加工　冬季下部叶枯黄、上部叶变脆时采挖，除去泥沙，烘干或晒干，再除去须根。

性状鉴别　为不规则的肥厚团块，长 3～13cm，直径 1.5～7cm。表面灰黄色或灰棕色，有瘤状突起及断续的纵皱和沟纹，并有须根痕，顶端有残留茎基和芽痕。质坚硬不易折断，断面不平坦，黄白色至淡棕色，有棕黄色的点状油室散在；烘干者断面角质样，色较深或有裂隙。气清香，味甘、微辛，嚼之略带黏性（图 8-96）。

品质规格　以个大、体重、无空心、断面黄白色、香气浓者为佳。《中国药典》（2010 年版）规定，照醇溶性浸出物测定法项下的热浸法测定，用 60% 乙醇作溶剂，不得少于 35.0%。

一等：干货。呈不规则团块，体形完整。表面灰棕色或黄褐色。断面黄白色或灰白色。味甘微苦。每千克 40 只以内。无焦枯、油个、炕泡、杂质、虫蛀、霉变。

二等：干货。每千克 100 只以内，余同一等。

三等：干货。每千克 200 只以内，余同一等。

四等：干货。体形不计，但需全体是肉（包括武子、花子）。每千克 200 只以外，间有程度不严重的碎块、油个、焦枯、炕泡，无杂质、霉变。

图 8-96　白术药材图

性味功效　苦、甘，温。健脾益气，燥湿利水，止汗，安胎。

苍术 cangzhu

来源　为菊科植物茅苍术 *Atractylodes lancea*（Thunb.）DC. 或北苍术 *Atractylodes chinensis*（DC.）Koidz. 的干燥根茎。

产销　茅苍术主产于江苏、湖北、河南；主销南方各省并出口。北苍术主产于河北、山西、陕西，主销北方各省并出口。

采收加工　春、秋两季采挖，除去泥沙，晒干，撞去须根。

性状鉴别　（1）茅苍术　呈不规则连珠状或结节状圆柱形，略弯曲，偶有分枝，长 3～10cm，直径 1～2cm。表面灰棕色，有皱纹、横曲纹及残留须根，顶端具茎痕或残留茎基。质坚实，断面黄白色或灰白色，散有多数橙黄色或棕红色油室，习称"朱砂点"；暴露稍久，可析出白色细针状结晶，习称"起霜"或"吐脂"。气香特异，味微甘、辛、苦。

（2）北苍术　呈疙瘩块状或结节状圆柱形，长 4～9cm，直径 1～4cm。表面黑棕色，除去外皮者黄棕色。质较疏松，断面散有黄棕色油室。香气较淡，味辛、苦（图 8-97）。

品质规格　以个大、饱满、质坚实、断面油点多、香气浓者为佳。《中国药典》（2010年版）规定，按干燥品计算，含苍术素（$C_{13}H_{10}O$）不得少于 0.30%。

（1）茅苍术规格标准　统货，干货。呈不规则连珠状的圆柱形，略弯曲。表面灰黑色或灰褐色。质坚。断面黄白色，有朱砂点，暴露稍久，有白毛状结晶体，气浓香，味微甜而辛。中部直径 0.8cm 以上。无须根、杂质、虫蛀、霉变。

（2）北苍术规格标准　统货，干货。呈不规则的疙瘩状或结节状。表面黑棕色或棕褐色。质较疏松。断面黄白色或灰白色，散有棕黄色油点。气香。味微甜而辛。中部直径 1cm 以上。无须根、杂质、虫蛀、霉变。

1　　　　　　　　　2

图 8-97　苍术药材图

1—茅苍术；2—北苍术

性味功效　辛、苦，温。燥湿健脾，祛风散寒，明目。

紫菀 ziwan

别名　辫子紫菀

来源　为菊科植物紫菀 *Aster tataricus* L. f. 的干燥根和根茎。

产销　主产于河北、安徽。销往全国。

采收加工　春、秋两季采挖，除去有节的根茎（习称"母根"）和泥沙，编成辫状晒干，或直接晒干。

图 8-98　紫菀药材图

性状鉴别　根茎呈不规则块状，大小不一，顶端有茎、叶的残基；质稍硬。根茎簇生多数细根，长 3～15cm，直径 0.1～0.3cm，多编成辫状；表面紫红色或灰红色，有纵皱纹；质较柔韧。气微香，味甜、微苦（图 8-98）。

品质规格　以根多而长、棕紫色、质柔韧、味甜者为佳。《中国药典》（2010 年版）规定，照水溶性浸出物测定法（附录 ⅩA）项下的热浸法测定，不得少于 45.0%。按干燥品计算，含紫菀酮（$C_{30}H_{50}O$）不得少于 0.15%。商品为统货。

性味功效　辛、苦，温。润肺下气，消痰止咳。

漏芦 loulu

别名　祁州漏芦

来源　为菊科植物祁州漏芦 *Rhaponticum uniflorum*（L.）DC. 的干燥根。

产销　主产于东北、河北、山西、山东等地。销往东北、华北、西北及上海等地。

采收加工　春、秋两季采挖，除去须根和泥沙，晒干。

性状鉴别　呈圆锥形或扁片块状，多扭曲，长短不一，直径 1～2.5cm。表面暗棕色、灰褐色或黑褐色，粗糙，具纵沟及菱形的网状裂隙。外层易剥落，根头部膨大，有残茎和鳞片状叶基，顶端有灰白色绒毛。体轻，质脆，易折断，断面不整齐，灰黄色，有裂隙，中心有的呈星状裂隙，灰黑色或棕黑色。气特异，味微苦（图 8-99）。

品质规格　以条粗、赤褐色、不裂者为佳。《中国药典》（2010 年版）规定，照醇溶性浸出物测定法（附录 Ⅹ A）项下的热浸法测定，用稀乙醇作溶剂，不得少于 8.0%。按干燥品计算，含 β-蜕皮甾酮（$C_{27}H_{44}O_7$）不得少于 0.040%。

图 8-99　漏芦药材图

性味功效　苦，寒。清热解毒，消痈，下乳，舒筋通脉。

禹州漏芦 yuzhouloulu

来源　为菊科植物蓝刺头 *Echinops latifolius* Tausch 或华东蓝刺头 *Echinops grijisii* Hance 的干燥根。

产销　主产于东北、河北、山西、内蒙古等地。多自产自销。

采收加工　春、秋两季采挖，除去须根和泥沙，晒干。

性状鉴别　呈类圆柱形，稍扭曲，长 10～25cm，直径 0.5～1.5cm。表面灰黄色或灰褐色，具纵皱纹，顶端有纤维状棕色硬毛。质硬，不易折断，断面皮部褐色，木部呈黄黑相间的放射状纹理。气微，味微涩。

品质规格　以条粗、不裂者为佳。《中国药典》（2010 年版）规定，照醇溶性浸出物测定法（附录Ⅹ A）项下的热浸法测定，用稀乙醇作溶剂，不得少于 13.0%。

性味功效　苦，寒。清热解毒，消痈，下乳，舒筋通脉。

三棱 sanleng

别名　京三棱、荆三棱

来源　为黑三棱科植物黑三棱 *Sparganium stoloniferum* Buch.-Ham. 的干燥块茎。

产销　主产于江苏、河南、山东、江西、安徽等地。销往全国。

采收加工　12 月苗枯时收获，挖取块茎，晒至八成干时，放入竹笼里，撞去须根和粗皮，或削去外皮，晒或炕至全干。

性状鉴别　呈圆锥形，略扁，长 2～6cm，直径 2～4cm。表面黄白色或灰黄色，有刀削痕，须根痕小点状，略呈横向环状排列。体重，质坚实。断面致密，黄白或灰白色。气微，味淡，嚼之微有麻辣感（图 8-100）。

品质规格　以体重、去净外皮、黄白色者为佳。《中国药典》2010 年版规定，照醇溶性浸出物测定法（附录Ⅹ A）项下的热浸法测定，用稀乙醇作溶剂，不得少于 7.5%。

性味功效　辛、苦，平。破血行气，消积止痛。

图 8-100　三棱药材图

泽泻 zexie

来源　为泽泻科植物泽泻 *Alisma orientalis*（Sam.）Juzep. 的干燥块茎。

产销　主产于四川、福建、江西。多系栽培。销往全国并出口。

采收加工　冬季茎叶开始枯萎时采挖，洗净，干燥，除去须根和粗皮。

性状鉴别　呈类球形、椭圆形或卵圆形，长 2～7cm，直径 2～6cm。表面黄白色或淡黄棕色，有不规则的横向环状浅沟纹和多数细小突起的须根痕，底部有的有瘤状芽痕。质坚实，断面黄白色，粉性，有多数细孔。气微，味微苦（图 8-101）。

品质规格　以个大、黄白色、质坚实、粉性足者为佳。《中国药典》（2010 年版）规定，照醇溶性浸出物测定法项下的热浸法测定，用乙醇作溶剂，不得少于 10.0%。按干燥品计算，含 23-乙酰泽泻醇 B（$C_{32}H_{50}O_5$）不得少于 0.050%。商品分建泽泻和川泽泻。

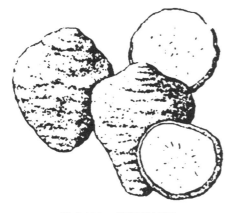

图 8-101　泽泻药材图

（1）建泽泻规格标准

一等：干货。呈椭圆形，撞净外皮及须根。表面黄白色，有细小突出的须根痕。质坚硬。断面浅黄白色，细腻有粉性。味甘、微苦。每千克 32 个以内。无双花、焦枯、杂质、虫蛀、霉变。

二等：干货。每千克 56 个以内，余同一等。

三等：干货。每千克 56 个以外，最小直径不小于 2.5cm，间有双花、轻微焦枯，但不超过 10%，余同一等。

（2）川泽泻规格标准

一等：干货。呈卵圆形，去净粗皮及须根，底部有瘤状小疙瘩。表面灰黄色。质坚硬。断面淡黄白色。味甘、微苦，每千克 50 个以内。无焦枯、碎块、杂质、虫蛀、霉变。

二等：干货。每千克 50 个以外，最小直径不小于 2cm。间有少量焦枯、碎块，但不超过 10%，余同一等。

性味功效 甘、淡，寒。利水渗湿，泄热，化浊降脂。

芦根 lugen

图 8-102 芦根药材图

别名 芦苇根

来源 为禾本科植物芦苇 *Phragmites communis* Trin. 的新鲜或干燥根茎。

产销 主产于江苏、浙江、安徽、湖北等地。销往全国，并有少量出口。

采收加工 全年均可采挖，除去芽、须根及膜状叶，鲜用或晒干。

性状鉴别 （1）鲜芦根 呈长圆柱形，有的略扁，长短不一，直径 1～2cm。表面黄白色，有光泽，外皮疏松可剥离，节呈环状，有残根和芽痕。体轻，质韧，不易折断。切断面黄白色，中空，壁厚 1～2mm，有小孔排列成环。气微，味甘。

（2）芦根 呈扁圆柱形。节处较硬，节间有纵皱纹（图 8-102）。

品质规格 以条粗、色黄白、有光泽、质嫩者为佳。

性味功效 甘，寒。清热泻火，生津止渴，除烦，止呕，利尿。

香附 xiangfu

别名 香附子、香附米、莎草根

来源 为莎草科植物莎草 *Cyperus rotundus* L. 的干燥根茎。

产销 主产于山东、浙江、福建、河南、湖南等地，以山东、浙江产质佳。销往全国。

采收加工 秋季采挖，燎去毛须，置沸水中略煮或蒸透后晒干，或燎后直接晒干。

性状鉴别 多呈纺锤形，有的略弯曲，长 2～3.5cm，直径 0.5～1cm。表面棕褐色或黑褐色，有纵皱纹，并有 6～10 个略隆起的环节，节上有未除净的棕色毛须和须根断痕；

去净毛须者较光滑，环节不明显。质硬，经蒸煮者断面黄棕色或红棕色，角质样；生晒者断面色白而显粉性，内皮层环纹明显，中柱色较深，点状维管束散在。气香，味微苦（图8-103）。

图8-103　香附药材图

品质规格　以个大、去净毛须、红棕色、质坚实、香气浓者为佳。《中国药典》（2010年版）规定，照醇溶性浸出物测定法项下的热浸法测定，用稀乙醇作溶剂，不得少于15.0%。照挥发油测定法（附录Ⅹ D）测定，本品含挥发油不得少于1.0%（mL/g）。

性味功效　辛、微苦、微甘，平。疏肝解郁，理气宽中，调经止痛。

天南星 tiannanxing

别名　南星

来源　为天南星科植物天南星 *Arisaema erubescens*（Wall.）Schott、异叶天南星 *Arisaema heterophyllum* Bl. 或东北天南星 *Arisaema amurense* Maxim. 的干燥块茎。

产销　天南星主产于陕西、甘肃、四川、贵州、云南等地；异叶天南星产于湖北、湖南、四川、贵州、河南、安徽、江苏、浙江、江西等地；东北天南星主产于东北及山东、河北等地。多自产自销。

采收加工　秋、冬两季茎叶枯萎时采挖，除去须根及外皮，干燥。

性状鉴别　呈扁球形，高1～2cm，直径1.5～6.5cm。表面类白色或淡棕色，较光滑，顶端有凹陷的茎痕，周围有麻点状根痕，有的块茎周边有小扁球状侧芽。质坚硬，不易破碎，断面不平坦，白色，粉性。气微辛，味麻辣。

品质规格　以个大、色白、粉性足者为佳。未去外皮者不宜入药。《中国药典》（2010年版）规定，照醇溶性浸出物测定法项下的热浸法测定，用稀乙醇作溶剂，不得少于9.0%。按干燥品计算，含总黄酮以芹菜素（$C_{15}H_{10}O_5$）计，不得少于0.050%。

成分　含精氨酸、谷氨酸、丙氨酸等12种氨基酸，β-谷甾醇、三萜皂苷、安息香酸等，以及钙、磷、铝、锌等多种无机元素。

理化鉴别　①升华法：取粉末适量，加0.5mol/L盐酸略湿润，进行微量升华，置显微镜下观察可见白色晶状物（检查安息香酸，区别于半夏和白附子）。②荧光法：取粉末在紫外灯下（254nm）检视，显银白色荧光。

性味功效　苦、辛，温；有毒。散结消肿。外用治痈肿，蛇虫咬伤。

半夏 banxia（附：水半夏）

来源　为天南星科植物半夏 *Pinellia ternata*（Thunb.）Breit. 的干燥块茎。

产销　主产于四川、湖北、河南、安徽、山东等地，以湖北、河南、山东所产质较佳。销往全国并出口。

采收加工　夏、秋两季采挖，洗净，除去外皮和须根，晒干。

性状鉴别　呈类球形，有的稍偏斜，直径1～1.5cm。表面白色或浅黄色，顶端有凹陷的茎痕，周围密布麻点状根痕；下面钝圆，较光滑。质坚实，断面洁白，富粉性。气微，味辛辣、麻舌而刺喉（图8-104）。

图 8-104 半夏药材图

品质规格 以个大、色白、质坚实、粉性足者为佳。《中国药典》（2010年版）规定，照水溶性浸出物测定法（附录 X A）项下的冷浸法测定，不得少于 9.0%。按干燥品计算，含总酸以琥珀酸（$C_4H_6O_4$）计，不得少于 0.25%。商品分三个等级。

一等：干货。呈圆球形，半圆球形或偏斜不等，去净外皮。表面白色或浅黄白色，上端圆平，中心凹陷（茎痕），周围有棕色点状根痕，下面钝圆，较平滑，质坚实，断面洁白或白色，粉质细腻，气微，味辛、麻舌而刺喉。每千克 800 粒以内。无包壳、杂质、虫蛀、霉变。

二等：干货。每千克 1200 粒以内，余同一等。

三等：干货。每千克 3000 粒以内，余同一等。

性味功效 辛，温；有毒。燥湿化痰，降逆止呕，消痞散结。

附 水半夏

为天南星科植物鞭檐犁头尖 *Typhonium flagelliforme* （Lodd.）Blume 的块茎。分布于广东、广西、云南等地，主产广西。一般生于田边、山溪或低洼湿地。块茎略呈椭圆形、圆锥形或半圆形，直径 0.5～1.5cm，高 0.8～3cm。表面类白色或淡黄色，不平滑，有多数隐约可见的点状根痕。上端类圆形，常具偏斜而凸起的叶痕或芽痕，呈黄棕色。有的下端略尖。质坚实，断面白色，粉性。气微，味辛辣、麻舌而刺喉。以质坚实、粉性足者为佳。功用燥湿化痰、解毒消肿、止血。不可代半夏用。

白附子 baifuzi

别名 禹白附

来源 为天南星科植物独角莲 *Fyphonium giganteum* Engl. 的干燥块茎。

产销 主产于河南禹县、长葛、甘肃天水、武都，湖北等地。销往全国。

采收加工 秋季采挖，除去须根和外皮，晒干。

性状鉴别 呈椭圆形或卵圆形，长 2～5cm，直径 1～3cm。表面白色至黄白色，略粗糙，有环纹及须根痕，顶端有茎痕或芽痕。质坚硬，断面白色，粉性。气微，味淡、麻辣刺舌（图 8-105）。

图 8-105 白附子药材图

品质规格 以个大、质坚实、色白、粉性足者为佳。《中国药典》（2010年版）规定，照醇溶性浸出物测定法项下的热浸法测定，用 70% 乙醇作溶剂，不得少于 7.0%。

性味功效 辛，温；有毒。祛风痰，定惊搐，解毒散结，止痛。

石菖蒲 shichangpu（附：水菖蒲）

别名 菖蒲

来源 为天南星科植物石菖蒲 *Acorus tatarinowii* Schott. 的干燥根茎。

产销 主产于四川、浙江、江苏。销往全国并出口。

采收加工 秋、冬两季采挖，除去须根和泥沙，晒干。

性状鉴别 呈扁圆柱形，多弯曲，常有分枝，长 3～20cm，直径 0.3～1cm。表面棕褐色或灰棕色，粗糙，有疏密不匀的环节，节间长 0.2～0.8cm，具细纵纹，一面残留须根或圆点状根痕；叶痕呈三角形，左右交互排列，有的其上有毛鳞状的叶基残余。质硬，断面纤维性，类白色或微红色，内皮层环明显，可见多数维管束小点及棕色油细胞。气芳香，味苦、微辛（图 8-106）。

图 8-106　石菖蒲药材图

品质规格 以条粗长、无须根、质坚实而脆、断面色白、粉性足、香气浓者为佳。《中国药典》（2010 年版）规定，照醇溶性浸出物测定法项下的冷浸法测定，用稀乙醇作溶剂，不得少于 12.0%。照挥发油测定法（附录 XD）测定，本品含挥发油不得少于 1.0%（mL/g）。

显微鉴别 横切面：①表皮细胞外壁增厚，棕色，有的含红棕色物。②皮层宽广，散有纤维束和叶迹维管束；叶迹维管束外韧型，维管束鞘纤维成环，木化；内皮层明显。③中柱维管束周木型及外韧型，维管束鞘纤维较少。纤维束和维管束鞘纤维周围细胞中含草酸钙方晶，形成晶纤维。④薄壁组织中散有类圆形油细胞；并含淀粉粒（图 8-107）。

粉末：灰棕色。①淀粉粒单粒球形、椭圆形或长卵形，直径 2～9μm；复粒由 2～20（或更多）分粒组成。②纤维束周围细胞中含草酸钙方晶，形成晶纤维。③草酸钙方晶呈多面形、类多角形、双锥形，直径 4～16μm。④分泌细胞呈类圆形或长圆形，胞腔内充满黄绿色、橙红色或红色分泌物。

性味功效 辛、苦，温。开窍豁痰，醒神益智，化湿开胃。

附　水菖蒲

为天南星科植物菖蒲 *Acorus calamus* L. 的干燥根茎。主产于辽宁、湖北、湖南、四川。根茎扁圆柱形，少有分枝，长 10～24cm，直径 1～1.5cm。表面类白色至棕红色，有细纵纹；节间长 0.2～1.5cm，上侧有较大的类三角形叶痕，下侧有凹陷的圆点状根痕，节上残留棕色毛须。质硬，折断面海绵样，类白色或淡棕色；横切面内皮层环明显，有多数小空洞及维管束小点。气较浓烈而特异，味苦、辛。功用化痰开窍，除湿健胃，杀虫止痒。根茎横切面与石菖蒲的主要区别为：薄壁细胞作圈链状排列，有大型细胞间隙，为海绵状的通气组织，每一圈链的连接处有一较大的圆形油细胞；维管束鞘纤维不发达；中柱无纤维束；纤维束及维管束周围的 1 圈细胞通常不含方晶。

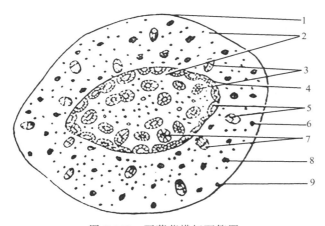

图 8-107　石菖蒲横切面简图

1—表皮；2—薄壁组织；3—维管束；4—内皮层；5—木质部；
6—纤维束；7—韧皮部；8—草酸钙结晶；9—油细胞

百部 baibu

来源 为百部科植物直立百部 *Stemona sessilifolia*（Miq.）Miq.、蔓生百部 *Stemona japonica*（Bl.）Miq. 或对叶百部 *Stemona tuberosa* Lour. 的干燥块根。

产销 直立百部主产于安徽、江苏、湖北、浙江、山东，蔓生百部主产于浙江；销往全国并出口。对叶百部主产于湖南、湖北、广东、福建、四川、贵州，销往中南、西南及华北地区。

采收加工 春、秋两季采挖，除去须根，洗净，置沸水中略烫或蒸至无白心，取出，晒干。

图 8-108 百部药材图

性状鉴别 （1）直立百部 呈纺锤形，上端较细长，皱缩弯曲，长 5～12cm，直径 0.5～1cm。表面黄白色或淡棕黄色，有不规则深纵沟，间或有横皱纹。质脆，易折断，断面平坦，角质样，淡黄棕色或黄白色，皮部较宽，中柱扁缩。气微，味甘、苦。

（2）蔓生百部 两端稍狭细，表面多不规则皱褶和横皱纹。

（3）对叶百部 呈长纺锤形或长条形，长 8～24cm，直径 0.8～2cm。表面浅黄棕色至灰棕色，具浅纵皱纹或不规则纵槽。质坚实，断面黄白色至暗棕色，中柱较大，髓部类白色（图 8-108）。

品质规格 以根条粗壮、质坚实、色灰白者为佳。《中国药典》（2010 年版）规定，照水溶性浸出物测定法（附录 X A）项下热浸法测定，不得少于 50.0%。

商品分直立百部、蔓生百部、对叶百部 3 种，各分大、小 2 种，习惯以小百部为优。福建、贵州、河南、广西等地所产者较大，山东、江苏、四川、安徽、浙江所产者较细小。

显微鉴别 横切面 （1）直立百部 ①根被为 3～4 列细胞，壁木栓化及木化，具致密的细条纹。②皮层较宽。③中柱韧皮部束与木质部束各 19～27 个，间隔排列，韧皮部束内侧有少数非木化纤维；木质部束导管 2～5 个，并有木纤维和管胞，导管类多角形，径向直径约至 48μm，偶有导管深入至髓部。④髓部散有少数细小纤维（图 8-109）。

（2）蔓生百部 ①根被为 3～6 列细胞。②韧皮部纤维木化。导管径向直径约至 184μm，通常深入至髓部，与外侧导管束作 2～3 轮排列。

（3）对叶百部 ①根被为 3 列细胞，细胞壁无细条纹，其最内层细胞的内壁特厚。②皮层外侧散有纤维，类方形，壁微木化。③中柱韧皮部束与木质部束各 32～40 个。④木质部束导管圆多角形，直径至 107μm，其内侧与木纤维和微木化的薄壁细胞连接成环层。

性味功效 甘、苦，微温。润肺下气止咳，杀虫灭虱。

图 8-109 直立百部横切面简图
1—根被；2—外皮层；3—皮层；4—内皮层；
5—中柱鞘；6—韧皮部；7—木质部

川贝母 chuanbeimu

别名 贝母

来源 为百合科植物川贝母 *Fritillaria cirrhosa* D. Don、暗紫贝母 *Fritillaria unibracteata* Hsiao et K. C. Hsia、甘肃贝母 *Fritillaria przewalskii* Maxim、梭砂贝母 *Fritillaria delavayi* Franch. 、太白贝母 *Fritillaria taipaiensis* P. Y. Li 或瓦布贝母 *Fritillaria unibracteata* Hsiao et K. C. Hsia var. *wabuensis* (S. Y. Tang et S. C. Yue) Z. D. Liu, S. Wang et S. C. chen 的干燥鳞茎。按性状不同分别习称"松贝"、"青贝"、"炉贝"和"栽培品"。

产销 川贝母主产于西藏、四川、云南；暗紫贝母主产于四川阿坝藏族羌族自治州；甘肃贝母主产于甘肃、青海和四川西部；梭砂贝母主产于青海玉树、四川甘孜等地；太白贝母在重庆、陕西、湖北、甘肃、四川等地均有大量种植；瓦布贝母主产阿坝藏族羌族自治州茂县、黑水等地。销往全国并出口。

采收加工 夏、秋两季或积雪融化后采挖，除去须根、粗皮及泥沙，晒干或低温干燥。

性状鉴别 （1）松贝 呈类圆锥形或近球形，高 0.3～0.8cm，直径 0.3～0.9cm。表面类白色。外层鳞叶 2 瓣，大小悬殊，大瓣紧抱小瓣，未抱合部分呈新月形，习称"怀中抱月"；顶部闭合，内有类圆柱形、顶端稍尖的心芽和小鳞叶 1～2 枚；先端钝圆或稍尖，底部平微凹入，中心有 1 灰褐色的鳞茎盘，偶有残存须根。质硬而脆，断面白色，富粉性。气微，味微苦（图 8-110）。

（2）青贝 呈类扁球形，高 0.4～1.4cm，直径 0.4～1.6cm。外层鳞叶 2 瓣，大小相近，相对抱合，顶部开裂，内有心芽和小鳞叶 2～3 枚及细圆柱形的残茎（图 8-111）。

（3）炉贝 呈长圆锥形，高 0.7～2.5cm，直径 0.5～2.5cm。表面类白色或浅棕黄色，有的具棕色斑点。外层鳞叶 2 瓣，大小相近，顶部开裂而略尖，基部稍尖或较钝（图 8-112）。

图 8-110 松贝药材图

图 8-111 青贝药材图

图 8-112 炉贝药材图

（4）栽培品 呈类扁球形或短圆柱形，高 0.5～2cm，直径 1～2.5cm。表面类白色或浅棕黄色，稍粗糙，有的具浅黄色斑点。外层鳞叶 2 瓣，大小相近，顶部多开裂而较平。

品质规格 以色白、质坚实、粉性足者为佳。《中国药典》（2010 年版）规定，照醇溶性浸出物测定法（附录 X A）项下的热浸法测定，用稀乙醇作溶剂，不得少于 9.0%。按干燥品计算，含总生物碱以西贝母碱（$C_{27}H_{43}NO_3$）计，不得少于 0.050%。商品规格松贝分两等，青贝分四等，炉贝分两等。

（1）松贝

一等：类圆锥形或近球形，鳞瓣 2，大瓣紧抱小瓣，未抱部分呈新月形，顶端闭口，基部底平。味甘、微苦。每 50g 在 240 粒以外，无黄贝、油贝、碎贝。

二等：顶端闭口或开口，基部平底或近似平底。每50g在240粒以内。间有黄贝、油贝、碎贝、破贝。

（2）青贝

一等：扁球形或类球形，两鳞片大小相似。顶端闭口或微开口，基部较平或圆形。表面白色。味淡微苦。每50g在190粒以外。对开瓣不超过20%。无黄贝、油贝、碎贝。

二等：每50g在130粒以外。对开瓣不超过25%。间有花油贝、花黄贝，不超过5%。无全黄贝、油贝、碎贝。

三等：每50g在100粒以外。对开瓣不超过30%，间有油贝、碎贝、黄贝，不超过5%。

四等：顶端闭口或开口较多。大小粒不分。兼有油贝、碎贝、黄贝。

（3）炉贝

一等：长锥形，贝瓣略似马牙。表面白色。味苦。大小粒不分。间有油贝及白色破瓣。

二等：表面黄白色或淡棕黄色，有的具有棕色斑点。

图8-113　松贝（暗紫贝母）粉末图
1—淀粉粒；2—表皮细胞及气孔；
3—草酸钙结晶；4—导管

显微鉴别　粉末类白色或浅黄色。

（1）松贝、青贝及栽培品　①淀粉粒甚多，广卵形、长圆形或不规则圆形，有的边缘不平整或略作分枝状，直径5～64μm，脐点短缝状、点状、人字状或马蹄状，层纹隐约可见。②表皮细胞类长方形，垂周壁微波状弯曲，偶见不定式气孔，圆形或扁圆形。③螺纹导管直径5～26μm（图8-113）。

（2）炉贝　①淀粉粒广卵形、贝壳形、肾形或椭圆形，直径约至60μm，脐点人字状、星状或点状，层纹明显。②螺纹导管和网纹导管直径可达64μm。

性味功效　苦、甘，微寒。清热润肺，化痰止咳，散结消痈。

附注　①一轮贝母：为百合科植物轮叶贝母 *Fritillaria maximowiczii* Freyn. 的鳞茎。呈扁球形，直径约1cm。表面类白色或淡黄色。外层鳞瓣多枚，肥厚，轮生，顶端开裂。中央有小鳞叶和心芽。断面白色，粉性。气微，味苦，有毒。功用润肺散结，止咳化痰。

②东贝母：为百合科植物东贝母 *Fritiuaria thunbergii* Miq. var. *chekiangensis* Hsiao et K. C. Hsia 的鳞茎。本品呈扁球形，直径1～2.5cm，高1～1.5cm。表面类白色，外层两枚鳞叶肥厚，对合，中央有皱缩的小鳞叶2～3片及干缩的残茎。质实而脆，易折断，断面白色，粉性。气微，味苦。功用化痰止咳。

③草贝母：为百合科植物丽江山慈菇 *Phigenia indica* Kun-th et Benth. 的鳞茎。呈短圆锥形，高1～1.5cm，直径0.8～2cm，顶端渐尖，底部呈脐状凹入或平截。表面黄白色或黄棕色，光滑；一侧有一处从基部伸至顶端的纵沟。质坚硬，断面角质样或略带粉质，类白色或黄白色，味苦而麻，有大毒。功用败毒抗癌，祛风止痛。有误作贝母服用造成死亡的事故发生。

<h2 style="text-align:center">平贝母 pingbeimu</h2>

别名 平贝

来源 为百合科植物平贝母 *Fritillaria ussuriensis* Maxim. 的干燥鳞茎。

产销 主产于黑龙江、吉林、辽宁等地。主销华南地区并出口。

采收加工 春季采挖，除去外皮、须根及泥沙，晒干或低温干燥。

性状鉴别 呈扁球形，高 0.5～1cm，直径 0.6～2cm。表面乳白色或淡黄白色，外层鳞叶 2 瓣，肥厚，大小相近或一片稍大抱合，顶端略平或微凹入，常稍开裂；中央鳞片小。质坚实而脆，断面粉性。气微，味苦。

品质规格 以饱满、色白、粉性足者为佳。《中国药典》（2010 年版）规定，照醇溶性浸出物测定法项下的热浸法测定，用 50% 乙醇作溶剂，不得少于 8.0%。按干燥品计算，含总生物碱以贝母素乙（$C_{27}H_{43}NO_3$）计，不得少于 0.050%。

性味功效 苦、甘，微寒。清热润肺，化痰止咳。

<h2 style="text-align:center">伊贝母 yibeimu</h2>

来源 为百合科植物新疆贝母 *Fritillaria walujewii* Regel 或伊犁贝母 *Fritillaria pallidiflora* Schrenk 的干燥鳞茎。

产销 主产于新疆。销往国内外。

采收加工 5～7 月间采挖，除去泥沙，晒干，再去须根和外皮。

性状鉴别 （1）新疆贝母 呈扁球形，高 0.5～1.5cm。表面类白色，光滑。外层鳞叶 2 瓣，月牙形，肥厚，大小相近而紧靠，顶端平展而开裂，基部圆钝，内有较大的鳞片和残茎、心芽各 1 枚。质硬而脆，断面白色，富粉性。气微，味微苦。

（2）伊犁贝母 呈圆锥形，较大。表面稍粗糙，淡黄白色。外层鳞叶两瓣，心脏形，肥大，一片较大或近等大，抱合。顶端稍尖，少有开裂，基部微凹陷。

品质规格 以质坚实、粉性足、味苦者为佳。《中国药典》（2010 年版）规定，照水溶性浸出物测定法（附录ⅩA）项下的冷浸法测定，用 70% 乙醇作溶剂，不得少于 9.0%。以干燥品计算，含西贝母碱苷（$C_{33}H_{53}NO_8$）和西贝母碱（$C_{27}H_{43}NO_3$）的总量不得少于 0.070%。

性味功效 苦、甘，微寒。清热润肺，化痰止咳。

<h2 style="text-align:center">浙贝母 zhebeimu</h2>

别名 象贝

来源 为百合科植物浙贝母 *Fritillaria thunbergii* Miq. 的干燥鳞茎。

产销 主产于浙江，为浙江著名道地药材之一。江苏亦产。销往全国并出口。

采收加工 初夏植株枯萎时采挖，洗净。大小分开，大者除去芯芽，习称"大贝"；小者不去芯芽，习称"珠贝"。分别撞擦，除去外皮，拌以煅过的贝壳粉，吸去擦出的浆汁，干燥；或取鳞茎，大小分开，洗净，除去心芽，趁鲜切成厚片，洗净，干燥，习称"浙贝片"。

性状鉴别 （1）大贝 为鳞茎外层的单瓣鳞叶，略呈新月形，高 1～2cm，直径 2～3.5cm。外表面类白色至淡黄色，内表面白色或淡棕色，被有白色粉末。质硬而脆，易折断，断面白色至黄白色，富粉性。气微，味

图 8-114　浙贝母药材图

图 8-115　浙贝母鳞茎粉末图

1—淀粉粒；2—表皮细胞及气孔；3—草酸钙结晶；4—导管

微苦（图 8-114）。

（2）珠贝　为完整的鳞茎，呈扁圆形，高 1～1.5cm，直径 1～2.5cm。表面类白色，外层鳞叶 2 瓣，肥厚，略似肾形，互相抱合，内有小鳞叶 2～3 枚和干缩的残茎。

（3）浙贝片　为鳞茎外层的单瓣鳞叶切成的片。椭圆形或类圆形，直径 1～2cm，边缘表面淡黄色，切面平坦，粉白色。质脆，易折断，断面粉白色，富粉性。

品质规格　以鳞叶肥厚、质坚实、色白、粉性足者为佳。《中国药典》（2010 年版）规定，照醇溶性浸出物测定法项下的热浸法测定，用稀乙醇作溶剂，不得少于 8.0%。按干燥品计算，含贝母素甲（$C_{27}H_{45}NO_3$）和贝母素乙（$C_{27}H_{43}NO_3$）的总量，不得少于 0.080%。

显微鉴别　粉末淡黄白色。淀粉粒甚多，单粒卵形、广卵形或椭圆形，直径 6～56μm，层纹不明显。表皮细胞类多角形或长方形，垂周壁连珠状增厚；气孔少见，副卫细胞 4～5 个。草酸钙结晶少见，细小，多呈颗粒状，有的呈梭形、方形或细杆状。导管多为螺纹，直径至 18μm（图 8-115）。

性味功效　苦，寒。清热化痰止咳，解毒散结消痈。

湖北贝母 hubeibeimu

别名　板贝

来源　为百合科植物湖北贝母 *Fritillaria hupehensis* Hsiao et K. C. Hsia 的干燥鳞茎。

产销　主产于湖北。多自产自销，亦销往外省。

采收加工　夏初植株枯萎后采挖，用石灰水或清水浸泡，干燥。

性状鉴别　呈扁圆球形，高 0.8～2.2cm，直径 0.8～3.5cm。表面类白色至淡棕色。外层鳞叶 2 瓣，肥厚，略呈肾形，或大小悬殊，大瓣紧抱小瓣，顶端闭合或开裂。内有鳞叶 2～6 枚及干缩的残茎。内表面淡黄色至类白色，基部凹陷呈窝状，残留有淡棕色表皮及少数须根。单瓣鳞叶呈元宝状，长 2.5～3.2cm，直径 1.8～2cm。质脆，断面类白色，富粉性。气微，味苦。

品质规格　以粒小、色白、粉性足者为佳。《中国药典》（2010 年版）规定，照醇溶性浸出物测定法（附录Ⅹ A）项下的热浸法测定，用稀乙醇作溶剂，不得少于 7.0%。按干燥品计算，含贝母素乙（$C_{27}H_{43}NO_3$）不得少于 0.16%。

性味功效　微苦，凉。清热化痰，止咳，散结。

黄精 huangjing

别名　鸡头参、老虎姜

来源 为百合科植物滇黄精 *Polygonatum kingianum* Coll. et Hemsl.、黄精 *Polygonatum sibiricum* Red. 或多花黄精 *Polygonatum cyrtonema* Hua 的干燥根茎。按形状不同，习称"大黄精"、"鸡头黄精"、"姜形黄精"。

产销 黄精主产于河北、内蒙古、陕西、辽宁、吉林、河南、山西等地；销往华北、东北、西北及上海等地，并出口。多花黄精主产于浙江、安徽、湖南、贵州等地；销往全国并出口。滇黄精主产于广西、云南、贵州等地；自产自销。

采收加工 春、秋两季采挖，除去须根，洗净，置沸水中略烫或蒸至透心，干燥。

性状鉴别 （1）大黄精 呈肥厚肉质的结节块状，长可达 10cm 以上，宽 3～6cm，厚 2～3cm。表面淡黄色至黄棕色，具环节，有皱纹及须根痕，结节上侧茎痕呈圆盘状，圆周凹入，中部突出。质硬而韧，不易折断，断面角质，淡黄色至黄棕色。气微，味甜，嚼之有黏性。

（2）鸡头黄精 呈结节状弯柱形，长 3～10cm，直径 0.5～1.5cm。结节长 2～4cm，略呈圆锥形，常有分枝。表面黄白色或灰黄色，半透明，有纵皱纹，茎痕圆形，直径5～8mm。

（3）姜形黄精 呈长条结节块状，长短不等，常数个块状结节相连。表面灰黄色或黄褐色，粗糙，结节上侧有突出的圆盘状茎痕，直径 0.8～1.5cm（图 8-116）。

味苦者不可药用。

图 8-116 黄精药材图

品质规格 以肥大、润泽、色黄、断面透明者为佳。《中国药典》（2010 年版）规定，照醇溶性浸出物测定法（附录 X A）项下的热浸法测定，用稀乙醇作溶剂，不得少于 45.0%。按干燥品计算，含黄精多糖以无水葡萄糖（$C_6H_{12}O_6$）计，不得少于 7.0%。

性味功效 甘，平。补气养阴，健脾，润肺，益肾。

玉竹 yuzhu

别名 葳蕤

来源 为百合科植物玉竹 *Polygonatum odoratum*（Mill.）Druce 的干燥根茎

产销 主产于浙江、湖南、广东、江苏、河南等地。销往全国并出口。

采收加工 秋季采挖，除去须根，洗净，晒至柔软后，反复揉搓、晾晒至无硬心，晒干；或蒸透后，揉至半透明，晒干。

性状鉴别 呈长圆柱形，略扁，少有分枝，长 4～18cm，直径 0.3～1.6cm。表面黄白色或淡黄棕色，半透明，具纵皱纹和微隆起的环节，有白色圆点状的须根痕和圆盘状茎痕。质硬而脆或稍软，易折断，断面角质样或显颗粒性。气微，味甘，嚼之发黏（图 8-117）。

图 8-117 玉竹药材图

品质规格　以条长、肥壮、色黄者为佳。《中国药典》（2010年版）规定，照醇溶性浸出物测定法项下的冷浸法测定，用70%乙醇作溶剂，不得少于50.0%。按干燥品计算，含玉竹多糖以葡萄糖（$C_6H_{12}O_6$）计，不得少于6.0%。

性味功效　甘，微寒。养阴润燥，生津止渴。

重楼 chonglou

别名　蚤休、草河车

来源　为百合科植物云南重楼 *Paris polyphylla* Smith var. *yunnanensis*（Franch.）Hand.-Mazz. 或七叶一枝花 *Paris polyphylla* Smith var. *chinensis*（Franch.）Hara 的干燥根茎。

产销　华重楼主产于江苏、浙江、安徽、江西、湖北、湖南、广东、广西、福建、贵州等地；云南重楼主产于云南、四川、贵州、广西等地；七叶一枝花主产于四川、云南、贵州。自产自销。

采收加工　移栽3~5年后，在9~10月倒苗时，挖起根茎，晒或炕干后，撞去粗皮、须根。

图8-118　重楼药材图

性状鉴别　呈结节状扁圆柱形，略弯曲，长5~12cm，直径1.0~4.5cm。表面黄棕色或灰棕色，外皮脱落处呈白色；密具层状突起的粗环纹，一面结节明显，结节上有椭圆形凹陷茎痕，另一面有疏生的须根或疣状须根痕。顶端有鳞叶和茎残基。质坚实。断面平坦，白色至浅棕色，粉性或角质。气微，味微苦、麻（8-118）。

品质规格　以粗壮、质坚实、断面色白、粉性足者为佳。

性味功效　苦，微寒；有小毒。清热解毒，消肿止痛，凉肝定惊。

土茯苓 tufuling

别名　禹余粮、过山龙

来源　为百合科植物光叶菝葜 *Smilax glabra* Roxb. 的干燥根茎。

产销　主产于广东、湖南、湖北、浙江等地。销往全国。

采收加工　夏、秋两季采挖，除去须根，洗净，干燥；或趁鲜切成薄片，干燥。

性状鉴别　略呈圆柱形，稍扁或呈不规则条块，有结节状隆起，具短分枝，长5~22cm，直径2~5cm。表面黄棕色或灰褐色，凹凸不平，有坚硬的须根残基，分枝顶端有圆形芽痕，有的外皮现不规则裂纹，并有残留的鳞叶。质坚硬。切片呈长圆形或不规则，厚1~5mm，边缘不整齐；切面类白色至淡红棕色，粉性，可见点状维管束及多数小亮点；质略韧，折断时有粉尘飞扬，以水湿润后有黏滑感。气微，味微甘、涩。

品质规格　以断面淡棕色、粉性足者为佳。《中国药典》（2010年版）规定，照醇溶性浸出物测定法（附录ⅩA）项下的热浸法测定，用稀乙醇作溶剂，不得少于 15.0％。按干燥品计算，含落新妇苷（$C_{21}H_{22}O_{11}$）不得少于 0.45％。

性味功效　甘、淡，平。解毒，除湿，通利关节。

天冬 tiandong

别名　天门冬、大当门根

来源　为百合科植物天冬 *Asparagus cochinchinensis*（Lour.）Merr. 的干燥块根。

产销　主产于贵州、广西、云南等地。以贵州产量最大，品质好。销往全国并出口。

采收加工　秋、冬两季采挖，洗净，除去茎基和须根，置沸水中煮或蒸至透心，趁热除去外皮，洗净，干燥。

性状鉴别　呈长纺锤形，略弯曲，长 5～18cm，直径 0.5～2cm。表面黄白色至淡黄棕色，半透明，光滑或具深浅不等的纵皱纹，偶有残存的灰棕色外皮。质硬或柔润，有黏性，断面角质样，中柱黄白色。气微，味甜、微苦（图 8-119）。

图 8-119　天冬药材图

品质规格　以饱满肥大、黄白色、半透明者为佳。《中国药典》（2010 年版）规定，照醇溶性浸出物测定法项下的热浸法测定，用稀乙醇作溶剂，不得少于 80.0％。商品按产地分为川天冬、温天冬、湖天冬，并根据根条粗细各分为 3 个等级。

一等：干货。呈长纺锤形，去净外皮。表面黄白色或淡棕黄色，半透明，条肥大，有糖质。断面黄白色，角质状，中央有白色中柱（白心）。气微，味甜、微苦。中部直径 1.2cm 以上。无硬皮、杂质、虫蛀、霉变。

二等：干货。中部直径 0.8cm 以上。间有未剥净硬皮，但不得超过 5％，余同一等。

三等：干货。呈长纺锤形，去外皮。表面红棕色或红褐色，有糖质。断面红棕色，角质状，中央有白色中柱（白心）。气微，味甜、微苦。中部直径 0.5cm 以上。稍有未去净硬皮，但不得超过 15％。无杂质、虫蛀、霉变。

性味功效　甘、苦，寒。养阴润燥，清肺生津。

附注　羊齿天门冬：为百合科植物羊齿天门冬 *Asparagus filicinus* Buch.-Ham. ex D. Don 的干燥块根。本品呈纺锤形，长 3～7cm，直径 0.7～1.8cm。外皮灰棕色、黄棕色或褐色，皱缩，内部干瘪，呈空壳状。质坚硬而脆，易折断，断面白色，味苦、微麻舌，有黏性。与正品的主要区别点是内部干瘪呈空壳状，断面不呈角质样，无黄白色中柱。功用润肺止咳，杀虫止痒。

麦冬 maidong

别名　麦门冬、寸冬

来源　为百合科植物麦冬 *Ophiopogon japonicus*（L. f）Ker-Gawl. 的干燥块根。

产销　主产于浙江、四川。商品大多为栽培品，浙江产者称浙麦冬（杭麦冬），四川产者称川麦冬。销往全国并出口。

图 8-120　麦冬药材图

采收加工　夏季采挖，洗净，反复暴晒、堆置，至七八成干，除去须根，干燥。

性状鉴别　呈纺锤形，两端略尖，长 1.5～3cm，直径 0.3～0.6cm。表面黄白色或淡黄色，有细纵纹。质柔韧，断面黄白色，半透明，中柱细小。气微香，味甘、微苦（图 8-120）。

品质规格　以根肥大、黄白色、质柔韧、嚼之黏性强者为佳。《中国药典》（2010 年版）规定，照水溶性浸出物测定法（附录 Ⅹ A）项下的冷浸法测定，不得少于 60.0%。按干燥品计算，含麦冬总皂苷以鲁斯可皂苷元（$C_{27}H_{42}O_4$）计，不得少于 0.12%。

（1）浙麦冬规格标准

一等：干货，呈纺锤形半透明体，表面黄白色。质柔韧。断面牙白色，有木质心。味微甜，嚼之有黏性。每 50g 150 粒以内。无须根、油粒、烂头、枯子、杂质、霉变。

二等：干货。每 50g 280 粒以内，余同一等。

三等：干货。每 50g 280 粒以外，最小不低于麦粒大，油粒、烂头不超过 10%，余同一等。

（2）川麦冬规格标准

一等：干货。呈纺锤形半透明体。表面淡白色，断面淡白色。木质心细软。味微甜，嚼之少黏性。每 50g 190 粒以内，无须根、乌花、油粒、杂质、霉变。

二等：干货。每 50g 300 粒以内，余同一等。

三等：干货。每 50g 300 粒以外，最小不低于麦粒大，间有乌花、油粒不超过 10%，余同一等。

性味功效　甘、微苦，微寒。养阴生津，润肺清心。

山麦冬 shanmaidong

别名　土麦冬

来源　为百合科植物湖北麦冬 *Liriope spicata*（Thunb.）Lour. var. *prolifera* Y. T. Ma 或短葶山麦冬 *Lirlope muscari*（Decne.）Baily 的干燥块根。

产销　产于中国及日本。多自产自销。

采收加工　夏初采挖，洗净，反复暴晒、堆置，至近干，除去须根，干燥。

性状鉴别　（1）湖北麦冬　呈纺锤形，两端略尖，长 1.2～3cm，直径 0.4～0.7cm。表面淡黄色至棕黄色，具不规则纵皱纹。质柔韧，干后质硬脆，易折断，断面淡黄色至棕黄色，角质样，中柱细小。气微，味甜，嚼之发黏。

（2）短葶山麦冬　稍扁，长 2～5cm，直径 0.3～0.8cm，具粗纵纹。味甘、微苦。

品质规格　以肥大、黏性强者为佳。《中国药典》（2010 年版）规定，照水溶性浸出物测定法（附录 Ⅹ A）项下的冷浸法测定，不得少于 75.0%。

性味功效　甘、微苦，微寒。养阴生津，润肺清心。

知母 zhimu

来源　为百合科植物知母 *Anemarrhena asphodeloides* Bge. 的干燥根茎。

产销　主产于河北、山西、陕西、内蒙古。以河北易县产者质量最好。销往全国并出口。

采收加工　春、秋两季采挖，除去须根和泥沙，晒干，习称"毛知母"；或除去外皮，晒干，称"知母肉"。

性状鉴别　呈长条状，微弯曲，略扁，偶有分枝，长 3～5cm，直径 0.8～1.5cm，一端有浅黄色的茎叶残痕，习称"金包头"。表面黄棕色至棕色，上面有一凹沟，具紧密排列的环状节，节上密生黄棕色的残存叶基，由两侧向根茎上方生长；下面隆起而略皱缩，并有凹陷或突起的点状根痕。质硬，易折断，断面黄白色。气微，味微甜、略苦，嚼之带黏性（图 8-121）。

图 8-121　知母药材图

品质规格　以条粗、质坚实、断面黄白者为佳。按干燥品计算，《中国药典》（2010 年版）规定，含芒果苷（$C_{19}H_{18}O_{11}$）不得少于 0.70％。含知母皂苷 BⅡ（$C_{45}H_{76}O_{19}$）不得少于 3.0％。

性味功效　苦、甘，寒。清热泻火，滋阴润燥。

百合 baihe

来源　为百合科植物卷丹 *Lilium lancifolium* Thunb.、百合 *Lilium brownii* F. E. Brown var. *viridulum* Baker 或细叶百合 *Lilium pumilum* DC. 的干燥肉质鳞叶。

产销　卷丹产于河北、河南、山东、江苏、安徽、浙江、江西、湖北、湖南、广东、广西、四川、云南、西藏、陕西、甘肃等地；百合产于河北、河南、安徽、江西、浙江、湖北、湖南、陕西等地；细叶百合产于辽宁、吉林、黑龙江、河北、山东、河南、山西、内蒙古、陕西、甘肃、宁夏、青海等地。销往全国并出口。

采收加工　秋季采挖，洗净，剥取鳞叶，置沸水中略烫，干燥。

性状鉴别　呈长椭圆形，长 2～5cm，宽 1～2cm，中部厚 1.3～4mm。表面类白色、淡棕黄色或微带紫色，有数条纵直平行的白色维管束。顶端稍尖，基部较宽，边缘薄，微波状，略向内弯曲。质硬而脆，断面较平坦，角质样。气微，味微苦。

品质规格　以肉厚、色白、质坚实、味苦者为佳。《中国药典》（2010 年版）规定，照水溶性浸出物测定法（附录ⅩA）项下的冷浸法测定，不得少于 18.0％。

性味功效　甘，寒。养阴润肺，清心安神。

薤白 xiebai

别名　小根蒜

来源　为百合科植物小根蒜 *Allium macrostemon* Bge. 或薤 *Allium chinense* G. Don 的干燥鳞茎。

产销　小根蒜主产于东北、河北、江苏、湖北等地。薤产于我国南北大部分地区。多自产自销。

采收加工　夏、秋两季采挖，洗净，除去须根，蒸透或置沸水中烫透，晒干。

性状鉴别　（1）小根蒜　呈不规则卵圆形，高 0.5～1.5cm，直径 0.5～1.8cm。表面黄白色或淡黄棕色，皱缩，半透明，有类白色膜质鳞片包被，底部有突起的鳞茎盘。质硬，角质样。有蒜臭，味微辣。

图 8-122　薤白药材

（2）薤　呈略扁的长卵形，高 1～3cm，直径 0.3～1.2cm。表面淡黄棕色或棕褐色，具浅纵皱纹。质较软，断面可见鳞叶 2～3 层。嚼之粘牙（图 8-122）。

品质规格　以个大、饱满、黄白色、半透明者为佳。《中国药典》（2010 年版）规定，照醇溶性浸出物测定法（附录 Ⅹ A）项下的热浸法测定，用 75％乙醇作溶剂，不得少于 30.0％。

性味功效　辛、苦，温。通阳散结，行气导滞。

仙茅 xianmao

别名　仙茅参

来源　为石蒜科植物仙茅 *Curculigo orchioides* Gaertn. 的干燥根茎。

产销　主产于四川。销往全国。

采收加工　秋、冬两季采挖，除去根头和须根，洗净，干燥。

性状鉴别　呈圆柱形，略弯曲，长 3～10cm，直径 0.4～1.2cm。表面棕色至褐色，粗糙，有细孔状的须根痕和横皱纹。质硬而脆，易折断，断面不平坦，灰白色至棕褐色，近中心处色较深。气微香，味微苦、辛。

品质规格　以根条粗长、质坚脆、表面黑褐色者为佳。《中国药典》（2010 年版）规定，照醇溶性浸出物测定法项下的热浸法测定，用乙醇作溶剂，不得少于 7.0％。按干燥品计算，含仙茅苷（$C_{22}H_{26}O_{11}$）不得少于 0.10％。

性味功效　辛，热；有毒。补肾阳，强筋骨，祛寒湿。

粉萆薢 fenbixie

别名　萆薢

来源　为薯蓣科植物粉背薯蓣 *Dioscorea hypoglauca* Palibin 的干燥根茎。

产销　主产于浙江、安徽、江西、湖南等地。销往全国。

采收加工　秋、冬两季采挖，除去须根，洗净，切片，晒干。

性状鉴别　为不规则的薄片，边缘不整齐，大小不一，厚约 0.5mm。有的有棕黑色或灰棕色的外皮。切面黄白色或淡灰棕色，维管束呈小点状散在。质松，略有弹性，易折断，新断面近外皮处显淡黄色。气微，味辛、微苦。

品质规格　以片大而薄、切面黄白色者为佳。《中国药典》（2010 年版）规定，照醇溶性浸出物测定法项下的热浸法测定，用稀乙醇作溶剂，不得少于 20.0％。

性味功效　苦，平。利湿去浊，祛风除痹。

绵萆薢 mianbixie

别名　萆薢

来源　为薯蓣科植物绵萆薢 *Dioscorea spongiosa* J. Q. xi，M. Mizuno et W. L. Zhao 或福州薯蓣 *Dioscorea futschauensis* Uline ex R. Kunth 的干燥根茎。

产销　绵萆薢主产于浙江、江西、福建等地。福州薯蓣主产于福建、浙江等地。销往全国。

采收加工　秋、冬两季采挖，除去须根，洗净，切片，晒干。

性状鉴别　为不规则的斜切片，边缘不整齐，大小不一，厚 2～5mm。外皮黄棕色至黄褐色，有稀疏的须根残基，呈圆锥状突起。质疏松，略呈海绵状，切面灰白色至浅灰棕色，黄棕色点状维管束散在。气微，味微苦。

品质规格　以片大而薄、切面黄白色者为佳。《中国药典》（2010 年版）规定，照醇溶性浸出物测定法项下的热浸法测定，用稀乙醇作溶剂，不得少于 15.0%。

性味功效　苦，平。利湿去浊，祛风除痹。

穿山龙 chuanshanlong

来源　为薯蓣科植物穿龙薯蓣 *Diosocorea nipponica* Makino 的干燥根茎。

产销　主产于辽宁、黑龙江、吉林、河北、内蒙古、山西、陕西等地。销往全国。

采收加工　春、秋两季采挖，洗净，除去须根和外皮，晒干。

性状鉴别　根茎呈类圆柱形，稍弯曲，长 15～20cm，直径 1.0～1.5cm。表面黄白色或棕黄色，有不规则纵沟、刺状残根及偏于一侧的突起茎痕。质坚硬，断面平坦，白色或黄白色，散有淡棕色维管束小点。气微，味苦涩（图 8-123）。

图 8-123　穿山龙药材图

品质规格　以根茎粗长、质地坚硬者为佳。《中国药典》（2010 年版）规定，照醇溶性浸出物测定法（附录 X A）项下的热浸法测定，用 65% 乙醇作溶剂，不得少于 20.0%。按干燥品计算，含薯蓣皂苷（$C_{45}H_{72}O_{16}$）不得少于 1.3%。

性味功效　甘、苦，温。祛风除湿，舒筋通络，活血止痛，止咳平喘。

山药 shanyao

别名　薯蓣、山芋、薯药、怀山药

来源　为薯蓣科植物薯蓣 *Dioscorea opposite* Thunb. 的干燥根茎。

产销　生于山坡、山谷林下、溪边、路旁的灌丛或杂草中；或为栽培。分布于华北、华东和中南、西北地区。主产于河南。销往全国并出口。

图 8-124　山药药材图

采收加工　冬季茎叶枯萎后采挖，切去根头，洗净，除去外皮和须根，干燥，习称"毛山药"；或趁鲜切厚片，干燥；也有选择肥大顺直的干燥山药，置清水中，浸至无干心，闷透，切齐两端，用木板搓成圆柱状，晒干，打光，习称"光山药"。

性状鉴别　略呈圆柱形，弯曲而稍扁，长 15～30cm，直径 1.5～6cm。表面黄白色或淡黄色，有纵沟、纵皱纹及须根痕，偶有浅棕色外皮残留。体重，质坚实，不易折断，断面白色，粉性。气微，味淡、微酸，嚼之发黏。光山药呈圆柱形，两端平齐，长 9～18cm，直径 1.5～3cm。表面光滑，白色或黄白色（图 8-124）。

品质规格　以条粗长、色洁白、质坚实、粉性足者为佳。《中国药典》（2010 年版）规定，照水溶性浸出物测定法（附录 X A）项下的冷浸法测定，不得少于 7.0%。

（1）光山药规格标准

一等：干货。呈圆柱形，条匀挺直，光滑圆润，两头平齐。内外均为白色。质坚实，粉性足。味淡。长 15cm 以上，直径 2.3cm 以上。无裂痕、空心、炸头、杂质、虫蛀、霉变。

二等：干货。长 13cm 以上，直径 1.7cm 以上，余同一等。

三等：干货。长 10cm 以上，直径 1cm 以上，余同一等。

四等：干货。直径 0.8cm 以上，长短不分，间有碎块，余同一等。

（2）毛山药规格标准

一等：干货。呈长条形，弯曲稍扁，有顺皱纹或抽沟，去净外皮。内外均为白色或黄白色，有粉性。味淡。长 15cm 以上，中部围粗 10cm 以上。无破裂、空心、黄筋、杂质、虫蛀、霉变。

二等：干货。长 10cm 以上，中部围粗 6cm 以上，余同一等。

三等：干货。长 10cm 以上，中部围粗 3cm 以上。间有碎块。无杂质、虫蛀、霉变。

性味功效 甘，平。补脾养胃，生津益肺，补肾涩精。

附注 ①参薯：为薯蓣科植物参薯 *Dioscorea elata* L. 的干燥根茎。呈不规则的圆柱形，长 7～14cm，直径 2～4cm，有的加工成条块状；表面浅黄色至棕黄色或类白色，有纵皱纹；质坚实，断面类白色或淡黄色，有的散有浅棕色的点状物；味淡、微酸。

② 木薯：为大戟科植物木薯 *Manihot esculenta* Crantz 的块根。多为圆柱形，两端稍尖，有的为圆锥形、纺锤形，长 20～27cm，直径 1.5～2.5cm；一端有茎基成纤维状，另一端有根痕；表面黄白色，残留外皮黄棕色，有粗横纹及点状根痕；断面白色，众多的浅黄色的点状筋脉呈放射状排列，中心有放射状裂隙；质硬而脆，受潮后易变韧；无臭，味淡。

射干 shegan

别名 寸干

来源 为鸢尾科植物射干 *Belamcanda chinensis*（L.）DC. 的干燥根茎。

产销 主产于湖北、河南、江苏、安徽、湖南、陕西等地。以河南产量大，湖北质量优。销往全国。

采收加工 春初刚发芽或秋末茎叶枯萎时采挖，除去须根和泥沙，干燥。

性状鉴别 呈不规则结节状，长 3～10cm，直径 1～2cm。表面黄褐色、棕褐色或黑褐色，皱缩，有较密的环纹。上面有数个圆盘状凹陷的茎痕，偶有茎基残存；下面有残留的细根及根

图 8-125 射干药材图

痕。质硬，断面黄色，颗粒性。气微，味苦、微辛（图 8-125）。

品质规格 以肥壮、质硬、断面色黄者为佳。《中国药典》（2010 年版）规定，照醇溶性浸出物测定法项下的热浸法测定，用乙醇作溶剂，不得少于 18.0%。按干燥品计算，含次野鸢尾黄素（$C_{20}H_{18}O_8$）不得少于 0.10%。

性味功效 苦，寒。清热解毒，消痰，利咽。

干姜 ganjiang

来源 为姜科植物姜 *Zingiber officinale* Rosc. 的干燥根茎。

产销 主产于四川、贵州等地。销往全国并出口。

采收加工 冬季采挖，除去须根和泥沙，晒干或低温干燥。趁鲜切片晒干或低温干燥者称为"干姜片"。

性状鉴别 （1）干姜 呈扁平块状，具指状分枝，长 3～7cm，厚 1～2cm。表面灰黄色或浅灰棕色，粗糙，具纵皱纹和明显的环节。分枝处常有鳞叶残存，分枝顶端有茎痕或芽。质坚实，断面黄白色或灰白色，粉性或颗粒性，内皮层环纹明显，维管束及黄色油点散在。气香、特异，味辛辣。

（2）干姜片 呈不规则纵切片或斜切片，具指状分枝，长 1～6cm，宽 1～2cm，厚 0.2～0.4cm。外皮灰黄色或浅黄棕色，粗糙，具纵皱纹及明显的环节。切面灰黄色或灰白色，略显粉性，可见较多的纵向纤维，有的呈毛状。质坚实，断面纤维性。气香、特异，味辛辣。

品质规格 以外皮灰黄色、质坚实、断面黄白、粉性足、气味浓者为佳。《中国药典》（2010 年版）规定，照水溶性浸出物测定法（附录 X A）项下的热浸法测定，不得少于 22.0％。含挥发油不得少于 0.8％（mL/g）。按干燥品计算，含 6-姜辣素不得少于 0.60％。

性味功效 辛，热。温中散寒，回阳通脉，温肺化饮。

姜黄 jianghuang

别名 黄姜

来源 为姜科植物姜黄 *Curcuma longa* L. 的干燥根茎。

产销 主产于四川、福建、江西等地。销往全国并出口。

采收加工 冬季茎叶枯萎时采挖，洗净，煮或蒸至透心，晒干，除去须根。

性状鉴别 呈不规则卵圆形、圆柱形或纺锤形，常弯曲，有的具短叉状分枝，长 2～5cm，直径 1～3cm。表面深黄色，粗糙，有皱缩纹理和明显环节，并有圆形分枝痕及须根痕。质坚实，不易折断，断面棕黄色至金黄色，角质样，有蜡样光泽，内皮层环纹明显，维管束呈点状散在。气香特异，味苦、辛（图 8-126）。

图 8-126 姜黄外形及饮片图

品质规格 以质坚实、断面橙黄色者为佳。《中国药典》（2010 年版）规定，照醇溶性浸出物测定法项下的热浸法测定，用稀乙醇作溶剂，不得少于 12.0％。含挥发油不得少于 7.0％（mL/g）。按干燥品计算，含姜黄素（$C_{21}H_{20}O_6$）不得少于 1.0％。

性味功效 辛、苦，温。破血行气，通经止痛。

片姜黄 pianjianghuang

来源 为姜科植物温郁金 *Curcuma wenyujin* Y. H. Chen et C. Ling 的干燥根茎。

产销 主产于浙江。销往我国大部分地区。

采收加工 冬季茎叶枯萎后采挖，洗净，除去须根，趁鲜纵切厚片，晒干。

性状鉴别 呈长圆形或不规则的片状，大小不一，长 3～6cm，宽 1～3cm，厚 0.1～0.4cm。外皮灰黄色，粗糙皱缩，有时可见环节及须根痕。切面黄白色至棕黄色，有一圈环纹及多数筋脉小点。质脆而坚实。断面灰白色至棕黄色，略粉质。气香特异，味微苦而辛凉。

品质规格　以片大、色黄白、质重、有粉性者为佳。《中国药典》（2010年版）规定，照挥发油测定法（附录ⅩD甲法）测定，本品含挥发油不得少于1.0%（mL/g）。

性味功效　辛、苦，温。破血行气，通经止痛。

莪术 ezhu

别名　黑心姜、文术

来源　为姜科植物蓬莪术 *Curcuma phaeocaulis* Val.、广西莪术 *Curcuma kwangsiensis* S. G. Lee et C. F. Liang 或温郁金 *Curcuma wenyujin* Y. H. Chen et C. Ling 的干燥根茎。后者习称"温莪术"。

产销　蓬莪术主产于四川，商品称"川莪术"；销往西南及西北地区。广西莪术主产于广西，商品称"桂莪术"；销往华北、华南和国内其他地区。温郁金主产于浙江，商品称"温莪术"；销往江苏、浙江、上海、北京、天津等地区。

采收加工　冬季茎叶枯萎后采挖，洗净，蒸或煮至透心，晒干或低温干燥后除去须根和杂质。

图 8-127　莪术药材图

性状鉴别　（1）蓬莪术　呈卵圆形、长卵形、圆锥形或长纺锤形，顶端多钝尖，基部钝圆，长2～8cm，直径1.5～4cm。表面灰黄色至灰棕色，上部环节突起，有圆形微凹的须根痕或残留的须根，有的两侧各有1列下陷的芽痕和类圆形的侧生根茎痕，有的可见刀削痕。体重，质坚实，断面灰褐色至蓝褐色，蜡样，常附有灰棕色粉末，皮层与中柱易分离，内皮层环纹棕褐色。气微香，味微苦而辛。

（2）广西莪术　环节稍突起，断面黄棕色至棕色，常附有淡黄色粉末，内皮层环纹黄白色。

（3）温莪术　断面黄棕色至棕褐色，常附有淡黄色至黄棕色粉末。气香或微香（图8-127）。

品质规格　以个均匀、质坚实、香气浓者为佳。《中国药典》（2010年版）规定，照醇溶性浸出物测定法项下的热浸法测定，用稀乙醇作溶剂，不得少于7.0%。照挥发油测定法（附录ⅩD）测定，本品含挥发油不得少于1.5%（mL/g）。

性味功效　辛、苦，温。行气破血，消积止痛。

郁金 yujin

来源　为姜科植物温郁金 *Curcuma wenyujin* Y. H. Chen et C. Ling、姜黄 *Curcuma longa* L.、广西莪术 *Curcuma kwangsiensis* S. G. Lee et C. F. Liang 或蓬莪术 *Curcuma phaeocaulis* Val. 的干燥块根。前两者分别习称"温郁金"和"黄丝郁金"，其余按性状不同习称"桂郁金"或"绿丝郁金"。

产销　温郁金主产于浙江，为著名的道地药材；黄丝郁金、绿丝郁金主产于四川；桂郁金主产于广西。均销往全国，川郁金有出口。

采收加工　冬季茎叶枯萎后采挖，除去泥沙和细根，蒸或煮至透心，干燥。

性状鉴别　（1）温郁金　呈长圆形或卵圆形，稍扁，有的微弯曲，两端渐尖，长3.5～7cm，直径1.2～2.5cm。表面灰褐色或灰棕色，具不规则的纵皱纹，纵纹隆起处色较浅。

质坚实，断面灰棕色，角质样；内皮层环明显。气微香，味微苦。

（2）黄丝郁金　呈纺锤形，有的一端细长，长 2.5～4.5cm，直径 1～1.5cm。表面棕灰色或灰黄色，具细皱纹。断面橙黄色，外周棕黄色至棕红色。气芳香，味辛辣。

（3）桂郁金　呈长圆锥形或长圆形，长 2～6.5cm，直径 1～1.8cm。表面具疏浅纵纹或较粗糙网状皱纹。气微，味微辛、苦。

（4）绿丝郁金　呈长椭圆形，较粗壮，长 1.5～3.5cm，直径 1～1.2cm。气微，味淡（图 8-128）。

图 8-128　郁金药材图

品质规格　以个大、肥满者为佳。

（1）黄丝郁金规格标准

一等：干货。呈类卵圆形。表面灰黄色或灰棕色，皮细，略现细皱纹。质坚实，断面角质状，有光泽，外层黄色。内心金黄色，有姜气，味辛香。每千克 600 粒以内，剪净残蒂。无刀口、破瓣、杂质、虫蛀、霉变。

二等：干货。每千克 600 粒以外，直径不小于 0.5cm。间有刀口、破瓣，余同一等。

（2）温郁金规格标准

一等：干货。呈纺锤形，稍扁，多弯曲，不肥满。表面灰褐色，具纵直或杂乱的皱纹。质坚实，断面角质状，多为灰黑色。略有姜气，味辛、苦。每千克 280 粒以内。无须根、杂质、虫蛀、霉变。

二等：干货。每千克 280 粒以外，但直径不小于 0.5cm。间有刀口、破碎，余同一等。

（3）桂郁金　大小不分，但直径不得小于 0.6cm。

（4）绿丝郁金规格标准

一等：干货。呈纺锤形、卵圆形或长椭圆形。表面灰黄或灰白色，有较细的皱纹。质坚实而稍松脆。断面角质状，淡黄白色。微有姜气，味辛、苦。每千克 600 粒以内，剪净残蒂。无刀口、破瓣、杂质、虫蛀、霉变。

二等：干货。每千克 600 粒以外，直径不小于 0.5cm。间有刀口、破瓣，余同一等。

性味功效　辛、苦，寒。活血止痛，行气解郁，清心凉血，利胆退黄。

高良姜 gaoliangjiang

图 8-129　高良姜药材
及饮片图

别名　良姜、小良姜

来源　为姜科植物高良姜 *Alpinia officinarum* Hance 的干燥根茎。

产销　主产于广东、海南、广西。销往全国并出口。

采收加工　夏末秋初采挖，除去须根和残留的鳞片，洗净，切段，晒干。

性状鉴别　呈圆柱形，多弯曲，有分枝，长 5～9cm，直径 1～1.5cm。表面棕红色至暗褐色，有细密的纵皱纹和灰棕色的波状环节，节间长 0.2～1cm，一面有圆形的根痕。质坚韧，不易折断，断面灰棕色或红棕色，纤维性，中柱约占 1/3。气香，味辛辣（图 8-129）。

品质规格　以分枝少、色红棕、气味浓者为佳。《中国药典》（2010 年版）规定，按干燥品计算，含高良姜素（$C_{15}H_{10}O_5$）不得少于 0.70％。

性味功效　辛，热。温胃止呕，散寒止痛。

山柰 shannai

别名　山辣、沙姜

来源　为姜科植物山柰 *Kaempferia galangal* L. 的干燥根茎。

产销　主产于广西。销往全国。

采收加工　冬季采挖，洗净，除去须根，切片，晒干。

性状鉴别　多为圆形或近圆形的横切片，直径 1～2cm，厚 0.3～0.5cm。外皮浅褐色或黄褐色，皱缩，有的有根痕或残存须根；切面类白色，粉性，常鼓凸，习称"缩皮凸肉"。质脆，易折断。气香特异，味辛辣。

品质规格　以色白、粉性足、饱满、气浓厚而辣味强者为佳。《中国药典》（2010 年版）规定，照醇溶性浸出物测定法项下的热浸法测定，用乙醇作溶剂，不得少于 6.0％。照挥发油测定法（附录ⅩD乙法）测定，本品含挥发油不得少于 4.5％（mL/g）。

性味功效　辛，温。行气温中，消食，止痛。

天麻 tianma

别名　赤箭、定风草

来源　为兰科植物天麻 *Gastrodia elata* Bl. 的干燥块茎。

产销　主产于贵州、陕西、四川、云南、湖北等地。销全国并出口。

采收加工　立冬后至次年清明前采挖，立即洗净，蒸透，敞开低温干燥。

性状鉴别　呈椭圆形或长条形，略扁，皱缩而稍弯曲，长 3～15cm，宽 1.5～6cm，厚 0.5～2cm。表面黄白色至淡黄棕色，有纵皱纹及由点状潜伏芽排列而成的横环纹多轮，有时可见棕褐色菌索。顶端有红棕色至深棕色鹦嘴状的芽，习称"鹦哥嘴"或"红小辫"（冬麻），或残留茎基（春麻）；另端有圆脐形疤痕，习称"肚脐疤"。质坚硬，不易折断，断面较平坦，黄白色至淡棕色，角质样。气微，味甘（图 8-130）。

品质规格　以个大、有鹦哥嘴、质坚实、断面明亮、无空心者为佳。《中国药典》（2010 年版）规定，照醇溶性浸出物测定法项下的热浸法测定，用乙醇作溶剂，不得少于 10.0％。按干燥品计算，含天麻素（$C_{13}H_{18}O_7$）不得少于 0.20％。

一等：干货。呈长椭圆形。扁缩弯曲，去净粗栓皮，表面黄白色，有横环纹，顶端有残留茎基或红黄色的枯芽。末端有圆盘状的凹脐形瘢痕。质坚实、半透明。断面角质，牙白色。味甘、微辛。每千克 26 支以内，无空心、枯炕、杂质、虫蛀、霉变。

二等：干货。每千克 46 支以内，余同一等。

三等：干货。断面牙白色或棕黄色稍有空心。每千克 90 支以内，大小均匀。余同一等。

四等：干货。每千克 90 支以外。凡不合一等、二等、三等的碎块、空心及未去皮者均属此等。无芦茎、杂质、虫蛀、霉变。

图 8-130　天麻药材图

显微鉴别　横切面：①表皮有残留，下皮由 2～3 列切向延长的栓化细胞组成。②皮层为 10 数列多角形细胞，有的含草酸钙针晶束。较老块茎皮层与下皮相接处有 2～3 列椭圆形厚壁细胞，木化，纹孔明显。③中柱占绝大部分，有小型周韧维管束散在。④薄壁细胞亦含草酸钙针晶束（图 8-131）。

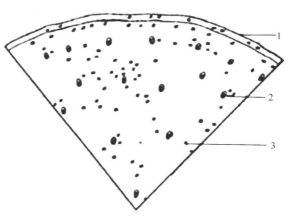

图 8-131 天麻块茎横切面简图
1—表皮；2—维管束；3—草酸钙针晶束

粉末：黄白色至黄棕色。①厚壁细胞椭圆形或类多角形，直径 70～180μm，壁厚 3～8μm，木化，纹孔明显。②草酸钙针晶成束或散在，长 25～75（93）μm。③用醋酸甘油水装片观察含糊化多糖类物的薄壁细胞无色，有的细胞可见长卵形、长椭圆形或类圆形颗粒，遇碘液显棕色或淡棕紫色。④螺纹导管、网纹导管及环纹导管直径 8～30μm（图 8-132）。

成分 含天麻素、甾醇及有机酸类、多糖类等。

理化鉴别 ①取本品粉末 1g，加水 10mL，浸泡 4h，随时振摇，滤过。滤液加碘试液 2～4 滴，显紫红色或酒红色（与淀粉区别）。②取本品粉末 1g，加 45％乙醇 10mL，浸泡 4h，随时振摇，滤过。滤液加硝酸汞溶液（取汞 1 份，加发烟硝酸 1 份溶解后，加水 2 份稀释制成）0.5mL，加热，溶液显玫瑰红色，并发生黄色沉淀。③紫外光谱：取本品粉末 0.2g，加乙醇 10mL，加热回流 1h，滤过。取滤液 1mL，置 10mL 量瓶中，加乙醇稀释至刻度，摇匀，在 270nm±1nm 处有最大吸收或出现一肩峰；另取滤液 1mL，置 25mL 量瓶中，加乙醇稀释至刻度，摇匀，在 219～224nm 波长范围内有最大吸收。④薄层色谱：取本品粉末 0.5g，加 70％甲醇 5mL，超声处理 30min，滤过，取滤液作为供试品溶液。另取天麻对照药材 0.5g，同法制成对照药材溶液。再取天麻素对照品，加甲醇制成每 1mL 含 1mg 的溶液，作为对照品溶液。照《薄层色谱法检验标准操作程序》（附录 ⅥB）试验，吸取供试品溶液 10μL、对照药材溶液及对照品溶液各 5μL，分别点于同一硅胶 G 薄层板上，以乙酸乙酯-甲醇-水（9∶1∶0.2）为展开剂，展开，取出，晾干，喷以 10％磷钼酸乙醇溶液，在 105℃加热至斑点显色清晰。供试品色谱中，在与对照药材色谱和对照品色谱相应的位置上显相同颜色的斑点。

图 8-132 天麻粉末图
1—厚壁细胞；2—草酸钙针晶束；3—薄壁细胞（示纹孔）；
4—薄壁细胞内含多糖类颗粒；5—含糊化多糖类的细胞碎块

性味功效 甘，平。息风止痉，平抑肝阳，祛风通络。

附注 ①紫茉莉：为紫茉莉科植物紫茉莉 *Mirabilis jalapa* L. 的干燥根。

其根蒸煮后去皮晒干，易混充天麻。呈长圆锥形，须根痕下陷如小洞，在两侧排列成纵行，有纵纹无环纹，灰白色或黄白色，不透明，断面无光泽，可见纤维的断头。气无，味微苦而后麻，有刺喉感。

② 马铃薯：为茄科植物马铃薯 *Solanum tuberosum* L. 的干燥块茎。容易加工成压扁状冒充天麻。呈压扁椭圆形，长 4～6cm，直径 2～3cm，表面黄白色或浅黄棕色，较光滑，无环节，无环列的点状突起，无圆脐形瘢痕；质坚硬，断面角质，无臭味淡。

③ 大丽菊：为菊科植物大丽菊 *Dahlia pinnata* Cav. 的干燥块根。长纺锤形，略扁，长约 8cm，直径 4cm。顶端有茎基痕，表面灰白至灰黄白色，有纵皱纹。断面类白至浅棕色，角质样。气微，味淡，嚼之粘牙。

④ 芭蕉芋：为美人蕉科植物芭蕉芋 *Canna edulis* Ker. 的根茎加工品。表面有一层纤维外露，纵向散在排列，且具白霜样物质，未去净外皮者可见 4～5 轮连续的横环节及须根痕，根茎块状，一端有凹陷的残留茎基，或有人工压制成的"鹦哥嘴"，另一端钝圆或有分支，无圆脐形瘢痕。味淡或甘，具焦糖气，放口中咬嚼时不脆而软，无黏性，味苦。饮片对光透视可见密集的纤维导管呈点状或纵向分布。

⑤ 芋：为天南星科植物芋 *Colocasia esculenta*（L.）Schott 的干燥块茎。干燥块茎压扁状，有纵沟及皱褶，顶端有芽苞残基，下端有棕色圆形瘢痕，无环痕纹，断面粉白色，微甜。水浸后渗出大量黏液。

山慈菇 shancigu

别名 慈姑、山慈姑、算盘七、水球子

来源 为兰科植物杜鹃兰 *Cremastra appendiculata*（D. Don）Makino、独蒜兰 *Pleione bulbocodioides*（Franch.）Rolfe 或云南独蒜兰 *Pleione yunnanensis* Rolfe 的干燥假鳞茎。前者习称"毛慈菇"，后二者习称"冰球子"。

产销 杜鹃兰主产于云南、贵州；独蒜兰和云南独蒜兰主产于云南。销往全国。

采收加工 夏、秋两季采挖，除去地上部分及泥沙，分开大小置沸水锅中蒸煮至透心，干燥。

性状鉴别 （1）毛慈菇 呈不规则扁球形或圆锥形，顶端渐突起，基部有须根痕。长 1.8～3cm，膨大部直径 1～2cm。表面黄棕色或棕褐色，有纵皱纹或纵沟，中部有 2～3 条微突起的环节，节上有鳞片叶干枯腐烂后留下的丝状纤维。质坚硬，难折断，断面灰白色或黄白色，略呈角质。气微，味淡，带黏性。

（2）冰球子 呈圆锥形、瓶颈状或不规则团块，直径 1～2cm，高 1.5～2.5cm。顶端渐尖，尖端断头处呈盘状，基部膨大且圆平，中央凹入，有 1～2 条环节，多偏向一侧。撞去外皮者表面黄白色，带表皮者浅棕色，光滑，有不规则皱纹。断面浅黄色，角质半透明。

品质规格 以个大、饱满、断面黄白色、质坚实者为佳。

性味功效 甘、微辛，凉。清热解毒，化痰散结。

白及 baiji

来源 为兰科植物白及 *Bletilla striata*（Thunb.）Reichb. f. 的干燥块茎。

产销 主产于贵州、四川、湖南、湖北等地。以贵州产量大，质量优。销往全国并出口。

采收加工 夏、秋两季采挖，除去须根，洗净，置沸水中煮或蒸至无白心，晒至半干，

除去外皮，晒干。

性状鉴别 呈不规则扁圆形，多有 2～3 个爪状分枝，长 1.5～5cm，厚 0.5～1.5cm。表面灰白色或黄白色，有数圈同心环节和棕色点状须根痕，上面有突起的茎痕，下面有连接另一块茎的痕迹。质坚硬，不易折断，断面类白色，角质样。气微，味苦，嚼之有黏性（图 8-133）。

图 8-133　白及药材图

品质规格 以个大、饱满、色白、半透明、质坚实者为佳。

性味功效 苦、甘、涩，微寒。收敛止血，消肿生肌。

实训一　根及根茎类药材的性状鉴别

一、实训步骤

1. 看形状；2. 量大小；3. 观色泽；4. 查表面；5. 验质地；6. 看断面；7. 嗅气；8. 尝味；9. 水试

二、实训要求

1. 熟练掌握性状鉴别方法
2. 掌握根及根茎类药材的性状特征

三、教学效果评价

本实训的教学效果评价见表 8-1。

表 8-1　教学效果评价表

实训名称	根及根茎类药材的性状鉴别		时间	9min	姓名		总得分	
序号	药材正名	科名	序号	药材正名	科名	序号	药材正名	科名
1			11			21		
2			12			22		
3			13			23		
4			14			24		
5			15			25		
6			16			26		
7			17			27		
8			18			28		
9			19			29		
10			20			30		
评分标准:药名错误,一味扣 3.3 分;写别名,适当扣分。科名错误,一味扣 1.3 分								

一、大黄的显微鉴别

(一) 实训步骤

1. 用水合氯醛试液热装法制片。取载玻片，用纱布擦净，置实验台上，取适量大黄粉末置载玻片中央，在大黄粉末上滴加水合氯醛试液数滴，用解剖针搅拌；取酒精灯，取下酒精灯帽，将酒精灯盖（在灯芯上侧有一盖，用来盖住酒精灯口）盖正、盖严，以免产生侵入火焰；点燃酒精灯；用镊子夹住载玻片，在酒精灯火焰上加热，注意不要在强火上加热，加热时不断移动载玻片，使各部分受热均匀，沸腾时即从火焰上移开，滴加水合氯醛试液数滴，用解剖针搅拌，再加热，加热数次，直到粉末混悬液比较澄明为止，加热完毕立即将酒精灯帽盖上；在载玻片上滴加适量水合氯醛试液，用解剖针搅拌；取盖玻片，用纱布擦净，用镊子夹住盖玻片的右边，将盖玻片的左边放在载玻片上，用解剖针抵住盖玻片的左边，将盖玻片的右边轻轻放下，以防产生气泡；用吸水纸吸去载玻片上的多余试液。

2. 用甘油醋酸试液制片。按前述茯苓的显微鉴别，用稀甘油装片制片步骤，将稀甘油换成甘油醋酸试液，将茯苓粉末换成大黄粉末。

3. 右手握显微镜镜臂，左手托显微镜镜座，将显微镜放置在实验台上，显微镜应放在离实验台边缘 10cm 处；将低倍物镜对准通光孔，将反光镜对准光源，对光时，如视野内光线暗，用反光镜的凹面，如光线仍旧太暗，则同时使用较大的光圈；对光时，如视野内光线太强，则使用反光镜的平面，如光线仍旧太强，则同时使用较小的光圈。

4. 将制片放在载物台上，用手顺时针方向转动粗准焦螺旋，让物镜接近制片但不接触制片；眼睛向目镜里看，用手逆时针方向转动粗准焦螺旋，当看到物像时，用手轻轻转动细准焦螺旋，直到物像清楚为止。

5. 如在低倍镜下看不清楚，换高倍镜。先将需放大部分移至视野正中央；用手调节准焦螺旋使镜筒上升，把低倍镜移走，把高倍镜移过来正对通光孔，调准焦螺旋，直到物像清楚为止。

6. 用左眼或右眼观察，但两眼要同时睁开，以减轻疲劳。

7. 观察完毕，必须先转回低倍物镜，再取出载玻片，以免高倍物镜镜头被碰或沾污。

8. 用干纱布拭去显微镜金属部分的水分、潮气、灰尘等；用绸布拂去显微镜光学玻璃部分的灰尘，再用擦镜纸轻轻擦拭，以免磨损镜头。

9. 显微镜使用完毕，转动物镜转换器，使物镜镜头偏离通光孔，以防止下滑而损坏镜头；将反光镜竖起，与镜座垂直，以免灰尘沾落在上面；转动粗准焦螺旋，将物镜落到底，以防重力导致下滑引起准焦螺旋失灵。用绸布将显微镜包好，装入显微镜箱内。

10. 将载玻片、盖玻片洗净；清洁、整理实验台。

(二) 实训要求

1. 熟悉大黄的显微鉴别特征。用水合氯醛试液热装法制片，可见草酸钙簇晶众多，一般极大，直径 20~160μm，有的至 190μm；可见网纹、具缘纹孔、螺纹及环纹导管，非木化，以网纹导管为多见，具缘纹孔导管多呈碎片，纹孔椭圆形或斜方形，纹孔口线形，纹孔缘不太明显，有的具缘纹孔横向延长，宛如网纹状，另有少数螺纹及环纹导管。甘油醋酸试液装片，可见淀粉粒甚多，单粒类球形或多角形，直径 $3\sim45\mu m$，脐点星状、三叉状、飞鸟状或短缝状；复粒由 $2\sim8$ 分粒组成，各分粒脐点亦明显。

2. 熟悉药材粉末的临时制片方法（热装法、冷装法）。

3. 熟悉显微镜的使用方法。

4. 醋酸有腐蚀性、毒性，不要沾在眼、鼻、口、皮肤上，不要洒在实验台上，不要粘在显微镜上。

5. 水合氯醛试液有刺激性，要注意通风。

6. 显微镜不要放在实验台的边缘，以防碰落而损坏；不要用手摸显微镜光学玻璃部分；不要任意转动准焦螺旋和转换器，也不要任意弯折镜柱和镜臂间的关节，以防机件由于磨损失灵；不要将目镜抽出，否则灰尘易落到物镜里面，如需抽出，应用绸布盖住。

7. 取大黄粉末需适量，太多太少均不利于鉴别；滴加水合氯醛试液或甘油醋酸试液应适量，以试液充满盖玻片为宜。

二、甘草的显微鉴别

（一）实训步骤

1. 用水合氯醛试液热装法制片。按前述大黄的显微鉴别，用水合氯醛试液热装法制片步骤，将大黄粉末换成甘草粉末。

2. 用甘油醋酸试液装片制片。按前述茯苓的显微鉴别，用稀甘油装片制片步骤，将稀甘油换成甘油醋酸试液，将茯苓粉末换成甘草粉末。

3. 显微镜的使用、镜检等步骤方法同前述大黄的显微鉴别。

（二）实训要求

1. 熟悉甘草的显微鉴别特征。用水合氯醛试液热装法制片，可见纤维成束，直径 $8\sim14\mu m$，壁厚，晶鞘纤维易察见；具缘纹孔导管较大，稀有网纹导管；木栓细胞多角形或长方形，红棕色。用甘油醋酸试液装片，可见淀粉粒多为单粒，卵圆形或椭圆形，长 $3\sim20\mu m$，脐点点状；可见棕色块状物。

2. 其余实训要求同大黄。

三、人参的显微鉴别

（一）实训步骤

1. 用水合氯醛试液热装法制片。按前述大黄的显微鉴别，用水合氯醛试液热装法制片步骤，将大黄粉末换成人参粉末。

2. 用甘油醋酸试液装片制片。按前述茯苓的显微鉴别，用稀甘油装片制片步骤，将稀甘油换成甘油醋酸试液，将茯苓粉末换成人参粉末。

3. 显微镜的使用、镜检等步骤方法同前述大黄的显微鉴别。

（二）实训要求

1. 熟悉人参的显微鉴别特征。用水合氯醛试液热装法制片，树脂道纵、横切面易见，树脂道呈管状,内含黄色块状分泌物;草酸钙簇晶直径 $20\sim68\mu m$,其棱角尖;木栓细胞表面观类方形或多角形,壁细波状弯曲,微带棕色;导管多为网纹或梯纹,直径 $10\sim56\mu m$。用甘油醋酸试液装片,可见淀粉粒众多,单粒类球形、半球形或多面体形,直径 $4\sim20\mu m$,脐点点状、裂缝状;复粒由 $2\sim6$ 分粒组成。

2. 其余实训要求同大黄。

四、党参的显微鉴别

(一) 实训步骤

1. 用水合氯醛试液热装法制片。按前述大黄的显微鉴别,用水合氯醛试液热装法制片步骤,将大黄粉末换成党参粉末。

2. 用水合氯醛试液冷装法制片。按前述茯苓的显微鉴别,用稀甘油装片制片步骤,将稀甘油换成水合氯醛试液,将茯苓粉末换成党参粉末。

3. 用甘油醋酸试液装片制片。按前述茯苓的显微鉴别,用稀甘油装片制片步骤,将稀甘油换成甘油醋酸试液,将茯苓粉末换成党参粉末。

4. 显微镜的使用、镜检等步骤方法同前述大黄的显微鉴别。

(二) 实训要求

1. 熟悉党参的显微鉴别特征。水合氯醛试液热装法制片,可见乳管甚多,为有节乳管,含淡黄色颗粒状物;石细胞较多,几无色,呈方形、长方形或多角形,壁不甚厚,大多一端尖突;导管主为具缘纹孔导管、网纹导管。水合氯醛试液冷装法制片,可见菊糖呈扇形、类圆形、不规则形,表面可见放射状线纹。用甘油醋酸试液装片制片,可见淀粉粒类球形,直径 $3\sim25\mu m$,脐点呈星状或裂隙状。

2. 其余实训要求同大黄。

五、浙贝母的显微鉴别

(一) 实训步骤

1. 用水合氯醛试液热装法制片。按前述大黄的显微鉴别,用水合氯醛试液热装法制片步骤,将大黄粉末换成浙贝母粉末。

2. 用甘油醋酸试液装片制片。按前述茯苓的显微鉴别,用稀甘油装片制片步骤,将稀甘油换成甘油醋酸试液,将茯苓粉末换成浙贝母粉末。

3. 显微镜的使用、镜检等步骤方法同前述大黄的显微鉴别。

(二) 实训要求

1. 熟悉浙贝母的显微鉴别特征。用甘油醋酸试液装片,可见淀粉粒甚多,单粒卵形、广卵形或椭圆形,直径 $6\sim56\mu m$,层纹不明显;偶见半复粒及复粒。用水合氯醛试液热装法制片,表皮细胞类多角形或长方形,垂周壁连珠状增厚;气孔少见,副卫细胞 $4\sim5$ 个;草酸钙结晶少见,细小,多呈颗粒状,有的呈梭形、方形或细杆状;导管多为螺纹,直径至 $18\mu m$。

2. 其余实训要求同大黄。

六、教学效果评价

本实训的教学效果评价见表 8-2。

表 8-2　教学效果评价表

实训名称	根及根茎类药材的显微鉴别	时间	25min	姓名		总得分	
序号	药材正名(40 分)	显微鉴别特征(30 分)					
1							
2							
制片方法(12.5 分)		显微镜使用方法(12.5 分)			实训过程与步骤(5 分)		
评分标准:药名错误,一味扣 20 分;写别名,适当扣分。显微特征不全面或错误,一味在 15 分之内适当扣分。制片方法不全面或错误,在 12.5 分之内适当扣分。显微镜使用方法不全面或错误,在 12.5 分之内适当扣分。实训过程与步骤不全面或错误,在 5 分之内适当扣分							

实训三 大黄、天南星的理化鉴别

一、大黄的理化鉴别

(一) 实训步骤

1. 取本品粉末的稀乙醇浸出液,滴于滤纸上,再滴加稀乙醇扩散后呈黄色至淡棕色环,置紫外光灯（365nm）下观察,呈棕色至棕红色荧光。

2. 本品粉末微量升华,镜检可见黄色菱状针晶或羽状结晶。微量升华方法:取一金属片（与载玻片大小相同）,放在有圆孔（直径约 2cm）的石棉网上,金属片上放一高约 8mm、内径约 15mm 的金属圈,对准石棉网的圆孔,圈内放适量药材粉末,圈上放一载玻片,在石棉网圆孔下用酒精灯徐徐加热,至粉末开始变焦,去火待冷,可见载玻片上有升华物凝集,将载玻片取下反转后进行观察或试验。

3. 取本品粉末 0.2g,加甲醇 2mL 温浸 10min,放冷,取上清液 10μL,点于滤纸上,以 45% 乙醇展开,取出,晾干,放置 10min,置紫外光灯（365nm）下检视,不得显持久的亮紫色荧光。

(二) 实训要求

1. 熟悉大黄的理化鉴别特征
2. 熟悉大黄的理化鉴别方法步骤

二、天南星的理化鉴别

(一) 实训步骤

1. 取本品粉末适量,加 0.5% 盐酸略湿润,进行微量升华,镜检可见白色晶状物（检查安息香酸,区别半夏和白附子）。微量升华方法同大黄。

2. 取本品粉末在紫外光灯（254nm）下检视,显银白色荧光。

(二) 实训要求

1. 熟悉天南星的理化鉴别特征

2. 熟悉天南星的理化鉴别方法步骤

三、教学效果评价

本实训的教学效果评价见表 8-3。

表 8-3　教学效果评价表

实训名称	根及根茎类药材的理化鉴别		姓名		总得分	
序号	药材正名(40 分)	理化鉴别特征(30 分)				
1						
2						
操作方法步骤(30 分)						
评分标准:药名错误,一味扣 20 分;写别名,适当扣分。理化鉴别特征不全面或错误,一味在 15 分之内适当扣分。操作方法步骤不全面或错误,一味在 15 分之内适当扣分						

模块九 茎木树脂类药材

1. 掌握性状鉴别方法，能熟练运用性状鉴别方法鉴别茎木树脂类药材的真、伪、优、劣。
2. 熟悉显微鉴别方法，能运用显微鉴别方法鉴别茎木类药材的真、伪。
3. 熟悉理化鉴别方法，能运用理化鉴别方法鉴别茎木树脂类药材的真、伪。
4. 掌握茎木树脂类药材的来源、性状鉴别特征、规格。
5. 掌握茎木树脂类药材的地道产地，熟悉其主产地。
6. 了解茎木树脂类药材的采收加工、功效。

项目一 茎木类药材

概 述

茎类中药，是指以木本植物的茎以及少数草本植物的茎为药用部位的中药。多为木本植物的茎。包括木本植物的茎藤，如关木通、鸡血藤等；草本植物的茎藤，如首乌藤、天仙藤；茎枝，如桂枝、桑枝；带钩茎刺，如钩藤；带叶茎枝，如络石藤；茎生棘刺，如皂角刺；茎髓，如通草；茎的翅状附属物，如鬼箭羽。

木类中药是指木本植物茎形成层以内的木质部部分入药，通称木材。木材又分边材和心材，边材形成较晚，含水分较多，颜色稍浅，亦称液材；心材形成较早，位于木质部内方，蓄积了较多的物质，如树脂、树胶、丹宁、油类等，颜色较深，质地较致密。木类中药多采用心材部分，如沉香、降香、苏木等，木材常因形成的季节不同，而出现年轮。

一、茎木类药材的性状鉴别

一般应注意其形状、大小、粗细、表面、颜色、质地、折断面及气味。如是带叶的茎枝，其叶则按叶类中药的要求进行观察。

木质藤本和茎枝多呈圆柱形或扁圆柱形，有的扭曲不直，粗细大小不一。有的可见明显小孔，如川木通、青风藤；有的可见特殊的环纹，如鸡血藤。气味常可以帮助鉴别，如海风藤味苦，有辛辣感；青风藤味苦，而无辛辣感。

木类中药多呈不规则的块状、厚片状或长条状。表面颜色不一，有的具有棕褐色树脂状条纹或斑块；有的因形成的季节不同而出现年轮。质地和气味常可以帮助鉴别，如沉香质重，具香气；白木香质轻，香气较淡。

二、茎木类药材的显微鉴别

（一）茎类中药的显微鉴别

一般应制成横切片、纵切片、解离组织片、粉末制片等，观察其组织结构特征时应注意以下几部分的特征。

（1）周皮或表皮　草质茎大多最外方为表皮，角质层的厚度、毛茸有无是鉴别特征。

（2）皮层　注意其存在与否及在横切面所占比例，木栓形成层如发生在皮层以内，则初生皮层就不存在，而由栓内层（次生皮层）所代替；木栓形成层如发生在皮层，则初生皮层部分存在，其外方常分化为厚角组织或厚壁组织。

（3）韧皮部　筛管群、韧皮薄壁组织、韧皮射线所占比例；有无分泌组织及厚壁组织的存在等；细胞中是否有结晶体或内含物；各种组织、细胞的形态及排列情况。

（4）形成层　是否明显，一般都成环状。

（5）木质部　导管、管胞、木纤维、木薄壁细胞及木射线细胞的形态和排列情况。

（6）髓部　大多由薄壁细胞构成，多具明显的细胞间隙，有的细胞可见圆形单纹孔。有的髓周围具厚壁细胞，散在或形成环髓纤维或环髓石细胞。草质茎髓部较发达，木质茎髓部较小。

双子叶植物木质茎藤，有的为异常构造，其韧皮部和木质部层状排列成数轮，如鸡血藤。有的髓部具数个维管束，如海风藤。有的具内生韧皮部，如络石藤。

（二）木类中药的显微鉴别

一般分别制作三个方向的切面，即横切面、径向切面、切向切面，以及解离组织片或粉末制片。观察时应注意下列组织、细胞的特征（图 9-1）。

（1）导管　导管分子的形状、宽度及长度，导管壁上纹孔的类型。通常木类中药的导管大多为具缘纹孔及网纹导管。

（2）管胞　松柏科植物的木材没有导管，而为管胞。

（3）木纤维　占木材的大部分，纵切面观为狭长的厚壁细胞。

（4）木薄壁细胞　是贮藏养料的生活细胞，有时内含淀粉粒或草酸钙结晶。

（5）木射线　细胞形状与木薄壁细胞相似，但切面上的位置和排列形式则不

图 9-1　木类药材三切面模式图

A—横切面；B—径向切面；C—切向切面；

1—木质部；2—形成层；3—韧皮部；4—皮层；

5—周皮；6—皮孔；7—髓部；8—导管；9—射线

同，射线细胞的长轴通常是半径向的，与导管及纤维的长轴相垂直。

不同的切面，射线表现形式不一，横切面所见射线是从中心向四周发射的辐射状线条，显示射线的宽度。

切向切面所见射线的轮廓略呈纺锤形，显示射线的宽度和高度，是射线的横切（其他组成细胞均系纵切）。径向切面所见各组成细胞均是纵切，所见射线是多列长形细胞，从中部向外周横叠着，显示射线的高度。射线细胞是由薄壁细胞组成，细胞壁多木化，有的可见壁孔，胞腔内常见淀粉粒或草酸钙结晶。

此外，注意少数木类中药具有异常结构，如沉香具有木间韧皮部。

三、茎木类药材的品质

茎木类药材多依据色泽、枝梗含量、树脂含量等划分等级。由于本类药材常含有树脂，一般通过测定其浸出物的含量等来控制质量。

油松节 yousongjie

别名　松节、黄松木节

来源　为松科植物油松 *Pinus tabulieformis* Carr. 或马尾松 *Pinus massoniana* Lamb. 的干燥瘤状节或分枝节。

产销　全国大部分地区出产。

采收加工　全年均可采收，锯取后阴干。

性状鉴别　本品呈扁圆节段状或不规则的块状，长短粗细不一。外表面黄棕色、灰棕色或红棕色，有时带有棕色至黑棕色油斑，或有残存的栓皮。质坚硬。横截面木部淡棕色，心材色稍深，可见明显的年轮环纹，显油性；髓部小，淡黄棕色。纵断面具纵直或扭曲纹理。有松节油香气，味微苦辛。

品质规格　以体大、色红棕、油性足者为佳。本品含挥发油不得少于 0.40%（mL/g）。含 α-蒎烯不得少于 0.10%。

性味功效　苦、辛，温。祛风除湿，通络止痛。

海风藤 haifengteng

别名　满坑香、老藤、大风藤、岩胡椒

来源　为胡椒科植物风藤 *Piper kadsura* (Choisy) Ohwi 的干燥藤茎。

产销　野生。主产于福建、海南、浙江、台湾等地。销往全国大部分地区。

采收加工　夏、秋两季采割，除去根、叶，晒干。

性状鉴别　本品呈扁圆柱形，微弯曲，长 15～60cm，直径 0.3～2cm。表面灰褐色或褐色，粗糙，有纵向棱状纹理及明显的节，节间长 3～12cm，节部膨大，上生不定根。体轻，质脆，易折断，断面不整齐，皮部窄，木部宽广，灰黄色，导管孔多数，射线灰白色，放射状排列，皮部与木部交界处常有裂隙，中心有灰褐色髓。气香，味微苦、辛（图 9-2、图 9-3）。

品质规格　以条粗均匀，香气浓者为佳。

性味功效　辛、苦，微温。祛风湿，通经络，止痹痛。

图 9-2　海风藤药材图　　　　　　　　　　　图 9-3　海风藤饮片

檀香 tanxiang

别名　白檀（老山檀）、黄檀（新檀、雪梨檀）

来源　为檀香科植物檀香 *Santalum album* L. 树干的心材。

产销　主产于印度、澳大利亚及印度尼西亚等地。我国台湾有栽培。销往全国各地。

采收加工　全年均可采收，采伐木材后，切成段，除去树皮和边材即得。

性状鉴别　本品为长短不一的圆柱形木段，有的略弯曲，一般长约 1m，直径 10～30cm。外表面灰黄色或黄褐色，光滑细腻，有的具疤节或纵裂，横截面呈棕黄色，显油迹；棕色年轮明显或不明显，纵向劈开纹理顺直。质坚实，不易折断。气清香，燃烧时香气更浓；味淡，嚼之微有辛辣感。

品质规格　以木质细密、坚实、香气浓郁者为佳。

商品分黄檀和白檀两种。黄檀色深，味较浓；白檀质坚，色较浅。

性味功效　辛，温。行气温中，开胃止痛。

桑寄生 sangjisheng

别名　广寄生

来源　为桑寄生科植物桑寄生 *Taxillus chinensis*（DC.）Danser 的干燥带叶茎枝。

产销　野生。主产于广东、广西，多销往我国南方。云南、贵州等省亦产，多自产自销。

采收加工　冬季至次春采割，除去粗茎，切段，干燥或蒸后干燥。

性状鉴别　本品茎枝呈圆柱形，长 3～4cm，直径 0.2～1cm；表面红褐色或灰褐色，具细纵纹，并有多数细小突起的棕色皮孔，嫩枝有的可见棕褐色茸毛；质坚硬，断面不整齐，皮部红棕色，木部色较浅。叶多卷曲，具短柄；叶片展平后呈卵形或椭圆形，长 3～8cm，宽 2～5cm；表面黄褐色，幼叶被细茸毛，先端钝圆，基部圆形或宽楔形，全缘；革质。气微，味涩（图 9-4）。

品质规格　以枝细、质嫩、红褐色、带叶者为佳。习以寄生桑树上者为优。

性味功效　苦、甘，平。祛风湿，补肝肾，强筋骨，安胎元。

图 9-4　桑寄生

槲寄生 hujisheng

别名 北寄生、寄生、柳寄生

来源 为桑寄生科植物槲寄生 *Viscum coloratum* (Komar.) Nakai. 的干燥带叶茎枝。

产销 野生。主产于东北、华北，河南、山西、陕西、安徽、浙江等地亦产。多销往我国北方地区。

采收加工 冬季至次春采割，除去粗茎，切段，干燥，或蒸后干燥。

性状鉴别 茎枝呈圆柱形，叉状分枝 2~5 次，长约 30cm，直径 0.3~1cm。表面黄绿色、金黄色或黄棕色，有纵皱纹，节膨大，节上有分枝或留有脱落残枝痕。体轻，质脆，易折断，断面不平坦，皮部黄色，木部色较浅，有放射状纹理，髓部常偏向一边。叶对生于枝梢，无柄，易脱落，叶片呈长椭圆状披针形，长 2~7cm，宽 0.5~1.5cm，先端钝圆，基部楔形，全

图 9-5 槲寄生

缘；表面黄绿色，有细纵纹，主脉五出，中间三条明显，革质。浆果球形，皱缩，黄色或橙红色。气微，味微苦，嚼之有黏性（图 9-5）。

品质规格 以质嫩、黄绿色、带叶者为佳。含紫丁香苷不得少于 0.040%。

性味功效 苦，平。祛风湿，补肝肾，强筋骨，安胎元。

川木通 chuanmutong

别名 淮通、淮木通、小木通

图 9-6 川木通药材及饮片图

来源 为毛茛科植物小木通 *Clematis armandii* Franch. 或绣球藤 *Clematis montana* Buch.-Ham. 除去粗皮的干燥藤茎。

产销 野生。主产于西南、中南地区，以四川、湖南等地较多。销往西南、中南、华南地区。

采收加工 春、秋两季采制，截取茎干，除去粗皮，晒干。或趁鲜切薄片，晒干，称"川木通片"。

性状鉴别 茎呈圆柱形，长 30~100cm，直径 2~3.5cm。表面灰黄色，有明显而规则的纵沟，沟内色较深近褐色。茎上有节，节部较膨大，有叶柄痕及侧枝痕，节间距离 16~27cm。体轻，质坚韧，不易折断。断面呈放射状裂片，裂片上布满小孔，髓部较小，类白色或黄绿色，偶有空隙。气微，味淡（图 9-6）。

品质规格 以条匀、切面色黄白、无黑心者为佳。总灰分不得过 3.0%。醇溶性浸出物不得少于 4.0%。

性味功效 苦，寒。利尿通淋，清心除烦，通经下乳。

大血藤 daxueteng

别名　血藤、红皮藤、千年健

来源　为木通科植物大血藤 *Sargentodoxa cuneata* (Oliv.) Rehd. et Wils. 的藤茎。

产销　多野生。主产于湖北、湖南、河南、四川、江西等地。销往全国各地。

采收加工　秋、冬两季采收，除去侧枝，截段，干燥。

性状鉴别　本品呈圆柱形，略弯曲，长 30～60cm，直径 1～3cm。表面灰棕色，粗糙，外皮常呈鳞片状剥落，剥落处显暗红棕色，有的可见膨大的节和略凹陷的枝痕或叶痕。质硬，断面皮部红棕色，有数处向内嵌入木部，木部黄白色，有多数细孔状导管，射线呈放射状排列。气微，味微涩（图 9-7）。

图 9-7　大血藤药材图

品质规格　以条匀、断面色棕红、纹理明显、片匀、茎粗者为佳。水分不得过 12.0%。总灰分不得过 4.0%。醇溶性浸出物不得少于 8.0%。

性味功效　苦，平。清热解毒，活血，祛风止痛。

功劳木 gonglaomu

别名　十大功劳

来源　为小檗科植物阔叶十大功劳 *Mahonia bealei* (Fort.) Carr. 或细叶十大功劳 *Mahonia fortunei* (Lindl.) Fedde 的干燥茎。

产销　主产浙江、广西等地。

采收加工　全年均可采收，切块片，干燥。

性状鉴别　本品为不规则的块片，大小不等。外表面灰黄色至棕褐色，有明显的纵沟纹和横向细裂纹，有的外皮较光滑，有光泽，或有叶柄残基。质硬，切面皮部薄，棕褐色，木部黄色，可见数个同心性环纹及排列紧密的放射状纹理，髓部色较深。气微，味苦。

品质规格　水分不得过 9.0%。总灰分不得过 2.0%。醇溶性浸出物不得少于 3.0%。含盐酸小檗碱和盐酸巴马汀的总量不得少于 0.80%。

性味功效　苦，寒。清热燥湿，泻火解毒。

青风藤 qingfengteng

别名　大风藤

来源　为防己科植物青藤 *Sinomenium acutum* (Thunb.) Rehd. et Wils.、毛青藤 *Sinomenium acutum* (Thunb.) Rehd. et Wils. var. *cinereum* Rehd. et Wils. 的干燥藤茎。

产销　野生。主产于湖北黄冈、孝感，浙江长兴，江苏镇江、溧阳，陕西黄陵等地。以湖北、江苏产量最大。销往全国各地。

采收加工　秋末冬初采割，扎把切长段，晒干。

性状鉴别　本品呈长圆柱形，常微弯曲，长 20～70cm 或更长，直径 0.5～2cm。表面绿褐色至棕褐色，质硬而脆，易折断，断面不平坦，灰黄色或淡灰棕色，皮部窄，木部有放射状纹理，习称"车轮纹"，其间具多数小孔，髓部淡黄白色。气微，味苦。

品质规格　以条匀、外皮绿褐色者为佳。商品均为统货。总灰分不得过 6.0%。含青藤碱不得少于 0.50%。

性味功效 苦、辛，平。祛风湿，通经络，利小便。

樟木 zhangmu

别名 香樟木、樟材

来源 本品为樟科植物樟 *Cinnamomum camphora*（L.）Presl 的木材。

产销 主产长江以南及西南各地。

采收加工 冬季伐树劈碎或锯成块状，晒干或风干。

性状鉴别 木材块状，大小不一，表面红棕色至暗棕色，横断面可见年轮。质重而硬。有强烈的樟脑香气，味清凉，有辛辣感。

品质规格 以色棕红、质坚硬、香气浓郁者为佳。

性味功效 辛，温。祛风湿，行气血，利关节。

石楠藤 shinanteng

来源 为胡椒科植物毛蒟 *Piper puberulum*（Benth.）Maxim 或石楠藤 *Piper wallichii*（Miq.）Hand.-Mazz. 的干燥枝叶。

产销 主产于广东中南部及海南、广西等地。

采收加工 全年可采。割取带叶茎枝，晒干。

性状鉴别 茎枝呈细长圆柱形，常略扁，有分枝，长可达 150cm，直径 0.3～0.6cm。表面灰褐色或灰棕色，有纵沟纹。节部膨大，主茎节部生有不定根，幼枝有短柔毛。质稍韧，断面黄白色，木质部有针孔状导管，髓灰白。单叶互生，纸质，干后皱缩，青绿色，卵形至长卵形，长 5～11cm，宽 2～6cm，顶端渐尖至短尖。基部稍偏斜，心形，叶脉 5～7条，两面或下面被短柔毛。气微香，味辛辣。

品质规格 以茎细、叶多、色青绿者为佳。

性味功效 辛，温。祛风湿，舒筋络，强腰膝，除痹痛。

鸡血藤 jixueteng

别名 血藤。

来源 为豆科植物密花豆 *Spatholobus suberectus* Dunn 的干燥藤茎。

产销 野生。主产于广西、广东，云南、福建亦产。销往全国各地。

采收加工 秋、冬两季采收，除去枝叶，切片，晒干。

性状鉴别 本品为椭圆形、长矩圆形或不规则的斜切片，厚 0.3～1cm。栓皮灰棕色，有的可见灰白色斑，栓皮脱落处显红棕色。质坚硬。切面木部红棕色或棕色，导管孔多数；韧皮部有树脂状分泌物呈红棕色至黑棕色，与木部相间排列呈数个同心性椭圆形环或偏心性半圆形环；髓部偏向一侧。气微，味涩（图 9-8）。

品质规格 以藤片均匀、切面树脂状分泌物多、质坚实者为佳。

性味功效 苦、甘，温。活血补血，调经

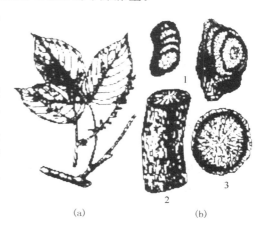

图 9-8 鸡血藤原植物及药材图

（a）密花豆花枝 （b）鸡血藤

1—鸡血藤饮片；2—山鸡血藤；3—山鸡血藤横切片

止痛，舒筋活络。

附注 商品鸡血藤的植物来源较多，各地使用情况有所不同。除上述品种外，还有下列几种。

①豆科植物香花崖豆藤 *Millettia dielsiana* Harms 的藤茎，又名丰城鸡血藤、山鸡血藤。在福建、江西、广东、广西、云南等地有作鸡血藤使用。藤茎呈圆柱形，表面灰褐色，有纵纹。横断面皮部占半径的 1/4，有一圈黑棕色树脂状物，木质部黄色，导管呈细孔状。

② 此外，尚有豆科植物白花油麻藤 *Mucuna birdwoodiana* Tutcher、常春油麻藤 *M. sempervirens* Hemsl.、网络崖豆藤 *Millettia reticulata* Benth 等多种植物的藤茎，在部分地区作鸡血藤药用。

苏木 sumu

别名 苏枋、苏枋木

来源 为豆科植物苏木 *Caesalpinia sappan* L. 的干燥心材。

产销 野生或栽培。主产于广西、广东、云南。销往全国各地。

采收加工 多于秋季采伐，除去白色边材，干燥。

性状鉴别 本品呈长圆柱形或对剖的半圆柱形，长 10～100cm，直径 3～12cm。表面黄红色至棕红色，具刀削痕，常见纵向裂缝。质坚硬。断面略具光泽，年轮明显，有的可见暗棕色、质松、带亮星的髓部。气微，味微涩。

成分 含巴西苏木素，在空气中易氧化为巴西苏木色素，另含苏木酚、挥发油、鞣质等。

理化鉴别 取本品粉末 10g，加水 50mL，放置 4h，时时振摇，滤过，滤液显橘红色，置紫外光灯（365nm）下观察，显黄绿色荧光；取滤液 5mL，加氢氧化钠 2 滴，显猩红色，置紫外光灯下观察，显蓝色荧光，再加盐酸使呈酸性后，溶液变为橙色，置紫外光灯下观察，显黄绿色荧光（巴西苏木素）。

品质规格 以粗大、质坚、条长、少节疤、色黄红者为佳。

性味功效 甘、咸，平。活血祛瘀，消肿止痛。

降香 jiangxiang

别名 降真香、紫降香

来源 为豆科植物降香檀 *Dalbergia odorifera* T. Chen 树干和根的干燥心材。

产销 栽培或野生。主产于海南、广东等省。此外，云南、四川、贵州、广西、福建等省亦产。销往全国各地。

采收加工 全年均可采收，除去边材，阴干。

性状鉴别 本品呈类圆柱形或不规则块状。表面紫红色或红褐色，切面有致密的纹理。质硬，有油性。气微香，味微苦。火燃香气浓烈，有油流出，灰烬白色。

品质规格 以色紫红、富油性、质坚硬、香气浓者为佳。

性味功效 辛，温。化瘀止血，理气止痛。

鬼箭羽 guijianyu

别名 鬼箭、神箭

来源 为卫矛科植物卫矛 *Euonymus alatus* (Thunb.) Sieb. 的干燥茎的翅状物。

产销 主产于我国湖北、河北、浙江、安徽、山东等地。

采收加工 全年可采，割取枝条后，除去嫩枝及叶，晒干。

性状鉴别 为具翅状物的圆柱形枝条，顶端多分枝，长 40～60cm，枝条直径 2～6mm，表面较粗糙，暗灰绿色至灰黄绿色，有纵纹及皮孔，皮孔纵生，灰白色，略突起而微向外反卷。翅状物扁平状，靠近基部处稍厚，向外渐薄，宽 4～10mm，厚约 2mm，表面深灰棕色至暗棕红色，具细长的纵直纹理或微波状弯曲，翅极易剥落，枝条上常见断痕。枝坚硬而韧，难折断，断面淡黄白色，粗纤维性。气微，味微苦。

品质规格 以纯净、色红褐、无枝条、无杂质、干燥者为佳。

性味功效 苦，寒。破血，止痛，通经，泻下，杀虫。

小通草 xiaotongcao

别名 通草棍、实心通草

来源 为旌节花科植物喜马山旌节花 *Stachyurus himalaicus* Hook F. et Thoms.、中国旌节花 *Stachyurus chinensis* Franch. 或山茱萸科植物青荚叶 *Helwingia japonica*（Thunb）Dietr. 的干燥茎髓。

产销 野生。喜马山旌节花主产于陕西、甘肃、湖南、福建、四川等地，青荚叶主产于湖北、四川、云南等地。多销往西南地区。

采收加工 秋季割取茎，截成段，趁鲜取出髓部，理直，晒干。

性状鉴别 （1）旌节花 呈圆柱形，长 30～50cm，直径 0.5～1cm。表面白色或淡黄色，无纹理。体轻，质松软，捏之能变形，有弹性，易折断，断面平坦，无空心，显银白色光泽。水浸后有黏滑感。气微，味淡。

（2）青荚叶 表面有浅纵条纹。质较硬，捏之不易变形。水浸后无黏滑感。

品质规格 以条均匀、色白、无霉斑者为佳。

性味功效 甘、淡，寒。清热，利尿，下乳。

沉香 chenxiang

别名 沉水香

来源 为瑞香科植物白木香 *Aquilaria sinensis*（Lour.）Gilg 含有树脂的木材。

产销 野生或栽培。主产于广东、海南，广西、福建等地亦产。销往全国各地。

采收加工 全年均可采收，割取含树脂的木材，除去不含树脂的部分，阴干。

性状鉴别 本品呈不规则块、片状或盔帽状，有的为小碎块。表面凹凸不平，有刀痕，偶有孔洞，可见黑褐色树脂与黄白色木部相间的斑纹，孔洞及凹窝表面多呈朽木状。质较坚实。断面刺状。气芳香，味苦。燃烧发出浓烟及强烈香气，并有黑色油状物渗出。

品质规格 以色黑、质坚硬、油性足、香气浓而持久、能沉水者为佳。醇溶性浸出物不得少于 10.0%。

商品按质地及表面树脂部分（俗称油格）多少分为四等。一等：身重结实，油色黑润，油格占整块 80% 以上。二等：油色黑润或棕黑色，油格占整块 60% 以上。三等：油格占整块 40% 以上。四等：质疏

图 9-9 沉香横切面详图

松轻浮，油格占整块 25% 以上。

显微鉴别　横切面：木射线宽 1～2 列细胞，呈径向延长，充满棕色树脂。导管圆多角形，直径 42～128μm，有的含棕色树脂。木纤维多角形，直径 20～45μm，壁稍厚，木化。木间韧皮部扁长椭圆状或条带状，常与射线相交，细胞壁薄，非木化，内含棕色树脂；其间散有少数纤维，有的薄壁细胞含草酸钙柱晶（图 9-9）。

切向纵切面：木射线细胞同型性，宽 1～2 列细胞，高 4～20 个细胞。具缘纹孔导管，长短不一，多为短节导管，两端平截，具缘纹孔排列紧密，互列，内含棕色树脂。木纤维细长，有单纹孔。木间韧皮部细胞长方形（图 9-10）。

径向纵切面：木射线排列成横向带状，高 4～20 层细胞，细胞方形或近长方形。余同切向纵切面（图 9-11）。

图 9-10　沉香切向纵切面详图

图 9-11　沉香径向纵切面详图

性味功效　辛、苦，微温。行气止痛，温中止呕，纳气平喘。

附注　①同属植物沉香 *A. agallocha* Roxb. 含有树脂的心材亦供药用，主产于印度尼西亚、马来西亚、柬埔寨及越南，我国台湾亦有栽培，习称"进口沉香"。药材呈圆柱形、盔帽形或不规则棒状，两端或表面有刀劈痕；表面黄棕色或灰黄褐色，密布断续的棕黑色细纵纹（含树脂的部分）；有时可见黑棕色树脂瘢痕；体重，能沉水或半沉水；气味较浓，燃烧时香气更浓。一般认为进口沉香优于国产沉香。进口沉香一般分成两等：一等醇溶性浸出物含量 25%～30%。二等醇溶性浸出物含量 15%～25%。

②在进口沉香中，曾发现灌铅、染色、涂蜡及掺入含树脂的白木沉香。检验时可感到重量异样；或用刀劈开，外表颜色与内部颜色不同；涂蜡者可刮下蜡状物。

通草 tongcao

别名　大通草、空心通草

来源　为五加科植物通脱木 *Tetrapanax papyrifer*（Hook.）K. Koch 的干燥茎髓。

产销　多为野生。主产于贵州、云南、四川、湖南、广西和台湾等地。销往全国并出口。

采收加工　秋季割取茎，截成段，趁鲜取出髓部，理直，晒干。

性状鉴别　本品呈圆柱形，长 20～40cm，直径 1～2.5cm。表面白色或淡黄色，有浅纵沟纹。体轻，质松软，稍有弹性，易折断，断面平坦，显银白色光泽，中部有直径 0.3～1.5cm 的空心或半透明的薄膜，纵剖面呈梯状排列，实心者少见。气微，味淡

（图 9-12）。

品质规格　以条粗、色洁白、半透明、有弹性者为佳。水分不得过 16.0％。总灰分不得过 8.0％。

商品"方通"（又称方通草），系将通草纵向旋刨成厚约 0.5mm，再切成 10cm 见方的片状物，表面白色微有光泽，微透明，形似纸而软。"丝通草"为细长碎纸片状，宽 3～5mm，长短不等，质轻而软，平滑半透明。"通花"呈长圆柱形，长短不等，直径 0.3～0.6cm，色洁白，质柔软，体轻有弹性，易折断，断面平坦，中心有时有空心，纵剖面薄膜呈梯状排列。

商品分四川大条、小条，贵州方通、丝通，湖北丝通、通花及通草棍等规格。

性味功效　甘、淡，微寒。清热利尿，通气下乳。

图 9-12　通草药材图
1—外形；2—纵剖面

常春藤 changchunteng

别名　三角枫

来源　为五加科植物中华常春藤 *Hedera nepalensis* K. Koch var. *sinensis* （Tobl.） Rehd. 的茎叶。

产销　野生或栽培。主产于华中、华南、西南及陕、甘等地。

采收加工　全年可采，切段，晒干，鲜用时可随采随用。

性状鉴别　茎呈圆柱形，长短不一，直径 1～1.5cm，表面灰绿色或灰棕色，有横长皮孔，嫩枝有鳞片状柔毛。质坚硬，不易折断，断面裂片状，黄白色。叶互生，革质，灰绿色。不育枝的叶三角状卵形，花枝和果枝的叶椭圆状卵形或椭圆状披针形。花黄绿色。果实圆球形，黄色或红色。气微，味涩。

性味功效　辛、苦，平。祛风利湿，活血消肿，平肝，解毒。

络石藤 luoshiteng

别名　红对叶肾、白花藤

图 9-13　络石藤

来源　为夹竹桃科植物络石 *Trachelospermum jasminoides* （Lindl.） Lem. 的干燥带叶藤茎。

产销　野生。主产于江苏、浙江、湖北、安徽、江西、山东等地。

采收加工　冬季至次春采割，除去杂质，晒干。

性状鉴别　本品茎呈圆柱形，弯曲，多分枝，长短不一，直径 1～5mm；表面红褐色，有点状皮孔和不定根；质硬，断面淡黄白色，常中空。叶对生，有短柄；展平后叶片呈椭圆形或卵状披针形，长 1～8cm，宽 0.7～3.5cm；全缘，略反卷，上表面暗绿色或棕绿色，下表面色较淡；叶脉羽状，下表面较清晰，稍凸起；革质，折断可见白色绵毛状丝。气微，味微苦（图 9-13）。

品质规格　以叶多、色绿者为佳。水分不得过 8.0％。

总灰分不得过 11.0%。酸不溶性灰分不得过 4.5%。含络石苷不得少于 0.45%.

性味功效　苦，微寒。祛风通络，凉血消肿。

丁公藤 dinggongteng

图 9-14　丁公藤

别名　麻辣子

来源　为旋花科植物丁公藤 *Erycibe obtusifolia* Benth. 或光叶丁公藤 *Erycibe schmidtii* Craib 的干燥藤茎。

产销　野生。主产于广东。

采收加工　全年均可采收，切段或片，晒干。

性状鉴别　本品为斜切的段或片，直径 1～10cm。外皮灰黄色、灰褐色或浅棕褐色，稍粗糙，有浅沟槽及不规则纵裂纹或龟裂纹，皮孔点状或疣状，黄白色，老的栓皮呈薄片剥落。质坚硬，纤维较多，不易折断，切面椭圆形，黄褐色或浅黄棕色，异型维管束呈花朵状或块状，木质部导管呈点状。气微，味淡（图 9-14）。

品质规格　水分不得过 12.0%。总灰分不得过 10.0%。醇溶性浸出物不得少于 3.0%。含东莨菪内酯不得少于 0.050%。

性味功效　辛，温；有小毒。祛风除湿，消肿止痛。

钩藤 gouteng

别名　吊藤、钩丁

来源　为茜草科植物钩藤 *Uncaria rhynchophylla*（Miq.）Miq. ex Havil.、大叶钩藤 *Uncaria macrophylla* Wall.、毛钩藤 *Uncaria hirsuta* Havil.、华钩藤 *Uncaria sinensis*（Oliv.）Havil.、无柄果钩藤 *Uncaria sessilifructus* Roxb. 的干燥带钩茎枝。

产销　野生或栽培。主产于广东、广西、云南、江西、四川、陕西、浙江、湖南等地。销往全国并出口。

采收加工　秋、冬两季采收，剪取带钩的枝条，去叶，切段，晒干。

性状鉴别　本品茎枝呈圆柱形或类方柱形，长 2～3cm，直径 0.2～0.5cm。表面红棕色至紫红色者具细纵纹，光滑无毛；黄绿色至灰褐色者有的可见白色点状皮孔，被黄褐色柔毛。多数枝节上对生两个向下弯曲的钩（不育花序梗），或仅一侧有钩，

图 9-15　钩藤药材图

另一侧为突起的瘢痕；钩略扁或稍圆，先端细尖，基部较阔；钩基部的枝上可见叶柄脱落后的窝点状痕迹和环状的托叶痕。质坚韧，断面黄棕色，皮部纤维性，髓部黄白色或中空。气微，味淡（图 9-15）。

品质规格　以茎细、带钩、色紫红、无枯枝者为佳。水分不得过 10.0%。总灰分不得过 3.0%。醇溶性浸出物不得少于 6.0%。

商品分双钩统装、单钩统装、单双混装等规格。也有分为 1～4 级者，按色泽红润与否，

含梗 0％、5％、10％、20％分等。

性味功效 甘，凉。息风定惊，清热平肝。

接骨木 jiegumu

别名 接骨风、接骨丹、续骨木、接骨草

来源 为忍冬科植物接骨木 *Sambucus williamsii* Hance 的茎枝。

产销 野生或栽培。主产于河北、山西、陕西、甘肃、四川、贵州、云南及东北、华东、中南地区。

采收加工 5～7月采收，鲜用或晒干。

性状鉴别 茎枝圆柱形，长短不等，直径5～12mm。表面绿褐色，有纵条纹及棕黑色点状突起的皮孔，有的皮孔呈纵长椭圆形，长约1cm。皮部剥离后呈浅绿色至浅黄棕色。体轻，质硬。加工后的药材为斜向横切片，呈长椭圆形，厚约3mm，切面皮部褐色，木部浅黄白色至浅黄褐色，有环状年轮和细密放射状的白色纹理。髓部疏松，海绵状。体轻。气无，味微苦。

品质规格 以片完整、黄白色、无杂质者为佳。

性味功效 甘、苦，平。接骨续筋，活血止痛，祛风利湿。

竹茹 zhuru

别名 竹皮、青竹茹、淡竹茹

来源 为禾本科植物青秆竹 *Bambusa tuldoides* Munro、大头典竹 *Sinocalamus beecheyanus* （Munro） McClure var. *pubescens* P. F. Li 或淡竹 *Phyllostachys nigra* （Lodd.） Munro var. *henonis* （Mitf.） Stapf ex Rendle 的茎秆的干燥中间层。

产销 野生或栽培。主产于广东、海南。

采收加工 全年均可采制，取新鲜茎，除去外皮，将稍带绿色的中间层刮成丝条，或削成薄片，捆扎成束，阴干。前者称"散竹茹"，后者称"齐竹茹"。

性状鉴别 本品为卷曲成团的不规则丝条或呈长条形薄片状。宽窄厚薄不等，浅绿色、黄绿色或黄白色。纤维性，体轻松，质柔韧，有弹性。气微，味淡。

品质规格 以丝细均匀、干燥、色绿、质柔软、有弹性者为佳。水分不得过7.0％。水溶性浸出物不得少于4.0％。

性味功效 甘，微寒。清热化痰，除烦，止呕。

灯心草 dengxincao

别名 灯草、灯心

来源 为灯心草科植物灯心草 *Juncus effusus* L. 的干燥茎髓。

产销 野生。主产于福建、海南、浙江、台湾等地。

采收加工 夏末至秋季割取茎，晒干，取出茎髓，理直，扎成小把。

性状鉴别 本品呈细圆柱形，长达90cm，直径0.1～0.3cm。表面白色或淡黄白色，有细纵纹。体轻，质软，略有弹性，易拉断，断面白色。气微，味淡。

品质规格 以条长、色白、有弹性者为佳。水分不得过11.0％。总灰分不得过5.0％。醇溶性浸出物不得少于5.0％。

性味功效 甘、淡，微寒。清心火，利小便。

项目二 树脂类药材

概　述

树脂类中药是指从植物体内得到的正常代谢产物或割伤后的分泌产物，大多数为固体或半固体，少数为液体。

1. 树脂的来源

树脂广泛存在于植物界，特别是种子植物中，药用树脂大多取自松科（松油脂、松香、加拿大油树脂）、豆科（秘鲁香、吐鲁香）、金缕梅科（苏合香）、枫香科、橄榄科（乳香、没药）、漆树科（洋乳香）、伞形科（阿魏）、安息香科（安息香）、藤黄科（藤黄）、棕榈科（血竭）等科的植物。树脂通常存在于植物的树脂道中，有时也存在于某些分泌细胞及乳管内，在一些木本植物心材部分的导管中也有树脂聚积（如愈创木）。树脂通常与挥发油并存。当植物受伤时，挥发油和树脂等便从伤口中流出，并在空气中逐渐凝固，以保护伤口。这些原来存在于树脂道中的树脂称为"初生流脂"。有些植物平常只有少数树脂道（如松树），或根本没有树脂道（如安息香树），但当植物受伤后，新形成的维管组织中，就有很多树脂道，此时流出的树脂，称为"次生流脂"。药用树脂主要是次生流脂。

2. 树脂的采收

树脂的采制，一般是采用切割方法，用刀将树皮割破，树脂便从伤口中流出，可能持续很久；有些植物则需要经常切割，才能持续流出树脂。存在于分泌细胞（如牵牛子脂）或心材中的树脂（如愈创木），则需将植物粉碎，用有机溶剂（如乙醇、丙酮）提取，提取液浓缩后，加水，树脂即沉淀出来。对于某些存在于心材导管中的树脂（如愈创木），也可采取加热的方法，使树脂熔融液化流出。

一、树脂的化学组成及其分类

1. 树脂的化学组成

树脂是由多种化学成分混合而成，多数是二萜烯和三萜烯的衍生物。根据其主要组成，分为树脂酸类、树脂醇类、树脂酯类和树脂烃类。

树脂中常混有挥发油、树胶及游离芳香酸等成分。

2. 树脂类中药的分类

树脂类中药的分类通常根据其中所含的主要化学成分而分为以下几类。

（1）单树脂类　指一般不含或很少含挥发油及树胶的树脂。通常又可分为以下几种。

① 酸树脂：主要成分为树脂酸，如松香。

② 酯树脂：主要成分为树脂酯，如枫香脂、血竭等。

③ 混合树脂：无明显主成分，如洋乳香。

（2）胶树脂类　主要组成为树脂和树胶，如藤黄。

（3）油胶树脂类　为胶树脂中含有较多挥发油者，如乳香、没药、阿魏等。

（4）油树脂类　主要组成为树脂与挥发油，如松油脂、加拿大油树脂等。

（5）香树脂类　油树脂中含有多量的游离芳香酸，如苏合香、安息香等。

二、树脂类药材的性状和鉴别

1. 树脂类药材的性状

树脂多为无定形固体，少数为半固体或流体。固体树脂表面微有光泽，质硬而脆；不溶于水，也不吸水膨胀，易溶于乙醇、乙醚、三氯甲烷等有机溶剂，能部分或完全溶解于碱性溶液，而不溶于酸性溶液；加热至一定的温度时，则软化熔融，并具黏性，冷却后又变硬；燃烧时有浓烟及明亮的火焰，并具有特殊的香气或臭气；将树脂的乙醇溶液蒸干，则形成薄膜状物质。

2. 树脂类药材的鉴别

树脂类中药的鉴定，主要采用性状和理化鉴定法。

首先应注意观察其形状、大小、颜色、表面特征、质地、破碎面、光泽、透明度、气味等特征；其次可采用化学分析或仪器分析的方法对其主要成分或特征性成分进行定性或定量分析。

由于商品树脂中常混有树皮、木片、泥沙等杂质，应特别注意其纯度检查，如溶解度、水分、灰分、浸出物、酸值、皂化值、碘值、醇不溶物、黏稠度、比旋度、折射率等。

确定树脂的类别，一般可对其进行提取分离，将分离所得的各组成分干燥后称量，即可计算其百分含量，并可进一步确定树脂的化学组成。对树脂类中药的质量控制，通常测定浸出物、醇不溶物和总香脂酸等成分的含量。

乳香 ruxiang

别名　滴乳香

来源　为橄榄科植物乳香树 *Boswellia carterii* Birdw. 及同属植物鲍达乳香树 *Boswellia bhaw-dajiana* Birdw. 树皮渗出的油胶树脂。

产销　主产于非洲的索马里、埃塞俄比亚及阿拉伯半岛南部。此外，土耳其、利比亚、苏丹、埃及亦产。我国广西地区有少量引种。以索马里所产最为著名，销往世界各地。

采收加工　春、夏两季，将树干皮部以自下而上顺序切伤，开一狭沟，使树脂从伤口处渗出，流入沟中，数天后凝成硬块，将其采取，干燥即为"乳香珠"；落于地面者，可捡起供药用，但常黏附泥沙杂质，品质较次，这类称为"原乳香"。

性状鉴别　(1) 乳香珠　呈长卵形滴乳状、类圆形颗粒、小形乳头状、不规则泪滴状或黏合成大小不等的不规则块状物。大者长达 2cm。表面黄白色，半透明，被有黄白色粉末，久存则颜色加深。质脆，遇热软化。破碎面有玻璃样或蜡样光泽。具特异香气，味微苦。

(2) 原乳香　呈碎粒状或黏结成大小不等的团块，大者长达 5cm。常见黏附有松皮状树皮及细沙粒。表面黏附粉尘，不透明。水研或火烧之常有残渣留下。

品质规格　以滴珠状、黄白色、半透明、无杂质、气芳香者为佳。索马里产品优于埃塞俄比亚产品，乳香珠优于原乳香。乳香珠含杂质不得过 2%，原乳香含杂质不得过 10%。索马里乳香含挥发油不得少于 6.0%（mL/g），埃塞俄比亚乳香含挥发油不得少于 2.0%（mL/g）。

国内商品分乳香珠和原乳香两种。进口商品分为索马里乳香和埃塞俄比亚乳香，每种乳香又分为乳香珠和原乳香。

成分　含树脂、树胶及挥发油。树脂含量为 60%～70%，主要为 α-乳香酸、β-乳香酸及其衍生物等，中性部分主要为 α-香树脂素、β-香树脂素及其衍生物等；树胶含量为 27%～35%，主要为多聚糖类、西黄芪胶黏素等。挥发油含量为 3%～8%，主要为蒎烯、α-水芹烯、二戊烯等。

理化鉴别 （1）本品遇热变软，燃烧时显油性，冒黑烟，有香气（不应有松香气），并遗留黑色残渣；加水研磨成白色或黄白色乳状液。

（2）取粗粉 0.05g，置小蒸发皿中，加入苯酚-四氯化碳（1∶5）液 1 滴，即显褐色或紫色。

（3）取本品 1g，研碎，加甲醇 10mL，振摇，放置 24h，滤过。滤液 5mL，蒸干，残渣加稀硫酸 10mL 转移到分液漏斗中，用三氯甲烷 20mL 振摇提取 2 次，每次 10mL，合并三氯甲烷液并浓缩至除尽三氯甲烷，残渣加醋酸 1mL 溶解，再加醋酸酐-浓硫酸（19∶1）试剂 1mL，溶液很快变成紫色（检查乳香酸）。

性味功效 辛、苦，温。活血定痛，消肿生肌。

没药 moyao

别名 末药、明没药

来源 为橄榄科植物地丁树 *Commiphora myrrha* Engl. 或哈地丁树 *Commiphora molmol* Engl. 的干燥油胶树脂。前者习称"天然没药"，后者习称"胶质没药"。

产销 主产于非洲东北部的索马里、埃塞俄比亚、阿拉伯半岛南部及印度等地。以索马里所产没药最佳，销往世界各地。

采收加工 11 月至次年 2 月采收，树脂可由树皮裂缝自然渗出，或自切口处流出（没药树干的韧皮部有许多离生性的树脂道，受伤后，其周围细胞被破坏，形成大型溶生性的树脂腔，内含油胶树脂），流出液初为淡黄白色黏稠溶液，在空气中渐变成红棕色硬块。

性状鉴别 （1）天然没药　呈不规则颗粒性团块，大小不等，大者直径长达 6cm 以上。表面黄棕色或红棕色，近半透明部分呈棕黑色，被有黄色粉尘。质坚脆，破碎面不整齐，无光泽。有特异香气，味苦而微辛。

（2）胶质没药　呈不规则块状和颗粒，多黏结成大小不等的团块，大者直径长达 6cm 以上，表面棕黄色至棕褐色，不透明，质坚实或疏松，有特异香气，味苦而有黏性。

品质规格 以块大、黄棕色、半透明、显油润、香气浓而持久、味苦、杂质少者为佳；习惯认为天然没药优于胶质没药。杂质：天然没药不得过 10%，胶质没药不得过 15%。

商品分为天然没药和胶质没药，均为统货，不分等级。

成分 主含树脂 25%～35%、树胶 57%～61%、挥发油 7%～17%。尚含苦味素、蛋白质、甾体、没药酸、甲酸等。

理化鉴别 （1）取本品与水共研形成黄棕色乳状液。粉末遇硝酸成紫色。

（2）取本品粉末 0.1g，加乙醚 3mL，振摇，滤过，滤液置蒸发皿中，挥尽乙醚，残留的黄色液体滴加硝酸，显褐紫色。

（3）取本品粉末少量，加香草醛试液数滴，天然没药立即显红色，继而变为红紫色，胶质没药立即显紫红色，继而变为蓝紫色。

性味功效 辛、苦，平。破血，止痛，通经，泻下，杀虫。

安息香 anxixiang

来源 为安息香科植物白花树 *Styrax tonkinensis* (Pierre) Craib ex Hart. 的干燥香树脂。

产销　野生或栽培。我国主产于云南、贵州、广东、广西及湖南等地，销往全国各地。进口安息香主产于印度尼西亚、泰国、越南、老挝等地，销往世界各地。

采收加工　树干经自然损伤或于夏、秋两季割裂树干，收集流出的香树脂，阴干。

性状鉴别　本品为不规则的小块，稍扁平，常黏结成团块，表面橙黄色，具蜡样光泽（自然出脂）；或为不规则的圆柱状、扁平块状，表面灰白色至淡黄白色（人工割脂）。质脆，易碎，断面平坦，白色，放置后逐渐变为淡黄棕色至红棕色。加热则软化熔融。气芳香，味微辛，嚼之有沙粒感。

品质规格　国产品以油性大、外色红棕、断面夹有黄白色颗粒、香气浓、无杂质者为佳。进口品以扁平凝脂状的片或块、表面黄色、断面乳白色、显油润、香气浓、无杂质者为佳。其中苏门答腊安息香质量最好，泰国安息香质稍逊，国产安息香质量次之。

商品分为国产品和进口品两种，均为统货。

性味功效　辛、苦，平。开窍醒神，行气活血，止痛。

阿魏 awei

别名　魏去疾、臭阿魏

来源　为伞形科植物新疆阿魏 *Ferula sinkiangensis* K. M. Shen 或阜康阿魏 *Ferula fukanensis* K. M. Shen 的油胶树脂。

产销　野生。新疆阿魏主产于新疆伊犁，销往全国各地。阜康阿魏主产于新疆阜康等地，自产自销。

采收加工　春末夏初盛花期至初果期，分次由茎上部往下斜割，收集渗出的乳状树脂，阴干。

性状鉴别　本品呈不规则的块状和脂膏状。颜色深浅不一，表面蜡黄色至棕黄色。块状者体轻，质地似蜡，断面稍有孔隙；新鲜切面颜色较浅，放置后色渐深。脂膏状者黏稠，灰白色。具强烈而持久的蒜样特异臭气，味辛辣，嚼之有灼烧感。

品质规格　以块状、蒜气强烈、断面乳白色或稍带微红色、无杂质者为佳。统货。

性味功效　苦、辛，温。消积，化癥，散痞，杀虫。

血竭 xuejie

别名　麒麟竭、血竭花

来源　为棕榈科植物麒麟竭 *Daemonorops draco* Bl. 果实渗出的树脂经加工制成。

产销　主产于印度尼西亚、印度、马来西亚等国。销往世界各地。

采收加工　采集成熟果实，晒干，加贝壳同入笼中强力振摇，松脆的红色树脂即脱落，筛出果实鳞片等杂质，用布包起树脂，入热水中使软化成团，取出放冷即得，称为"原装血竭"。取原装血竭，掺入辅料并加工后，为"加工血竭"。

性状鉴别　（1）加工血竭　略呈类圆四方形或方砖形，直径 6～8cm，厚约 4cm。表面暗红色或黑红色，有光泽，附有因摩擦而成的红粉。质硬而脆，破碎面红色。研粉为砖红色。气微，味淡。在水中不溶，在热水中软化。

（2）原装血竭　呈扁圆形、圆形或不规则块状，大小不等。表面红褐色、红色、砖红色。因品质不一，常含有多少不等的花序、果实及鳞片等杂质。

品质规格　以外色黑似铁，研粉红似血，火燃呛鼻、有苯甲酸样香气，无松香气，无杂质者为佳。进口加工血竭一般认为手牌优于皇冠牌。总灰分不得过 6.0%。醇不溶物不得过

25.0%。含血竭素不得少于1.0%。

血竭商品分进口血竭和国产血竭。进口血竭又分加工血竭和原装血竭，分1~2等及块装。

成分 含红色树脂约57%，从中分离出结晶形红色素、血竭素、血竭红素、去甲血竭素、去甲基血竭素等，尚含黄烷醇、松脂酸等成分。

理化鉴别 （1）取本品粉末，置白纸上，用火隔纸烘烤即熔化，但无扩散的油迹，对光照视呈鲜艳的红色。以火燃烧则产生呛鼻的烟气。

（2）取本品粉末0.1g，加乙醚10mL，密塞，振摇10min，滤过，取滤液作为供试品溶液。另取血竭对照药材0.1g，同法制成对照药材溶液。吸取供试品溶液、对照药材溶液及血竭素高氯酸盐对照品溶液各10~20μL，分别点于同一硅胶G薄层板上，以三氯甲烷-甲醇（19∶1）为展开剂，展开，取出，晾干。供试品色谱中，在与对照药材色谱和对照品色谱相应的位置上，显相同的橙色斑点。

（3）取本品粉末0.5g，加乙醇10mL，密塞，振摇10min，滤过，滤液加稀盐酸5mL，混匀，析出棕黄色沉淀，放置后逐渐凝成棕黑色树脂状物。取树脂状物，用稀盐酸10mL分次充分洗涤，弃去洗液，加20%氢氧化钾溶液10mL，研磨，加三氯甲烷5mL振摇提取，三氯甲烷层显红色，取三氯甲烷液作为供试品溶液。另取血竭对照药材0.5g，同法制成对照药材溶液。吸取上述两种溶液各10~20μL，分别点于同一硅胶G薄层板上，以三氯甲烷-甲醇（19∶1）为展开剂，展开，取出，晾干。供试品色谱中，在与对照药材色谱相应的位置上，显相同的橙色斑点。

性味功效 甘、咸，平。活血定痛，化瘀止血，生肌敛疮。

附注 ①我国云南、广西等地产百合科植物剑叶龙血树 *Dracaena cochinchinensis* (Lour.) S. C. Chen（别名柬埔寨龙血树）的树脂，加工品称"广西血竭"，其化学成分与进口血竭不同，能缩短小鼠凝血时间。在云南、广西均开始生产供药用。

②百合科植物海南龙血树 *Dracaena cambodiana* Pierre ex Gagnep. 的含脂木质部提取而得的树脂，亦作血竭药用，称"国产血竭"。本品呈不规则块状，大小不一；精制品呈片状。表面紫色。

③血竭的伪品有用松香和红色颜料伪造，也有用松香、黄泥、红铁粉等混合仿制，灼烧时均产生黑烟及松节油气。取本品粉末少量，加石油醚100mL振摇，滤过，取滤液5mL，置另一试管中，加新制的0.5%醋酸溶液5mL，振摇后可分层，石油醚层显绿色（证明含松香）。

实训一 茎木树脂类药材的性状鉴别

一、实训步骤

1. 看形状
2. 量大小
3. 观色泽
4. 查表面
5. 验质地
6. 看断面

7. 嗅气

8. 尝味

9. 水试

10. 火试

二、实训要求

1. 熟练掌握性状鉴别方法
2. 掌握茎木树脂类药材的性状特征

三、教学效果评价

本实训的教学效果评价见表 9-1。

表 9-1　教学效果评价表

实训名称	茎木树脂类药材的性状鉴别		时间	3min	姓名		总得分	
序号	药材正名	科名	序号		药材正名		科名	
1			6					
2			7					
3			8					
4			9					
5			10					
评分标准：药名错误，一味扣 10 分；写别名，适当扣分。科名错误，一味扣 5 分。								

实训二　苏木、血竭的理化鉴别

一、苏木的理化鉴别

（一）实训步骤

1. 取本品碎片，滴加氢氧化钙试液，显深红色。

2. 取本品碎片投于热水，水染成红色，加酸变成黄色，再加碱液，仍变成红色。

3. 取本品粉末 10g，加水 50mL，放置 4h，时时振摇，滤过，滤液显橘红色，置紫外光灯（365nm）下观察，显黄绿色荧光；取滤液 5mL，加氢氧化钠试液 2 滴，显猩红色，置紫外光灯（365nm）下观察，显蓝色荧光，再加盐酸使呈酸性后，溶液变为橙色，置紫外光灯（365nm）下观察，显黄绿色荧光（检查巴西苏木素）。

（二）实训要求

1. 熟悉苏木的理化鉴别特征
2. 熟悉苏木的理化鉴别方法步骤

二、血竭的理化鉴别

（一）实训步骤

1. 取本品细粉，置白纸上，用火烘烤则熔化，但无扩散的油迹，对光照视呈鲜艳的血红色。以火燃烧则发生呛鼻烟气。

2. 取本品粉末 0.1g，加乙醚 10mL，密塞，振摇 10min，滤过。取滤液 2mL，置分液漏斗中，加乙醚 3mL，混匀，加稀盐酸 1mL，盐酸层呈黄色；乙醚层由橙红色转为黄色或无色，再加 10％醋酸钠溶液 4mL，振摇，乙醚层又变为橙红色。分取乙醚层，加氢氧化钾试液 4mL，振摇，氢氧化钾层显橙红色。

（二）实训要求

1. 熟悉血竭的理化鉴别特征
2. 熟悉血竭的理化鉴别方法步骤

三、教学效果评价

本实训的教学效果评价见表 9-2。

表 9-2　教学效果评价表

实训名称	茎木树脂类药材的理化鉴别		姓名		总得分	
序号	药材正名(40 分)	理化鉴别特征(30 分)				
1						
2						
操作方法步骤(30 分)						
评分标准：药名错误，一味扣 20 分；写别名，适当扣分。理化鉴别特征不全面或错误，一味在 15 分之内适当扣分。操作方法步骤不全面或错误，一味在 15 分之内适当扣分。						

模块十 皮类中药

1. 掌握性状鉴别方法，能熟练运用性状鉴别方法鉴别皮类药材的真、伪、优、劣。
2. 熟悉显微鉴别方法，能运用显微鉴别方法鉴别皮类药材的真、伪。
3. 掌握皮类药材的来源、性状鉴别特征、规格。
4. 掌握皮类药材的道地产地，熟悉其主产地。
5. 了解皮类药材的采收加工、功效。

项目一 皮类药材概述

皮类中药通常是指以裸子植物或被子植物（主要是双子叶植物）的茎干、茎枝和根的形成层以外部分入药的药材。常分为树皮（包括干皮和枝皮）和根皮两类，其中主要为木本植物干皮，少数为枝皮或根皮。

一、皮类药材的性状鉴定

皮类中药的性状鉴定应注意观察药材的形状、外表面、内表面、折断面、气味等特征，并准确运用鉴别术语。

（1）形状　由粗大老树树干上剥的皮，大多粗大而厚，呈长条状或板片状；枝皮则呈细条状或卷筒状；根皮多数呈短片状或短小筒状。常用鉴别术语有平坦、弯曲等。皮片呈板片状，较平整者为平坦；皮片多数横向向内弯曲，由于弯曲程度不同，又分为反曲、槽状或半管状、管状或筒状、单卷筒状、双卷筒状、复卷筒状等。

（2）外表面　指皮的外侧，通常为木栓层，常较粗糙。外表颜色多为灰黑色、灰褐色、棕褐色或棕黄色等。多数树皮可见皮孔，皮孔的颜色和皮孔分布的密度可作为鉴别皮类药材的特征之一。除去木栓层或部分刮去木栓层的皮片表面常较光滑，如桑白皮、刮丹皮等。

（3）内表面　一般较外表面色浅而平滑，常有粗细不等的纵向皱纹。纹理粗细程度及色泽常因树种而异。

（4）折断面　是皮类中药的重要鉴别特征，其横向折断面的特征和皮的各组织的组成及排列方式有密切关系。折断面的鉴别术语主要有平坦、颗粒状、纤维状、层状等。

（5）气味　是鉴别中药的重要方法，它和皮类中药中所含成分有密切关系，各种树皮的外形有时很相似，但其气味却完全不同。如肉桂与桂皮外形亦较相似，但肉桂味甜而微辛，桂皮则味辛辣而凉。

二、皮类药材的显微鉴定

（一）组织构造鉴定

皮类中药的组织结构由外至内依次为周皮、皮层及韧皮部三部分。观察时应先注意横切面各部分组织的界限和宽厚度，再进行各部组织的详细观察和描述。

（1）周皮　包括木栓层、木栓形成层与栓内层三部分。木栓层细胞多呈扁平形，整齐地径向排列成行，切向延长，壁厚，木栓化或木质化，黄棕色或含红棕色物质。木栓形成层细胞常为一层扁平而薄壁的细胞。栓内层存在于木栓形成层的内侧，和木栓细胞相似，但细胞壁不木栓化，无红棕色物质，少数含叶绿素而显绿色，又称绿皮层。

（2）皮层　细胞大多是薄壁性的，靠近周皮部分常分化成厚角组织。皮层中常可见到纤维、石细胞和各种分泌组织，如油细胞、乳管、黏液细胞等；含细胞内含物，如淀粉粒或草酸钙结晶等。以上均为重要的鉴别特征。

（3）韧皮部　包括射线和韧皮部束两部分。射线可分为髓射线和韧皮射线两种，射线的宽度和形状在鉴别时较为重要，应注意观察。韧皮部束主要由筛管和韧皮薄壁细胞组成，有时可见厚壁细胞和分泌组织。筛管群在皮类中药中常压缩，不易清楚区分完整的筛管形态，故常称之为颓废筛管组织。

（二）粉末鉴定

皮类中药粉末的观察，一般不应有木质部的组织，如导管、管胞等。注意木栓细胞、筛管（或筛胞）、纤维、石细胞、分泌组织及草酸钙结晶等。纤维和石细胞的形状、壁的厚度、纹孔、木化程度、存在形式和排列情况，分泌组织、淀粉粒及草酸钙结晶的种类、形状等均可作为鉴别特征。

三、皮类药材的品质

一般以身干、色泽及气味正常、无木质部、无泥沙杂质、无霉坏或无粗皮者为合格。以皮张大、厚实、所特有的色泽明显、气味浓厚者为佳。亦有以皮薄嫩者为佳的，如合欢皮、苦楝皮。

项目二　皮类药材

土荆皮 tujingpi

来源　为松科植物金钱松 *Pseudolarix kaempferi* Gord. 的干燥根皮或近根部树皮。

产销　主产于江苏、安徽、浙江、江西、福建、湖北、湖南等地。销往全国各地。

采收加工　夏季剥取，晒干。

性状鉴别　根皮呈不规则的长条状，扭曲而稍卷，大小不一，厚 2～5mm。外表面灰黄色，粗糙，有皱纹及灰白色横向皮孔样突起，粗皮常呈鳞片状剥落，剥落处红棕色；

内表面黄棕色至红棕色，平坦，有细致的纵向纹理。质韧，折断面呈裂片状，可层层剥离。气微，味苦而涩。树皮呈板片状，厚约至 8mm，粗皮较厚，外表面龟裂状，内表面较粗糙。

品质规格　以块大、皮厚、无木心者为佳。

性味功效　辛，温；有毒。杀虫，止痒。

桑白皮 sangbaipi（附：桑椹、桑枝、桑叶）

别名　桑皮、双皮

来源　为桑科植物桑 *Morus alba* L. 的干燥根皮。

产销　全国各地均有野生或栽培。销往全国各地。

采收加工　秋末叶落时至次春发芽前采挖根部，刮去黄棕色粗皮，纵向剖开，剥取根皮，晒干。

性状鉴别　呈扭曲的卷筒状、槽状或板片状，长短宽窄不一，厚 1～4mm。外表面白色或淡黄白色，较平坦，有的残留橙黄色或棕黄色鳞片状粗皮；内表面黄白色或灰黄色，有细纵纹。体轻，质韧，纤维性强，难折断，易纵向撕裂，撕裂时有粉尘飞扬。气微，味微甘。

饮片呈丝状，外表面白色或淡黄白色，较平坦；内表面黄白或灰黄色，有细纵纹。质韧，纤维性强，撕裂时有白色粉末飞出。气微，味微甘。

品质规格　以色白、粉性足者为佳。

商品以产区分为亳桑皮（安徽亳州产）、严桑皮（浙江淳安产）、苏北桑皮（江苏苏州、南通产），商品均为统装。以亳桑皮质量最佳。

性味功效　甘，寒。泻肺平喘，利水消肿。

附　①桑椹：为桑科植物桑 *Morus alba* L. 的干燥果穗。4～6 月果实变红时采收，晒干，或略蒸后晒干。本品为聚花果，由多数小瘦果集合而成，呈长圆形，长 1～2cm，直径 0.5～0.8cm。黄棕色、棕红色至暗紫色，有短果序梗。小瘦果卵圆形，稍扁，长约 2mm，宽约 1mm，外具肉质花被片 4 枚。气微，味微酸而甜。以个大、完整、肉厚、色紫红、糖质多、无杂质者为佳。甘、酸，寒。补血滋阴，生津润燥。

② 桑枝：为桑科植物桑 *Morus alba* L. 的干燥嫩枝。春末夏初采收，去叶，晒干，或趁鲜切片，晒干。本品呈长圆柱形，少有分枝，长短不一，直径 0.5～1.5cm。表面灰黄色或黄褐色，有多数黄褐色点状皮孔及细纵纹，并有灰白色略呈半圆形的叶痕和黄棕色的腋芽。质坚韧，不易折断，断面纤维性。切片厚 0.2～0.5cm，皮部较薄，木部黄白色，射线放射状，髓部白色或黄白色。气微，味淡。以枝质嫩、断面黄白色者为佳。微苦，平。祛风湿，利关节。

③ 桑叶：为桑科植物桑 *Morus alba* L. 的干燥叶。初霜后采收，除去杂质，晒干。多皱缩、破碎。完整者有柄，叶片展平后呈卵形或宽卵形，长 8～15cm，宽 7～13cm；先端渐尖，基部截形、圆形或心形，边缘有锯齿或钝锯齿，有的不规则分裂。上表面黄绿色或浅黄棕色，有的有小疣状突起；下表面颜色稍浅，叶脉突出，小脉网状，脉上被疏毛，脉基具簇毛。质脆。气微，味淡、微苦涩。以叶大、完整、干燥、色黄绿、无黑点、无霉者为佳。甘、苦，寒。疏散风热，清肺润燥，清肝明目。

牡丹皮 mudanpi

别名　丹皮、凤丹皮

图 10-1　牡丹皮药材及饮片

来源　为毛茛科植物牡丹 *Paeonia suffruticosa* Andr. 的根皮

产销　主产安徽、河南、四川、山东、湖北、甘肃、贵州等地。以四川、安徽产量最大；安徽铜陵凤凰山产的质量佳，称"凤丹皮"。主产地产品销往全国，并有出口。其余多自产自销。

采收加工　栽培 3～5 年后采收，通常在 10～11 月挖出根部，除去须根及茎基，剥取根皮，晒干，称原丹皮；刮去外皮后晒干，称为刮丹皮或粉丹皮。

性状鉴别　本品呈筒状或半筒状，有纵剖开的裂缝，略向内卷曲或张开，长 5～20cm，直径 0.5～1.2cm，厚 0.1～0.4cm。外表面灰褐色或黄褐色，有多数横长皮孔样突起及细根痕，栓皮脱落处粉红色；内表面淡灰黄色或浅棕色，有明显的细纵纹，常见发亮的结晶（牡丹酚结晶），习称"亮银星"。质硬而脆，易折断，断面较平坦，淡粉红色，粉性。气芳香，味微苦而涩（图 10-1）。

品质规格　以条粗长、皮厚、无木心、粉性足、亮银星多、香气浓者为佳。

商品按加工不同，分为原丹皮、刮丹皮，有的还加工成丹须。按产区分为安徽丹皮（凤丹、瑶丹、西山丹）、山东丹皮、湖南丹皮（白丹、五寸丹、连丹、寸丹、丹须五个规格）、西丹皮（甘肃）、川丹皮（四川）、统杂丹（各地）。均分为 1～4 等。

等级标准如下。

（1）凤丹皮　根皮呈圆卷筒状，条均匀微弯，两端剪平，纵形刀痕口紧闭，皮细肉厚。表面灰褐色（习称"香灰皮"）。断面粉白色，粉性足，有亮银星，香气浓，味微苦涩。按其条的长短和筒的粗细分为四等。

一等：长 6cm 以上，中部围粗 2.5cm 以上。

二等：长 5cm 以上，中部围粗 1.8cm 以上。

三等：长 4cm 以上，中部围粗 1.0cm 以上。

四等：凡不符合一等、二等、三等的细条、断枝、碎片；围粗不小于 0.6cm。

（2）连丹皮（原丹皮）　性状与凤丹皮相似，圆筒状，条均匀，表面灰褐色或棕褐色，栓皮脱落处呈粉褐色。但两端多不剪平，呈喇叭口状，纵形刀痕多开裂或呈半筒状。亦分为四等。

一等：碎节不超过 5%，余同凤丹皮一等。

二等：碎节不超过 5%，余同凤丹皮二等。

三等：碎节不超过 5%，余同凤丹皮三等。

四等：同凤丹皮四等，无碎末。

（3）刮丹皮　圆筒状，条均匀，已刮去栓皮，表面粉红色或淡红棕色，在节疤、皮孔、根痕处偶有未去净的栓皮，形成棕褐色的花斑。质坚硬，断面粉白色，有粉性。香气浓，味微苦涩。商品分为四等。

一等：长 6cm 以上，中部围粗 2.4cm 以上，皮刮净，色粉红，碎节不超过 5%。

二等：长 5cm 以上，中部围粗 1.7cm 以上，余同一等。

三等：长 4cm 以上，中部围粗 0.9cm 以上，余同一等。

四等：不合一等、二等、三等长度的断支碎片，无碎末。

显微鉴别 横切面：①木栓层由多列细胞组成，壁浅红色。皮层菲薄，为数列切向延长的薄壁细胞。②韧皮部占极大部分。射线宽1～3列细胞。③薄壁细胞以及细胞间隙中含草酸钙簇晶；薄壁细胞中并含淀粉粒。

粉末：淡红棕色。①草酸钙簇晶甚多，直径9～45μm，含晶薄壁细胞排列成行；也有一个薄壁细胞中含有数个簇晶，或簇晶充塞于细胞间隙中。②淀粉粒众多，单粒呈类球形、半球形或多面形，直径3～16μm，复粒由2～6分粒复合而成。③木栓细胞长方形，壁稍厚，浅红色。④有时可见丹皮酚针状、片状结晶（图10-2）。

性味功效 苦、辛，微寒。清热凉血，活血化瘀。

图10-2　牡丹皮粉末图
1—淀粉粒；2—草酸钙簇晶；
3—木栓细胞

厚朴 houpo（附：厚朴花）

别名 赤朴、温朴、川朴

来源 为木兰科植物厚朴 *Magnoliae offiinalis* Rehd. Wils. 凹叶厚朴 *Magnoliae officinalis* Rehd. Wils var. *boliba* Rehd. et Wils. 的干皮、枝皮和根皮。

产销 产于四川、湖北者称为"川朴"，亦称"紫油厚朴"，质量最佳；产于浙江者称为"温朴"，质量次之。多为栽培。销往全国各地，并有出口。

采收加工 4～6月剥取生长15～20年的树干皮，置沸水中微煮后，堆置土坑里，使之"发汗"，至内表面变紫褐色或棕褐色时，再蒸软，卷成筒状，晒干或烘干。根皮及枝皮剥下后可直接阴干。

性状鉴别 （1）干皮 呈卷筒状或双卷筒状，习称"筒朴"，双卷者又称"如意朴"；近根部的干皮一端展开如喇叭口，习称"靴筒朴"。外表面粗糙，灰棕色或灰褐色，有明显的椭圆形皮孔和纵皱纹，栓皮有时呈鳞片状易剥落，刮去粗皮者显黄棕色；内表面紫棕色或深紫褐色，较平滑，具细密纵纹，划之显油痕。质坚硬，不易折断。断面外部颗粒性，内部富油性，有时可见多数小亮星（厚朴酚结晶）。气香，味辛辣、微苦（图10-3）。

（2）枝皮（枝朴） 皮薄，呈单筒状，长10～20cm，厚0.1～0.2cm。质脆，易折断，断面纤维性。嚼之残渣较多。

（3）根皮（根朴） 呈单筒状或不规则块片，多弯曲劈破，细小者似鸡肠，习称"鸡肠朴"。质硬，较易折断，断面纤维性。嚼之残渣较多。

（4）饮片 为弯曲的丝条状，断面纤维性，外表面黄棕色，内表面深紫褐色。气香，味辛辣、微苦。

0　　2cm

图10-3　厚朴药材图

品质规格　以内表面紫棕色、皮厚、肉细、油性足、有小亮星、香气浓者为佳。以四川、湖北产的质量优，称紫油厚朴。

商品按产区分川朴（四川、湖北、陕西等地）、温朴（浙江、福建）、湖南朴等。按部位和形态不同分筒朴、如意朴、靴筒朴（或称蔸朴、脑朴）、根朴、鸡肠朴和枝朴等。另有将靠近根部的树皮块片称羊耳朴（或称筋片或蔸耳）。筒朴分1～4级，根朴和枝朴有统装货和1～2个等级。

（1）温朴筒朴

一等：卷成单筒或双筒、两端平齐。表面灰棕色或灰褐色，有纵皱纹，内表面深紫色或紫棕色，平滑。质坚硬。断面外侧灰棕色，内侧紫棕色，颗粒状。气香，味苦、辛。筒长40cm，重800g以上。

二等：筒长40cm，重500～800g，其余同一等。

三等：筒长40cm，重200～500g，其余同一等。

四等：凡不符合以上规格者以及碎片，枝朴不分长短大小，均属此等。

（2）川朴筒朴

木栓层
木栓形成层
栓内层（石细胞环）
皮层石细胞
草酸钙结晶
油细胞
筛管
射线
纤维束
筛管群

图10-4　厚朴干皮横切面详图

一等：卷成单筒或双筒状，两端平齐。表面黄棕色，有细密纵纹，内表面紫棕色，平滑，划之显油痕。质坚硬，断面外侧黄棕色，内侧紫棕色、显油润，纤维少。气香，味苦、辛。筒长40cm，不超过43cm，重500g以上。

二等：筒长40cm，不超过43cm，重200～500g，其余同一等。

三等：筒长40cm，重100～200g，其余同一等。

四等：凡不符合以上规格者以及碎片，枝朴不分长短大小均属此等。

（3）蔸朴

一等：为靠近根部的干皮和根皮，上端呈筒状、下端呈喇叭口状，整体似靴形。表面粗糙、灰棕色或灰褐色，内表面深紫色。断面紫棕色，颗粒状，纤维性不明显。气香，味苦、辛。筒长70cm以上，重2000g以上。

二等：筒长70cm以上，重500～2000g，其余同一等。

三等：筒长70cm以上，重500g以下，其余同一等。

（4）耳朴统货　为靠近根部的干皮，呈块片状或半卷形，多似耳状。

表面灰棕色或灰褐色，内表面淡紫色。断面紫棕色，显油润，纤维少。气香，味苦、辛。大小不一。

（5）根朴

一等：呈卷筒状长条。表面土黄色或灰褐色，内面深紫色。质韧。断面油润。气香，味苦、辛。条长70cm，重400g以上。

二等：长短不分，重400g以下，其余同一等。

显微鉴别 干皮横切面：①木栓层由多列细胞组成，有时可见落皮层，木栓形成层中含黄棕色物质；栓内层为石细胞环带。②皮层中散有多数石细胞群，石细胞多呈分枝状，纤维少见；靠内层有多数椭圆形油细胞散在，壁稍厚。③韧皮部占极大部分，油细胞颇多，纤维束众多，壁极厚。④射线宽1～3列细胞，向外渐宽。薄壁细胞中含有黄棕色物质或充满淀粉粒，淀粉粒有时多已糊化，有时可见少数草酸钙方晶（图10-4）。

图10-5　厚朴粉末图
1—石细胞；2—纤维；3—油细胞；
4—筛管分子

粉末：（1）厚朴　棕黄色。①石细胞众多，呈椭圆形、类方形、卵圆形，或呈不规则分枝状，直径11～65μm，有时可见层纹，木化。②油细胞呈圆形或椭圆形，直径50～85μm，含黄棕色油状物，细胞壁木化。③纤维直径15～32μm，壁甚厚，平直，孔沟不明显，木化。④木栓细胞呈多角形，壁薄微弯曲。⑤筛管分子复筛板筛域较大，筛孔明显。此外，稀有草酸钙方晶（图10-5）。

（2）凹叶厚朴　①纤维一边呈波浪状或齿状凹凸。②油细胞直径27～75μm，细胞壁非木化或木化。③木栓细胞壁菲薄而平直，常多层重叠。

性味功效 苦、辛，温。燥湿消痰，下气除满。

附　厚朴花

为厚朴及凹叶厚朴的花蕾或稍开放的花。春季采摘，稍蒸后干燥。花蕾呈圆锥形，表面红棕色或棕褐色，密被灰黄色绒毛，有香气。本品能理气、化湿，用于胸脘痞闷胀满、纳谷不香。

附注 厚朴的混淆品主要有以下几种。

① 四川产威氏木兰 *Magnolia wilsonii* Rehd、武当玉兰 *Magnolia sprengeri* Pamp、凹叶木兰 *Magnolia sargentiana* Rehd. et Wils. 的树皮误作厚朴使用，系混淆品种，习称"川姜朴"。与厚朴的主要区别是：气味多淡弱，石细胞多不分枝，油细胞少见。

② 滇缅厚朴 *Magnolia rostrata* W. W. Sm. 的树皮，药材表面灰白色或灰棕色。断面颗粒状，阳光下可见点状闪光结晶，气微香，味微苦。栓内层为排列整齐的非木化细胞，其内方有石细胞环，皮层散有强木化的石细胞和油细胞。纤维束和筛管群相间排列。

地枫皮 difengpi

来源 为木兰科植物地枫皮 *Illicium difengpi* K. I. B. et K. I. M. 的干燥树皮。

产销 野生。产于广西。销往全国各地。

采收加工 春、秋两季剥取，晒干或低温干燥。

性状鉴别 本品呈卷筒状或槽状，长 5～15cm，直径 1～4cm，厚 0.2～0.3cm。外表面灰棕色至深棕色，有的可见灰白色地衣斑，粗皮易剥离或脱落，脱落处棕红色。内表面棕色或棕红色，具明显的细纵皱纹。质松脆，易折断，断面颗粒状。气微香，味微涩。

性味功效 微辛、涩，温；有小毒。祛风除湿，行气止痛。

肉桂 rougui（附：桂枝、桂子）

别名 牡桂、玉桂

来源 为樟科植物肉桂 *Cinnamomum cassia* Presl 的树皮。

产销 主产于广东、广西等地，云南、福建等地亦产。多为栽培。销往全国各地。越南、斯里兰卡、印度亦产，部分进口。

采收加工 每年分两期采收，分别 4～5 月（称"春桂"）和 9～10 月（称"秋桂"）间，以第二期产量大，香气浓，质量佳。采收时选取适龄肉桂树，按一定的长、阔度剥下树皮，放于阴凉处，按各种规格修整，或置于木制的"桂夹"内压制成形，阴干或先放置阴凉处 2～3 天后，于弱光下晒干。

肉桂的不同加工规格如下。

（1）企边桂 为剥取 10 年生以上的干皮，将两端削成斜面，突出桂心，夹在木制的凹凸板中间，压成两侧向内卷曲的浅槽状。长约 40cm。

（2）桂通（官桂、桂尔通） 为剥取栽培 5～6 年生幼树的干皮和粗枝皮，或老树枝皮，不经压制，自然卷曲成筒状，长约 30cm，直径 2～3cm。

（3）板桂 指剥取老树最下部近地面的干皮，夹在木制的桂夹内，晒至九成干，经纵横堆叠，加压，约 1 个月完全干燥，成为扁平板状。

（4）桂碎 肉桂加工过程中的碎块。

性状鉴别 呈浅槽状、卷筒状或板片状，外表面灰棕色，有时可见灰白色的地衣斑；内表面红棕色，较平滑，用指甲刻划可见油痕。质硬而脆，易折断。断面不平坦，外侧呈棕色而较粗糙，内侧红棕色而油润，中间有一条黄棕色的线纹（石细胞环带）。有浓烈的特殊香气，味微甜、辛辣（图 10-6）。

进口肉桂 呈两侧向内卷曲的筒状、中央略向下凹的槽形，两端皆斜向削去外皮。长 40～50cm，宽 6～8cm，厚 0.5～0.7cm，外表稍粗糙，具皱纹，有灰白色和黄棕色相间的斑块，习称"彩皮"，随处可见圆形或半圆形的皮孔，内表面棕色至棕褐色，光滑有细纵纹，用指甲划之可见油痕，有特殊芳香气，味甜、微辛。"低山肉桂"外表面粗糙，皮薄体较轻，断面石细胞环带明显，内表面略粗糙，含挥发油量较少，香气差，甜味淡、辛味较浓。"高山肉桂"外表面细致，皮厚，体较重，断面石细胞环带不明显，内表面细致而润滑，含挥发油量高，香气浓，甜味浓、辛味淡。

品质规格 以不破碎、肉厚、体重、油性大、断面紫色、香气浓、味甜辣、嚼之少渣者为佳。

商品分国产和进口两类。现进口肉桂规格较少，只分高山肉桂和低山肉桂，前者多野生。国产肉桂分企边桂、板桂、桂通、桂心和桂碎等规格，以企边桂质量最优。

（1）企边桂 两侧向内卷曲，中央略向下凹，两端斜削

0 ——— 5cm

图 10-6 肉桂药材图

去外皮露出桂心，香气浓烈。

（2）桂通　呈单卷筒状或半卷筒状。

（3）板桂　两侧略向内卷曲或呈板片状，栓皮厚，粗糙，断面油性小，气味淡弱。

（4）桂心　外层栓皮刮除干净，卷筒大小均匀，有油分。

（5）桂碎　不规则碎片，大小不一。

性味功效　辛、甘，大热。补火助阳，引火归原，散寒止痛，活血通经。

附　①桂枝：为肉桂的干燥嫩枝。呈长圆柱形，多分枝，表面红棕色至棕色，有纵棱线、细皱纹及小疙瘩状的叶痕、枝痕、芽痕，皮孔点状。质硬而脆，易折断。断面皮部红棕色，木部黄白色至浅黄棕色，髓部略呈方形。有特异香气，味甜、微辛，皮部味较浓。功效：发汗解肌，温通经脉，助阳化气，平冲降气。

②桂子：为肉桂的幼嫩果实。本品略呈倒卵形，长 5～12mm，直径 6～7mm。幼果椭圆形，直径约 3mm，被宿萼包裹，表面黄棕色，先端稍平截，上有一微凸的花柱残基。宿萼杯状，边缘有不明显的 6 浅裂，表面暗棕色，有皱纹，下部延长成萼筒，少数连有果柄。气香，味辣。以肉厚、香气浓者为佳。

附注　①官桂：在四川用樟科植物银叶樟 *C. argentieum* Gamble 和三条筋树 *C. tamata* Nees et Eberm 的树皮，在湖北则为柴桂 *C. Wilsonii* Gable 的树皮。

②南玉桂：系大叶清化桂 *C. cassiae* var. *macrophylli* 的树皮。主要栽培于广东和广西。变种和正种的主要区别是叶甚大，树皮与肉桂相似。皮层石细胞较少，初生韧皮部石细胞带较窄。

③市场上有将调味用的桂皮作药用肉桂使用的。桂皮为樟科植物阴香 *C. burmanni* (Nees) Blume、天竺桂 *C. japonicum* Sieb.、细叶香桂 *C. chingii* M. et Calf 等数种樟属植物的树皮。药材平板状，边缘略翘。皮薄，质硬，干燥不油润，折断面淡棕色，石细胞环带不明显。香气淡，味微甜、辛、涩，一般做香料或调味品用，不供药用。

杜仲 duzhong

别名　思仙、丝连皮

来源　为杜仲科植物杜仲 *Eucommia ulmoides* Oliv. 的树皮。

产销　主产于湖北、四川、贵州、云南、陕西等地。多为栽培。销往全国各地，并有出口。

采收加工　春、夏两季剥取栽植近 10 年的树皮，去粗皮，晒干；或将剥下的树皮内面相对层层叠放，堆置于稻草内，使之"发汗"至内皮呈紫褐色时，取出晒干。

性状鉴别　为扁平的板片状，外表面淡灰棕色或灰褐色，有斜方形皮孔，内表面红紫色或紫褐色，光滑。质脆，易折断。断面有细密银白色富弹性的胶丝相连，一般可拉至 1cm 以上才断丝。气微，味稍苦，嚼之有胶状感。

品质规格　以皮厚、块大、去净粗皮、断面丝多、内表面紫褐色者为佳。习惯认为四川产质量好，称"川仲"。商品分为特等、一等、二等、三等。

特等：平板状，两端切齐，去净粗皮。外表面灰褐色，内表面黑褐色，质脆。整张长 70～80cm，宽 50cm 以上，厚 0.7cm 以上，碎块不超过 10%，无卷形。

一等：平板状，整张长 40cm 以上，宽 40cm 以上，厚 0.5cm 以上，碎块不超过 10%。

二等：板片状或卷曲状，整张长 40cm 以上，宽 30cm 以上，厚 0.3cm 以上，碎块不超过 10%。

三等：凡不符合特等、一等、二等标准，厚度不小于 0.2cm，包括枝皮、根皮及碎块均属此等。

性味功效　甘，温。补肝肾，强筋骨，安胎。

附注　①杜仲叶：为杜仲的干燥叶。表面黄绿色或黄褐色。多破碎，完整叶片展平后呈椭圆形或卵形，先端渐尖，基部圆形或广楔形，边缘具锯齿，下表面脉上有柔毛；叶柄长 1～1.5cm。质脆，折断可见有弹性的银白色的橡胶丝相连。气微，味微苦。功效补肝肾，强筋骨，亦具有降压作用。

②广东、广西、四川部分地区使用夹竹桃科植物藤杜仲 *Parabarium micranthum* （Wall.）、毛杜仲 *P. huaitingii* Chun et Tsiang、红杜仲 *P. chunianum* Tsiang 的树皮作杜仲使用，认为有祛风活络、强筋壮骨的功效。其药材粗细不一，外皮黄褐色，皮薄，内表面黄棕色或红褐色，折断面有少数银白色富弹性的橡胶丝，胶丝稀少。均不能代杜仲使用。

③浙江、贵州、湖北、云南、四川部分地区以卫矛科丝棉木 *Euonymus bungeanus* Maxim.、云南卫矛（黄皮杜仲）*E. yunnanensis* Franch.、游藤卫矛（银丝杜仲）*E. vagars* Wall. 的干皮作"土杜仲"入药。外表面灰色、灰褐色或橙黄色，内表面淡黄色，折断面有白色胶丝，易拉断。均不能作杜仲使用。

合欢皮 hehuanpi（附：合欢花）

来源　为豆科植物合欢 *Albizia julibrissin* Durazz. 的干燥树皮。

产销　栽培或野生。主产于湖北、江苏、安徽、浙江等地。多自产自销。

采收加工　夏、秋两季剥取，晒干。

性状鉴别　呈卷曲筒状或半筒状，长 40～80cm，厚 0.1～0.3cm。外表面灰棕色至灰褐色，稍有纵皱纹，有的成浅裂纹，密生明显的椭圆形横向皮孔，棕色或棕红色，偶有突起的横棱或较大的圆形枝痕，常附有地衣斑；内表面淡黄棕色或黄白色，平滑，有细密纵纹。质硬而脆，易折断，断面呈纤维性片状，淡黄棕色或黄白色。气微香，味淡、微涩、稍刺舌，而后喉头有不适感。

品质规格　以皮细嫩、珍珠疙瘩（皮孔）明显者为佳。

性味功效　甘，平。解郁安神，活血消肿。

附　合欢花

为豆科植物合欢 *Albizia julibrissin* Durazz. 的干燥花序。主产于湖北、江苏、安徽、浙江等地。夏季花开放时择晴天采收，及时晒干。本品为头状花序，皱缩成团。总花梗长 3～4cm，有时与花序脱离，黄绿色，有纵纹，被稀疏毛茸。花全体密被毛茸，细长而弯曲，长 0.7～1cm，淡黄色至黄褐色，无花梗或几无花梗。花萼筒状，先端有 5 小齿；花冠筒长约为萼筒的 2 倍，先端 5 裂，裂片披针形；雄蕊多数，花丝细长，黄棕色至黄褐色，下部合生，上部分离，伸出花冠筒外。气微香，味淡。本品甘，平。功效：解郁安神。

海桐皮 haitongpi

别名　钉桐皮、鼓桐皮、刺桐皮

来源　为豆科植物刺桐 *Erythrinae variegate* L. var. *ovientalis* （L.）Merr 及乔木刺桐 *Erythrina arborescens* Roxb. 的干皮或根皮。

产销　刺桐主产广东、广西、云南、贵州等地。乔木刺桐主产云南、四川、贵州等地。销往全国大部分地区。

采收加工 在栽后 8 年左右即可剥取树皮，通常于夏、秋季采收。剥取干皮、砍取枝皮和挖取根皮，剥后晒干。

性状鉴别 （1）刺桐皮 为圆筒状、半圆筒状或板片状，两边略内卷，长约 40cm，厚 0.25～1.5cm，外表面黄棕色至棕黑色，常有宽窄不等的纵沟纹。树干皮较枝皮厚，栓皮有时被刮去，未除去栓皮的表面粗糙，有黄色皮孔，并散布有钉刺，或除去钉刺后而有圆形瘢痕，钉刺长圆锥形，高 5～8mm，顶端锐尖，基部直径 0.5～1cm；内表面黄棕色，较平坦，有细密纵网纹，根皮无刺。质坚韧，易纵裂，不易折断，断面浅棕色，裂片状。气微，味微苦。

（2）乔木刺桐皮 呈向内卷的横长条形或平坦的小方块，厚 3～6mm，外表面黄棕色或棕褐色至棕黑色不等，有的显暗绿色，粗糙；栓皮多脱落，钉刺基部与栓皮界限不明显；内表面浅黄棕色，平滑，有细纵纹。质坚硬，折断面黄色，纤维性。气微，味微苦。

品质规格 以皮薄、带钉刺者为佳。商品为统货。

性味功效 苦、辛，平。祛风除湿，舒筋通络，杀虫止痒。

紫荆皮 zijingpi

别名 紫金皮、肉红、内消、紫荆木皮

来源 为豆科植物紫荆 *Cercis chinensis* Bunge 的树皮。

产销 主产于四川、河南、湖南、湖北、江西等地。销往全国大部分地区。

采收加工 7～8 月采收树皮，刷去泥沙，晒干。

性状鉴别 呈长圆筒状或槽状的块片，均向内卷曲，长 6～25cm，宽 3cm，厚 3～6mm，外表灰棕色，有皱纹，内表面紫棕色，有细纵纹理。质坚实，不易折断，断面灰红色。对光照视，可见细小的亮星。气无，味涩。

品质规格 以条长、皮厚、坚实者为佳。商品为统货。

性味功效 苦，平。活血通经，消肿解毒。

附注 在浙江、安徽、福建、广东等省以木兰科植物长梗南五味子 *Kadsura longipedunculata* Finet et Gagn. 的干燥根皮作紫荆皮入药。外表面栓皮疏松或呈软木状，有时栓皮剥落而露出棕褐色皮层；内表面可见纵向的细纤维。质轻，易折断，断面纤维性。气香，味苦涩而有辛凉感。

黄柏 huangbo（附：关黄柏）

别名 川黄柏

来源 为芸香科植物黄皮树 *Phellodendron chinense* Schmeid. 除去栓皮的树皮。习称"川黄柏"。

产销 黄皮树主产于四川、贵州等地。销往全国各地，并有出口。

采收加工 3～6 月间采收，选 10 年左右的树，剥取一部分树皮，晒至半干，压平，去粗皮，刷净，晒干。

性状鉴别 呈板片状或浅槽状，厚 3～7mm。外表面黄棕色或黄褐色，内表面暗黄色或黄棕色，体轻，质硬，断面深黄色，纤维性，呈裂片状分层。气微，味甚苦，嚼之有黏性，可使唾液染成黄色（图 10-7）。

品质规格 以皮厚、色黄、无木栓者为佳。以

图 10-7 黄柏药材图

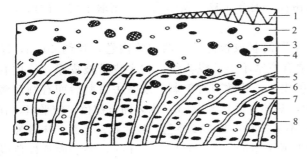

图 10-8 黄柏横切面简图

1—木栓层；2—皮层；3—石细胞；4—纤维；

5—射线；6—韧皮部；7—黏液细胞；8—石细胞

四川、贵州产质量佳。

川黄柏分 1～2 个等级。

规格等级标准：一等，呈平板状，去净粗栓皮，表面黄褐色或黄棕色，内面暗黄色或淡棕色，体轻、质较坚硬，断面鲜黄色，味极苦，长 40cm 以上，宽 15cm 以上。二等，树皮呈板片状或卷筒状，长宽大小不分，厚度不得薄于 0.2cm，间有枝皮，其余同一等。

显微鉴别 横切面：①未去净外皮者可见木栓层由多列长方形细胞组成，内含棕色物质。②栓内层细胞中含草酸钙方晶。③皮层比较狭窄，散有纤维群及石细胞群，石细胞大多分枝状，壁极厚，层纹明显。④韧皮部射线宽 2～4 列细胞，常弯曲而细长。⑤韧皮部占树皮的极大部分，外侧有少数石细胞，纤维束切向排列呈断续的层带，又称硬韧部，纤维束周围薄壁细胞中常含草酸钙方晶，形成晶鞘纤维。⑥薄壁细胞中含有细小的淀粉粒和草酸钙方晶，黏液细胞随处可见（图 10-8）。

粉末：粉末鲜黄色。①纤维鲜黄色，直径 16～38μm，常成束，周围细胞含草酸钙方晶，形成晶纤维；含晶细胞壁木化增厚。②石细胞鲜黄色，类圆形，直径 35～128μm，有的呈分枝状，枝端锐尖，壁厚，层纹明显；有的可见大型纤维状的石细胞，长可达 900μm。③草酸钙方晶众多（图 10-9）。

性味功效 苦，寒。清热燥湿，泻火除蒸，解毒疗疮。

图 10-9 黄柏粉末图

1—纤维及晶纤维；2—石细胞；3—草酸钙方晶；4—黏液细胞；

5—淀粉粒；6—筛管分子；7—木栓细胞

附 关黄柏

关黄柏为芸香科植物黄檗 *Phellodendron amurense* Rupr. 除去栓皮的树皮。通常较川黄柏薄，厚 2～4mm。外表面绿黄色或淡棕黄色，栓皮厚，有弹性，内表面黄色或黄棕色。断面鲜黄色或黄绿色（图 10-10）。功效主治与川黄柏类似，小檗碱含量较川黄柏低。

图 10-10 关黄柏药材图

白鲜皮 baixianpi

别名 八股牛皮

来源 为芸香科植物白鲜 *Dictamnus dasycarpus* Turcz. 的干燥根皮。

产销 野生。主产于辽宁、河北、山东等省。销往全国各地，并有出口。

采收加工 春、秋两季采挖根部，除去泥沙及粗皮，剥取根皮，干燥。

性状鉴别 本品呈卷筒状，长 5～15cm，直径 1～2cm，厚 0.2～0.5cm。外表面灰白色或淡灰黄色，具细纵皱纹及细根痕，常有突起的颗粒状小点；内表面类白色，有细纵纹。质脆，折断时有粉尘飞扬，断面不平坦，略呈层片状，剥去外层，迎光可见闪烁的小亮点。有羊膻气，味微苦。

品质规格 以条大、皮厚、色灰白者为佳。商品为统货。

性味功效 苦，寒。清热燥湿，祛风解毒。

椿皮 chunpi

来源 为苦木科植物臭椿 *Ailanthus altissima*（Mill.）Swingle 的干燥根皮或干皮。

产销 栽培或野生。主产于浙江、江苏、湖北、河北等省。销往全国各地。

采收加工 全年均可剥取，晒干，或刮去粗皮晒干。

性状鉴别 根皮呈不整齐的片状或卷片状，大小不一，厚 0.3～1cm。外表面灰黄色或黄褐色，粗糙，有多数纵向皮孔样突起及不规则纵、横裂纹，除去粗皮者显黄白色；内表面淡黄色，较平坦，密布梭形小孔或小点。质硬而脆，断面外层颗粒性，内层纤维性。气微，味苦。干皮呈不规则板片状，大小不一，厚 0.5～2cm。外表面灰黑色，极粗糙，有深裂。

品质规格 以块大、皮厚、无木心者为佳。

性味功效 苦、涩，寒。清热燥湿，收涩止带，止泻，止血。

苦楝皮 kulianpi

别名 川楝皮

来源 为楝科植物川楝 *Melia toosendan* sieb. et Zucc. 或楝 *M. azedarach* L. 的干燥树

皮及根皮。

产销 栽培或野生。川楝主产于四川、云南、贵州、甘肃、湖南、湖北、河南等地；楝主产于山西、甘肃、山东、江苏、浙江、湖南、广东、广西、云南、湖北、贵州等地。销往全国各地。

采收加工 春、秋两季剥取，晒干，或除去粗皮，晒干。

性状鉴别 （1）树皮 呈不规则板片状、槽状或半卷筒状，长宽不一，厚2～6 mm。外表面灰棕色或灰褐色，粗糙，有交织的纵皱纹及点状灰棕色皮孔，除去粗皮者淡黄色；内表面类白色或淡黄色。质韧，不易折断，断面纤维性，呈层片状，易剥离。气微，味苦。

（2）根皮 呈不规则片状、卷筒状或半卷筒状；厚2～3mm；外表面极粗糙，有须根痕，木栓层常呈鳞片状，剥落后呈砖红色。

品质规格 以根皮为优。根皮以条大、皮厚、纤维性强者为佳。树皮以外皮光滑、皮孔密集的幼嫩树皮为佳。

商品有干皮、根皮两种，均为统装。

性味功效 苦，寒；有毒。驱虫，疗癣。

木槿皮 mujinpi

别名 槿皮、川槿皮

来源 为锦葵科植物木槿 *Hibiscus syriacus* L. 的茎皮或根皮。

产销 主产四川。全国各地均有栽培。销往全国各地。

采收加工 4～5月，剥下茎皮或根皮，洗净晒干。秋季挖根，剥皮晒干。

性状鉴别 干燥的茎皮或根皮呈半圆筒或圆筒状，长15～25cm，宽窄及厚薄多不一致，通常宽0.7～1cm，厚约2mm。外皮粗糙，土灰色，有纵向的皱纹及横向的小突起（皮孔）；内表面淡黄绿色，现明显之丝状纤维。不易折断，体质轻泡。气弱，味淡。

品质规格 以条长、宽、厚、少碎块者为佳。

性味功效 甘，微温。清热利湿，杀虫止痒。

五加皮 wujiapi

别名 南五加皮

来源 为五加科植物细柱五加 *Acanthopanax gracilistylus* W. W. Smith 的干燥根皮。

产销 栽培或野生。主产于湖北、河南、四川、湖南、安徽等地。销往全国各地并有出口。

采收加工 夏、秋两季采挖根部，洗净，剥取根皮，晒干。

性状鉴别 本品呈不规则卷筒状，长5～15cm，直径0.4～1.4cm，厚约0.2cm。外表面灰褐色，有稍扭曲的纵皱纹及横长皮孔样瘢痕；内表面淡黄色或灰黄色，有细纵纹。体轻，质脆，易折断，断面不整齐，灰白色。气微香，味微辣而苦。

品质规格 以皮厚、粗大、断面灰白色、气香、无木心者为佳。

性味功效 辛、苦，温。祛风湿，补肝肾，强筋骨。

秦皮 qinpi

别名 蜡木杆皮

来源 为木犀科植物苦枥白蜡树 *Fraxinus rhynchophylla* Hance、白蜡树 *Fraxinus chinensis* Roxb.、尖叶白蜡树 *Fraxinus szaboana* Lingelsh. 或宿柱白蜡树 *Fraxinus stylosa*

Lingelsh. 的干燥枝皮或干皮。

图 10-11　秦皮药材及饮片图

产销　主产于东北、四川、陕西、河北及河南，野生或栽培。销往全国各地。

采收加工　春季或秋季整枝时，剥下干皮或枝皮，晒干。

性状鉴别　（1）枝皮　呈卷筒状或槽状，长10～60cm，厚1.5～3mm。外表面灰白色、灰棕色至黑棕色或相间呈斑状，平坦或稍粗糙，并有灰白色圆点状皮孔及细斜皱纹，有的具分枝痕。内表面黄白色或棕色，平滑。质硬而脆，断面纤维性，黄白色。气微，味苦。热水浸出液日光下显碧蓝色荧光。

（2）干皮　为长条状块片，厚3～6mm。外表面灰棕色，具龟裂状沟纹及红棕色圆形或横长的皮孔。质坚硬，断面纤维性较强（图10-11）。

品质规格　以条长呈筒状、外皮薄而光滑者为佳。枝皮优于干皮。

商品有枝皮和干皮之分，一般不分等级。

性味功效　苦、涩，寒。清热燥湿，收涩，明目。

香加皮 xiangjiapi

别名　北五加皮

来源　为萝藦科植物杠柳 *Periploca sepium* Bge. 的根皮。

图 10-12　香加皮药材图

产销　主产于山西、河南、河北、山东等地。销往全国大部分地区，并有出口。

采收加工　春、秋两季采挖，剥取根皮，晒干。

性状鉴别　呈卷筒状或槽状，少数呈不规则的块片状，长3～10cm，直径1～2cm，厚0.2～0.4cm。外表面灰棕色或黄棕色，栓皮松软常呈鳞片状，易剥落。内表面淡黄色或淡黄棕色，较平滑，有细纵纹。体轻，质脆，易折断，断面不整齐，黄白色。有特异香气，味苦（图10-12）。

品质规格　以体轻、质脆、皮厚、香气浓、无木心者为佳。以山东兖州一带产质量优。

性味功效　辛、苦，温；有毒。祛风湿，强筋骨。

地骨皮 digupi

来源　为茄科植物枸杞 *Lycium chinense* Mill. 或宁夏枸杞 *L. barbarum* L. 的干燥根皮。

产销　栽培或野生。枸杞主产于河北、河南、山西、陕西、四川、江苏、浙江等地；宁夏枸杞主产于宁夏、甘肃等地。销往全国各地。

采收加工　春初或秋后采挖根部，洗净，剥取根皮，晒干。

性状鉴别　本品呈筒状或槽状，长3～10cm，宽0.5～1.5cm，厚0.1～0.3cm。外表面灰黄色至棕黄色，粗糙，有不规则纵裂纹，易成鳞片状剥落。内表面黄白色至灰黄色，较平坦，有细纵纹。体轻，质脆，易折断，断面不平坦，外层黄棕色，内层灰白色。气微，味微甘而后苦。商品鉴定中以"糙皮白里无香气"为其特征。

品质规格 以块大、肉厚、无木心者为佳。现多为统货。

性味功效 甘，寒。凉血除蒸，清肺降火。

实训一 皮类药材的性状鉴别

一、实训步骤

1. 看形状
2. 量大小
3. 观色泽
4. 查表面
5. 验质地
6. 看断面
7. 嗅气
8. 尝味
9. 水试

二、实训要求

1. 熟练掌握性状鉴别方法
2. 掌握皮类药材的性状特征

三、教学效果评价

本实训的教学效果评价见表 10-1。

表 10-1 教学效果评价表

实训名称	皮类药材的性状鉴别		时间	3min	姓名		总得分	
序号	药材正名	科名		序号	药材正名		科名	
1				6				
2				7				
3				8				
4				9				
5				10				
评分标准:药名错误,一味扣 10 分;写别名,适当扣分。科名错误,一味扣 5 分。								

实训二 牡丹皮、厚朴、黄柏的显微鉴别

一、牡丹皮的显微鉴别

（一）实训步骤

1. 用水合氯醛试液热装法制片。按前述大黄的显微鉴别,用水合氯醛试液热装法制片

步骤，将大黄粉末换成牡丹皮粉末。

2. 用甘油醋酸试液装片制片。按前述茯苓的显微鉴别，用稀甘油装片制片步骤，将稀甘油换成甘油醋酸试液，将茯苓粉末换成牡丹皮粉末。

3. 显微镜的使用、镜检等步骤方法同前述大黄的显微鉴别。

（二）实训要求

1. 熟悉牡丹皮的显微鉴别特征。用水合氯醛试液热装法制片，可见草酸钙簇晶甚多，直径 $9 \sim 45 \mu m$，有时含晶细胞排列成行，或一个细胞中含有数个簇晶，或簇晶充塞于细胞间隙中；木栓细胞长方形，壁稍厚，浅红色。用甘油醋酸试液装片，可见淀粉粒众多，单粒呈类球形、半球形或多面形，直径 $3 \sim 16 \mu m$，脐点点状、裂缝状、飞鸟状、三叉状或星状，复粒由 $2 \sim 6$ 分粒复合而成。

2. 其余实训要求同大黄。

二、厚朴的显微鉴别

（一）实训步骤

1. 用水合氯醛试液热装法制片。按前述大黄的显微鉴别，用水合氯醛试液热装法制片步骤，将大黄粉末换成厚朴粉末。

2. 显微镜的使用、镜检等步骤方法同前述大黄的显微鉴别。

（二）实训要求

1. 熟悉厚朴的显微鉴别特征。纤维多，直径 $15 \sim 32 \mu m$，壁厚，有的呈波浪形或一边呈锯齿状，木化，孔沟不明显。石细胞呈类方形、椭圆形、卵圆形或不规则分枝状，直径 $11 \sim 65 \mu m$，有时可见层纹。油细胞椭圆形或类圆形，直径 $50 \sim 80 \mu m$，含黄棕色油状物。

2. 熟悉药材粉末的临时制片方法（热装法）。

3. 熟悉显微镜的使用方法。

4. 水合氯醛试液有刺激性，要注意通风。

5. 显微镜不要放在实验台的边缘，以防碰落而损坏；不要用手摸显微镜光学玻璃部分；不要任意转动准焦螺旋和转换器，也不要任意弯折镜柱和镜臂间的关节，以防机件由于磨损失灵；不要将目镜抽出，否则灰尘易落到物镜里面，如需抽出，应用绸布盖住。

6. 取厚朴粉末需适量，太多太少均不利于鉴别；滴加水合氯醛试液应适量，以试液充满盖玻片为宜。

三、黄柏的显微鉴别

（一）实训步骤

1. 用水合氯醛试液热装法制片。按前述大黄的显微鉴别，用水合氯醛试液热装法制片步骤，将大黄粉末换成黄柏粉末。

2. 显微镜的使用、镜检等步骤方法同前述大黄的显微鉴别。

（二）实训要求

1. 熟悉黄柏的显微鉴别特征。纤维鲜黄色，直径 $16 \sim 38 \mu m$，常成束，周围细胞含草酸钙方晶，形成晶纤维，含晶细胞壁木化增厚。石细胞鲜黄色，类圆形，直径 $35 \sim 128 \mu m$，有的呈分枝状，枝端锐尖，壁厚，层纹明显；有的可见大型纤维状石细胞，长可达 $900 \mu m$。

草酸钙方晶众多。

2. 其余实训要求同厚朴的显微鉴别。

四、教学效果评价

本实训的教学效果评价见表 10-2。

表 10-2　教学效果评价表

	皮类药材的显微鉴别	时间	22min	姓名		总得分	
序号	药材正名(40分)	显微鉴别特征(30分)					
1							
2							
制片方法(12.5分)		显微镜使用方法(12.5分)			实训过程与步骤(5分)		

评分标准:药名错误,一味扣 20 分;写别名,适当扣分。显微特征不全面或错误,一味在 15 分之内适当扣分。制片方法不全面或错误,在 12.5 分之内适当扣分。显微镜使用方法不全面或错误,在 12.5 分之内适当扣分。实训过程与步骤不全面或错误,在 5 分之内适当扣分。

模块十一　叶类药材

目标及任务要求

1. 掌握性状鉴别方法，能熟练运用性状鉴别方法鉴别叶类药材的真、伪、优、劣。
2. 熟悉显微鉴别方法，能运用显微鉴别方法鉴别叶类药材的真、伪。
3. 掌握叶类药材的来源、性状鉴别特征、规格。
4. 掌握叶类药材的道地产地，熟悉其主产地。
5. 了解叶类药材的采收加工、功效。

项目一　叶类药材概述

叶类药材一般以完整而成熟的干燥叶入药。大多为单叶，如枇杷叶、艾叶；少数为复叶的小叶，如番泻叶；也有用带叶的枝梢，如侧柏叶；也有用叶柄的，如荷梗、棕板。

一、叶类药材的性状鉴别

叶类药材大多数薄，经过采制、干燥和包装等过程，常皱缩或破碎，欲观察其特征，有时需湿润展开后，才能识别。对叶片的观察，一般应注意形状、大小、色泽、叶端、叶基、叶缘、叶脉、上下表面、质地、气味等。此外，叶柄的形状、长短，叶鞘、托叶和附属物的有无等，也需注意。

二、叶类药材的显微鉴别

叶类中药的显微鉴别是用显微镜对叶片的显微特征作观察。正常的组织构造，可分为表皮、叶肉及叶脉三部分。

一般做叶中脉部分的横切片，还可做叶片的上下表面透化制片和粉末制片，可以观察到上下表皮细胞特征及附属物，如角质层、蜡被、结晶体、毛茸的种类和形态以及内含物等。叶肉主要观察栅栏组织的特点，叶脉是叶片的维管束，要注意其类型和数目。

横切面：

1. 表皮

多数叶的表皮由一层细胞组成。表皮细胞一般排列紧密，横切面观呈略扁平或近方形，表面观时多为略呈等径性的多边形，在叶脉部分或叶脉附近及单子叶植物叶的表皮细胞则呈长方形，其长径与中脉相平行。单子叶禾本科植物叶的上表皮细胞有较大的运动细胞，如淡竹叶等。各种表皮细胞的垂周壁呈不同程度的平直或弯曲，有的叶片上表皮细胞垂周壁较平直，而下表皮细胞垂周壁较弯曲，如枇杷叶；有的上下表皮细胞的垂周壁均较弯曲，如薄荷叶；有的表皮细胞垂周壁呈念珠状增厚。表皮细胞垂周壁的情况在鉴定相似品种上有一定意义。表皮细胞的外面平周壁常具角质层，有的常显不同程度的弯曲纹理；有的表皮细胞外被蜡质，称为"蜡被"；有的表皮细胞向外突出而呈乳头状，如荷叶。也有表皮为多层细胞的，称复表皮，如夹竹桃叶。有些叶表皮细胞含一定的物质，如桑科植物桑叶的表皮细胞较大，内含葡萄状钟乳体；穿心莲的叶，表皮细胞内含螺旋状的钟乳体；番泻叶表皮细胞内则含黏液汁。

表皮细胞上有无毛茸和毛茸的类型，非腺毛和腺毛的组成细胞数和形态及其分布情况是鉴别叶类中药极为重要的特征。此外，叶的上下表皮气孔的分布情况以及气孔的类型也是叶类中药鉴别的重要特征。

2. 叶肉

通常分为栅栏组织和海绵组织两部分。

（1）栅栏组织　由一层或数层长圆柱形的细胞组成，一般分布在上表皮下方，排列紧密，细胞内含大量叶绿体，其细胞长轴与表皮细胞垂直，形如栅栏。多数植物的叶只在上表皮细胞内侧有栅栏组织，形成"异面型叶"，如薄荷叶；亦有上下表皮细胞内侧均有栅栏组织的，此种叶称"等面型叶"，如番泻叶。栅栏组织一般不通过主脉部分。

（2）海绵组织　常占叶肉的大部分，位于栅栏组织的下方，由类圆形或不规则长圆形的薄壁细胞组成，细胞排列疏松，间隙大，含叶绿体较少。在海绵组织中常具有石细胞、油细胞、油室、乳管、黏液细胞、间隙腺毛以及细胞内含有的草酸钙结晶等，是叶类中药鉴别的重要特征。

3. 叶脉

叶脉包括主脉和侧脉。叶的主脉是叶片中最发达的维管束，维管束多为外韧型，木质部在上方，略呈半月形，韧皮部在下方。主脉上、下表皮内侧往往有多层厚角组织。此外，主脉横切面上下表皮的凹凸程度在叶类中药鉴别上有一定意义。

三、叶类药材的品质

叶类药材一般以身干、无枝梗及杂质、无霉坏为合格。以大张、完整、气味及色泽正常者为佳。

项目二　叶类药材

石韦 shiwei

别名　石苇、石尾、金汤匙

来源　为水龙骨科植物庐山石韦 *Pyrrosia sheareri* (Bak.) Ching.、石韦 *Pyrrosia lingua* (Thunb.) Farwell 或有柄石韦 *Pyrrosia petiolosa* (Christ) Ching. 的干燥叶。前两者习称"大叶石韦"，后者习称"小叶石韦"。

产销　主产于华东、中南、西南地区。此外，华北、东北、西北地区也有分布。多为野生。以浙江、湖北、江苏所产的大叶石韦质量为佳，销往全国各地，并有出口。其余多自产自销。

采收加工　全年均可采收，除去根茎及根，晒干或阴干。

性状鉴别　（1）庐山石韦　叶片略皱缩，展平后呈披针形，长10～25cm，宽3～5cm。先端渐尖，基部耳状偏斜，全缘，边缘常向内卷曲；上表面黄绿色或灰绿色，散布有黑色圆形小凹点；下表面密生红棕色星状毛，有的侧脉间布满棕色圆点状的孢子囊群。叶柄具四棱，长10～20cm，直径1.5～3mm，略扭曲，有纵槽。叶片革质。气微，味微涩苦（图11-1）。

（2）石韦　叶片披针形或长圆披针形，长8～12cm，宽1～3cm。基部楔形，对称。孢子囊群在侧脉间，排列紧密而整齐。叶柄长5～10cm，直径约1.5mm（图11-2）。

（3）有柄石韦　叶片多卷曲呈筒状，展平后呈长圆形或卵状长圆形，长3～8cm，宽1～2.5cm。基部楔形，对称；下表面侧脉不明显，布满孢子囊群。叶柄长3～12cm，直径约1mm（图11-3）。

图 11-1　庐山石韦
1—植物全形；2—鳞片

图 11-2　石韦

图 11-3　有柄石韦

品质规格　均以身干、叶大而厚、完整、无根茎者佳。

商品有大叶石韦、小叶石韦之分。均为统货。

性味功效　甘、苦，微寒。利尿通淋，清肺止咳，凉血止血。

银杏叶 yinxingye

别名　飞蛾叶、鸭脚子、白果叶

来源　为银杏科植物银杏 *Ginkgo biloba* L. 的干燥叶。

图 11-4　银杏叶

产销　全国大部分地区有产，主产广西、四川、河南、山东、湖北、辽宁、江苏等地。

采收加工　秋季叶尚绿时采收，及时干燥。

性状鉴别　本品多皱折或破碎，完整者呈扇形，长3～12cm，宽5～15cm。黄绿色或浅棕黄色，上缘呈不规则的波状弯曲，有的中间凹入，深者可达叶长的4/5。具二叉状平行叶脉，细而密，光滑无毛，易纵向撕裂。叶基楔形，叶柄长2～8cm。体轻。气微，味微苦（图11-4）。

性味功效 甘、苦、涩，平。活血化瘀，通络止痛，敛肺平喘，化浊降脂。

侧柏叶 cebaiye（附：柏子仁）

别名 柏树叶

来源 为柏科植物侧柏 *Platycladus orientalis*（L.）Franco 的干燥枝梢及叶。

产销 栽培或野生。除新疆、青海外，全国大部分地区均产。多自产自销。

采收加工 多在夏、秋两季采收，阴干。

图 11-5　侧柏叶

性状鉴别 本品多分枝，小枝扁平。叶细小鳞片状，交互对生，贴伏于枝上，深绿色或黄绿色。质脆，易折断。气清香，味苦涩、微辛（图 11-5）。

品质规格 以嫩枝叶、色青绿、无粗枝及杂质者为佳。商品为统货。

性味功效 苦、涩，寒。凉血止血，化痰止咳，生发乌发。

附　柏子仁

来源 本品为柏科植物侧柏 *Platycladus orientalis*（L.）Franco 的干燥成熟种仁。

采收加工 秋、冬两季采收成熟种子，晒干，除去种皮，收集种仁。

性状鉴别 本品呈长卵形或长椭圆形，长 4～7mm，直径 1.5～3mm。表面黄白色或淡黄棕色，外包膜质内种皮，顶端略尖，有深褐色的小点，基部钝圆。质软，富油性。气微香，味淡。

品质规格 以粒饱满、色黄白、油性大而不泛油者为佳。商品分壳统或仁统规格，按加工方法不同，分柏子仁和柏子仁霜两种。

性味功效 甘，平。养心安神，润肠通便，止汗。

蓼大青叶 liaodaqingye

别名 靛蓝叶、蓼蓝叶

来源 为蓼科植物蓼蓝 *Polygonum tinctorium* Ait. 的干燥叶。

产销 主产于河北、山东、辽宁、陕西等省。主销天津、北京、内蒙古、山西和东北等地。

采收加工 夏、秋两季枝叶茂盛时采收两次，除去茎枝及杂质，干燥。

性状鉴别 本品多皱缩、破碎，完整者展平后呈椭圆形，长 3～8cm，宽 2～5cm。蓝绿色或黑蓝色，先端钝，基部渐狭，全缘。叶脉浅黄棕色，于下表面略突起。叶柄扁平，偶带膜质托叶鞘。质脆。气微，味微涩而稍苦。

品质规格 以叶厚、色蓝绿、无枝梗、杂质者为佳。

性味功效 苦，寒。清热解毒，凉血消斑。

淫羊藿 yinyanghuo

别名 仙灵脾、羊藿叶、三枝九叶草

来源 为小檗科植物淫羊藿 *Epimedium brevicornum* Maxim.、箭叶淫羊藿 *Epimedium sagittatum*（Sieb. et Zucc.）Maxim.、柔毛淫羊藿 *Epimedium pubescens* Maxim. 或朝鲜淫

羊藿 *Epimedium koreanum* Nakai 的干燥叶。

产销 主产于陕西、甘肃、青海、浙江、安徽、江西、东北、山西、湖北、四川。野生。销往全国各地，并有出口。

采收加工 夏、秋季茎叶茂盛时采割，除去粗梗及杂质，晒干或阴干。

性状鉴别 （1）淫羊藿 二回三出复叶；小叶片卵圆形，长 3～8cm，宽 2～6cm；先端微尖，边缘具黄色刺毛状细锯齿；顶生小叶基部心形，两侧小叶较小，基部偏心形，外侧较大，基部呈耳状；上表面黄绿色，下表面灰绿色，主脉 7～9 条，基部有稀疏细长毛，细脉两侧均突起，网脉明显；小叶柄长 1～5cm。叶片近革质。气微，味微苦（图 11-6）。

图 11-6　淫羊藿药材图

（2）箭叶淫羊藿 一回三出复叶，小叶片长卵形至卵状披针形，长 4～12cm，宽 2.5～5cm；先端渐尖，两侧小叶基部明显偏斜，外侧呈箭形。下表面疏被粗短毛或近无毛。叶片革质。

（3）柔毛淫羊藿 叶下表面及叶柄密被绒毛状柔毛。

（4）朝鲜淫羊藿 小叶较大，长 4～10cm，宽 3.5～7cm，先端长尖。叶片较薄。

品质规格 均以色黄绿、无枝梗、叶片整齐不碎者为佳。以西北产小叶淫羊藿质最佳。商品有大叶淫羊藿（淫羊藿）、箭叶淫羊藿、小叶淫羊藿（朝鲜淫羊藿）等规格。

性味功效 辛、甘，温。补肾阳，强筋骨，祛风湿。

大青叶 daqingye

别名 大青、菘蓝叶

图 11-7　菘蓝

来源 为十字花科植物菘蓝 *Isatis indigotica* Fort. 的干燥叶。

产销 主产江苏、安徽、河北、河南、浙江等地。销往全国各地。

采收加工 夏、秋两季分 2～3 次采收，除去杂质，晒干。

性状鉴别 本品多皱缩卷曲，有的破碎。完整叶片展平后呈长椭圆形至长圆状倒披针形，长 5～20cm，宽 2～6cm；上表面暗灰绿色，有的可见色较深稍突起的小点；先端钝，全缘或微波状，基部狭窄下延至叶柄呈翼状；叶柄长 4～10cm，淡棕黄色。质脆。气微，味微酸、苦、涩（图 11-7）。

品质规格 均以完整，叶厚，色蓝绿，无枝梗、杂质者为佳。

性味功效 苦，寒。清热解毒，凉血消斑。

枇杷叶 pipaye

别名 杷叶

来源 为蔷薇科植物枇杷 *Eriobotrya japonica* （Thunb.）Lindl. 的干燥叶。

产销 主产广东、江苏、广西、浙江。长江以南各省区皆有栽培。产于江苏、浙江者，商品名苏杷叶；产于广东省者，商品名广杷叶，销往全国各地并出口。其余各地产品，多自产自销。

图 11-8 枇杷叶

采收加工　全年均可采摘，晒至七八成干，扎成小把再晒干。

性状鉴别　本品呈长圆形或倒卵形，长 12～30cm，宽 4～9cm。先端尖，基部楔形，边缘有疏锯齿，近基部全缘。上表面灰绿色、黄棕色或红棕色，较光滑；下表面密被黄色绒毛，主脉于下表面显著突起，侧脉羽状；叶柄极短，被棕黄色绒毛。革质而脆，易折断。气微，味微苦（图11-8）。

品质规格　以叶片大、完整、棕绿色、叶背面绒毛密生者佳。

江苏、浙江产者称"苏杷叶"，广东产者称"广杷叶"。商品分鲜叶、干叶和枇杷丝三种，又有摘叶与落叶之别，以摘叶为优。

性味功效　苦，微寒。清肺止咳，降逆止呕。

番泻叶 fanxieye

别名　泻叶

来源　为豆科植物狭叶番泻 *Cassia angustifolia* Vahl 和尖叶番泻 *Cassia acutifolia* Delile 的干燥小叶。

产销　狭叶番泻叶主产于印度，又称印度番泻叶，埃及、苏丹亦产。尖叶番泻叶主产于埃及，多由亚历山大港输出，又称埃及番泻叶，或亚历山大番泻叶。我国海南、云南也有栽培。销往全国各地。

采收加工　狭叶番泻叶在开花前摘下叶片，阴干，然后压紧打包。尖叶番泻叶于9月间果实将成熟时，剪下枝条，摘取叶片晒干。

性状鉴别　（1）狭叶番泻　呈长卵形或卵状披针形，长 1.5～5cm，宽 0.4～2cm，叶端急尖，叶基稍不对称，全缘。上表面黄绿色，下表面浅黄绿色，无毛或近无毛，叶脉稍隆起。革质。气微弱而特异，味微苦，稍有黏性。

（2）尖叶番泻　呈披针形或长卵形，略卷曲，叶端短尖或微突，叶基不对称，两面均有细短毛茸（图11-9）。

品质规格　以尖叶、色黄绿、叶片完整、无泥沙者为佳。商品有狭叶和尖叶之分。

图 11-9　番泻叶外形图

1—狭叶番泻叶；2—尖叶番泻叶

图 11-10　番泻叶横切面简图

1—表皮；2—栅栏组织；3—草酸钙簇晶；4—海绵组织；

5—导管；6—栅栏组织；7—非腺毛；8—韧皮部；

9—中柱鞘纤维；10—草酸钙棱晶；11—厚角组织

显微鉴别 横切面：两种叶横切面特征大致相似。①表皮细胞：常含黏液质；有气孔；非腺毛单细胞，壁厚，多疣状突起，基部稍弯曲。②叶肉组织：等面型，上下均有一列栅栏细胞；上面栅栏细胞较长，约长 $150\mu m$；下面栅栏细胞较粗，长 $50\sim80\mu m$；海绵组织细胞中含有草酸钙簇晶。③主脉维管束：上下两侧均有微木化的中柱鞘纤维束，外有含草酸钙棱晶的薄壁细胞，形成晶纤维；主脉上表皮有栅栏细胞通过（图 11-10）。

粉末：黄绿色。①表皮细胞：多角形，垂周壁平直；气孔平轴式（狭叶番泻叶气孔副卫细胞多为 3 个）。②非腺毛：单细胞，长 $100\sim350\mu m$，壁厚，多疣状突起，基部稍弯曲；尖叶番泻叶的毛较多，其与表皮细胞之比为 1∶3，狭叶番泻叶为 1∶6。③晶纤维：草酸钙棱晶直径 $12\sim15\mu m$。④草酸钙簇晶：直径 $8\sim30\mu m$（图 11-11）。

图 11-11 番泻叶粉末图
1—晶纤维；2—表皮细胞；3—气孔；4—非腺毛；
5—簇晶；6—叶肉组织碎片

性味功效 甘、苦，寒。泻热行滞，通便，利水。

附注 常见伪品：①耳叶番泻叶，为豆科植物耳叶番泻 *Cassia auriculata* L. 的叶。常混于狭叶番泻叶中。小叶片为卵圆形或倒卵圆形，叶端钝圆或微凹下，具短刺，长 $10\sim25mm$，宽 $5\sim15mm$，叶基不对称或对称。灰黄绿色或带红棕色，密被长茸毛，侧卧不明显。厚约 $0.25mm$，多不平展，易碎。显微特征为叶肉非等面型，上面具 2 列栅栏细胞，长 $50\sim60\mu m$，下面无栅栏细胞。草酸钙簇晶少且较小，直径 $10\sim15\mu m$，方晶 $8\sim12\mu m$。单细胞保护毛较密，长 $200\sim450\mu m$，表面多平滑，基部平直。②卵叶番泻叶，为同属植物卵叶番泻 *C. obovata* Colladon 的干燥小叶。主产于埃及、意大利，又称意大利番泻叶。叶片呈倒卵形，具棘尖，被短毛。显微特征为下表皮细胞呈乳头状突出，栅栏细胞 1 列通过主脉，下面栅栏细胞类方形或近圆形。

枸骨叶 gouguye

别名 功劳叶、八角刺

来源 为冬青科植物枸骨 *Ilex cornuta* Lindl. ex Paxt. 的干燥叶。

产销 主产于河南、湖北、安徽、江苏等地。

采收加工 秋季采收，除去杂质，晒干。

性状鉴别 本品呈类长方形或矩圆状长方形，偶有长卵圆形，长 $3\sim8cm$，宽 $1.5\sim4cm$。先端具 3 枚较大的硬刺齿，顶端 1 枚常反曲，基部平截或宽楔形，两侧有时各具刺齿 $1\sim3$ 枚，边缘稍反卷；长卵圆形叶常无刺齿。上表面黄绿色或绿褐色，有光泽，下表面灰黄色或灰绿色。叶脉羽状，叶柄较短。革质，硬而厚。气微，味微苦（图 11-12）。

品质规格 以色绿、无枝者为佳。

图 11-12 枸骨叶

性味功效　苦，凉。清热养阴，益肾，平肝。

芙蓉叶 furongye

别名　地芙蓉、芙蓉、木棉

来源　为锦葵科植物木芙蓉 *Hibiscus mutabilis* L. 的干燥叶。

产销　原产于我国湖南，现华东、中南、西南及辽宁、河北、陕西、台湾等地有栽培。

采收加工　夏、秋季采收，晒干。

性状鉴别　全体被灰白色星状毛。叶片大，多皱缩破碎，完整者展平后呈卵圆状心形，直径 10～20cm，掌状 3～7 裂，裂片三角形，先端渐尖，基部心形，边缘有钝齿，叶面深绿色，叶背灰绿色，叶脉 7～11 条，两面突起。叶柄圆柱形，长 5～20cm，直径约 0.3mm，黄褐色。质脆易碎，气微，味微辛。

品质规格　以叶大、色绿、全体被毛者为佳。

性味功效　辛，凉。清肺凉血，消肿排脓。

西河柳 xiheliu

别名　柽柳、鲜柽柳

来源　为柽柳科植物柽柳 *Tamarix chinensis* Lour. 的干燥细嫩枝叶。

产销　主产河北、河南、山东、安徽、江苏、湖北、云南、福建、广东等地。

采收加工　夏季花未开时采收，折取嫩枝叶，阴干。

性状鉴别　本品茎枝呈细圆柱形，直径 0.5～1.5mm。表面灰绿色，有多数互生的鳞片状小叶。质脆，易折断。稍粗的枝表面红褐色，叶片常脱落而残留突起的叶基，断面黄白色，中心有髓。气微，味淡。

品质规格　以枝叶细嫩、色绿者为佳。

性味功效　甘、辛，平。发表透疹，祛风除湿。

桉叶 anye

别名　桉树叶、蓝桉叶

来源　为桃金娘科植物蓝桉 *Eucalyptus globules* Lab. 及大叶桉 *Eucalyptus robusta*

Smith 等同属数种植物的干燥老叶。

产销　主产四川、云南、广东、广西等地。

采收加工　全年可采，折取老叶，阴干或鲜用。

性状鉴别　干燥桉叶呈镰刀状披针形，长 12～30cm，宽 2～7cm，革质而厚，先端尖，基部不对称，全缘，上面黄绿色，光滑无毛。对日光透视，见有无数透明小腺点并有多数红棕色木栓斑点。羽状网脉；叶柄长 1～3cm，扁平而扭转。微有香气，微有清凉感而稍苦。

品质规格　以叶大、完整、梗少、无杂质者为佳。

性味功效　苦、辛，凉。疏风清热，解毒，杀虫止痒。

罗布麻叶 luobumaye

别名　茶叶花、泽漆麻、野茶叶、红根草、野麻

来源　为夹竹桃科植物罗布麻 *Apocynum venetum* L. 的干燥叶。

产销　分布于东北、华北、西北等地。现江苏、山东、安徽、河北等省有大量种植。销往全国大部分地区。

采收加工　夏季采收，除去杂质，干燥。

性状鉴别　本品多皱缩卷曲，有的破碎，完整叶片展平后呈椭圆状披针形或卵圆状披针形，长 2～5cm，宽 0.5～2cm。淡绿色或灰绿色，先端钝，有小芒尖，基部钝圆或楔形，边缘具细齿，常反卷，两面无毛，叶脉于下表面突起；叶柄细，长约 4mm。质脆。气微，味淡。

品质规格　以完整、梗少、色绿者为佳。

性味功效　甘、苦，凉。平肝安神，清热利水。

紫苏叶 zisuye（附：紫苏梗、紫苏子）

别名　苏叶

来源　为唇形科植物紫苏 *Perilla frutescens*（L.）Britt. 的干燥叶（或带嫩枝）。

产销　多为栽培。主产于江苏、浙江、河北等省。

采收加工　夏季枝叶茂盛时采收，除去杂质，晒干。

性状鉴别　本品叶片多皱缩卷曲、破碎，完整者展平后呈卵圆形，长 4～11cm，宽 2.5～9cm。先端长尖或急尖，基部圆形或宽楔形，边缘具圆锯齿。两面紫色或上表面绿色，下表面紫色，疏生灰白色毛，下表面有多数凹点状的腺鳞。叶柄长 2～7cm，紫色或紫绿色。质脆。带嫩枝者，枝的直径 2～5mm，紫绿色，断面中部有髓。气清香，味微辛（图 11-13）。

品质规格　以叶大、色紫、不碎、香气浓、无枝梗者为佳。

性味功效　辛，温。解表散寒，行气和胃。

附　紫苏梗、紫苏子

1. 紫苏梗

本品为紫苏的干燥茎。呈方柱形，四棱钝圆，长短不一，直径 0.5～1.5cm。表面紫棕色或暗紫色，四面有纵沟及细纵纹，节部稍膨大，有对生的枝痕和叶痕。体轻，

图 11-13　紫苏

质硬，断面裂片状。切片厚 2~5mm，常呈斜方形，木部黄白色，射线细密，呈放射状，髓部白色，疏松或中空。气微香，味淡。以外皮色紫棕、有香气者为佳。性温，味辛。理气宽中，止痛，安胎。

2. 紫苏子

本品为紫苏的干燥成熟果实。秋季果实成熟时采收，割取全草或果穗，阴干，打下果实，除去杂质，晒干。药材呈卵圆形或类球形，直径约 1.5mm。表面灰棕色或灰褐色，有微隆起的暗紫色网纹，基部稍尖，有灰白色点状果梗痕。果皮薄而脆，易压碎。种子黄白色，种皮膜质，子叶 2，类白色，有油性。压碎有香气，味微辛。性温，味辛。降气消痰，平喘，润肠。

臭梧桐叶 chouwutongye

别名　八角梧桐、追骨风

来源　为马鞭草科臭梧桐 *Clerodendrum trichotomum* Thunb. 的干燥叶。

产销　主产于江苏、浙江。

采收加工　夏季结果前采摘，晒干。

性状鉴别　本品干叶皱缩、卷曲。完整的叶为宽卵形至椭圆形，先端急尖，全缘或微波状，基部截形或宽楔形。上面灰绿色，下面绿色或黄绿色，两面均有白色短柔毛，老叶上面略光滑，背面有毛，主脉明显隆起于背面，叶柄被褐色短毛。气特异，味苦涩。

品质规格　以色绿者为佳。

性味功效　甘、苦，平。祛风湿，止痛，降血压。

艾叶 aiye

别名　艾蒿、蕲艾、祁艾、香艾

来源　为菊科植物艾 *Artemisia argyi* Levl. et Vant. 的干燥叶。

产销　多为栽培，亦有野生。全国各地均有分布，主产山东、安徽、湖北、河北等省。主产地产品销往全国并出口，其余各地产品多自产自销。

采收加工　夏季花未开时采摘，除去杂质，晒干。

性状鉴别　本品多皱缩、破碎，有短柄。完整叶片展平后呈卵状椭圆形，羽状深裂，裂片椭圆状披针形，边缘有不规则的粗锯齿；上表面灰绿色或深黄绿色，有稀疏的柔毛和腺点；下表面密生灰白色绒毛。质柔软。气清香，味苦。

艾绒　系将艾叶捣碎呈绒团状，灰绿色，质柔软而韧，用手捻之似棉絮。

品质规格　以叶片上面色青、下面灰白色、绒毛多，叶厚、质柔软而韧、香气浓郁者为佳。

性味功效　辛、苦，温；有小毒。温经止血，散寒止痛；外用祛湿止痒。

实训一　叶类药材的性状鉴别

一、实训步骤

1. 看形状
2. 量大小

3. 观色泽

4. 查表面

5. 验质地

6. 看断面

7. 嗅气

8. 尝味

9. 水试

二、实训要求

1. 熟练掌握性状鉴别方法

2. 掌握叶类药材的性状特征

三、教学效果评价

本实训的教学效果评价见表 11-1。

表 11-1　教学效果评价表

实训名称	叶类药材的性状鉴别		时间	3min	姓名		总得分	
序号	药材正名	科名		序号	药材正名		科名	
1				6				
2				7				
3				8				
4				9				
5				10				
评分标准:药名错误,一味扣 10 分;写别名,适当扣分。科名错误,一味扣 5 分。								

实训二　番泻叶的显微鉴别

一、实训步骤

1. 用水合氯醛试液热装法制片。按前述大黄的显微鉴别,用水合氯醛试液热装法制片步骤,将大黄粉末换成番泻叶粉末。

2. 显微镜的使用、镜检等步骤方法同前述大黄的显微鉴别。

二、实训要求

1. 熟悉番泻叶的显微鉴别特征。晶纤维多,草酸钙方晶直径 $12\sim15\mu m$。可见非腺毛,长 $100\sim350\mu m$,直径 $12\sim25\mu m$,单细胞,壁厚,有疣状突起。草酸钙簇晶存在于叶肉薄壁细胞中,直径 $9\sim20\mu m$。上下表皮细胞表面观呈多角形,垂周壁平直;上下表皮均有气孔,主为平轴式,副卫细胞大多为 2 个,有的 3 个。

2. 其余实训要求同厚朴的显微鉴别。

三、教学效果评价

本实训的教学效果评价见表 11-2。

表 11-2　教学效果评价表

实训名称	番泻叶的显微鉴别		时间	13min	姓名		总得分	
鉴别真伪（40分）	正品		显微鉴别特征（30分）					
	伪品或掺伪品							
制片方法（12.5分）		显微镜使用方法（12.5分）			实训过程与步骤（5分）			
评分标准：鉴别真伪，请在正品与伪品或掺伪品后打√选择，选择错误，扣40分。显微特征不全面或错误，在30分之内适当扣分。制片方法不全面或错误，在12.5分之内适当扣分。显微镜使用方法不全面或错误，在12.5分之内适当扣分。实训过程与步骤不全面或错误，在5分之内适当扣分。								

模块十二　花类药材

目标及任务要求

1. 掌握性状鉴别方法，能熟练运用性状鉴别方法鉴别花类药材的真、伪、优、劣。
2. 熟悉显微鉴别方法，能运用显微鉴别方法鉴别花类药材的真、伪。
3. 熟悉理化鉴别方法，能运用理化鉴别方法鉴别花类药材的真、伪。
4. 掌握花类药材的来源、性状鉴别特征、规格。
5. 掌握花类药材的道地产地，熟悉其主产地。
6. 了解花类药材的采收加工、功效。

项目一　花类药材概述

花类药材通常包括干燥的花序、花或花的一部分。按入药部位不同，通常可分为以下类型。

① 花蕾：辛夷、金银花、丁香、密蒙花、款冬花、槐米、厚朴花等。

② 开放花朵：槐花、扁豆花、红花、葛花等。

③ 花序：旋覆花、菊花、鸡冠花等。

④ 柱头：西红花等。

⑤ 其他：蒲黄（花粉）、莲须（雄蕊）、玉米须（花柱）、莲房（花托）等。

一、花类药材的性状鉴别

花类中药因经过采制、干燥、运输等过程，常干缩破碎。完整者常呈圆锥状、棒状、团簇状、丝状、粉末状等；颜色及气味较新鲜时淡。首先要辨明花类药材的入药部分。以单花入药者，要注意观察花托、萼片、花瓣、雄蕊和雌蕊的数目、着生位置、形状、颜色、被毛与否、气味等；以花序入药者，除单朵花的观察外，尚需注意花序的类别、总苞片、苞片、花序托等。如花序或花很小，肉眼不易辨认时，需将干燥药材先用水浸泡，再展开观察，必要时借助放大镜、解剖镜观察。

二、花类药材的显微鉴别

花类中药的显微鉴别除花梗和膨大的花托制作横切片外，一般只做表面制片和粉末制片观察。

（1）苞片和萼片　与叶片构造相似，应注意上、下表皮细胞的形态；气孔及毛茸的有无、类型、形状及分布情况；有无分泌组织或草酸钙结晶等，如锦葵花的花萼中有黏液腔，洋金花中有草酸钙砂晶等。

（2）花瓣　花瓣构造变异较大，上表皮细胞常呈乳头状或毛茸状突起，无气孔；下表皮细胞的垂周壁常呈波状弯曲，有时有毛茸及少数气孔存在。相当于叶肉的部分，由数层排列疏松的大型薄壁细胞组成，有时可见分泌组织及贮藏物质，如丁香有油室、红花有管状分泌组织。维管束细小，仅见少数螺纹导管。

（3）雄蕊　雄蕊包括花丝和花药两部分。花丝有时被毛茸，如闹羊花花丝下部被两种非腺毛；花药主要观察花粉囊及花粉粒。花粉囊内壁细胞的壁常不均匀地增厚，呈网状、螺旋状、环状或点状，且大多木化。花粉粒的形状、大小、表面纹理、萌发孔等，对鉴定花类中药有重要意义。花粉粒的形状有圆球形（如金银花）、椭圆形（如槐米）、三角形（如丁香）、四分体（如闹羊花）等；花粉粒的外表有的光滑（如番红花）、有的具粗细不等的刺状突起（如红花）、有的具放射状雕纹（如洋金花）、有的具网状纹理（如蒲黄）；花粉粒的外壁有萌发孔或萌发沟，一般双子叶植物的花粉粒萌发孔为3个或3个以上，单子叶植物和裸子植物的花粉粒萌发孔为1个。

（4）雌蕊　由子房、花柱和柱头组成。子房的表皮多为薄壁细胞，有的表皮细胞则分化成多细胞束状毛，如闹羊花；花柱表皮细胞少数分化成毛状物（如红花）；柱头顶端表皮细胞常分化成各种绒毛状（如金银花、红花、西红花）。

（5）花梗和花托　有些花类中药常带有部分花梗和花托。横切面构造与茎相似，应注意表皮、皮层、内皮层、维管束及髓部是否明显，有无厚壁组织、分泌组织存在，有无草酸钙结晶、淀粉粒等。

三、花类药材的品质

一般以身干、无枝叶、无杂质、无虫蛀、无霉坏者为合格。以朵大、完整、色泽正常及特有气味明显者为佳。

项目二　花类药材

松花粉 songhuafen

别名　松花、松黄

来源　为松科植物马尾松 *Pinus massoniana* Lamb.、油松 *Pinus tabulaeformis* Carr. 或同属数种植物的干燥花粉。

产销　主产浙江、江苏、河北、辽宁、吉林、湖北等地。

采收加工　春季花刚开时，采摘花穗，晒干，收集花粉，除去杂质。

性状鉴别　本品为淡黄色的细粉。体轻，易飞扬，手捻有滑润感。气微，味淡。

品质规格　以淡黄色、细腻、无杂质、体轻、流动性较强者为佳。

显微鉴别 本品粉末淡黄色。花粉粒椭圆形，长 45～55μm，直径 29～40μm，表面光滑，两侧各有一膨大的气囊，气囊有明显的网状纹理，网眼多角形（图 12-1）。

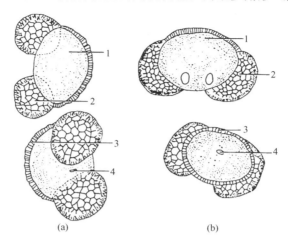

图 12-1 松花粉花粉粒

（a）油松；（b）马尾松

1—花粉粒体；2—气囊；3—帽；4—远极沟（或孔）

性味功效 甘，温。收敛止血，燥湿敛疮。

鸡冠花 jiguanhua

别名 鸡髻花、老来红、公鸡花

来源 为苋科植物鸡冠花 *Celosia cristata* L. 的干燥花序。

产销 原产非洲、美洲热带和印度，世界各地广为栽培。

采收加工 秋季花盛开时采收，晒干。

性状鉴别 本品为穗状花序，多扁平而肥厚，呈鸡冠状，长 8～25cm，宽 5～20cm，上缘宽，具皱褶，密生线状鳞片，下端渐窄，常残留扁平的茎。表面红色、紫红色或黄白色。中部以下密生多数小花，每花宿存的苞片和花被片均呈膜质。果实盖裂，种子扁圆肾形，黑色，有光泽。体轻，质柔韧。气微，味淡。

品质规格 以朵大而扁、色泽鲜艳者为佳。习惯以白色者质优。

性味功效 甘，涩，凉。收敛止血，止带，止痢。

辛夷 xinyi

别名 木笔花

来源 为木兰科植物望春花 *Magnolia biondii* Pamp.、玉兰 *Magnolia denudata* Desr. 或武当玉兰 *Magnolia sprengeri* Pamp. 的干燥花蕾。

产销 全国大部分地区有产，主产河南、四川、安徽、浙江、陕西、湖北等地。销往全国各地并出口。

采收加工 冬末春初花未开放时采收，除去枝梗，阴干。

性状鉴别 （1）望春花 呈长卵形，似毛笔头，长 1.2～2.5cm，直径 0.8～1.5cm。基部常具短梗，长约 5mm，梗上有类白色点状皮孔。苞片 2～3 层，每层 2 片，两层苞片间有小鳞芽，苞片外表面密被灰白色或灰绿色茸毛，内表面类棕色，无毛。花被片 9，棕色，外轮花被片 3，条形，约为内两轮长的 1/4，呈萼片状，内两轮花被片 6，每轮 3，轮状排列。雄蕊和雌蕊多数，螺旋状排列。体轻，质脆。气芳香，味辛凉而稍苦（图 12-2）。

（2）玉兰　长 1.5～3cm，直径 1～1.5cm。基部枝梗较粗壮，皮孔浅棕色。苞片外表面密被灰白色或灰绿色茸毛。花被片 9，内外轮同型。

（3）武当玉兰　长 2～4cm，直径 1～2cm。基部枝梗粗壮，皮孔红棕色。苞片外表面密被淡黄色或淡黄绿色茸毛，有的最外层苞片茸毛已脱落而呈黑褐色。花被片 10～12（15），内外轮无显著差异。

品质规格　以花蕾大、未开放、身干、色黄绿、无枝梗者为佳。

商品按产地分为会春花（产于河南）、安春花（产于安徽）、杜春花（产于浙江）等；按大小分为一等、二等；按来源和性状分望春花、玉兰和武当玉兰三种。习惯认为产于河南的会春花质量最佳。出口商品要求货干、色青黄、个均匀、完整不碎、香气浓、无枝柄杂质。

图 12-2　辛夷

性味功效　辛，温。散风寒，通鼻窍。

腊梅花 lameihua

别名　黄梅花、雪里花

来源　为腊梅科植物蜡梅 *Chimonanthus praecox* （L.）Link. 的干燥花蕾。

产销　原产我国中部各省，现各地均有栽培。

采收加工　在花刚开放时采收。

性状鉴别　本品呈类球形，直径 3～6mm，有短梗。苞片数层，鳞片状，棕褐色。花萼 5，灰绿色或棕红色。花瓣 5 或多数，黄白色或淡粉红色。雄蕊多数；雌蕊 1，子房密被细柔毛。体轻。气清香，味微苦、涩。

品质规格　以花心黄色、完整饱满而未开放者为佳。

性味功效　辛、甘、微苦，凉；有小毒。解毒清热，理气开郁。

月季花 yuejihua

别名　月月红、四季花

来源　为蔷薇科植物月季 *Rosa chinensis* Jacq. 的干燥花或花蕾。

产销　主产于江苏、浙江、广东、安徽、山东等省，其他各地亦有栽培。

采收加工　全年均可采收，花微开时采摘，阴干或低温干燥。

性状鉴别　本品呈类球形，直径 1.5～2.5cm。花托长圆形，萼片 5，暗绿色，先端尾尖；花瓣呈覆瓦状排列，有的散落，长圆形，紫红色或淡紫红色；雄蕊多数，黄色。体轻，质脆。气清香，味淡、微苦。

品质规格　以朵大、色紫红、不散瓣、香气浓者为佳。

性味功效　甘，温。活血调经，疏肝解郁。

玫瑰花 meiguihua

别名　红玫瑰、刺玫瑰

来源　为蔷薇科植物玫瑰 *Rosa rugosa* Thunb. 的干燥花蕾。

产销　主产于江苏、浙江以及山东、安徽等省，其他各省多有栽培。

采收加工　春末夏初花将开放时分批采收，及时低温干燥。

性状鉴别　本品略呈半球形或不规则团状，直径 0.7~1.5cm。残留花梗上被细柔毛，花托半球形，与花萼基部合生；萼片 5，披针形，黄绿色或棕绿色，被有细柔毛；花瓣多皱缩，展平后宽卵形，呈覆瓦状排列，紫红色，有的黄棕色；雄蕊多数，黄褐色；花柱多数，柱头在花托口集成头状，略突出，短于雄蕊。体轻，质脆。气芳香浓郁，味微苦涩。

品质规格　以朵大、颜色鲜艳、不散瓣、未开放、香气浓者为佳。

商品按采集时间分头小花、二小花、三小花三等，以头小花质量较好。

性味功效　甘、微苦，温。行气解郁，和血，止痛。

槐米 huaimi（附：槐角、槐花）

来源　为豆科植物槐 *Sophora japonica* L. 的干燥花蕾。

产销　主产河北、山东、辽宁、河南等省，销往全国各地，其他各地均自产自销。

采收加工　夏季花蕾形成时采收，及时干燥，除去枝、梗及杂质。

性状鉴别　卵形或椭圆形，长 2~6mm，直径约 2mm。花萼下部有数条纵纹。萼的上方为黄白色未开放的花瓣。花梗细小。体轻，手捻即碎。气微，味微苦涩。

品质规格　以花蕾足壮、花萼色绿而厚、无枝梗者为佳。

出口商品有以下四种规格。

一等：色泽绿黄、蕾实饱满、身干、无发霉、无泥土，黑粒不超过 5%，开花蕾不超过 1%，枝、叶、杂质不超过 1%，水分不超过 13%。

二等：色泽绿黄、蕾实饱满、身干、无发霉、无泥土，黑粒不超过 10%，开花蕾不超过 2%，枝、叶、杂质不超过 2%，水分不超过 13%。

三等：色泽黄绿、蕾实饱满、身干、无发霉、无泥土，黑粒不超过 20%，开花蕾不超过 3%，枝、叶、杂质不超过 3%，水分不超过 13%。

统装：除上述要求外，不分等级。

性味功效　苦，微寒。凉血止血，清肝泻火。

附　槐角、槐花

1. 槐角

为豆科植物槐的干燥成熟果实，9~11 月果实成熟近干燥时，打落或摘下，干燥。呈连珠状，长 1~6cm，直径 0.6~1cm。表面黄绿色或黄棕色，皱缩而粗糙，背缝线一侧呈黄色。质柔润、干燥，易在收缩处折断，断面黄绿色，有黏性。种子 1~6 粒，肾形，长约 8mm，表面光滑，棕黑色，一侧有灰白色圆形种脐；质坚硬，子叶 2，黄绿色。果肉气微，味苦，种子嚼之有豆腥气。以肥大、角长、黄绿色、充实饱满、整齐、身干、无杂质者为佳。味苦，性寒。有清热泻火、凉血止血功能。

2. 槐花

为豆科植物槐的干燥花朵，夏季花开放时采收，及时晒干，除去枝、梗及杂质。皱缩而卷曲，花瓣多散落。完整者花萼钟状，黄绿色，先端 5 浅裂；花瓣 5，呈飞鸟状，长 1~1.4cm，黄白色，其中一瓣（旗瓣）较大，阔圆形，顶端微凹，向外反卷，其余 4 瓣长圆形（翼瓣长方形，龙骨瓣长方形向上弯曲）。雄蕊 10，其中 9 个基部连合，花丝细长。雌蕊圆柱形，子房筒状，有细长毛，花柱弯曲，柱头圆形。体轻。气弱，味微苦。以花蕾足壮、花萼色绿而厚、无枝梗者为佳。性味同槐米。

扁豆花 biandouhua

别名　南豆花

来源 为豆科植物扁豆 *Dolichos lablab* L. 的干燥花。

产销 全国各地均有栽培。

采收加工 7～8月间采收未完全开放的花，晒干或阴干。

性状鉴别 花呈扁平不规则三角形，长、宽约1cm。下部有绿褐色钟状的花萼，萼齿5，其中2齿几合生，外被白色短柔毛。花瓣5，皱缩，黄白、黄棕或紫棕色，未开放的花外为旗瓣包围，开放后，广卵圆形的旗瓣则向外反折；两侧为翼瓣，斜椭圆形，基部有小耳；龙骨瓣镰钩状，几弯成直角。雄蕊10，其中9枚基部连合；内有一柱状雌蕊，弯曲。质软，体轻。气微香，味淡。

品质规格 以朵大、色黄白、气香者为佳。

性味功效 甘、淡，平。解暑化湿，和中健脾。

代代花 daidaihua

别名 回青橙、玳玳

来源 为芸香科植物代代花 *Citrus aurantium* L. var. *amara* Engl. 的花蕾。

产销 分布于我国南部各地，浙江、江苏、广东、贵州等地有栽培。

采收加工 5～6月花未开放时分批采摘，及时干燥。

性状鉴别 干燥花蕾略呈长卵圆形，长1.5～2cm，直径6～8mm。上部较膨大，基部具花柄；花萼绿色，皱缩不平，基部连合，裂片5；花瓣5片，淡黄白色或灰黄色，顶端覆盖成覆瓦状，表面有纵纹；内有雄蕊数束，黄色；中心有雌蕊，呈棒状，子房倒卵形，暗绿色。质脆易碎。气香，味微苦。

品质规格 以干燥、色黄白、香气浓郁、无破碎者为佳。

性味功效 甘、微苦，平。理气宽胸，开胃止呕。

芫花 yuanhua

别名 毒鱼

来源 为瑞香科植物芫花 *Daphne genkwa* Sieb. et Zucc. 的干燥花蕾。

图12-3 芫花

产销 主产山东、河南、江苏、浙江、安徽、江西等省。安徽产量大，销往全国并出口，其余地区产品多自产自销。

采收加工 春季花未开放时采收，除去杂质，干燥。

性状鉴别 本品常3～7朵簇生于短花轴上，基部有苞片1～2片，多脱落为单朵。单朵呈棒槌状，多弯曲，长1～1.7cm，直径约1.5mm；花被筒表面淡紫色、灰绿色或黄棕色，密被短柔毛，先端4裂，裂片淡紫色或黄棕色。质软。气微，味甘、微辛（图12-3）。

品质规格 以花蕾完整、色淡紫、无杂质者为佳。花已开放者质次。

商品芫花有紫芫花（紫花）和黄芫花（黄花）两种。前种又称"南芫花"，应用较广，后者又称"北芫花"。

性味功效 苦、辛，温；有毒。泻水逐饮；外用杀虫疗疮。

丁香 dingxiang（附：母丁香）

别名 公丁香、丁子香

来源 为桃金娘科植物丁香 *Eugenia caryophyllata* Thunb. 的干燥花蕾。

产销 原产印度尼西亚的摩鹿加岛及坦桑尼亚的桑给巴尔岛。现印度尼西亚的槟榔屿、苏门答腊、爪哇及马来半岛均产。销往世界各地。我国海南、广东省有引种。

采收加工 当花蕾由绿色转红时采摘，晒干。

性状鉴别 本品略呈研棒状，长 1～2cm。花冠圆球形，直径 0.3～0.5cm，花瓣 4，覆瓦状抱合，棕褐色或褐黄色，花瓣内为雄蕊和花柱，搓碎后可见众多黄色细粒状的花药。萼筒圆柱状，略扁，有的稍弯曲，长 0.7～1.4cm，直径 0.3～0.6cm，红棕色或棕褐色，上部有 4 枚三角状的萼片，十字状分开。体重质坚，富油性，入水则萼管垂直下沉（与已去油丁香区别）。气芳香浓烈，味辛辣、有麻舌感（图 12-4）。

图 12-4 丁香、母丁香外形图
1—丁香花蕾；2—丁香花蕾纵剖面；3—母丁香

显微鉴别 萼筒中部横切面：表皮细胞 1 列，有较厚角质层。皮层外侧散有 2～3 列径向延长的椭圆形油室，长 150～200μm；其下有 20～50 个小型双韧维管束，断续排列成环，维管束外围有少数中柱鞘纤维，壁厚，木化。内侧为数列薄壁细胞组成的通气组织，有大型腔隙。中心轴柱薄壁组织间散有多数细小维管束，薄壁细胞含众多细小草酸钙簇晶（图 12-5）。

图 12-5 丁香萼筒横切面图
1—表皮；2—油室；3—草酸钙簇晶；4—韧皮纤维；5—韧皮部；6—木质部；7—气室；8—中柱纤维束

粉末：暗红棕色。纤维梭形，顶端钝圆，壁较厚。花粉粒众多，极面观三角形，赤道表面观双凸镜形，具 3 副合沟。草酸钙簇晶众多，直径 4～26μm，存在于较小的薄壁细胞中。油室多破碎，分泌细胞界限不清，含黄色油状物（图 12-6）。

成分 含挥发油。油中主要成分为丁香酚、β-丁香烯、乙酰基丁香酚等。

理化鉴别 取本品粉末 0.5g，加乙醚 5mL，振摇数分钟，滤过，滤液作为供试品溶液。另取丁香酚对照品，加乙醚制成每 1mL 含 16μL 的溶液，作为对照品溶液。吸取上述两种溶液各 5μL，分别点于同一硅胶 G 薄层板上，以石油醚（60～90℃）-乙酸乙酯（9：1）为展开剂，展开，取出，晾干，喷以 5% 香草醛硫酸溶液，在 105℃加热至斑点显色清晰。供试品色谱中，在与对照品色谱相应的位置上，显相同颜色的斑点。

品质规格 以粗壮、鲜紫棕色、油性足、气芳香浓烈、入水下沉者为佳。

性味功效 辛，温。温中降逆，补肾助阳。

附 母丁香

为桃金娘科植物丁香 *Eugenia caryophyllata* Thunb. 的干燥近成熟果实。又称"鸡舌

图 12-6 丁香粉末图

1—油室；2—纤维；3—导管；4—草酸钙簇晶；5—花托表皮细胞；6—花粉粒

香"。果将熟时采摘，晒干。果实呈长倒卵形至长圆形；长 2～2.5cm，直径 0.6～1cm。顶端有齿状萼片 4 枚，向中央弯曲，基部具果柄残痕，表面棕褐色，粗糙，多细皱纹。果皮与种皮薄壳状，质脆，易破碎脱落，有的已无果皮或种皮，仅为种仁。种仁倒卵形，暗棕色，由两片肥厚的子叶抱合而成，子叶形如鸡舌，不规则抱合，中央有一条细杆状的胚根，由子叶的中央伸至较宽的顶端。质坚硬，难破碎。气微香，味辛辣（图 12-4）。以个大、粒实、油性足、气味浓者为佳。性味功效同丁香。

闹羊花 naoyanghua

来源　为杜鹃花科植物羊踯躅 *Rhododendron molle* G. Don 的干燥花。

产销　主产江苏、浙江、江西、福建、湖南、湖北、河南、四川、贵州等地。

采收加工　4～5 月花初开时采收，阴干或晒干。

性状鉴别　本品数朵花簇生于一总柄上，多脱落为单朵；灰黄色至黄褐色，皱缩。花萼 5 裂，裂片半圆形至三角形，边缘有较长的细毛；花冠钟状，筒部较长，约至 2.5cm，顶端卷折，5 裂，花瓣宽卵形，先端钝或微凹；雄蕊 5，花丝卷曲，等长或略长于花冠，中部以下有茸毛，花药红棕色，顶端孔裂；雌蕊 1，柱头头状；花梗长 1～2.8cm，棕褐色，有短茸毛。气微，味微麻。

品质规格　以花灰黄色、不霉、无叶梗杂质者为佳。

性味功效　辛，温；有大毒。祛风除湿，散瘀定痛。

密蒙花 mimenghua

别名　蒙花、老蒙花

来源　为马钱科植物密蒙花 *Buddleja officinalis* Maxim. 的干燥花蕾和花序。

产销　分布在陕西、甘肃、湖北、湖南、广东、广西、四川、贵州、云南等地。销往全国各地。

采收加工　春季花未开放时采收，除去杂质，干燥。

性状鉴别　本品多为花蕾密聚的花序小分枝，呈不规则圆锥状，长 1.5～3cm。表面灰黄色或棕黄色，密被铁锈色茸毛。花蕾呈短棒状，上端略大，长 0.3～1cm，直径 0.1～0.2cm；花萼钟状，先端 4 齿裂；花冠筒状，与萼等长或稍长，先端 4 裂，裂片卵形；雄蕊 4，着生在花冠管中部。质柔软。气微香，味微苦、辛。

品质规格　以花蕾密聚、色灰黄、有茸毛、质柔软、无枝梗及杂质者为佳。

性味功效　甘，微寒。清热泻火，养肝明目，退翳。

附注　我国东北和中南部分地区以瑞香科植物结香 *Edgeworthia chrysantha* Lindl. 的花蕾或花序作蒙花入药，习称"新蒙花"或"蒙花珠"。药材呈半球形头状花序，常数十朵集成一簇，直径约 2cm，总苞片 6～8 枚，花序轴钩状弯曲。单花棒状，稍弯曲，长 6～18mm，多具淡黄色或灰白色绢丝状长毛茸，无花瓣，花萼管状，直径约 4mm，黄色，先端 4 裂呈花瓣状，雄蕊 8，二轮，排列在萼筒上。功效同密蒙花而稍逊。

洋金花 yangjinhua

来源　为茄科植物白花曼陀罗 *Datura metel* L. 的干燥花。

产销　全国各地均有出产。

采收加工　4～11 月花初开时采收，晒干或低温干燥。

性状鉴别　本品多皱缩成条状，完整者长 9～15cm。花萼呈筒状，长为花冠的 2/5，灰绿色或灰黄色，先端 5 裂，基部具纵脉纹 5 条，表面微有茸毛；花冠呈喇叭状，淡黄色或黄棕色，先端 5 浅裂，裂片有短尖，短尖下有明显的纵脉纹 3 条，两裂片之间微凹；雄蕊 5，花丝贴生于花冠筒内，长为花冠的 3/4；雌蕊 1，柱头棒状。烘干品质柔韧，气特异；晒干品质脆，气微，味微苦（图 12-7）。

品质规格　以朵大、质厚、整齐、黄棕色、有香气者为佳。

性味功效　辛，温；有毒。平喘止咳，解痉定痛。

图 12-7　白花曼陀罗
1—花枝；2—去一部分花冠的花，示雄蕊着生情况；3—雌蕊；4—果实

凌霄花 lingxiaohua

别名　紫葳、倒挂金钟

来源　为紫葳科植物凌霄 *Campsis grandiflora* （Thunb.） K. Schum. 或美洲凌霄 *Campsis radicans* （L.） Seem. 的干燥花。

产销　产于陕西、河北、河南、山东、江苏、江西、湖南、湖北、福建、广东、广西等地。

采收加工　夏、秋两季花盛开时采摘，干燥。

性状鉴别　（1）凌霄　多皱缩卷曲，黄褐色或棕褐色，完整花朵长 4～5cm。萼筒钟状，长 2～2.5cm，裂片 5，裂至中部，萼筒基部至萼齿尖有 5 条纵棱。花冠先端 5 裂，裂片半圆形，下部连合呈漏斗状，表面可见细脉纹，内表面较明显。雄蕊 4，着生在花冠上，2 长 2 短，花药"个"字形，花柱 1，柱头扁平。气清香，味微苦、酸。

（2）美洲凌霄　完整花朵长 6～7cm。萼筒长 1.5～2cm，硬革质，先端 5 齿裂，裂片短

三角状，长约为萼筒的 1/3，萼筒外无明显的纵棱；花冠内表面具明显的深棕色脉纹。

品质规格 均以完整、朵大、色黄棕、无花梗者为佳。

性味功效 甘、酸，寒。活血通经，凉血祛风。

金银花 jinyinhua（附：忍冬藤、山银花）

别名 银花、双花、二宝花

来源 为忍冬科植物忍冬 *Lonicera japonica* Thunb. 的干燥花蕾或带初开的花。

产销 栽培或野生。主产于山东、河南等地，多为栽培。以山东产量大、质量优，称"东银花"或"济银花"；河南产者，称"密银花"或"怀银花"。全国大部分地区有产。河南、山东产品销往全国并出口，其余产品多自产自销。

采收加工 夏初花开放前采收，干燥。

性状鉴别 本品呈棒状，上粗下细，略弯曲，长 2～3cm，上部直径约 3mm，下部直径约 1.5mm。表面黄白色或绿白色（贮久色渐深），密被短柔毛。偶见叶状苞片。花萼绿色，先端 5 裂，裂片有毛，长约 2mm。开放者花冠筒状，先端二唇形；雄蕊 5，附于筒壁，黄色；雌蕊 1，子房无毛。气清香，味淡、微苦。

显微鉴别 粉末：黄白色或黄绿色。①腺毛：有两种，一种头部呈倒圆锥形，顶端平坦，由 10～33 个细胞组成，排成 2～4 层，柄部 2～5 个细胞，与头部相接处偶有 2 细胞并列；另一种头部近圆形或扁圆形，由 4～20 个细胞组成。②非腺毛：由 1～2 细胞组成，有两种类型，一种长而平直或稍弯曲，表面有微细疣状突起；另一种较短，有的具单螺旋或双螺旋。③簇晶：薄壁细胞中含细小草酸钙簇晶。④花粉粒：众多，黄色，球形或三角形，外壁表面有细密短刺及圆形细颗粒状雕纹，具 3 个萌发孔。⑤柱头顶端表皮细胞：呈绒毛状（图 12-8）。

品质规格 以花蕾多、未开放、色黄白或绿白、气清香、无枝梗者为佳。

商品按产区可分为密银花（即南银花，主产河南密县一带）、济银花（即东银花，主产山东临沂一带），均分为 1～4 等，以密银花的质量最优，以济银花的产量大。

规格等级标准如下。

图 12-8　金银花粉末图

1—腺毛；2—非腺毛；3—花粉粒；4—草酸
钙簇晶；5—柱头顶端表皮细胞

（1）密银花

一等：花蕾呈棒状，上粗下细，略弯曲。表面绿白色，花冠厚质稍硬，握之有顶手感。气清香，味甘微苦。无开放花朵，破裂花蕾及黄条不超过 5％。

二等：开放花朵不超过 5％，黑头、破裂花蕾及黄条不超过 10％。其余同一等。

三等：表面绿白色或黄白色，花冠厚质硬，开放花朵、黑条不超过 30％，其余同二等。

四等：花蕾或开放花朵兼有，色泽不分，枝叶不超过 3％，其余同二等。

（2）东银花

一等：花蕾呈棒状，肥壮。上粗下细，略弯曲。表面黄白、青白色。气清香，味甘苦。开放花不超过 5%。无嫩蕾、黑头、枝叶。

二等：花蕾较瘦，开放花朵不超过 15%，黑头不超过 3%，其余同一等。

三等：花蕾瘦小，开放花朵不超过 25%，黑头不超过 15%，枝叶不超过 1%，其余同二等。

四等：花蕾或开放的花朵兼有，色泽不分，枝叶不超过 3%，其余同三等。

性味功效 甘，寒。清热解毒，疏散风热。

附 忍冬藤

来源 为忍冬科植物忍冬 *Lonicera japonica* Thunb. 的干燥藤茎。

采收加工 秋、冬两季采割藤茎，晒干。

性状鉴别 本品呈长圆柱形，多分枝，常缠绕成束，直径 1.5～6mm。表面棕红色至暗棕色，有的灰绿色，光滑或被茸毛；老枝外皮易剥落，剥落的外皮（落皮层）可撕裂成纤维状。枝上多节，节间长 6～9cm，有残叶和叶痕。质脆，易折断，断面黄白色，中空。气微，老枝味微苦，嫩枝味淡。

品质规格 以表面棕红色、质嫩者为佳。商品有银花藤（嫩藤）和忍冬藤（老藤）两种。

性味功效 甘，寒。清热解毒，疏风通络。

附 山银花

山银花为忍冬科植物灰毡毛忍冬 *Lonicera macranthoides* Hand.-Mazz.、红腺忍冬 *Lonicera hypoglauca* Miq.、华南忍冬 *Lonicera confusa* DC. 或黄褐毛忍冬 *Lonicera fulvotomentosa* Hsu et S. C. Cheng 的干燥花蕾或带初开的花。山银花即土银花，为除河南、山东外，其他各地所产。分一等、二等。一等：花蕾呈棒状，上粗下细，略弯曲，花蕾长瘦。表面黄白色或青白色。气清香，味淡微苦，开放花朵不超过 20%。二等：花蕾或开放的花朵兼有。色泽不分。枝叶不超过 10%。其余同一等。

款冬花 kuandonghua

别名 款冬、冬花

来源 为菊科植物款冬 *Tussilago farfara* L. 的干燥花蕾。

产销 主产于河南、甘肃、山西、内蒙古、陕西等地。湖北、四川、青海、新疆、西藏等地亦产。销往全国各地并出口。

采收加工 12 月或地冻前当花尚未出土时采挖，除去花梗和泥沙，阴干。

性状鉴别 本品呈长圆棒状。单生或 2～3 个基部连生，俗称"连三朵"。长 1～2.5cm，直径 0.5～1cm。上端较粗，下端渐细或带有短梗，外面被有多数鱼鳞状苞片。苞片外表面紫红色或淡红色，内表面密被白色絮状茸毛。体轻，撕开后可见白色茸毛。气香，味微苦而辛，嚼之呈棉絮状（图 12-9）。

品质规格 以朵大、2～3 朵并连、色紫红鲜艳、花梗短者为佳。习惯认为甘肃灵台、陕西榆林产质量好，习称"灵台冬花"。木质老梗及开花者不可供药用。

商品分两个等级。一等：呈长圆形，单生或 2～3 个基部连生，苞片呈鱼鳞状，花蕾肥大，个头均匀，色泽鲜艳，表面紫红或粉红，体轻，撕开可见絮状毛茸。气微香，味微

图 12-9 款冬花药材图

苦。黑头不超过 3%，花柄不超过 0.5cm，无开头、枝杆。二等：个头较瘦小，不均匀，表面紫褐色或暗紫色，间有绿色白头；开头、黑头均不超过 10%，花柄长不超过 2cm。其余同一等。

性味功效　辛、微苦，温。润肺下气，止咳化痰。

旋覆花 xuanfuhua

别名　复花、旋福花、金沸草花

来源　为菊科植物旋覆花 *Inula japonica* Thunb. 或欧亚旋覆花 *Inula britannica* L. 的干燥头状花序。

产销　主产江苏，全国各地均有生长。以河南产量最大，江苏、浙江产品质佳，销往全国各地。

采收加工　夏、秋两季花开放时采收，除去杂质，阴干或晒干。

性状鉴别　本品呈扁球形或类球形，直径 1～2cm。总苞由多数苞片组成，呈覆瓦状排列，苞片披针形或条形，灰黄色，长 4～11mm；总苞基部有时残留花梗，苞片及花梗表面被白色茸毛，舌状花 1 列，黄色，长约 1cm，多卷曲，常脱落，先端 3 齿裂；管状花多数，棕黄色，长约 5mm，先端 5 齿裂；子房顶端有多数白色冠毛，长 5～6mm。有的可见椭圆形小瘦果。体轻，易散碎。气微，味微苦。

品质规格　以花序多数完整、黄白色、苞片灰绿色、无枝梗者为佳。

性味功效　苦、辛、咸，微温。降气，消痰，行水，止呕。

菊花 juhua（附：野菊花）

别名　甘菊、药菊

来源　为菊科植物菊 *Chrysanthemum morifolium* Ramat. 的干燥头状花序。

产销　主产安徽、浙江、河南、四川等省，山东、河北、湖南亦产。销往全国各地，并出口。

采收加工　9～11 月花盛开时分批采收，阴干或焙干，或熏、蒸后晒干。药材按产地和加工方法不同，分为"亳菊"、"滁菊"、"贡菊"、"杭菊"。亳菊：先将花枝摘下，阴干后再剪下花头；滁菊：剪下花头后，用硫黄熏蒸再晒至半干，筛成球形，再晒干；贡菊：直接由新鲜花头烘干；杭菊：摘取花头后，上笼蒸 3～5min 后，取出晒干。

性状鉴别　（1）亳菊　呈倒圆锥形或圆筒形，有时稍压扁呈扇形，直径 1.5～3cm，离散。总苞碟状；总苞片 3～4 层，卵形或椭圆形，草质，黄绿色或褐绿色，外面被柔毛，边缘膜质。花托半球形，无托片或托毛。舌状花数层，雌性，位于外围，类白色，劲直，上举，纵向折缩，散生金黄色腺点；管状花多数，两性，位于中央，为舌状花所隐藏，黄色，顶端 5 齿裂。瘦果不发育，无冠毛。体轻，质柔润，干时松脆。气清香，味甘、微苦。

（2）滁菊　呈不规则球形或扁球形，直径 1.5～2.5cm。舌状花类白色，不规则扭曲，内卷，边缘皱缩，有时可见淡褐色腺点；管状花大多隐藏。

（3）贡菊　呈扁球形或不规则球形，直径 1.5～2.5cm。舌状花白色或类白色，斜升，上部反折，边缘稍内卷而皱缩，通常无腺点；管状花少，外露。

（4）杭菊　呈碟形或扁球形，直径 2.5～4cm，常数个相连成片。舌状花类白色或黄色，平展或微折叠，彼此粘连，通常无腺点；管状花多数，外露。

品质规格　以花朵完整、颜色新鲜、气清香、少梗叶者为佳。

商品按性状分白菊、滁菊、贡菊和杭菊四类。按产地分为怀菊、亳菊、川菊、祁菊、贡菊、杭菊、滁菊、济菊、平江菊等。按加工方法不同分为烘菊、蒸菊、晒菊等。以亳菊和滁菊品质最优。

① 白菊花：主产于安徽亳州、涡阳及河南商丘者称"亳菊"。产于河南武陟、博爱者称为"怀菊"。产四川中江者称为"川菊"，产山东济南者称"济菊"，产河北安国者称"祁菊"，产湖南平江者称为"平江菊"。

② 滁菊花：主产安徽滁州。

③ 贡菊花：主产于安徽歙县、浙江德清，又名徽菊，传说为进京贡品。

④ 杭菊花：主产于浙江嘉乡、桐乡。吴兴者多系白茶菊；产于海宁者多系黄菊。

规格等级标准如下。

（1）亳菊

一等：呈圆盘或扁扇形。花朵大、瓣密、胞厚、不露心、花瓣长宽、白色、近基部微带红色。休轻，质柔软。气清香，味甘、微苦。无散朵，枝叶。

二等：花朵中个、色微黄、近基部微带红色，其余同一等。

三等：呈圆盘或扁扇形。花朵小、色黄或暗。间有散朵。叶棒不超过5%。其余同二等。

（2）滁菊花

一等：呈绒球状或圆形（多为头花），朵大，色粉白，花心较大、黄色，质柔，气芳香，味甘、微苦，不散瓣，无枝叶。

二等：呈绒球形（即二水花）。色粉白，朵均匀，不散瓣，其余同一等。

三等：呈绒球状、朵小、色次（即尾花），间有散瓣、并条。其余同一等。

（3）贡菊花

一等：花头较小，圆形，花瓣密、白色。花蒂绿色，花心小、淡黄色，均匀不散朵，体轻，质柔软。气芳香，味甘、微苦。

二等：圆形色白，花心淡黄色，花朵均匀。其余同一等。

三等：花头小，圆形白色，花心淡黄色，朵不均匀。间有散瓣。其余同二等。

（4）杭白菊

一等：蒸花呈压缩状，朵大肥厚，玉白色。花心较大、黄色。气清香，味甘、微苦。无霜打花、浦汤花、生花、枝叶。

二等：花朵厚、较小，心黄色。其余同一等。三等：花朵小，间有不严重的霜打花和浦汤花。其余同一等。

（5）杭黄菊

一等：朵大肥厚，色黄亮，无严重霜打花、浦汤花、生花、枝叶、杂质、虫蛀、霉变。

二等：花朵小，较瘦薄，黄色，间有霜打花和浦汤花，无黑花。

（6）药菊（怀菊、川菊）

一等：呈圆盘状或扁形，朵大、瓣长、肥厚，花黄白色，间有浅红或棕红色。质松而柔。气芳香，味微苦。无散朵。

二等：朵较瘦小，色泽较暗，间有散朵，其余同一等。

性味功效　甘、苦，微寒。散风清热，平肝明目，清热解毒。

附　野菊花

来源　为菊科植物野菊 *Chrysanthemum indicum* L. 的干燥头状花序。

产地　全国各地均有分布。野生。主产江苏、安徽、广西、山东等地。

采收加工 秋、冬两季花初开时采摘，晒干；或蒸后晒干。勿采过嫩或过老的花朵。

性状鉴别 干燥的头状花序呈扁球形，直径 0.3～1cm，棕黄色。总苞由 4～5 层苞片组成，外层苞片卵形或条形，外表面中部灰绿色或淡棕色，通常被有白毛，边缘膜质；内层苞片长椭圆形，膜质，外表面无毛。总苞基部有的残留总花梗。舌状花 1 轮，黄色，皱缩卷曲；管状花多数，深黄色，体轻。气芳香，味苦。

品质规格 以色黄、无梗、不碎、气香、花未全开者佳。

性味功效 苦、辛，微寒。清热解毒，泻火平肝。

红花 honghua

别名 草红花、红蓝花、刺红花

来源 为菊科植物红花 *Carthamus tinctorius* L. 的干燥不带子房的管状花。

产销 主产于河南、新疆、甘肃、四川等地。销往全国各地，并有出口。

采收加工 夏季花由黄变红时采摘，阴干或晒干。

性状鉴别 本品为不带子房的管状花，长 1～2cm。表面红黄色或红色。花冠筒细长，先端 5 裂，裂片呈狭条形，长 5～8mm；雄蕊 5，花药聚合成筒状，黄白色；柱头长圆柱形，顶端微分叉。质柔软。气微香，味微苦。浸水中，水染成金黄色而花冠不退色。

品质规格 以花细长，色红鲜艳，无枝刺，质柔润、手握软如茸毛者为佳。

商品按产地不同分怀红花（河南产）、杜红花（浙江产）、草红花（四川产）、金红花（江苏产）、云红花（云南产）。各地红花均分为一级、二级。一级：管状花皱缩弯曲，成团或散在，表面深红色、鲜红色，微带黄色。质柔软，有香气，味微苦。二级：表面浅红色、暗红色或淡黄色。其余同一级。

显微鉴别 粉末橙黄色。花冠、花丝、柱头碎片多见，有长管状分泌细胞常位于导管旁，直径约至 66μm，含黄棕色至红棕色分泌物。花冠裂片顶端表皮细胞外壁突起呈短绒毛状。柱头和花柱上部表皮细胞分化成圆锥形单细胞毛，先端尖或稍钝。花粉粒类圆形、椭圆形或橄榄形，直径约至 60μm，具 3 个萌发孔，外壁有齿状突起。草酸钙方晶存在于薄壁细胞中，直径 2～6μm（图 12-10）。

图 12-10 红花粉末图
1—柱头及花柱碎片；2—分泌管；3—花瓣顶端碎片；4—花粉粒；5—草酸钙方晶

性味功效　辛，温。活血通经，散瘀止痛。

蒲黄 puhuang

别名　蒲黄花粉、蒲花、蒲棒花粉、卜黄

来源　为香蒲科植物水烛香蒲 *Typha angustifolia* L.、东方香蒲 *Typha orientalis* Presl 或同属植物的干燥花粉。

产销　水烛香蒲主产江苏、浙江、安徽、山东、湖北等地。东方香蒲主产贵州、山东、山西及东北各省。销往全国各地。

采收加工　夏季花刚开时，剪取蒲棒顶端雄花序，晒干，碾碎，除去花茎等杂质，所得带雄花的花粉，习称"草蒲黄"；再经细筛，所得纯花粉，习称"蒲黄"。

性状鉴别　为黄色粉末。体轻，放入水中则漂浮水面。手捻有滑腻感，易附着手指上。气微，味淡。

（1）净蒲黄　为细小的花粉粒，呈鲜黄色粉末状。体轻，遇风易飞扬，放水中则漂浮水面。手捻有滑腻感而松散，易附着手指上。气微，味淡。用放大镜观察，呈扁圆形小颗粒。

（2）草蒲黄　为带有雄花的花粉，呈棕黄色，除粉末状花粉外并混有短线状或丝毛状纤维性花药及花丝，显粗糙，轻泡而光滑，手捻易成团。气微，味淡。

品质规格　以粉细、体轻、滑腻感强、色鲜黄、无杂质者为佳。净蒲黄比草蒲黄质优。

商品有草蒲黄和蒲黄两种，都不分等级。

图 12-11　蒲黄花粉粒图

显微鉴别　粉末黄色。花粉粒类圆形或椭圆形，直径 17～29μm，表面有网状雕纹，周边轮廓线光滑，呈凸波状或齿轮状，具单孔，不甚明显（图 12-11）。

性味功效　甘、平。止血，化瘀，通淋。

谷精草 gujingcao

别名　戴星草、文星草、珍珠草、鱼眼草

来源　为谷精草科植物谷精草 *Eriocaulon buergerianum* Koern. 的干燥带花茎的头状花序。

产销　主产江苏、浙江。此外，湖北、安徽、湖南、四川等地亦产。以浙江产者质优。

采收加工　秋季采收，将花序连同花茎拔出，晒干。

性状鉴别　本品头状花序呈半球形，直径 4～5mm。底部有苞片层层紧密排列，苞片淡黄绿色，有光泽，上部边缘密生白色短毛；花序顶部灰白色。揉碎花序，可见多数黑色花药和细小黄绿色未成熟的果实。花茎纤细，长短不一，直径不及 1mm，淡黄绿色，有数条扭曲的棱线。质柔软。气微，味淡。

品质规格　以花序大而紧密、干燥、色灰白、花茎短、无杂质者为佳。

性味功效　辛、甘，平。疏散风热，明目退翳。

西红花 xihonghua

别名 番红花、藏红花。

图 12-12 西红花药材图
1—柱头；2—花柱；3—绒毛状；
4—部分柱头，示脉纹

来源 为鸢尾科植物番红花 *Crocus sativus* L. 的干燥柱头。

产销 主产西班牙、希腊、法国等欧洲南部国家。我国上海、浙江等地有引种栽培。我国各地均销。

采收加工 开花期的晴天早晨采收花朵，摘下柱头，通风晾干或于 50～60℃ 烘干，称干红花。

性状鉴别 本品呈线形，三分枝，长约 3cm。暗红色，上部较宽而略扁平，顶端边缘显不整齐的齿状，内侧有一短裂隙，下端有时残留一小段黄色花柱。体轻，质松软，无油润光泽，干燥后质脆易断。气特异，微有刺激性，味微苦（图 12-12）。

品质规格 以色紫红、黄色花柱少、无杂质者为佳。

现为统货。有进口听装、散装，国产生晒盒装。

显微鉴别 粉末橙红色。表皮细胞表面观长条形，壁薄，微弯曲，有的外壁凸出呈乳头状或绒毛状，表面隐约可见纤细纹理。柱头顶端表皮细胞绒毛状，直径 26～56μm，表面有稀疏纹理。草酸钙结晶聚集于薄壁细胞中，呈颗粒状、圆簇状、梭形或类方形，直径 2～14μm（图 12-13）。

图 12-13 西红花粉末图
1—花粉粒（放大）；2—表皮细胞；3—柱头顶端表皮细胞及绒毛状细胞；4—导管；5—草酸钙结晶

成分 含西红花苷Ⅰ、西红花苷Ⅱ、西红花酸及挥发油等。

理化鉴别 ①取本品浸水中，可见呈橙黄色直线下降，并逐渐扩散，柱头呈喇叭状，有短缝；水被染成黄色，无沉淀，无油状物漂浮；在短时间内，用针拨之（或棒搅之）不易碎。②取本品少量，置白瓷板上，加硫酸1滴，酸液显蓝色经紫色缓缓变为红褐色或棕色。③取吸光度项下的溶液，照紫外-可见分光光度法（附录ⅤA），在458nm的波长处测定吸光度，458nm与432nm波长处的吸光度的比值应为0.85～0.90。④取本品粉末20mg，加甲醇1mL，超声处理10min，放置使澄清，取上清液作为供试品溶液。另取西红花对照药材20mg，同法制成对照药材溶液。照薄层色谱法（附录ⅥB）试验，吸取上述两种溶液各3～5μL，分别点于同一硅胶G薄层板上，以乙酸乙酯-甲醇-水（100∶16.5∶13.5）为展开剂，展开，取出，晾干，分别置日光和紫外光灯（365nm）下检视。供试品色谱中，在与对照药材色谱相应的位置上，显相同颜色的斑点或荧光斑点（避光操作）。

性味功效 甘，平。活血化瘀，凉血解毒，解郁安神。

附注 本品近年来一直供不应求，价格昂贵，伪品或掺伪较多，应注意鉴别。①用莲须或金针菜冒充者，均为红色，无黄色部分，用水浸泡，水被染成红色，呈条片状或丝状，而非喇叭状。②用印度西朗草苗冒充者，其条粗硬，不呈细线形，色紫红，无光泽。③用化学纸浆做成丝状，外包一层淀粉，经染色并加少许油质冒充者，浸在水中不成喇叭状，加碘液可变成蓝色。④掺有合成染料或其他色素，则水溶液常呈红色或橙黄色，而非黄色。⑤淀粉及糊精等的掺伪，可用碘试液检识。⑥若有矿物油或植物油掺杂，则在纸上留有油渍。⑦若有甘油、硝酸铵等水溶性物质掺杂，则水溶性浸出物含量增高；掺杂不挥发性盐类，则灰分含量增高。

实训一　花类药材的性状鉴别

一、实训步骤

1. 看形状
2. 量大小
3. 观色泽
4. 查表面
5. 验质地
6. 看断面
7. 嗅气
8. 尝味
9. 水试

二、实训要求

1. 熟练掌握性状鉴别方法
2. 掌握花类药材的性状特征

三、教学效果评价

本实训的教学效果评价见表12-1。

表 12-1　教学效果评价表

实训名称	花类药材的性状鉴别		时间	3min	姓名		总得分	
序号	药材正名	科名	序号		药材正名		科名	
1			6					
2			7					
3			8					
4			9					
5			10					

评分标准:药名错误,一味扣 10 分;写别名,适当扣分。科名错误,一味扣 5 分

实训二　丁香、金银花、红花的显微鉴别

一、丁香的显微鉴别

(一)实训步骤

1. 用水合氯醛试液热装法制片。按前述大黄的显微鉴别,用水合氯醛试液热装法制片步骤,将大黄粉末换成丁香粉末。

2. 显微镜的使用、镜检等步骤方法同前述大黄的显微鉴别。

(二)实训要求

1. 熟悉丁香的显微鉴别特征。纤维梭形,顶端钝圆,壁较厚。花粉粒多,极面观三角形,赤道表面观双凸镜形,具 3 副合沟。草酸钙簇晶众多,直径 $4\sim26\mu m$,存在于较小的薄壁细胞中。油室多破碎,分泌细胞界限不清,内含黄色油状物。

2. 其余实训要求同厚朴的显微鉴别。

二、金银花的显微鉴别

(一)实训步骤

1. 用水合氯醛试液热装法制片。按前述大黄的显微鉴别,用水合氯醛试液热装法制片步骤,将大黄粉末换成金银花粉末。

2. 显微镜的使用、镜检等步骤方法同前述大黄的显微鉴别。

(二)实训要求

1. 熟悉金银花的显微鉴别特征。腺毛有两种,一种头部呈倒圆锥形,顶端平坦,侧面观 10～33 个细胞,柄部 2～5 个细胞;另一种头部近圆形或扁圆形,侧面观 4～20 个细胞,柄部 2～4 个细胞。非腺毛单细胞,有两种,一种长而弯曲,壁薄,表面有微细疣状突起;另一种较短,壁稍厚,具壁疣,有的具单螺旋或双螺旋。花粉粒多,黄色,球形,外壁有细刺状突起,具 3 个萌发孔。柱头顶端表皮细胞呈绒毛状。薄壁细胞中含细小草酸钙簇晶。

2. 其余实训要求同厚朴的显微鉴别。

三、红花的显微鉴别

（一）实训步骤

1. 用水合氯醛试液热装法制片。按前述大黄的显微鉴别，用水合氯醛试液热装法制片步骤，将大黄粉末换成红花粉末。

2. 显微镜的使用、镜检等步骤方法同前述大黄的显微鉴别。

（二）实训要求

1. 熟悉红花的显微鉴别特征。花冠、花丝、柱头碎片多见，有长管状分泌细胞，常位于导管旁，直径约至 $66\mu m$，内含黄棕色至红棕色分泌物。花冠裂片顶端表皮细胞外壁突起呈短绒毛状。柱头和花柱上部表皮细胞分化成圆锥形单细胞毛，先端尖或稍钝。花粉粒类圆形、椭圆形或橄榄形，直径约至 $60\mu m$，外壁有齿状突起，萌发孔 3 个。草酸钙方晶存在于薄壁细胞中，直径 $2\sim6\mu m$。

2. 其余实训要求同厚朴的显微鉴别。

四、教学效果评价

本实训的教学效果评价见表 12-2。

表 12-2　教学效果评价表

实训名称	花类药材的显微鉴别		时间	22min	姓名		总得分	
序号	药材正名(40分)		显微鉴别特征(30分)					
1								
2								
制片方法(12.5分)			显微镜使用方法(12.5分)			实训过程与步骤(5分)		
评分标准：药名错误,一味扣 20 分；写别名,适当扣分。显微特征不全面或错误,一味在 15 分之内适当扣分。制片方法不全面或错误,在 12.5 分之内适当扣分。显微镜使用方法不全面或错误,在 12.5 分之内适当扣分。实训过程与步骤不全面或错误,在 5 分之内适当扣分								

实训三　丁香的理化鉴别

一、实训步骤

（1）供试品溶液的制备　取本品粉末 0.5g，加乙醚 5mL，振摇数分钟，滤过，取滤液，即得。

（2）对照品溶液的制备　取丁香酚对照品，加乙醚制成每 1mL 含 $16\mu L$ 的溶液，即得。

（3）薄层色谱试验　吸取上述两种溶液各 $5\mu L$，分别点于同一硅胶 G 薄层板上，以石油醚（60～90℃）-乙酸乙酯（9：1）为展开剂，展开，取出，晾干，喷以 5% 香草醛硫酸溶液，在 105 ℃ 加热至斑点显色清晰。

（4）结果判断　供试品色谱中，在与对照品色谱相应的位置上，应显相同颜色的斑点。

二、实训要求

1. 熟悉丁香的理化鉴别特征

2. 熟悉丁香的理化鉴别方法步骤

三、教学效果评价

本实训的教学效果评价见表12-3。

表 12-3　教学效果评价表

实训名称		丁香的理化鉴别		姓名		总得分	
鉴别真伪 （40分）	正品		显微鉴别特征（30分）				
	伪品或掺 伪品						
操作方法步骤（30分）							
评分标准：鉴别真伪，请在正品与伪品或掺伪品后打√选择，选择错误，扣40分。理化鉴别特征不全面或错误，在30分之内适当扣分。操作方法步骤不全面或错误，在30分之内适当扣分							

模块十三　果实和种子类药材

目标及任务要求

1. 掌握性状鉴别方法，能熟练运用性状鉴别方法鉴别果实和种子类药材的真、伪、优、劣。
2. 熟悉显微鉴别方法，能运用显微鉴别方法鉴别果实和种子类药材的真、伪。
3. 掌握果实和种子类药材的来源、性状鉴别特征、规格。
4. 掌握果实和种子类药材的道地产地，熟悉其主产地。
5. 了解果实和种子类药材的采收加工、功效。

项目一　果实和种子类药材概述

果实和种子是植物体的两种不同器官，在商品药材中往往没有严格分开，大多是果实和种子一同入药，如山楂、五味子等；有的是以果实储存，临用时再除去果皮以种子入药，如砂仁。这两类中药材关系密切，所以共列入本章叙述。

一、果实和种子类药材的性状鉴别

（一）果实类中药

果实类中药的药用部位通常采用完全成熟或近成熟的果实，如五味子；少数为幼果，如枳实；大多采用完整的果实，如山楂；有的采用部分果皮或全部果皮，如陈皮；有的采用带有部分果皮的果柄，如甜瓜蒂；有的采用中果皮部分的维管束组织，如丝瓜络；也有的采用果实上的宿萼，如柿蒂；还有的采用整个果穗，如荜茇。

果实类中药的鉴别应注意观察其形状、大小、颜色、顶端、基部、表面、质地、破断面及气味等。完整的果实多呈圆球形或扁球形，顶端有花柱残基，下部有果柄或果柄脱落的痕迹；有的带有宿存的花被，如地肤子。果实类中药表面大多有皱纹，如木瓜；有的具毛茸；有的可见凹下的油点，如青皮；有的有光泽或被粉霜；一些伞形科植物的果实，表面具有隆起的棱线，如小茴香、蛇床子。有的果实具有纵直棱角，如使君子。还应注意果实内种子的数目、生长的部位、形状、大小、色泽、表面特征等。

（二）种子类中药

种子类中药的药用部位为成熟种子，多数为完整的种子，少数为种子的一部分。如用种皮的绿豆衣；用假种皮的龙眼肉；用种仁的肉豆蔻；用胚的莲子心；甚至用发了芽的种子，如大豆黄卷；极少数为种子加工品，如淡豆豉。

种子类中药的性状鉴别主要注意观察种子的形状、大小、颜色、表面纹理、种脐、合点和种脊的位置、形态、质地、纵横剖面以及气味等。形状大多呈圆球形、类圆球形或扁圆球形等，少数种子呈线形、纺锤形或心形。表面常有各种纹理，如蓖麻子带有色泽鲜艳的花纹；马钱子的表面具毛茸。种子表面常有种脐、合点和种脊，少数种子有种阜存在，如蓖麻子、巴豆等。剥去种皮可见种仁部分，有的种子具发达的胚乳，如马钱子；无胚乳的种子，则子叶特别肥厚，如苦杏仁；胚大多直立，少数弯曲，如王不留行、青葙子等。种子因来源不同，其子叶的数目也有所不同，单子叶植物种子的子叶常为 1 枚，双子叶植物种子的子叶为 2 枚，可作为种子类中药鉴别的依据。有的种子水浸后种皮显黏液，如葶苈子、车前子；也有的种子水浸后种皮呈龟裂状，如牵牛子。

二、果实和种子类药材的显微鉴别

果实类中药由果皮和种子两部分组成。

（一）果皮
果皮的构造包括外果皮、中果皮、内果皮三部分。

（1）外果皮　相当于叶的下表皮。通常为一列表皮细胞，外被角质层。有的具有毛茸，多数为非腺毛，少数具腺毛，如吴茱萸；有的具腺鳞，如蔓荆子；有的表皮细胞间嵌有油细胞，如五味子；有的表皮细胞中含有色物质或色素，如花椒。

（2）中果皮　相当于叶肉组织。大多由薄壁细胞组成，有的可见维管束、石细胞、油细胞、油室或油管等存在。

（3）内果皮　相当于叶的上表皮。大多由 1 列薄壁细胞组成，也有的内果皮细胞全为石细胞，如胡椒；有些核果的内果皮，则由多层石细胞组成；伞形科植物的果实常见"镶嵌细胞"，即以 5～8 个狭长的薄壁细胞互相并列为一群，各群以斜角联合呈镶嵌状。

（二）种子
种子包括种皮、胚乳、胚三部分。

1. 种皮

种子类中药的显微鉴别特征主要在种皮，因为种皮的构造因植物种类而不同，最具有鉴定意义。种皮常由下列一种或数种组织组成。

（1）表皮层　多数种子的种皮表皮细胞由 1 列薄壁细胞组成。有的部分表皮细胞形成非腺毛，如牵牛子；有的表皮细胞成为狭长的栅状细胞，其细胞壁常有不同程度的木化增厚，如青葙子、赤小豆；有的表皮细胞中单独或成群地散列着石细胞，如苦杏仁、桃仁；有的表皮层全由石细胞组成，如天仙子；有的表皮细胞中含有色素，如牵牛子；有的表皮细胞中有黏液质，如车前子。

（2）栅状细胞层　由 1 列或 2～3 列狭长的细胞排列而成，壁多木化增厚，如决明子。

（3）色素层　具有颜色的种子，除表皮层可含色素物质外，内层细胞或者内种皮细胞中也可含色素物质，如白豆蔻等。

（4）油细胞层　有的种子的表皮层下有一层含挥发油的油细胞层，如白豆蔻、砂仁等。

（5）石细胞　有的种子表皮的内层几乎全由石细胞组成，如瓜蒌仁；或内种皮为石细胞层，如白豆蔻。

（6）营养层　多数种子的种皮中常有数列贮有淀粉粒的薄壁细胞，称为营养层。

2. 胚乳

分为内胚乳和外胚乳。由薄壁细胞组成，细胞中贮藏有大量脂肪油和糊粉粒。糊粉粒是种子中贮藏的颗粒状的蛋白质，植物器官中只有种子含有糊粉粒，因此，糊粉粒是鉴别种子类粉末中药的重要标志，观察时应注意糊粉粒的形状、大小及构造。

3. 胚

包括胚根、胚茎、胚芽及子叶四部分。

三、果实和种子类药材的品质

果实和种子类中药，合格品一般要求为身干、无非入药部位、无泥沙杂质、无虫蛀霉变。以粒大色泽正常、气味浓厚者为佳。

项目二　果实和种子类药材

白果 baiguo

别名　银杏

来源　为银杏科植物银杏 *Ginkgo biloba* L. 的干燥成熟种子。

产销　主产广西、四川、河南、山东、湖北、江西等地。销往全国各地，并有出口。

采收加工　10～11月种子成熟时采收，除去肉质外种皮，洗净，稍蒸或略煮后，烘干。

性状鉴别　略呈椭圆形，一端稍尖，另端钝，长 1.5～2.5cm，宽 1～2cm，厚约 1cm。表面黄白色或淡棕黄色，平滑，具 2～3 条棱线。中种皮（壳）骨质，坚硬。内种皮膜质，种仁宽卵球形或椭圆形，一端淡棕色，另一端金黄色，横断面外层黄色，胶质样，内层淡黄色或淡绿色，粉性，中间有空隙。气微，味甘、微苦（图 13-1）。

品质规格　以身干，粒大，色白，种仁肥实、色黄绿、粉性足者为佳，习惯认为江西所产为佳。商品按大小分 1～3 等。

图 13-1　白果药材图

性味功效　甘、苦、涩，平；有毒。敛肺定喘，止带缩尿。生食有毒。

榧子 feizi

别名　香榧、玉榧

来源　为红豆杉科植物榧 *Torreya grandis* Fort. 的干燥成熟种子。

产销　主产浙江，销往全国并出口。湖北、江苏、安徽、湖南、江西、福建等地亦产，

图 13-2 榧子药材图

多自产自销。

采收加工 11 月左右种子成熟时采收，除去肉质假种皮，洗净，晒干。

性状鉴别 呈卵圆形或长卵圆形，长 2～3.5cm，直径 1.3～2cm。表面灰黄色或淡黄棕色，有纵皱纹，一端钝圆，可见椭圆形的种脐，另端稍尖。种皮质硬，厚约 1mm。种仁表面皱缩，外胚乳灰褐色，膜质；内胚乳黄白色，肥大，富油性。气微，味微甜而涩（图 13-2）。

品质规格 以个大，壳薄，种仁黄白色、不泛油，不破碎者为佳。商品分木榧和香榧两种：木榧形圆而大，味苦涩；香榧形尖长而小，味香不涩。

性味功效 甘，平。杀虫消积，润肺止咳，润燥通便。

胡椒 hujiao

别名 古月

来源 为胡椒科植物胡椒 *Piper nigrum* L. 的干燥近成熟或成熟果实。

产销 主产印度、印度尼西亚、马来西亚、泰国、越南等热带国家。过去多进口，我国福建、台湾、广东、海南、广西、云南等地有引种栽培，除满足国内使用外，尚有少量出口。

采收加工 10 月至次年 4 月果实呈暗绿色时采收，晒干，为黑胡椒；果实变红时采收，用水浸渍数日，擦去果肉，晒干，为白胡椒。

性状鉴别 （1）黑胡椒 呈球形，直径 3.5～5mm。表面黑褐色，具隆起的网状皱纹，顶端有细小花柱残迹，基部有自果轴脱落的瘢痕。质硬，外果皮可剥离，内果皮灰白色或淡黄色。断面黄白色，粉性，中有小空隙。气芳香，味辛辣。

（2）白胡椒 表面灰白色或淡黄白色，平滑，顶端与基部间有多数浅色线状条纹。

品质规格 黑胡椒以粒大、饱满、色黑、皮皱、气味强烈者为佳。白胡椒以粒大、个圆、坚实、色白、气味强烈者为佳。胡椒商品不分等级，均为统货。习惯认为白胡椒优于黑胡椒。

性味功效 辛，热。温中散寒，下气，消痰。

荜茇 bibo

别名 荜拔、蛤蒌、鼠尾

来源 为胡椒科植物荜茇 *Piper longum* L. 的干燥近成熟或成熟果穗。

产销 产于印度尼西亚、菲律宾、越南、印度、尼泊尔、斯里兰卡。多从国外进口，我国云南省有野生，现已栽培，主产云南、广东，销往全国各地。

采收加工 9～10 月间，果穗由绿变黑时采收，除去杂质，晒干。

性状鉴别 呈圆柱形，稍弯曲，由多数小浆果集合而成，长 1.5～3.5cm，直径 0.3～

图 13-3 荜茇药材图

0.5cm。表面黑褐色或棕色，有斜向排列整齐的小突起，基部有果穗梗残存或脱落。质硬而脆，易折断，断面不整齐，颗粒状。小浆果球形，直径约 0.1cm。有胡椒样香气，味辛辣（图 13-3）。

品质规格　以肥大、饱满、色黑褐、气味浓者为佳。荜茇商品不分等级，均为统货。

性味功效　辛，热。温中散寒，下气止痛。

火麻仁 huomaren

别名　大麻仁、麻子

来源　为桑科植物大麻 *Cannabis sativa* L. 的干燥成熟种子。

产销　全国各地均产，以山东、浙江、河北、东北及江苏为多。销往全国各地。

采收加工　8～9 月果实成熟时采收，除去杂质，晒干。

性状鉴别　呈卵圆形，长 4～5.5mm，直径 2.5～4mm。表面灰绿色或灰黄色，有微细的白色或棕色网纹，两边有棱，顶端略尖，基部有圆形果梗痕。果皮薄而脆，易破碎。种皮绿色，子叶 2 枚，乳白色，富油性。气微，味淡（图 13-4）。

图 13-4　火麻仁药材图

品质规格　以颗粒饱满、种仁色乳白者为佳。规格常为统货，分江苏、浙江统装等。

性味功效　甘，平。润肠通便。

马兜铃 madouling

别名　斗铃

来源　为马兜铃科植物北马兜铃 *Aristolochia contorta* Bge. 或马兜铃 *Aristolochia debilis* Sieb. et Zucc. 的干燥成熟果实。前者称为"北马兜铃"，后者称为"南马兜铃"。

产销　北马兜铃主产于我国黄河以北地区，销往全国各地。马兜铃主产于浙江、江苏、安徽、湖南等地，销往黄河以南地区。

采收加工　9～10 月果实由绿变黄时采收，干燥。采收时间要适宜，过早干后皱缩，过晚则果实颜色灰白，易开裂。

性状鉴别　呈卵圆形，长 3～7cm，直径 2～4cm。表面黄绿色、灰绿色或棕褐色，有纵棱线 12 条，棱线间有多数横向平行的细脉纹。顶端平钝，基部有细长果梗。果皮轻而脆，易裂为 6 瓣，果梗也分裂为 6 条，线状。果皮内表面平滑而有光泽。果实分 6 室，每室种子多数，平叠整齐排列。种子扁平而薄，钝三角形或扇形，边缘有翅，淡棕色。气特异，味微苦（图 13-5）。

图 13-5　马兜铃药材图

品质规格　以个大、黄绿色、不破

裂者为佳。商品分北马兜铃和南马兜铃，均不分等，为统货。

性味功效 苦，微寒。清肺降气，止咳平喘，清肠消痔。

地肤子 difuzi

别名 扫帚子

来源 为藜科植物地肤 *Kochia scoparia* (L.) Schrad. 的干燥成熟果实。

产销 主产河北、河南、山东、江苏等省。销往全国各地。

采收加工 秋季果实成熟时采收植株，晒干，打下果实，除去杂质。

性状鉴别 呈扁球状五角星形，直径 1～3mm。外被宿存花被，表面灰绿色或浅棕色，周围具膜质小翅 5 枚，背面中心有微突起的点状果梗痕及放射状脉纹 5～l0 条；剥离花被，可见膜质果皮，半透明。种子扁卵形，黑色。气微，味微苦。

品质规格 以饱满、色灰绿者为佳。商品常为统货。

性味功效 辛、苦，寒。清热利湿，祛风止痒。

青葙子 qingxiangzi

图 13-6 青葙子药材图

来源 为苋科植物青葙 *Celosia argentea* L. 的干燥成熟种子。

产销 全国各地均产。多自产自销。

采收加工 秋季果实成熟时采割植株或摘取果穗，晒干，收集种子，除去杂质。

性状鉴别 呈扁圆形，少数呈圆肾形，直径 1～1.5mm。表面红黑色或黑色，光亮，中间微隆起，侧边微凹处有种脐。种皮薄而脆。气微，味淡（图13-6）。

品质规格 以饱满、色黑、光亮者为佳。商品一般为统货。

性味功效 苦，微寒。清肝泻火，明目退翳。

王不留行 wangbuliuxing

别名 奶米、王不留

来源 为石竹科植物麦蓝菜 *Vaccaria segetalis* (Neck.) Garcke 的干燥成熟种子。

产销 主产于河北、山东、辽宁、黑龙江等地，以河北省产量最大，主销天津、北京、上海，并有出口。其他地区均自产自销。

采收加工 6～7 月果实成熟、果皮尚未开裂时采割植株，晒干，打下种子，除去杂质，再晒干。

性状鉴别 呈球形，直径约 2mm。表面黑色，偶有红棕色，略有光泽，有细密颗粒状突起，一侧有纵凹沟 1 条。质硬。胚乳白色，胚弯曲成环，子叶 2 枚。气微，味微涩、苦（图13-7）。

品质规格 以饱满、色黑者为佳。商品为统货。习惯认为产于河北邢台者质优。

图 13-7 王不留行药材图

性味功效 苦，平。活血通经，下乳消肿，利尿通淋。

莲子 lianzi（附：石莲子、莲子心、莲须、莲房、荷叶、藕节、荷梗）

来源 为睡莲科植物莲 *Nelumbo nucifera* Gaertn. 的干燥成熟种子。

产销 主产于湖南、福建、浙江等地。产湖南者称"湘莲"，产福建者称"建莲"，产浙江、江苏者为"湖莲"。销往全国各地。

采收加工 秋季果实成熟时采割莲房，取出果实，除去果皮，干燥。

性状鉴别 略呈椭圆形或类球形，长1.2~1.8cm，直径0.8~1.4cm。表面浅黄棕色至红棕色，有细纵纹和较宽的脉纹。一端中心有深棕色呈乳头状突起，多有裂口，其周边略下陷。质硬，种皮薄，不易剥离。黄白色子叶2枚，肥厚，中有空隙，具绿色莲子心。气微，味甘、微涩；莲子心味苦（图13-8）。

品质规格 以个大、饱满者为佳。

商品有红莲与白莲之分，未去种皮者为红莲，去种皮者为白莲。按产地不同分为"湘莲"、"建莲"、"湖莲"。以建莲为优。

图13-8 莲子药材图

性味功效 甘、涩，平。补脾止泻，止带，益肾涩精，养心安神。

附 ①石莲子：为睡莲科植物莲 *Nelumbo nucifera* Gaertn. 的干燥成熟果实。椭圆形，两端略尖，长1.5~2cm，直径0.8~1.3cm。表面灰棕色至黑棕色，平滑，有白色粉霜，先端有圆孔状柱迹或有残留柱基，基部有果柄痕。质坚硬，不易破开，破开后内有1颗种子，卵形，种皮黄棕或红棕色，不易剥离，子叶2枚，淡黄白色，粉性，中心有一暗绿色的莲子心。气微，味微甘，胚芽苦。功效：清湿热，开胃进食，清心宁神，涩精止泻。

② 莲子心：为睡莲科植物莲 *Nelumbo nucifera* Gaertn. 的成熟种子中的干燥幼叶及胚根。略呈细圆柱形，幼叶绿色，一长一短，卷成箭形，先端向下反折。胚根圆柱形，黄白色。质脆，易折断。气微，味苦。功效：清心安神，交通心肾，涩精止血。

③ 莲须：为睡莲科植物莲 *Nelumbo nucifera* Gaertn. 的干燥雄蕊。呈线形。花药淡黄色或棕黄色。花丝纤细，稍弯曲，淡紫色。气微香，味涩。功效：固肾涩精。

④ 莲房：为睡莲科植物莲 *Nelumbo nucifera* Gaertn. 的干燥花托。呈倒圆锥状或漏斗状，表面灰棕色至紫棕色，具细纵纹和皱纹，顶面有多数圆形孔穴，基部有花梗残基。质疏松，破碎面海绵样，棕色。气微，味微涩。功效：化瘀止血。

⑤ 荷叶：为睡莲科植物莲 *Nelumbo nucifera* Gaertn. 的干燥叶。呈半圆形或折扇形，展开后呈类圆形，全缘或稍呈波状。上表面深绿色或黄绿色，较粗糙；下表面淡灰棕色，较光滑，有粗脉21~22条，自中心向四周射出；中心有突起的叶柄残基。质脆，易破碎。功效：清暑化湿，升发清阳，凉血止血。

⑥ 藕节：为睡莲科植物莲 *Nelumbo nucifera* Gaertn. 的干燥根茎节部。呈短圆柱形，中部稍膨大。表面灰黄色至灰棕色，有残存的须根及须根痕，偶见暗红棕色的鳞叶残基。质硬，断面有多数类圆形的孔。气微，味微甘、涩。功效：收敛止血，化瘀。

⑦ 荷梗：为睡莲科植物莲 *Nelumbo nucifera* Gaertn. 的叶柄或花柄。近圆柱形，表面

棕黄或黄褐色，有数条深浅不等的纵沟和细小的刺状突起。体轻质脆，易折断，断面有大小不等的孔道。气微，味淡。功效：清热解暑，理气化湿。

芡实 qianshi

别名 鸡头米

图 13-9 芡实药材图

来源 为睡莲科植物芡 *Euryale feror Salisb.* 的干燥成熟种仁。

产销 主产山东、江苏、湖南、湖北，销往全国并有出口。此外，福建、河北、河南、江西、浙江、广东、四川等地亦产，多自产自销。

采收加工 秋末冬初采收成熟果实，除去果皮，取出种子，洗净，再除去硬壳（外种皮），晒干。

性状鉴别 呈类球形，多破碎，完整者直径 5～8mm。表面有棕红色内种皮，一端黄白色，约占全体 1/3，有凹点状的种脐痕，除去内种皮显白色。质较硬，断面白色，粉性。气微，味淡（图 13-9）。

品质规格 均以完整、饱满、断面色白、粉性足者为佳。商品分北芡实、南芡实，药用以南芡实为佳。

性味功效 甘、涩，平。益肾固精，补脾止泻，除湿止带。

五味子 wuweizi

别名 北五味、辽五味

来源 为木兰科植物五味子 *Schisandra chinensis* （Turcz.）Baill. 的干燥成熟果实。习称"北五味子"。

产销 主产于黑龙江、辽宁、吉林、河北等地。销往全国各地，并有出口。

采收加工 秋季果实成熟时采摘，晒干或蒸后晒干，除去果梗和杂质。

性状鉴别 呈不规则的球形或扁球形，直径 5～8mm。表面红色、紫红色或暗红色，皱缩，显油润；有的表面呈黑红色或出现"白霜"。果肉柔软，种子 1～2 枚，肾形，表面棕黄色，有光泽，种皮薄而脆。果肉气微，味酸；种子破碎后，有香气，味辛、微苦（图 13-10）。

品质规格 以粒大、肉厚、色紫红、有油润光泽者为佳。以辽宁产者油性大、紫红色、肉厚、味浓为最佳，故有"辽五味"之称。以其粒度、色泽分为一、二等。一等：表面紫红色或红褐色，肉厚。干瘪粒不超过 2%。二等：表面黑红色、暗红色或淡红色，肉较薄。干瘪粒不超过 20%。

显微鉴别 横切面：①外果皮为 1 列方形或

图 13-10 五味子药材图

长方形细胞，壁稍厚，外被角质层，散有油细胞；中果皮薄壁细胞10余列，含淀粉粒，散有小型外韧型维管束；内果皮为1列小方形薄壁细胞。②种皮最外层为1列径向延长的石细胞，壁厚，纹孔和孔沟细密；其下为数列类圆形、三角形或多角形石细胞，纹孔较大；石细胞层下为数列薄壁细胞。种脊部位有维管束；油细胞层为1列长方形细胞，含棕黄色油滴；再下为3～5列小形细胞；种皮内表皮为1列小细胞，壁稍厚，胚乳细胞含脂肪油滴及糊粉粒（图13-11）。

粉末：暗紫色。①种皮表皮石细胞表面观呈多角形或长多角形，直径18～50μm，壁厚，孔沟极细密，胞腔内含深棕色物。②种皮内层石细胞呈多角形、类圆形或不规则形，直径约至83μm，壁稍厚，纹孔较大。③果皮表皮细胞表面观类多角形，垂周壁略呈连珠状增厚，表面有角质线纹；表皮中散有油细胞。④中果皮细胞皱缩，含暗棕色物，并含淀粉粒。⑤胚乳碎片细胞多角形，内含脂肪油及糊粉粒。⑥淀粉粒类圆形或多角形，可见脐点，偶有复粒（图13-12）。

性味功效 酸、甘，温。收敛固涩，益气生津，补肾宁心。

图13-11　五味子横切面详图

1—外果皮；2—中果皮；3—维管束；4—中果
皮薄壁细胞；5—内果皮；6—种皮石细胞；
7—纤维束；8—种脊维管束；9—油细胞；
10—薄壁细胞；11—种皮内表皮细胞；12—胚乳

图13-12　五味子粉末图

1—果皮表皮细胞和油细胞；2—种皮外层石细胞；
3—种皮内层石细胞；4—胚乳细胞

附注 南五味子 为木兰科植物华中五味子 *Schisandra sphenanthera* Rehd. et Wils. 的干燥成熟果实。呈球形或扁球形，直径 4～6mm。表面棕红色至暗棕色，干瘪，皱缩，果肉常紧贴于种子上。功效同五味子。

八角茴香 bajiaohuixiang

别名 大料、大茴

来源 为木兰科植物八角茴香 *Illicium verum* Hook. f. 的干燥成熟果实。

产销 主产于广西、广东、云南。销往全国各地，并有出口。

采收加工 秋、冬两季果实由绿变黄时采摘，置沸水中略烫后干燥或直接干燥。

图 13-13　八角茴香药材图

性状鉴别 为聚合果，多由 8 个蓇葖果组成，放射状排列于中轴上。蓇葖果长 1～2cm，宽 0.3～0.5cm，高 0.6～1cm；外表面红棕色，有不规则皱纹，顶端呈鸟喙状，上侧多开裂；内表面淡棕色，平滑，有光泽；质硬而脆。果梗长 3～4cm，着生于果实基部中央，弯曲，常脱落。每个蓇葖果内有种子 1 粒，扁卵圆形，长约 6mm，红棕色或黄棕色，光亮，尖端有种脐；胚乳白色，富油性。气芳香，味辛、甜（图 13-13）。

品质规格 以个大、色红、油性大、香气浓者为佳。历史上分南宁八角、北海八角，现商品不分规格，均为统货。

性味功效 辛，温。温阳散寒，理气止痛。

肉豆蔻 roudoukou

别名 肉果、玉果

来源 为肉豆蔻科植物肉豆蔻 *Myristica fragrans* Houtt. 的干燥种仁。

产销 主产于马来西亚、印度尼西亚及新加坡等地。销往世界各国。

采收加工 4～6 月及 11～12 月各采一次。早晨摘取成熟果实，剖开果皮，剥去假种皮，再敲去壳状的种皮，取出种仁，低温烘干。

性状鉴别 呈卵圆形或椭圆形，长 2～3cm，直径 1.5～2.5cm。表面灰棕色或灰黄色，有时外被白粉（石灰粉末）。全体有浅色纵行沟纹和不规则网状沟纹。种脐位于宽端，呈浅色圆形突起，合点微凹陷。有连接两端的纵沟状种脊。质坚，断面显棕黄色相杂的大理石花纹，富油性。气香浓烈，味辛（图 13-14）。

显微鉴别 横切面：①外层外胚乳组织由 10 余列扁平皱缩细胞组成，内含棕色物，偶见小方晶。②错入组织有小维管束，暗棕色的外胚乳深入于浅黄色的内胚乳中，形成大理石样花纹，内含多数油细胞。③内胚乳细胞壁薄，类圆形，充满淀粉粒、脂肪油及糊粉粒，内有疏散的浅黄色细胞（图 13-15）。

图 13-14　肉豆蔻药材图

图 13-15 肉豆蔻横切面简图

1—外层外胚乳；2—内层外胚乳；3—维管束；4—油细胞；5—内胚乳

品质规格 以个大、质坚实、表面光滑、油性足、香气浓郁者为佳。商品多分为 1～2 等及统装等规格。

性味功效 辛，温。温中行气，涩肠止泻。

荜澄茄 bichengqie

别名 山苍子、山鸡椒

来源 为樟科植物山鸡椒 *Litsea cubeba* （Lour.）Pers. 的干燥成熟果实。

产销 主产于广西、浙江、四川，此外，广东、贵州、云南等地亦产。多自产自销。

采收加工 秋季果实成熟时采收，除去杂质，晒干。

性状鉴别 呈类球形，直径 4～6mm。表面棕褐色至黑褐色，有网状皱纹。基部偶有宿萼和细果梗。除去外皮可见硬脆的果核，种子 1 枚，子叶 2 枚，黄棕色，富油性。气芳香，味稍辣而微苦（图 13-16）。

图 13-16 荜澄茄药材图

品质规格 以粒大、油性足、香气浓者为佳。以广西桂林所产为佳。商品为统货。

性味功效 辛，温。温中散寒，行气止痛。

葶苈子 tinglizi

来源 为十字花科植物播娘蒿 *Descurainia sophia* （L.）Webb. ex Prantl. 或独行菜 *Lepidium apetalum* Willd. 的干燥成熟种子。前者习称"南葶苈子"，后者习称"北葶苈子"。

产销 南葶苈子主产江苏、山东，此外，河南、山西、陕西、浙江等地亦产，主销华东和中南地区。北葶苈子主产河北、辽宁、内蒙古，此外，吉林、山西、甘肃亦产，主销东北、华北、西北、西南地区。

图 13-17　葶苈子药材图

采收加工　夏季果实成熟时采割植株，晒干，搓出种子，除去杂质。

性状鉴别　（1）南葶苈子　呈长圆形略扁，长 0.8～1.2mm，宽约 0.5mm。表面棕色或红棕色，微有光泽，具纵沟 2 条，其中 1 条较明显。一端钝圆，另端微凹或较平截，种脐类白色，位于凹入端或平截处。气微，味微辛、苦，略带黏性。

（2）北葶苈子　呈扁卵形，长 1～1.5mm，宽 0.5～1mm。一端钝圆，另端尖而微凹，种脐位于凹入端。味微辛辣，黏性较强（图 13-17）。

品质规格　以饱满、表面红棕色、有光泽、黏性较强者为佳。商品分为北葶苈子和南葶苈子两种，不分等级，均为统货。

性味功效　辛、苦，大寒。泻肺平喘，行水消肿。

芥子 jiezi

来源　为十字花科植物白芥 *Sinapis alba* L. 或芥 *Brassica juncea*（L.）Czern. et Coss. 的干燥成熟种子。前者习称"白芥子"，后者习称"黄芥子"。

产销　全国各地皆产，以河南、安徽产量最大。白芥子主销华北、东北地区；黄芥子主销华东、华南地区。

采收加工　夏末秋初果实成熟时采割植株，晒干，打下种子，除去杂质。

性状鉴别　（1）白芥子　呈球形，直径 1.5～2.5mm。表面灰白色至淡黄色，具细微的网纹，有明显的点状种脐。种皮薄而脆，破开后内有白色折叠的子叶，有油性。气微，味辛辣。

（2）黄芥子　较小，直径 1～2mm。表面黄色至棕黄色，少数呈暗红棕色。研碎后加水浸湿，则产生辛烈的特异臭气（图 13-18）。

图 13-18　芥子药材图

品质规格　以饱满、大小均匀、味辣者为佳。商品分为白芥子和黄芥子两种，不分等级，均为统货。

性味功效　辛，温。温肺豁痰利气，散结通络止痛。

莱菔子 laifuzi

别名　萝卜子

来源　为十字花科植物萝卜 *Raphanus sativus* L. 的干燥成熟种子。

产销　全国各地均产。以河北、河南、浙江、湖北、四川产量最大。主产地产品销往全国并出口，其余各地自产自销。

采收加工　夏季果实成熟时采割植株，晒干，搓出种子，除去杂质，再晒干。

性状鉴别　呈类卵圆形或椭圆形，稍扁，长2.5～4mm，宽2～3mm。表面黄棕色、红棕色或灰棕色。一端有深棕色圆形种脐，一侧有数条纵沟。种皮薄而脆，子叶2枚，黄白色，有油性。气微，味淡、微苦辛（图13-19）。

品质规格　以颗粒饱满、色红、油性足者为佳。习惯以种子的颜色红者称"红莱菔子"，黄的称"白莱菔子"。亦有统货，分江苏、浙江、山东统装等。

性味功效　辛、甘，平。消食除胀，降气化痰。

图13-19　莱菔子药材图

覆盆子 fupenzi

来源　为蔷薇科植物华东覆盆子 *Rubus chingii* Hu 的干燥果实。

产销　主产浙江、福建、湖北、陕西等地。销往全国各地，并有出口。

采收加工　夏初果实由绿变绿黄时采收，除去梗、叶，置沸水中略烫或略蒸，取出，干燥。

图13-20　覆盆子药材图

性状鉴别　为聚合果，由多数小核果聚合而成，呈圆锥形或扁圆锥形，高0.6～1.3cm，直径0.5～1.2cm。表面黄绿色或淡棕色，顶端钝圆，基部中心凹入。宿萼棕褐色，下有果梗痕。小果易剥落，每个小果呈半月形，背面密被灰白色茸毛，两侧有明显的网纹，腹部有突起的棱线。体轻，质硬。气微，味微酸涩（图13-20）。

品质规格　以个大、饱满、粒整、色灰绿、结实者为佳。以浙江所产者为佳。商品多为统货，也有依据大、小分为两等的。

性味功效　甘、酸，温。益肾固精缩尿，养肝明目。

木瓜 mugua

别名　皱皮木瓜、宣木瓜

来源　为蔷薇科植物贴梗海棠 *Chaenomeles speciosa* (Sweet) Nakai 的干燥近成熟果实。

产销　主产安徽、四川、浙江、湖北等地。多为栽培，以四川产量最大。销往全国各地，并有部分出口。

采收加工　夏、秋两季果实绿黄时采收，置沸水中烫至外皮灰白色，对半纵剖，晒干。

性状鉴别　呈长圆形，多纵剖成两半，长4～9cm，宽2～5cm，厚1～2.5cm。外表面紫红色或红棕色，有不规则的深皱纹；剖面边缘向内卷曲，果肉红棕色，中

图13-21　木瓜药材图

心部分凹陷,棕黄色;种子扁长三角形,多脱落。质坚硬。气微清香,味酸(图13-21)。

品质规格　以个大、皮皱、肉厚、紫红色者为佳。商品不分规格,均为统货。

性味功效　酸,温。舒筋活络,和胃化湿。

山楂 shanzha

别名　山里红、北山楂

来源　为蔷薇科植物山里红 *Crataegus pinnatifida* Bge. var. *major* N. E. Br. 或山楂 *Crataegus pinnatifida* Bge. 的干燥成熟果实。

产销　主产于山东、河南、江苏、浙江等地。销往全国各地。

图 13-22　山楂药材图

采收加工　秋季果实成熟时采收,切片,干燥。

性状鉴别　为圆形片,皱缩不平,直径1～2.5cm,厚0.2～0.4cm。外皮红色,具皱纹,有灰白色小斑点。果肉深黄色至浅棕色。中部横切片具浅黄色果核,但核多脱落而中空。有的片上可见短而细的果梗或花萼残迹。气微清香,味酸、微甜(图13-22)。

品质规格　以片大、皮红、肉厚、核少者为佳。商品为统货。

性味功效　酸、甘,微温。消食健胃,行气散瘀,化浊降脂。

附注　野山楂 *Crataegus cuneata* Sieb. et Zucc. 的干燥成熟果实,作"南山楂"入药。

苦杏仁 kuxingren

别名　杏仁、北杏

来源　为蔷薇科植物山杏 *Prunus armeniaca* L. var. *ansu* Maxim.、西伯利亚杏 *Prunus sibirica* L.、东北杏 *Prunus mandshurica*(Maxim.)Koehne 或杏 *Prunus armeniaca* L. 的干燥成熟种子。

产销　我国大部分地区均产。主产于北方各省,以内蒙古、辽宁、河北、山东产量最大,多为栽培,少野生。销往全国各地,除部分药用外还大量用于食品。亦为我国较重要的出口药材之一。

采收加工　夏季采收成熟果实,除去果肉和核壳,取出种子,晒干。

性状鉴别　呈扁心形,长1～1.9cm,宽0.8～1.5cm,厚0.5～0.8cm。表面黄棕色至深棕色,一端尖,另端钝圆,肥厚,左右不对称,尖端一侧有短线形种脐,圆端合点处向上具多数深棕色的脉纹。种皮薄,子叶2枚,乳白色,富油性。气微,味苦(图13-23)。

品质规格　以粒大、饱满、完整者为佳。以山东所产为优。商品多为统货,少有依大小、饱

图 13-23　苦杏仁药材图

满、色泽不同分为 1～2 等。

性味功效 苦，微温；有小毒。降气止咳平喘，润肠通便。

桃仁 taoren

来源 为蔷薇科植物桃 *Prunus persica*（L.）Batsch 或山桃 *Prunus davidiana*（Carr.）Franch. 的干燥成熟种子。

产销 全国大部分地区均产，主产于四川、云南、河北、山西等地。销往全国各地，也是我国主要出口药材之一。

采收加工 果实成熟后采收，除去果肉和核壳，取出种子，晒干。

性状鉴别 （1）桃仁 呈扁长卵形，长 1.2～1.8cm，宽 0.8～1.2cm，厚 0.2～0.4cm。表面黄棕色至红棕色，密布颗粒状突起。一端尖，中部膨大，另端钝圆稍偏斜，边缘较薄。尖端一侧有短线形种脐，圆端有颜色略深不甚明显的合点，自合点处散出多数纵向维管束。种皮薄，子叶 2 枚，类白色，富油性。气微，味微苦（图 13-24）。

图 13-24　桃仁药材图

（2）山桃仁 呈类卵圆形，较小而肥厚，长约 0.9cm，宽约 0.7cm，厚约 0.5cm。

品质规格 以饱满、种仁白、完整者为佳。商品分为桃仁和山桃仁两种，均为统货。

性味功效 苦、甘，平。活血祛瘀，润肠通便，止咳平喘。

郁李仁 yuliren

别名 李仁、山梅子、小李仁、郁子

来源 为蔷薇科植物欧李 *Prunus humilis* Bge.、郁李 *Prunus japonica* Thunb. 或长柄扁桃 *Prunus pedunculata* Maxim. 的干燥成熟种子。前二种习称"小李仁"，后一种习称"大李仁"。

产销 欧李主产黑龙江、辽宁、河北、山东等省，销往全国各地，并有出口。郁李主产华东及河南、河北、山西等省，销往全国各地。长柄扁桃主产内蒙古，销往全国各地。

采收加工 夏、秋两季采收成熟果实，除去果肉和核壳，取出种子，干燥。

图 13-25　郁李仁药材图

性状鉴别 （1）小李仁 呈卵形，长 5～8mm，直径 3～5mm。表面黄白色或浅棕色，一端尖，另端钝圆。尖端一侧有线形种脐，圆端中央有深色合点，自合点处向上具多条纵向维管束脉纹。种皮薄，子叶 2 枚，乳白色，富油性。气微，味微苦。

（2）大李仁 长 6～10 mm，直径 5～7mm。表面黄棕色（图 13-25）。

品质规格 以饱满、完整、色黄白者为佳。商品有大李仁（每 100g 在 1600 粒以下）和小李仁（每 100g 在 1600 粒以上）两种，均为统货。

性味功效 辛、苦、甘，平。润肠通便，下气利水。

乌梅 wumei

别名　梅实、熏梅

来源　为蔷薇科植物梅 *Prunus mume*（Sieo.）Sieb. et Zucc. 的干燥近成熟果实。

产销　主产四川、浙江、福建、湖南、贵州。以浙江所产质量最好，四川产量最大。销往全国各地。

图 13-26　乌梅药材图

采收加工　夏季果实近成熟时采收，低温烘干后闷至色变黑。

性状鉴别　呈类球形或扁球形，直径 1.5～3cm，表面乌黑色或棕黑色，皱缩不平，基部有圆形果梗痕。果核坚硬，椭圆形，棕黄色，表面有凹点；种子扁卵形，淡黄色。气微，味极酸（图 13-26）。

品质规格　以个大、肉厚、柔润、味极酸者为佳。商品为统货。

性味功效　酸、涩，平。敛肺，涩肠，生津，安蛔。

金樱子 jinyingzi

别名　糖罐子、山石榴

来源　为蔷薇科植物金樱子 *Rosa laevigata* Michx 的干燥成熟果实。

产销　主产于广东、湖南、浙江、江西等地。多自产自销。

采收加工　10～11 月果实成熟变红时采收，撞去毛刺、晒干，即为金樱子。将其剖开，挖去瓤再晒干，即为金樱子肉。

性状鉴别　为花托发育而成的假果，呈倒卵形，略似花瓶。长 2～3.5cm，直径 1～2cm。表面红黄色或红棕色，有突起的棕色小点，系毛刺脱落后的残基。顶端有盘状花萼残基，中央有黄色柱基，下部渐尖。质硬。切开后，花托壁厚 1～2mm，内有多数坚硬的小瘦果，内壁及瘦果均有淡黄色绒毛。气微，味甘、微涩（图 13-27）。

图 13-27　金樱子药材图

品质规格　以个大、色红黄、肉厚、有光泽、去净毛刺者为佳。商品有全樱子和金樱子肉之分。两者均为统货。

性味功效　酸、甘、涩，平。固精缩尿，固崩止带，涩肠止泻。

沙苑子 shayuanzi

别名　潼蒺藜、沙苑蒺藜

来源　为豆科植物扁茎黄芪 *Astragalus complanatus* R. Br. 的干燥成熟种子。

产销　栽培或野生。主产陕西、山西、河北、内蒙古、安徽等地。销往全国各地。

采收加工　秋末冬初果实成熟尚未开裂时采割植株，晒干，打下种子，除去杂质，晒干。

性状鉴别　略呈肾形而稍扁，长 2～2.5mm，宽 1.5～2mm，厚约 1mm。表面光滑，褐绿色或灰褐色，边缘一侧微凹处有圆形种脐。质坚硬，不易破碎。子叶2枚，淡黄色，胚根弯曲。气微，味淡，嚼之有豆腥味。

品质规格 以粒大饱满、绿褐色、洁净者为佳。以产陕西潼关者为优，称潼蒺藜。现行规格标志均为统货，分陕西、山西、河北统装等。

性味功效 甘，温。补肾助阳，固精缩尿，养肝明目。

附注 尚有以下三种植物的种子在不同地区作沙苑子使用，均应列为伪品。

①豆科植物猪屎豆 *Crotalaria pallida* Ait. 的干燥种子。三角状肾形，略扁，长2～2.5mm，宽1.5～2mm。表面浅褐色或黄棕色，光滑，一侧中央有钩状凹陷。质坚硬，不易破碎。气微，味淡。

②锦葵科植物磨盘草 *Abutilon jndicum*（L.）Sweet 的干燥种子。称为"假沙苑子"。三角状肾形，长3.5～4mm，宽3～3.5mm。表面棕褐色或灰棕色，疏被浅灰色尘状细毛，上下两面近中央处有一类圆形浅窝，一侧中央凹陷呈缺刻状。质坚硬，不易破碎。气微，味微涩。

③豆科植物紫云英 *Astragalus sinicus* L. 的干燥种子。长肾形，略扁，长2.5～3.5mm，宽2～2.5mm。表面红棕或绿黄色，一侧中央凹陷较深，似钩状。质坚硬，不易破碎。气微，味淡。

猪牙皂 zhuyazao（附：皂角刺）

别名 牙皂、小牙皂、眉皂

来源 为豆科植物皂荚 *Gleditsia sinensis* Lam. 的干燥不育果实。

产销 主产四川、贵州、云南、山东，销往全国各地，并有出口。此外，陕西、湖北、河北、山西、安徽、河南、江苏等地亦产，多自产自销。

采收加工 秋季采收，除去杂质，干燥

性状鉴别 呈圆柱形，略扁而弯曲，长5～11cm，宽0.7～1.5cm。表面紫棕色或紫褐色，被灰白色蜡质粉霜，擦去后有光泽，并有细小的疣状突起和线状或网状的裂纹。顶端有鸟喙状花柱残基，基部具果梗残痕。质硬而脆，易折断，断面棕黄色，中间疏松，有淡绿色或淡棕黄色的丝状物，偶有发育不全的种子。气微，有刺激性，味先甜而后辣（图13-28）。

品质规格 以个小饱满、色紫黑、有光泽、无果柄、质坚硬、肉多而黏、断面淡绿色者为佳。

商品以产地分为以下2种规格。①川牙皂：产四川。细小，又名细牙皂。扁形，弯曲，两端尖如眉，亦称"眉皂"。色紫黑，有光泽。质优。②粗牙皂：产山东。圆柱形，略弯曲如手指。外色紫褐，有光泽，内色绿。质次。

性味功效 辛、咸，温；有小毒。祛痰开窍，散结消肿。

附 皂角刺

为豆科植物皂荚 *Gleditsia sinensis* Lam. 的干燥棘刺。主刺长圆锥形，长3～15cm或更长，直径0.3～1cm；分枝刺长1～6cm，刺端锐尖。表面紫棕色或棕褐色。体轻，质坚硬，不易折断。切片木部

图13-28 猪牙皂药材图

黄白色，髓部疏松，淡红棕色；质脆，易折断。气微，味淡。功效：消肿托毒，排脓，杀虫。

决明子 juemingzi

别名 草决明、决明、马蹄决明

来源 为豆科植物决明 *Cassia obtusifolia* L. 或小决明 *Cassia tora* L. 的干燥成熟种子。前者习称"大决明"，后者习称"小决明"。

产销 全国大部分地区均有出产。以安徽、广西、四川、浙江、广东产量较大。销往全国各地。

采收加工 秋季采收成熟果实，晒干，打下种子，除去杂质。

图 13-29 决明子药材图

性状鉴别 （1）决明 略呈菱方形或短圆柱形，两端平行倾斜，长 3～7mm，宽 2～4mm。表面绿棕色或暗棕色，平滑有光泽。一端较平坦，另端斜尖，背腹面各有 1 条突起的棱线，棱线两侧各有 1 条斜向对称而色较浅的线形凹纹。质坚硬，不易破碎。种皮薄，子叶 2 枚，黄色，呈"S"形折曲并重叠。气微，味微苦。

（2）小决明 呈短圆柱形，较小，长 3～5mm，宽 2～3mm。表面棱线两侧各有 1 条宽广的浅黄棕色带（图 13-29）。

品质规格 以粒饱满，色绿棕者为佳。

商品有大决明与小决明之分，均为统货。

性味功效 甘、苦、咸，微寒。清热明目，润肠通便。

补骨脂 buguzhi

别名 破故纸、黑故子、胡故子

来源 为豆科植物补骨脂 *Psoralea corylifolia* L. 的干燥成熟果实。

产销 主产四川、河南、安徽、陕西等地，产四川者称川故子，产河南者称怀故子，销往全国各地。江西、云南、山西等地亦产，多自产自销。

采收加工 秋季果实成熟时采收果序，晒干，搓出果实，除去杂质。

性状鉴别 呈肾形，略扁，长 3～5mm，宽 2～4mm，厚约 1.5mm。表面黑色、黑褐色或灰褐色，具细微网状皱纹。顶端圆钝，有一小突起，凹侧有果梗痕。质硬。果皮薄，与种子不易分离；种子 1 枚，子叶 2 枚，黄白色，有油性。气香，味辛、微苦（图 13-30）。

品质规格 以粒大、饱满、色黑者为佳。商品以产地分川故子、怀故子，习惯以川故子为优。两

图 13-30 补骨脂药材图

者均为统货。

性味功效　辛、苦，温。温肾助阳，纳气平喘，温脾止泻；外用消风祛斑。

胡芦巴 huluba

别名　芦巴子、苦豆

来源　为豆科植物胡芦巴 *Trigonella foenum-graecum* L. 的干燥成熟种子。

产销　主产安徽、四川、河南、甘肃等地，主销华东地区。云南、陕西、新疆等地亦产，多自产自销。

采收加工　夏季果实成熟时采割植株，晒干，打下种子，除去杂质。

性状鉴别　略呈斜方形或矩形，长 3～4mm，宽 2～3mm，厚约 2mm。表面黄绿色或黄棕色，平滑，两侧各具一深斜沟，相交处有点状种脐。质坚硬，不易破碎。种皮薄，胚乳呈半透明状，具黏性；子叶 2 枚，淡黄色，胚根弯曲，肥大而长。气香，破碎后更明显，味微苦（图 13-31）。

品质规格　以个大、饱满者为佳。商品为统货。

性味功效　苦，温。温肾助阳，祛寒止痛。

图 13-31　胡芦巴药材图

赤小豆 chixiaodou

别名　赤豆、红豆、红小豆

来源　为豆科植物赤小豆 *Vigna umbeuata* Ohwi et Ohashi 或赤豆 *Vigna angularis* Ohwi et Ohashi 的干燥成熟种子。

产销　赤小豆主产广东、广西、湖南、江西等地，产量较小，销往吉林、浙江、上海、湖南、广东、广西等地。赤豆全国各地均产，产量大，销往全国各地

采收加工　秋季果实成熟而未开裂时拔取全株，晒干，打下种子，除去杂质。

性状鉴别　（1）赤小豆　呈长圆形而稍扁，长 5～8mm，直径 3～5mm。表面紫红色，无光泽或微有光泽；一侧有线形突起的种脐，偏向一端，白色，约为全长 2/3，中间凹陷成纵沟；另侧有 1 条不明显的棱脊。质硬，不易破碎。子叶 2 枚，乳白色。气微，味微甘（图 13-32）。

（2）赤豆　呈短圆柱形，两端较平截或钝圆，直径 4～6mm。表面暗棕红色，有光泽，种脐不突起。

品质规格　以颗粒饱满、质坚实、色赤红发暗者为佳。商品分赤小豆和赤豆两种，赤小豆优于赤豆。

性味功效　甘、酸，平。利水消肿，解毒排脓。

图 13-32　赤小豆药材图

蒺藜 jili（附：软蒺藜）

别名　刺蒺藜、白蒺藜、硬蒺藜

来源　为蒺藜科植物蒺藜 *Tribulus terrestris* L. 的干燥成熟果实。

图 13-33 蒺藜药材图

产销　产于山东、河南、河北、安徽、山西、江苏、陕西及四川等地。销往全国各地，并有出口。

采收加工　秋季果实成熟时采割植株，晒干，打下果实，除去杂质。

性状鉴别　由 5 个分果瓣组成，呈放射状排列，直径 7～12mm。常裂为单一的分果瓣，分果瓣呈斧状，长 3～6mm；背部黄绿色，隆起，有纵棱及多数小刺，并各有 1 对对称的长刺和短刺，两侧面灰白色，有网纹，粗糙。质坚硬。气微，味苦、辛（图 13-33）。

品质规格　以色灰白、背部淡黄绿色、果粒均匀及坚实饱满者为佳。商品不分等级，均为统货。

性味功效　辛、苦，微温。平肝解郁，活血祛风，明目，止痒。

附　软蒺藜

为藜科植物中亚滨藜 *Atriplex centralasiatica* Iljin 和西伯利亚滨藜 *Atriplex sibirica* L. 的果实。①中亚滨藜：胞果外被 2 片扁平扇形宿存苞片，土黄色或浅绿色，有 3 条放射状隆起的主脉及网状细脉，无棘状突起，上部扇形，边缘波状或稍成 5 浅裂，基部渐细成短果柄。剥开两苞片露出扁圆形胞果 1 枚，呈棕色，直径约 3mm。表面光滑，一侧有喙状突起。果皮与种皮均薄，剥开后种仁呈淡黄色，富油质。气微弱，味微酸咸。②西伯利亚滨藜：苞片基部具棘状、软棘状或疣状突起，但不刺手。功效：清肝明目，祛风止痒，活血消肿，通乳。

枳壳 zhiqiao（附：枳实）

来源　为芸香科植物酸橙 *Citrus aurantium* L. 及其栽培变种的干燥未成熟果实。

产销　多为栽培。主产于四川、江西，产四川者称川枳壳，产江西者称江枳壳。销往全国各地，并有出口。

采收加工　7 月果皮尚绿时采收，自中部横切为两半，晒干或低温干燥。

性状鉴别　呈半球形，直径 3～5cm。外果皮棕褐色至褐色，有颗粒状突起，突起的顶端有凹点状油室；有明显的花柱残迹或果梗痕。切面中果皮黄白色，光滑而稍隆起，厚 0.4～1.3cm，边缘散有 1～2 列油室，瓤囊 7～12瓣，少数至 15 瓣，汁囊干缩呈棕色至棕褐色，内藏种子。质坚硬，不易折断。气清香，味苦、微酸（图 13-34）。

品质规格　以外果皮色绿褐、果肉厚、质坚硬、香气浓者为佳。商品按产地分为川枳壳、江枳壳、湘枳壳、建枳壳、苏枳壳，各分

图 13-34　枳壳药材图

为一等、二等。

规格等级标准如下。

一等：干货。横切对开，呈扁圆形，表面绿褐色或棕褐色，有颗粒状突起，切面黄白色或淡黄色，肉厚、瓤小。质坚硬。气清香，味苦、微酸。直径 3.5 cm 以上，肉厚 0.35cm 以上。

二等：干货。肉薄。直径 2.5cm 以上，肉厚 0.35cm 以上。其余同一等。

性味功效　苦、辛、酸，微寒。理气宽中，行滞消胀。

附　枳实

为芸香科植物酸橙 *Citrus aurantium* L. 及其栽培变种或甜橙 *Citrus sinensis* Osbeck 的干燥幼果。5～6 月收集自落的果实，除去杂质，自中部横切为两半，晒干或低温干燥，较小者直接晒干或低温干燥。多呈半球形，少数为球形，直径 0.5～2.5cm。外果皮黑绿色或暗棕绿色，有颗粒状突起和皱纹，有明显的花柱残迹或果梗痕。质坚硬。气清香，味苦、微酸。功效：破气消积，化痰散痞。

佛手 foshou

别名　佛手柑、五指橘、九爪木

来源　为芸香科植物佛手 *Citrus medica* L. var. *sarcodactylis* Swingle 的干燥果实。

产销　主产于广东肇庆、高要、德庆、四会等地，称"广佛手"，销往上海、杭州、华南等地及出口。产于四川者，称"川佛手"，主销北京、天津及华北地区。产于浙江者，称"浙佛手"，销往全国各地。此外，广西、安徽、云南、福建等地也有栽培，销往华南地区或自产自销。以广东所产佛手为最好。

采收加工　秋季果实尚未变黄或变黄时采收，纵切成薄片，晒干或低温干燥。

性状鉴别　为类椭圆形或卵圆形的薄片，常皱缩或卷曲，长 6～10cm，宽 3～7cm，厚 0.2～0.4cm。顶端稍宽，常有 3～5 个手指状的裂瓣，基部略窄，有的可见果梗痕。外皮黄绿色或橙黄色，有皱纹和油点。果肉浅黄白色，散有凹凸不平的线状或点状维管束。质硬而脆，受潮后柔韧。气香，味微甜后苦（图 13-35）。

品质规格　以皮黄肉白、香气浓郁者为佳。不分等级，均为统货。

性味功效　辛、苦、酸，温。疏肝理气，和胃止痛，燥湿化痰。

图 13-35　佛手药材图

香橼 xiangyuan

来源　为芸香科植物枸橼 *Citrus medica* L. 或香圆 *Citrus wilsonii* Tanaka 的干燥成熟果实。

产销　主产于云南、江苏、广东、广西等地。销往全国各地。

采收加工　秋季果实成熟时采收，趁鲜切片，晒干或低温干燥。香圆亦可整个或对剖两瓣后，晒干或低温干燥。

性状鉴别 （1）枸橼　呈圆形或长圆形片，直径 4～10cm，厚 0.2～0.5cm。横切片外果皮黄色或黄绿色，边缘呈波状，散有凹入的油点；中果皮黄白色，厚 1～3cm，有不规则的网状突起的维管束；瓤囊 10～17 室。纵切片中心柱较粗壮。质柔韧。气清香，味微甜而苦辛。

（2）香圆　呈类球形、半球形或圆片，直径 4～7cm。表面黑绿色或黄棕色，密被凹陷的小油点及网状隆起的粗皱纹；顶端有花柱残痕及隆起的环圈，习称"金钱环"；基部有果梗残基。质坚硬。剖面或横切薄片，边缘油点明显；中果皮厚约 0.5cm；瓤囊 9～11 室，棕色或淡红棕色，间或有黄白色种子。气香，味酸而苦。

品质规格　以片色黄白、香气浓者为佳。商品分枸橼和香圆两种，均为统货，分个统和片统两种。

性味功效　辛、苦、酸，温。疏肝理气，宽中，化痰。

陈皮 chenpi （附：青皮、橘核、橘络、橘红）

别名　橘皮、红皮

来源　为芸香科植物橘 *Citrus reticulata* Blanco 及其栽培变种的干燥成熟果皮。

产销　均系栽培，主产广东、四川，福建、浙江、江西、湖南等地亦产。销往全国各地，并有少量出口。其中以广东新会、四会、广州近郊产者质佳，习称"广陈皮"或"会陈皮"，多供出口。

采收加工　采摘成熟果实，剥取果皮，晒干或低温干燥。

性状鉴别　（1）陈皮　呈不规则的片状，或剥成数瓣，基部相连，厚 1～4mm。外表面橙红色或红棕色，有细皱纹和凹下的点状油室；内表面浅黄白色，粗糙，附黄白色或黄棕色筋络状维管束。质稍硬而脆。气香，味辛、苦（图 13-36）。

（2）广陈皮　常 3 瓣相连，形状整齐，厚度均匀，约 1mm。点状油室较大，对光照视，透明清晰。质较柔软。

品质规格　以片大、色鲜艳、油润、质软、香气浓者为佳。

商品分为"陈皮"和"广陈皮"两种，以"广陈皮"为优。

（1）陈皮

一等：呈不规则片状，片张较大。表面橙红色或红黄色，有无数凹入的油点，对光照视清晰。内面白黄色。质稍硬而脆，易折断。气香，味辛苦。

二等：片张较小，间有破块。表面黄褐色、黄红色或暗绿色。内面类白色或灰黄色，较松泡。

（2）广陈皮

一等：剖成 3～4 瓣，裂瓣多向外反卷。内面略呈海绵状。质柔，片张较厚，气清香浓郁，味微辛。

二等：有不规则片张。内面较光洁。质较柔，片张较薄，气清香，味微苦、辛。

三等：皮薄而片小，表面红色或带有青色。质坚而脆，有香气，味微辛、不甚苦。

图 13-36　陈皮药材图

性味功效 苦、辛，温。理气健脾，燥湿化痰。

附 ① 青皮：为芸香科植物橘 *Citrus reticulata* Blanco 及其栽培变种的干燥幼果或未成熟果实的果皮。5～6 月收集自落的幼果，晒干，习称"个青皮"；7～8 月采收未成熟的果实，在果皮上纵剖成四瓣至基部，除尽瓤瓣，晒干，习称"四花青皮"。果皮剖成 4 裂片或呈类球形，外表面灰绿色或黑绿色，密生多数油室；内表面类白色或黄白色，粗糙，附黄白色或黄棕色小筋络。质硬，断面外缘有油室 1～2 列。气香，味苦、辛。功效：疏肝破气，消积化滞。

② 橘核：为芸香科植物橘 *Citrus reticulata* Blanco 及其栽培变种的干燥成熟种子。果实成熟后收集，洗净，晒干。略呈卵形，长 0.8～1.2cm，直径 0.4～0.6cm。表面淡黄白色或淡灰白色，光滑，一端钝圆，另端渐尖成小柄状。外种皮薄而韧，内种皮菲薄，子叶 2 枚，黄绿色。气微，味苦。功效：理气，散结，止痛。

③ 橘络：为芸香科植物橘 *Citrus reticulata* Blanco 及其栽培变种的干燥果皮内层筋络。由果皮内撕下，晒干。呈长条形而松散的网络状、丝状或碎段，多为淡黄白色，陈久则变成棕黄色。质轻而软，干后质脆易断。气香，味微苦。功效：通络，理气，化痰。

④ 橘红：为芸香科植物橘 *Citrus reticulata* Blanco 及其栽培变种的干燥外层果皮。呈长条形或不规则薄片状，边缘皱缩向内卷曲。外表面黄棕色或橙红色，存放后呈棕褐色，密布黄白色突起或凹下的油室。内表面黄白色，密布凹下透光小圆点。质脆易碎。气芳香，味微苦、麻。功效：理气宽中，燥湿化痰。

化橘红 huajuhong

来源 为芸香科植物化州柚 *Citrus grandis* ΄Tomentosa΄或柚 *Citrus grandis*（L.）Osbeck 的未成熟或近成熟的干燥外层果皮。前者习称"毛橘红"，后者习称"光橘红"。

产销 化州柚主产于广东化县、广西玉林地区。柚主产于广西，此外，四川、湖南、湖北等地有少量生产。销往全国各地。

采收加工 夏季果实未成熟时采收，置沸水中略烫后，将果皮割成 5 瓣或 7 瓣，除去果瓤和部分中果皮，压制成形，干燥。

性状鉴别 （1）化州柚 呈对折的七角或展平的五角星状，单片呈柳叶形。完整者展平后直径 15～28cm，厚 0.2～0.5cm。外表面黄绿色，密布茸毛，有皱纹及小油室；内表面黄白色或淡黄棕色，有脉络纹。质脆，易折断，断面不整齐，外缘有 1 列不整齐的凹下的油室，内侧稍柔而有弹性。气芳香，味苦、微辛。

（2）柚 外表面黄绿色至黄棕色，无毛。

品质规格 以片薄、均匀、气味浓者为佳。

按加工的形状不同分为大五爪、七爪红及六爪毛化红；又按本身的毛绒多少和色泽青绿情况区分，绒毛茂密而青绿色者称"正毛绿（青）七爪"；绒毛少者称"副毛绿（青）七爪"；绒毛稀少近无者称"光青七爪"、"光黄七爪"。

性味功效 辛、苦，温。理气宽中，燥湿化痰。

吴茱萸 wuzhuyu

别名 吴芋

来源 为芸香科植物吴茱萸 *Euodia rutaecarpa*（Juss.）Benth.、石虎 *Euodia rutaecarpa*（Juss.）Benth. var. *officinalis*（Dode）Huang 或疏毛吴茱萸 *Euodia rutaecarpa*

（Juss.）Benth. var. *bodinieri*（Dode）Huang 的干燥近成熟果实。

产销　均为栽培。主产贵州、广西、湖南、云南、四川、陕西等地。以湖南常德质量最好。以贵州、广西产量最大。销往全国各地，并有少量出口。

采收加工　9～11月果实尚未开裂时，剪下果枝，晒干或低温干燥，除去枝、叶、果梗等杂质。

性状鉴别　呈球形或略呈五角状扁球形，直径 2～5mm。表面暗黄绿色至褐色，粗糙，有多数点状突起或凹下的油点。顶端有五角星状的裂隙，基部残留被黄色茸毛的果梗。质硬而脆，横切面可见子房5室，每室有淡黄色种子1粒。气芳香浓郁，味辛辣而苦（图13-37）。

品质规格　以饱满、色绿、香气浓郁者为佳。果实开裂且无香气者不可入药。

商品习惯把吴茱萸称为大花吴萸，石虎与疏毛吴茱萸为小花吴萸（直径均在 3mm 以下）。不分等级，均为统货。

显微鉴别　粉末：褐色。①非腺毛2～6细胞，长140～350μm，壁疣明显，有的胞腔内含棕黄色至棕红色物。②腺毛头部7～14细胞，椭圆形，常含黄棕色内含物；柄2～5细胞。③草酸钙簇晶较多，直径 10～20μm；偶有方晶。④石细胞类圆形或长方形，直径 35～70μm，胞腔大。⑤油室碎片有时可见，淡黄色（图13-38）。

图 13-37　吴茱萸药材图

图 13-38　吴茱萸粉末图

1—非腺毛；2—腺毛；3—油室碎片；

4—草酸钙簇晶；5—石细胞

性味功效　辛、苦，热；有小毒。散寒止痛，降逆止呕，助阳止泻。

鸦胆子 yadanzi

来源　为苦木科植物鸦胆子 *Brucea javanica*（L.）Merr. 的干燥成熟果实。

产销　野生或栽培。主产广东、广西、福建、台湾等地。以广东产量最大，质量最佳。销往全国各地。

采收加工　秋季果实成熟时采收，除去杂质，晒干。

性状鉴别 呈卵形，长 6～10mm，直径 4～7mm。表面黑色或棕色，有隆起的网状皱纹，网眼呈不规则的多角形，两侧有明显的棱线，顶端渐尖，基部有凹陷的果梗痕。果壳质硬而脆，种子卵形，长 5～6mm，直径 3～5mm，表面类白色或黄白色，具网纹；种皮薄，子叶乳白色，富油性。气微，味极苦（图 13-39）。

品质规格 以粒大、饱满、种仁白色、油性足者为佳。商品为统货。

性味功效 苦，寒；有小毒。清热解毒，截疟，止痢；外用腐蚀赘疣。

图 13-39　鸦胆子药材图

附注 伪品：牛耳枫果实，系交让木科植物牛耳枫 *Daphniphyllum calycinum* Benth. 的干燥果实。表面蓝黑色，有时附有浅灰色粉末，粗糙，有不规则皱纹。顶端常有 2 枚极短的点状柱头残迹，基部有圆点状凹入的果柄痕，有时可见棕色宿存花萼及果柄。果皮薄脆。种子 1 粒，棕色，种皮薄，无子叶，少油性。气微，味微苦涩。

青果 qingguo

来源 为橄榄科植物橄榄 *Canarium album* Raeusch. 的干燥成熟果实。

图 13-40　青果药材图

产销 主产福建、四川、广东、云南、广西。销往全国各地。

采收加工 秋季果实成熟时采收，干燥。

性状鉴别 呈纺锤形，两端钝尖，长 2.5～4cm，直径 1～1.0cm。表面棕黄色或黑褐色，有不规则皱纹。果肉灰棕色或棕褐色，质硬。果核梭形，暗红棕色，具纵棱；内分 3 室，各有种子 1 粒。气微，果肉味涩，久嚼微甜（图 13-40）。

品质规格 以个大、均匀、色灰绿、肉厚、味先涩后甜者为佳。商品为统货。

性味功效 甘、酸，平。清热解毒，利咽，生津。

川楝子 chuanlianzi

别名 金铃子、川楝实

来源 为楝科植物川楝 *Melia toosendan* Sieb. et Zucc. 的干燥成熟果实。

产销 野生或栽培。主产四川、甘肃、云南、湖北、贵州、河南等地。以四川产量最大，质量亦优，销往全国各地，并有出口。

采收加工 冬季果实成熟时采收，除去杂质，干燥。

性状鉴别 呈类球形，直径 2～3.2cm。表面金黄色至棕黄色，微有光泽，少数凹陷或皱缩，具深棕色小点。顶端有花柱残痕，基部凹陷，有果梗痕。外果皮革质，与果肉间常成空隙，果肉松软，淡黄色，遇水润湿显黏性。果核球形或卵圆形，质坚硬，两端平截，有 6～8 条纵棱，内分 6～8 室，每室含黑棕色长圆形的种子 1 粒。气特异，味酸、

图 13-41 川楝子药材图

苦（图 13-41）。

品质规格 以个大、饱满、外皮金黄色、果肉黄白色者为佳。以四川所产量大质优。商品一般不分等级，均为统货。

性味功效 苦，寒；有小毒。疏肝泄热，行气止痛，杀虫。

千金子 qianjinzi

别名 打鼓子、一把伞、续随子

来源 为大戟科植物续随子 *Euphorbia lathyris* L. 的干燥成熟种子。

产销 主产浙江、河北、河南等地。销往全国各地，并有出口。

采收加工 夏、秋两季果实成熟时采收，除去杂质，干燥。

性状鉴别 呈椭圆形或倒卵形，长约 5mm，直径约 4mm。表面灰棕色或灰褐色，具不规则网状皱纹，网孔凹陷处灰黑色，形成小斑点。一侧有纵沟状种脊，顶端为突起的合点，下端为线形种脐，基部有类白色突起的种阜或具脱落后的瘢痕。种皮薄脆，种仁白色或黄白色，富油质。气微，味辛。

品质规格 以饱满、种仁白色、油性足者为佳。商品为统货。

性味功效 辛，温；有毒。泻下逐水，破血消癥；外用疗癣蚀疣。

巴豆 badou

别名 毒鱼子、江子、刚子

来源 为大戟科植物巴豆 *Croton tigLium* L. 的干燥成熟果实。

产销 主产四川、云南、贵州、广西、广东、福建等地。以四川产量最大，质量最佳。销往全国各地，并有出口。

采收加工 秋季果实成熟时采收，堆置 2～3 天，摊开，干燥。

性状鉴别 呈卵圆形，一般具三棱，长 1.8～2.2cm，直径 1.4～2cm。表面灰黄色或稍深，粗糙，有纵线 6 条，顶端平截，基部有果梗痕。破开果壳，可见 3 室，每室含种子 1 粒。种子呈略扁的椭圆形，长 1.2～1.5cm，直径 0.7～0.9cm，表面棕色或灰棕色，一端有小点状的种脐和种阜的瘢痕，另端有微凹的合点，其间有隆起的种脊；外种皮薄而脆，内种皮呈白色薄膜；种仁黄白色，油质。气微，味辛辣（图 13-42）。

品质规格 以粒大、饱满、种仁黄白色者为佳。习惯认为产于四川者质优，称"川巴豆"。商品分壳巴豆和巴米，一般不分等级，均为统货。

性味功效 辛，热；有大毒。外用蚀疮。

图 13-42 巴豆药材图

龙眼肉 longyanrou

别名　桂圆肉、龙目

来源　为无患子科植物龙眼 *Dimocarpus longan* Lour. 的假种皮。

产销　主产广西、福建、广东、四川、台湾等地。销往全国各地。

采收加工　夏、秋两季采收成熟果实，干燥，除去壳、核，晒至干爽不黏。

性状鉴别　为纵向破裂的不规则薄片，或呈囊状，长约1.5cm，宽2～4cm，厚约0.1cm。棕黄色至棕褐色，半透明。外表面皱缩不平，内表面光亮而有细纵皱纹。薄片者质柔润，囊状者质稍硬。气微香，味甜（图13-43）。

图13-43　龙眼肉药材图

品质规格　以个大、肉厚、色黄、半透明、味浓甜者为佳。商品按厚薄、大小、色泽分为1～3等。以福建所产为优。

性味功效　甘，温。补益心脾，养血安神。

酸枣仁 suanzaoren

别名　枣仁、山枣仁

来源　为鼠李科植物酸枣 *Ziziphus jujuba* Mill. var. *spinosa*（Bunge）Hu ex H. F. Chou 的干燥成熟种子。

产销　主产河北、陕西、河南、辽宁等省，以河北邢台产量最大，销往全国各地，并有出口。其他各地多自产自销。

采收加工　秋末冬初采收成熟果实，除去果肉和核壳，收集种子，晒干。

性状鉴别　呈扁圆形或扁椭圆形，长5～9mm，宽5～7mm，厚约3mm。表面紫红色或紫褐色，平滑有光泽，有的有裂纹。有的两面均呈圆隆状突起；有的一面较平坦，中间或有1条隆起的纵线纹，另一面稍突起；一端凹陷，可见线形种脐，另端有细小突起的合点。种皮较脆，胚乳白色，子叶2枚，浅黄色，富油性。气微，味淡（图13-44）。

图13-44　酸枣仁药材图

品质规格　以粒大、饱满、有光泽、外皮红棕色、种仁色黄白者为佳。商品分一等、二等。

一等：干货。呈扁圆形或扁椭圆形，饱满。表面深红色或紫褐色，有光泽。断面种仁浅黄色，有油性。味甘淡。核壳不超过2%，碎仁不超过5%，无黑仁、杂质、虫蛀、霉变。

二等：干货。呈扁圆形或扁椭圆形，瘪瘦。表面深红色或棕黄色。核壳不超过5%，碎仁不超过10%。无黑仁、杂质、虫蛀、霉变。

性味功效　甘、酸，平。养心补肝，宁心安神，敛汗，生津。

枳椇子 zhijuzi

别名　鸡爪子、山林果、万寿果、木蜜

来源　为鼠李科植物北枳椇 *Hovenia dulcis* Thunb.、枳椇 *Hovenia acerba* Lindl. 和毛果枳椇 *Hovenia trichocarpa* Chun et Tsiang 的干燥成熟种子。

产销　主产于陕西、江西、浙江、福建、湖北、湖南、广东、广西、四川、贵州、云南等地。多自产自销。

采收加工　10～11月果实成熟时连肉质花轴一并摘下，晒干，取出种子。

性状鉴别　（1）北枳椇　种子扁平圆形，背面稍隆起，腹面较平坦，直径4～5mm，厚1～1.5mm。表面红棕色、棕黑色或绿棕色，有光泽，基部凹陷处有点状淡色种脐，顶端有微凹的合点，腹面有纵行隆起的种脊。种皮坚硬，胚乳白色，子叶淡黄色，肥厚，均富油质。气微，味微涩。

（2）枳椇　种子暗褐色或黑紫色，直径3.2～4.5mm。

（3）毛果枳椇　种子黑色、黑紫色或棕色，近圆形，直径4～5.5mm，腹面中部有棱，背面有时具乳头状突起。

品质规格　均以饱满、有光泽者为佳。商品不分规格，均为统货。

性味功效　甘、酸，平。除烦渴，解酒毒，利小便。

大枣 dazao

来源　为鼠李科植物枣 *Ziziphus jujuba* Mill. 的干燥成熟果实。

产销　主产于山东、河南，以山东产量最大，河南新郑质量最优，销往全国各地并出口。山西、河北、四川、贵州等地亦产，多自产自销。

采收加工　秋季果实成熟时采收，晒干。

性状鉴别　呈椭圆形或球形，长2～3.5cm，直径1.5～2.5cm。表面暗红色，略带光泽，有不规则皱纹。基部凹陷，有短果梗。外果皮薄，中果皮棕黄色或淡褐色，肉质，柔软，富糖性而油润。果核纺锤形，两端锐尖，质坚硬。气微香，味甜。

品质规格　以肉厚、饱满、核小、味甜者为佳。商品分乌枣、泡枣、小红枣三种规格，不分等级，均为统货。

性味功效　甘，温。补中益气，养血安神。

苘麻子 qingmazi（附：冬葵果）

别名　冬葵子

图 13-45　苘麻子药材图

来源　为锦葵科植物苘麻 *Abutilon theophrasti* Medic. 的干燥成熟种子。

产销　主产四川、湖北、河南、江苏等省。销往全国各地。

采收加工　秋季采收成熟果实，晒干，打下种子，除去杂质。

性状鉴别　呈三角状肾形，长3.5～6mm，宽2.5～4.5mm，厚1～2mm。表面灰黑色或暗褐色，有白色稀疏绒毛，凹陷处有类椭圆状种脐，淡棕色，四周有放射状细纹。种皮坚硬，子叶2枚，重叠折曲，富油性。气微，味淡（图13-45）。

品质规格　以籽粒饱满、无杂质者为佳。商品不分等级，为统货。

性味功效　苦，平。清热解毒，利湿，退翳。

附　冬葵果

为锦葵科植物冬葵 *Malva verticillata* L. 的干燥成熟果实。呈扁球状盘形，直径4～7mm。外被膜质宿萼，宿萼钟状，黄绿色或黄棕色，有的微带紫色。果梗细短。果实由10～12枚分果瓣组成，分果类扁圆形。表面黄白色或黄棕色，具隆起的环向细脉纹。种子肾形，棕黄色或黑褐色。气微，味涩。甘、涩，凉。功效：清热利尿，消肿。

胖大海 pangdahai

别名　安南子、大海子、大洞果、通大海

来源　为梧桐科植物胖大海 *Sterculia lychnophora* Hance 的干燥成熟种子。

产销　原产于越南、印度、马来西亚、泰国及印度尼西亚等国，多进口。现我国广东湛江、海南、广东东兴、云南西双版纳有引种栽培。销往全国各地。

采收加工　4～6月果实开裂时采取成熟的种子，晒干。

性状鉴别　呈纺锤形或椭圆形，长2～3cm，直径1～1.5cm。先端钝圆，基部略尖而歪，具浅色的圆形种脐。表面棕色或暗棕色，微有光泽，具不规则的干缩皱纹。外层种皮极薄，质脆，易脱落。中层种皮较厚，黑褐色，质松易碎，遇水膨胀成海绵状，体积可达原来的2.5～3倍（3～5倍）。内层种皮可与中层种皮剥离，稍革质，内有2片肥厚胚乳，广卵形；子叶2枚，菲薄，紧贴于胚乳内侧，与胚乳等大。气微，味淡，嚼之有黏性（图13-46）。

图13-46　胖大海药材图

品质规格　以个大、表面皱纹细、有光泽、无破皮者佳。以越南产者品质为佳。因产地不同分为以下几种。

（1）安南子　产于越南，粒大，体重，外皮皱纹细密，色棕黄微青。

（2）暹罗子　产于泰国，粒略小，色稍黑棕黄，体质较松，其皱纹较粗松，品质稍次。

（3）新州子　产于马来西亚，粒小，多为圆形，外皮粗松、黑褐色。因松易碎，故多破口，质较次。

性味功效　甘，寒。清热润肺，利咽开音，润肠通便。

附注　伪品：圆粒萍婆　为梧桐科圆粒萍婆 *Sterculia scaphigera* Wall. 的干燥成熟种子。呈类圆形或卵圆形，表面棕黄色，有较细密网状皱纹，种子无胚乳，子叶2枚，甚肥厚。味甘淡。振摇有响声。水浸膨胀速度慢，仅能达原体积的2倍。两者比较如下。

项目	圆粒萍婆	胖大海
形状	球形、近圆形	椭圆形、纺锤形
子叶	肥厚	菲薄
胚乳	无	2片
膨胀	速度慢，达原体积的2倍	速度快，达原体积的3～5倍

使君子 shijunzi

别名　留求子

来源　为使君子科植物使君子 *Quisqualis indica* L. 的干燥成熟果实。

产销　主产四川、福建、广东、广西。销往全国各地，并有出口。

采收加工　秋季果皮变紫黑色时采收，除去杂质，干燥。

图 13-47　使君子药材图

性状鉴别　呈椭圆形或卵圆形，具 5 条纵棱，偶有 4～9 棱，长 2.5～4cm，直径约 2cm。表面黑褐色至紫黑色，平滑，微具光泽。顶端狭尖，基部钝圆，有明显圆形的果梗痕。质坚硬，横切面多呈五角星形，棱角处壳较厚，中间呈类圆形空腔。种子长椭圆形或纺锤形，长约 2cm，直径约 1cm；表面棕褐色或黑褐色，有多数纵皱纹；种皮薄，易剥离；子叶 2 枚，黄白色，有油性，断面有裂隙。气微香，味微甜（图 13-47）。

品质规格　以个大，表面紫黑色有光泽，仁饱满、色黄白者为佳。以福建产品最著，称"建君子"。商品有壳君子和君子仁之分，均为统货。

性味功效　甘，温。杀虫消积。

诃子 hezi（附：藏青果）

别名　诃黎勒、诃黎、诃梨、随风子

来源　为使君子科植物诃子 *Terminalia chebula* Retz. 或绒毛诃子 *Terminalia chebula* Retz. var. *tomentella* Kurt. 的干燥成熟果实。

产销　过去由印度进口，现主产于云南、广东、广西等地。销往全国等地。

采收加工　秋、冬两季果实成熟时采收，除去杂质，晒干。

性状鉴别　为长圆形或卵圆形，长 2～4cm，直径 2～2.5cm。表面黄棕色或暗棕色，略具光泽，有 5～6 条纵棱线和不规则的皱纹，基部有圆形果梗痕。质坚实。果肉厚 0.2～0.4cm，黄棕色或黄褐色。果核浅黄色，粗糙，坚硬。种子狭长纺锤形，种皮黄棕色，子叶 2 枚，白色，相互重叠卷旋。气微，味酸涩后甜（图 13-48）。

品质规格　以肉厚、质坚、表面色黄棕者为佳。商品分为大诃子（直径 1.5cm 以上）和小诃子（直径 1.5cm 以下）两种规格。

性味功效　苦、酸、涩，平。涩肠止泻，敛肺止咳，降火利咽。

附　藏青果

为使君子科植物诃子 *Terminalia chebula* Retz. 的干燥幼果。9～10 月采收，经蒸煮后晒干。呈扁长卵形，似橄榄，长 2～3cm，宽 0.5～1.2cm，外表黑褐色，有明显纵皱纹，质坚硬，味苦涩。功效：清热生津，利咽解毒。

图 13-48　诃子药材图

小茴香 xiaohuixiang

别名　谷香、怀香

来源　为伞形科植物茴香 *Foeniculum vulgare* Mill. 的干燥成熟果实。

产销　主产山西、内蒙古、甘肃、辽宁。以山西产量最大，内蒙古质量最佳。销往全国各地。另全国各地均有栽培，多自产自销。

采收加工　秋季果实初熟时采割植株，晒干，打下果实，除去杂质。

性状鉴别　为双悬果，呈圆柱形，有的稍弯曲，长 4～8mm，直径 1.5～2.5mm。表面黄绿色或淡黄色，两端略尖，顶端残留有黄棕色突起的柱基，基部有时有细小的果梗。分果呈长椭圆形，背面有纵棱 5 条，接合面平坦而较宽。横切面略呈五边形，背面的四边约等长。有特异香气，味微甜、辛（图 13-49）。

品质规格　以颗粒均匀、肥满、色黄绿、气香浓者为佳。以内蒙古河套附近产品质优。有西小茴、川谷茴。

（1）西小茴　内蒙古大量生产，陕西、甘肃、青海、新疆也产。粒长，呈绿色，有浓烈香气。

（2）川谷茴　产于四川渠县、仪陇、云阳、万县。粒圆，灰棕色。

显微鉴别　分果横切面：略呈五边形。①外果皮为 1 列扁平细胞，外被角质层。②中果皮纵棱处有维管束，其周围有多数木化网纹细胞；背面纵棱间各有大的椭圆形棕色油管 1 个，接合面有油管 2 个，共 6 个。③内果皮为 1 列扁平薄壁细胞，细胞长短不一，呈镶嵌状排列。④种皮细胞扁长，含棕色物。⑤内胚乳细胞多角形，含多数糊粉粒，每个糊粉粒中含有细小草酸钙簇晶。⑥种脊维管束位于接合面的内果皮与种皮之间，由若干细小导管等组成（图 13-50）。

图 13-49　小茴香药材图

图 13-50　小茴香横切面简图
1—外果皮；2—维管束；3—内果皮；4—油管；
5—胚；6—内胚乳；7—种脊维管束

图 13-51　小茴香粉末图
1—镶嵌细胞；2—油管碎片；3—网纹细胞；
4—内胚乳细胞；5—外果皮表皮细胞

粉末：黄棕色。①外果皮表皮细胞表面观多角形或类方形，壁稍厚。气孔不定式。②网纹细胞类长方形或类长圆形，壁稍厚；微木化，有卵圆形或矩圆形网状纹孔。③油管壁碎片黄棕色或深红棕色，完整者宽至250μm，可见多角形分泌细胞痕。④内果皮镶嵌层细胞表面观狭长，壁菲薄，常数个细胞为一组，以其长轴相互作不规则方向嵌列。此外，有内胚乳细胞、草酸钙簇晶、木薄壁细胞等（图13-51）。

性味功效 辛，温。散寒止痛，理气和胃。

蛇床子 shechuangzi

别名 野茴香、野胡萝卜子、蛇米

来源 为伞形科植物蛇床 *Cnidium monnieri*（L.）Cuss. 的干燥成熟果实。

图13-52　蛇床子药材图

产销 主产河北、浙江、江苏、四川等省。销往全国各地。

采收加工 夏、秋两季果实成熟时采收，除去杂质，晒干。

性状鉴别 为双悬果，呈椭圆形，长2～4mm，直径约2mm。表面灰黄色或灰褐色，顶端有2枚向外弯曲的花柱基，基部偶有细梗。分果的背面有5条薄而突起的纵棱，接合面平坦，有2条棕色略突起的纵棱线。果皮松脆，揉搓易脱落。种子细小，灰棕色，显油性。气香，味辛凉，有麻舌感（图13-52）。

品质规格 以颗粒饱满、色灰黄、香气浓郁者为佳。商品为统货。

性味功效 辛、苦，温；有小毒。燥湿祛风，杀虫止痒，温肾壮阳。

山茱萸 shanzhuyu

别名 山萸肉、枣皮

来源 为山茱萸科植物山茱萸 *Cornus officinalis* Sieb. et Zucc. 的干燥成熟果肉。

产销 主产浙江临安、淳安，河南、安徽。以浙江产量大，品质优，称杭萸肉、淳萸肉。销往全国各地，并有出口。陕西、山西、山东、四川亦产，均自产自销。

采收加工 秋末冬初果皮变红时采收果实，用文火烘或置沸水中略烫后，及时除去果核，干燥。

性状鉴别 呈不规则的片状或囊状，长1～1.5cm，宽0.5～1cm。表面紫红色至紫黑色，皱缩，有光泽。顶端有的有圆形宿萼痕，基部有果梗痕。质柔软。气微，味酸、涩、微苦（图13-53）。

品质规格 以肉厚质柔软、色红油润、酸味浓、干燥无核为佳。过去商品分三等，现多为统货。

显微鉴别 粉末：红褐色。①果皮表皮细胞橙黄色，表面观多角形或类长方形，直径16～30μm，垂周壁连珠状增厚，外平周壁颗粒状角质增厚，胞腔含淡橙黄色物。②中果皮细胞橙棕色，多皱缩。③草酸钙簇晶少数，直径12～32μm。④石细胞类方形、卵圆形或长方形，纹孔明显，胞腔大（图13-54）。

性味功效 酸、涩，微温。补益肝肾，收涩固脱。

图 13-53　山茱萸药材图

图 13-54　山茱萸粉末图

1—果皮表皮细胞；2—中果皮细胞；
3—草酸钙簇晶；4—石细胞

连翘 lianqiao

别名　一串金

来源　为木犀科植物连翘 *Forsythia suspensa*（Thunb.）Vahl 的干燥果实。

产销　主产山西、河南、陕西、山东等省。老翘销往全国各地，并有出口。青翘销往浙江、四川、天津、上海、北京等地。

采收加工　秋季果实初熟尚带绿色时采收，除去杂质，蒸熟，晒干，习称"青翘"；果实熟透时采收，晒干，除去杂质，习称"老翘"。

性状鉴别　呈长卵形至卵形，稍扁，长 1.5～2.5cm，直径 0.5～1.3cm。表面有不规则的纵皱纹和多数突起的小斑点，两面各有 1 条明显的纵沟。顶端锐尖，基部有小果梗或已脱落。老翘自顶端开裂或裂成两瓣，表面黄棕色或红棕色，内表面多为浅黄棕色，平滑，具一纵隔；质脆；种子棕色，多已脱落。青翘多不开裂，表面绿褐色，突起的灰白色小斑点较少；质硬；种子多数，黄绿色，细长，一侧有翅。气微香，味苦（图 13-55）。

品质规格　老翘以色黄、壳厚、无种子，纯净者为佳；青翘以色黑绿、不裂口者为佳。商品分老翘和青翘两种，以老翘为主流商品；一般不分等级，均为统货。

性味功效　苦，微寒。清热解毒，消肿散结，疏散风热。

图 13-55　连翘药材图

女贞子 nǚzhenzi

别名 冬青子

来源 为木犀科植物女贞 *Ligustrum lucidum* Ait. 的干燥成熟果实。

产销 主产江苏、浙江、湖南、福建、四川。此外，广西、江西、河南等地亦产。主产地产品多销往北方，其余多自产自销。

图 13-56　女贞子药材图

采收加工 冬季果实成熟时采收，除去枝叶，稍蒸或置沸水中略烫后，干燥；或直接干燥。

性状鉴别 呈卵形、椭圆形或肾形，长 6～8.5mm，直径 3.5～5.5mm。表面黑紫色或灰黑色，皱缩不平，基部有果梗痕或具宿萼及短梗。体轻。外果皮薄，中果皮较松软，易剥离，内果皮木质，黄棕色，具纵棱，破开后种子通常为 1 粒，肾形，紫黑色，油性。气微，味甘、微苦涩（图 13-56）。

品质规格 以粒大、饱满、色灰黑、质坚实者为佳。商品不分等级，均为统货。

性味功效 甘、苦，凉。滋补肝肾，明目乌发。

马钱子 maqianzi

别名 番木鳖

来源 为马钱科植物马钱 *Strychnos nux-vomica* L. 的干燥成熟种子。

产销 主产印度、越南、缅甸等地。多进口，销往全国各地。

采收加工 冬季采收成熟果实，取出种子，晒干。

性状鉴别 呈纽扣状圆板形，常一面隆起，一面稍凹下，直径 1.5～3cm，厚 0.3～0.6cm。表面密被灰棕色或灰绿色绢状茸毛，自中间向四周呈辐射状排列，有丝样光泽。边缘稍隆起，较厚，有突起的珠孔，底面中心有突起的圆点状种脐。质坚硬，平行剖面可见淡黄白色胚乳，角质状，子叶心形，叶脉 5～7 条。气微，味极苦（图 13-57）。

品质规格 以个大、肉厚饱满、表面灰棕色微带绿、有细密毛茸、质坚硬无破碎者为佳。商品为统货。

性味功效 苦，温；有大毒。通络止痛，散结消肿。

附注 云南马钱，系马钱科植物云南马钱 *Strychnos pierriana* A. W. Hill 的干燥成熟种子。主产云南。呈扁椭圆形或扁圆形，边缘较薄而微翘，子叶卵形，叶脉 3 条。

图 13-57　马钱子药材图

菟丝子 tusizi

来源 为旋花科植物南方菟丝子 *Cuscuta australis*. R. Br. 或菟丝子 *Cuscuta chinensis* Lam. 的干燥成熟种子。

产销 系野生，全国大部分地区均有分布。主产辽宁、吉林、河北、河南、山东、山西等地。主产地产品销往全国各地，其余多自产自销。

采收加工 秋季果实成熟时采收植株，晒干，打下种子，除去杂质。

性状鉴别 呈类球形，直径 1～2mm。表面灰棕色至棕褐色，粗糙，种脐线形或扁圆形。质坚实，不易以指甲压碎。气微，味淡。取本品少量，加沸水适量浸泡后，表面有黏性；加热煮至种皮破裂时，可露出黄白色卷旋状的胚，形如吐丝。

品质规格 以身干、无枝叶、无杂质、无霉变者为合格。以颗粒饱满、质坚实、灰棕色或黄棕色者为佳。商品为统货。

性味功效 辛、甘，平。补益肝肾，固精缩尿，安胎，明目，止泻；外用消风祛斑。

牵牛子 qianniuzi

别名 黑丑、白丑、二丑

来源 为旋花科植物裂叶牵牛 *Pharbitis nil*（L.）Choisy 或圆叶牵牛 *Pharbitis purpurea*（L.）Voigt 的干燥成熟种子。

产销 野生或栽培。全国大部分地区有产，均为自产自销。

采收加工 秋末果实成熟、果壳未开裂时采割植株，晒干，打下种子，除去杂质。

性状鉴别 似橘瓣状，长 4～8mm，宽 3～5mm。表面灰黑色或淡黄白色，背面有一条浅纵沟，腹面棱线的下端有一点状种脐，微凹。质硬，横切面可见淡黄色或黄绿色皱缩折叠的子叶，微显油性。气微，味辛、苦，有麻舌感。取本品，加水浸泡后种皮呈龟裂状，手捻有明显的黏滑感。

品质规格 以饱满、无杂质者为佳。商品分黑、白两种，一般不分等级。药用以黑丑较多、白丑较少。

性味功效 苦、寒；有毒。泻水通便，消痰涤饮，杀虫攻积。

蔓荆子 manjingzi

来源 为马鞭草科植物单叶蔓荆 *Vitex trifolia* L. var. *simplicifolia* Cham. 或蔓荆 *Vitex trifolia* L. 的干燥成熟果实。

产销 主产山东、浙江、江西、福建、海南等地。以山东、江西、海南产量最大，销往全国各地，并有出口。其他各地均自产自销。

采收加工 秋季果实成熟时采收，除去杂质，晒干。

性状鉴别 呈球形，直径 4～6mm。表面灰黑色或黑褐色，被灰白色粉霜状茸毛，有纵向浅沟 4 条，顶端微凹，基部有灰白色宿萼及短果梗。萼长为果实的 1/3～2/3，5 齿裂，密被茸毛。体轻，质坚韧，不易破碎。横切面可见 4 室，每室有种子 1 枚。气特异而芳香，味淡、微辛（图 13-58）。

图 13-58 蔓荆子药材图

品质规格　以粒大、饱满、气芳香者为佳。商品为统货。

性味功效　辛、苦，微寒。疏散风热，清利头目。

夏枯草 xiakucao

来源　为唇形科植物夏枯草 *Prunella vulgaris* L. 的干燥果穗。

产销　主产于江苏、浙江、安徽、河南等省，其他各省亦产。江苏所产质量最优，销往全国并出口。其他各省多自产自销。

采收加工　夏季果穗呈棕红色时采收，除去杂质，晒干。

性状鉴别　呈圆柱形，略扁，长 1.5～8cm，直径 0.8～1.5cm；淡棕色至棕红色。全穗由数轮至 10 数轮宿萼与苞片组成，每轮有对生苞片 2 片，呈扇形，先端尖尾状，脉纹明显，外表面有白毛。每一苞片内有花 3 朵，花冠多已脱落，宿萼二唇形，内有小坚果 4 枚，卵圆形，棕色，尖端有白色突起。体轻。气微，味淡。

品质规格　以穗长、红棕色、内含果实摇之作响、无茎枝者为佳。商品为统货。

性味功效　辛、苦，寒。清肝泻火，明目，散结消肿。

天仙子 tianxianzi

别名　莨菪子

来源　为茄科植物莨菪 *Hyoscyamus niger* L. 的干燥成熟种子。

产销　主产河南、河北、内蒙古、辽宁等地。销往全国各地。

采收加工　夏、秋两季果皮变黄色时，采摘果实，暴晒，打下种子，筛去果皮、枝梗，晒干。

性状鉴别　呈类扁肾形或扁卵形，直径约 1mm。表面棕黄色或灰黄色，有细密的网纹，略尖的一端有点状种脐。切面灰白色，油质，有胚乳，胚弯曲。气微，味微辛。

品质规格　以粒大、饱满者为佳。商品为统货。

性味功效　苦、辛，温；有大毒。解痉止痛，平喘，安神。

枸杞子 gouqizi

别名　地骨子、宁夏枸杞

来源　为茄科植物宁夏枸杞 *Lycium barbarum* L. 的干燥成熟果实。

产销　主产宁夏的中宁、中卫、灵武等地。甘肃、青海、新疆、内蒙古、河北等地亦产。销往全国各地，并有出口。

图 13-59　枸杞子药材图

采收加工　7～9 月果实呈红色时采收，热风烘干，除去果梗，或晾至皮皱后，晒干，除去果梗。

性状鉴别　呈类纺锤形或椭圆形，长 6～20mm，直径 3～10mm。表面红色或暗红色，顶端有小突起状的花柱痕，基部有白色的果梗痕。果皮柔韧，皱缩；果肉肉质，柔润。种子 20～50 粒，类肾形，扁而翘，长 1.5～1.9mm，宽 1～1.7mm，表面浅黄色或棕黄色。气微，味甜（图 13-59）。

品质规格　以粒大、肉厚、种子少、色红、质柔软者为佳。商品分西枸杞、血枸杞。习惯以宁夏、甘肃、青海等地栽培者品质最佳。

规格等级标准如下。

① 一等：呈椭圆形或长卵形。果皮鲜红、紫红或红色，糖质多。质柔软滋润。味甜。每50克370粒以内。

② 二等：果皮鲜红或紫红色。每50克580粒以内。其他同一等。

③ 三等：果皮红褐或淡红色，糖质较少。每50克900粒以内。其他同一等。

④ 四等：每50克1100粒以内。油果不超过15%。其他同三等。

⑤ 五等：色泽深浅不一，每50克1100粒以外，破子、油果不超过30%。其他同四等。

性味功效　甘，平。滋补肝肾，益精明目。

附注　津枸杞：又名血杞。为同科植物枸杞 *L. chinensis* Mill. 的果实。主产河北、天津一带。本品呈椭圆形，两端略尖。长1～1.5cm，直径0.4～0.6cm。血红色，油润，光泽性较差。

木蝴蝶 muhudie

别名　千张纸、故纸、洋故纸

来源　为紫葳科植物木蝴蝶 *Oroxylum indicum*（L.）Vent. 的干燥成熟种子。

产销　主产云南、广西。此外，福建、广东、海南、四川等地亦产。销往全国各地。

采收加工　秋、冬两季采收成熟果实，暴晒至果实开裂，取出种子，晒干。

性状鉴别　为蝶形薄片，除基部外三面延长成宽大菲薄的翅，长5～8cm，宽3.5～4.5cm。表面浅黄白色，翅半透明，有绢丝样光泽，上有放射状纹理，边缘多破裂。体轻，剥去种皮，可见一层薄膜状的胚乳紧裹于子叶之外。子叶2枚，蝶形，黄绿色或黄色，长径1～1.5cm。气微，味微苦。

品质规格　以大张、色白、有光泽、翼柔软如绸者为佳。商品为统货。

性味功效　苦、甘，凉。清肺利咽，疏肝和胃。

栀子 zhizi

别名　木丹、山栀子

来源　为茜草科植物栀子 *Gardenia jasminoides* Ellis 的干燥成熟果实。

产销　主产湖南、江西、湖北、浙江、福建、四川。以湖南产量大，浙江品质优，销往全国各地。其他各地均自产自销。

采收加工　9～11月果实成熟呈红黄色时采收，除去果梗和杂质，蒸至上气或置沸水中略烫，取出，干燥。

性状鉴别　呈长卵圆形或椭圆形，长1.5～3.5cm，直径1～1.5cm。表面红黄色或棕红色，具6条翅状纵棱，棱间常有1条明显的纵脉纹，并有分枝。顶端残存萼片，基部稍尖，有残留果梗。果皮薄而脆，略有光泽；内表面色较浅，有光泽，具2～3条隆起的假隔膜。种子多数，扁卵圆形，集结成团，深红色或红黄色，表面密具细小疣状突起。气微，味微酸而苦（图13-60）。

品质规格　以皮薄、饱满、色红黄者为佳。

图13-60　栀子药材图

商品按果实成熟的程度分为一等、二等。

一等：饱满，表面橙红色、红黄色、淡红色或淡黄色。

二等：较瘦小，表面橙黄色、暗棕色或带青色，间有怪形果或破碎。

性味功效　苦，寒。泻火除烦，清热利湿，凉血解毒；外用消肿止痛。

瓜蒌 gualou（附：瓜蒌子、瓜蒌皮）

来源　为葫芦科植物栝楼 *Trichosanthes kirilowii* Maxim. 或双边栝楼 *Trichosanthes rosthornii* Harms 的干燥成熟果实。

产销　栝楼主产于山东、河南、河北、安徽，以山东所产为优，销往全国各地。双边栝楼主产四川，华南、华中等地区亦产，多自产自销。

采收加工　秋季果实成熟时，连果梗剪下，置通风处阴干。

图 13-61　瓜蒌药材图

性状鉴别　呈类球形或宽椭圆形，长 7～15cm，直径 6～10cm。表面橙红色或橙黄色，皱缩或较光滑，顶端有圆形的花柱残基，基部略尖，具残存的果梗。轻重不一。质脆，易破开，内表面黄白色，有红黄色丝络，果瓤橙黄色，黏稠，与多数种子黏结成团。具焦糖气，味微酸、甜（图 13-61）。

品质规格　以完整、果皮厚、表面皱缩、体重、糖分足者为佳。

性味功效　甘、微苦，寒。清热涤痰，宽胸散结，润燥滑肠。不宜与川乌、制川乌、草乌、制草乌、附子同用。

附　① 瓜蒌子：为葫芦科植物栝楼 *Trichosanthes kirilowii* Maxim. 或双边栝楼 *Trichosanthes rosthornii* Harms 的干燥成熟种子。呈扁平椭圆形，表面浅棕色至棕褐色，平滑，沿边缘有 1 圈沟纹。顶端较尖或平截，有种脐，基部钝圆或较狭。种皮坚硬；内种皮膜质，灰绿色，子叶黄白色，富油性。气微，味淡。功效：润肺化痰，滑肠通便。

② 瓜蒌皮：为葫芦科植物栝楼 *Trichosanthes kirilowii* Maxim. 或双边栝楼 *Trichosanthes rosthornii* Harms 的干燥成熟果皮。常切成 2 至数瓣，边缘向内卷曲，长 6～12cm。外表面橙红色或橙黄色，皱缩，有的有残存果梗；内表面黄白色。质较脆，易折断。具焦糖气，味淡、微酸。功效：清热化痰，利气宽胸。

木鳖子 mubiezi

来源　为葫芦科植物木鳖 *Momordica cochinchinensis*（Lour.）Spreng. 的干燥成熟种子。

产销　主产广西、四川、湖北等地，湖南、贵州、云南、广东、安徽亦产。销往全国各地。

采收加工　冬季采收成熟果实，剖开，晒至半干，除去果肉，取出种子，干燥。

性状鉴别　呈扁平圆板状，中间稍隆起或微凹陷，直径 2～4cm，厚约 0.5cm。表面灰棕色至黑褐色，有网状花纹，在边缘较大的一个齿状突起上有浅黄色种脐。外种皮质硬而脆，内种皮灰绿色，绒毛样。子叶 2 枚，黄白色，富油性。有特殊的油腻气，味苦（图 13-62）。

图 13-62　木鳖子药材图

品质规格 以饱满、不破裂、体重、种仁黄白色、不泛油者为佳。商品为统货。

性味功效 苦、微甘，凉；有毒。散结消肿，攻毒疗疮。

鹤虱 heshi（附：南鹤虱）

别名 天名精实、北鹤虱。

来源 为菊科植物天名精 *Carpesium abrotanoides* L. 的干燥成熟果实。

产销 主产河南、山西、贵州等地。陕西、甘肃，湖北等地亦产。销往内蒙古、北京、天津、河北等地。

采收加工 9～10月果实成熟时采收，晒干，除去杂质。

性状鉴别 呈圆柱状，细小，长3～4mm，直径小于1mm。表面黄褐色或暗褐色，具多数纵棱。顶端收缩呈细喙状，先端扩展成灰白色圆环；基部稍尖。果皮薄，纤维性，种皮菲薄透明，子叶2枚，类白色，稍有油性。气特异，味微苦。

品质规格 以饱满、油性足、气味浓者为佳。商品为统货。

性味功效 苦、辛，平；有小毒。杀虫消积。

附 南鹤虱

为伞形科植物野胡萝卜 *Daucus carota* L. 的干燥成熟果实。双悬果呈椭圆形，多裂为分果，分果长3～4mm，宽1.5～2.5mm。表面淡绿棕色或棕黄色，顶端有花柱残基，基部钝圆，背面隆起，具4条窄翅状次棱，翅上密生1列黄白色钩刺，刺长约1.5mm，次棱间的凹下处有不明显的主棱，其上散生短柔毛，接合面平坦，有3条脉纹，上具柔毛。种仁类白色，有油性。体轻。搓碎时有特异香气，味微辛、苦。苦、辛，平；有小毒。功效：杀虫消积。

牛蒡子 niubangzi

别名 牛子、大力子、鼠粘子、恶实

来源 为菊科植物牛蒡 *Arctium lappa* L. 的干燥成熟果实。

产销 全国各地均有分布。主产吉林、辽宁、浙江等地，以东北产量最大，称关力子，销往全国并出口。浙江桐乡产者最佳，称杜大力，多销往江苏、浙江等地。

采收加工 秋季果实成熟时采收果序，晒干，打下果实，除去杂质，再晒干。

性状鉴别 呈长倒卵形，略扁，微弯曲，长5～7mm，宽2～3mm。表面灰褐色，带紫黑色斑点，有数条纵棱，通常中间1～2条较明显。顶端钝圆，稍宽，顶面有圆环，中间具点状花柱残迹；基部略窄，着生面色较淡。果皮较硬，子叶2枚，淡黄白色，富油性。气微，味苦后微辛而稍麻舌。

品质规格 以粒大、饱满、表面灰褐色者为佳。商品为统货。

性味功效 辛、苦，寒。疏散风热，宣肺透疹，解毒利咽。

苍耳子 cangerzi

别名 苍耳、卷耳

来源 为菊科植物苍耳 *Xanthium sibiricum* Patr. 的干燥成熟带总苞的果实。

产销 全国各地均产。多自产自销。

采收加工 秋季果实成熟时采收，干燥，除去梗、叶等杂质。

性状鉴别 呈纺锤形或卵圆形，长1～1.5cm，直径0.4～0.7cm。表面黄棕色或黄绿色，全体有钩刺，顶端有2枚较粗的刺，分离或相连，基部有果梗痕。质硬而韧，横切面中央有纵隔膜，2室，各有1枚瘦果。瘦果略呈纺锤形，一面较平坦，顶端具1枚突起的花柱

基，果皮薄，灰黑色，具纵纹。种皮膜质，浅灰色，子叶 2 枚，有油性。气微，味微苦。

品质规格　以粒大、饱满、色黄棕者为佳。商品为统货。

性味功效　辛、苦，温；有毒。散风寒，通鼻窍，祛风湿。

薏苡仁 yiyiren

别名　苡米、苡仁、薏米

来源　为禾本科植物薏苡 Coix lacryma-jobi L. var. mayuen（Roman.）Stapf 的干燥成熟种仁。

图 13-63　薏苡仁药材图

产销　全国大部分地区有产。主产福建、河北、辽宁等地。主产地区产品可销省外，其余自产自销。

采收加工　秋季果实成熟时采割植株，晒干，打下果实，再晒干，除去外壳、黄褐色种皮和杂质，收集种仁。

性状鉴别　呈宽卵形或长椭圆形，长 4～8mm，宽 3～6mm。表面乳白色，光滑，偶有残存的黄褐色种皮。一端钝圆，另端较宽而微凹，有淡棕色点状种脐 1 枚。背面圆凸，腹面有 1 条较宽而深的纵沟。质坚实，断面白色，粉性。气微，味微甜（图 13-63）。

品质规格　以粒大、饱满、色白、完整者为佳。商品一般为统货。

性味功效　甘、淡，凉。利水渗湿，健脾止泻，除痹，排脓，解毒散结。

槟榔 binglang（附：大腹皮）

别名　大白、花片、大腹子

来源　为棕榈科植物槟榔 Areca catechu L. 的干燥成熟种子。

产销　主产于海南、云南；福建、台湾亦产。国外以印度尼西亚、印度、菲律宾等地产量大。销往全国各地。

采收加工　春末至秋初采收成熟果实，用水煮后，干燥，除去果皮，取出种子，干燥。

性状鉴别　呈扁球形或圆锥形，高 1.5～3.5cm，底部直径 1.5～3cm。表面淡黄棕色或淡红棕色，具稍凹下的网状沟纹，底部中心有圆形凹陷的珠孔，其旁有 1 个明显三角形瘢痕状种脐。质坚硬，不易破碎，断面可见棕色种皮与白色胚乳相间的大理石样花纹。气微，味涩、微苦（图 13-64、图 13-65）。

显微鉴别　横切面：①种皮组织分内、外层，外层为数列切向延长的扁平石细胞，内含红棕色物，石细胞形状、大小不一，常有细胞间隙；内层为数列薄壁细胞，含棕红色物，并散有少数维管束。②外胚乳较狭窄，种皮内层与外胚乳常插入内胚乳中，形成错入组织；内胚乳细胞白色，多角形，壁厚，纹孔大，含油滴及糊粉粒（图 13-66）。

粉末：红棕色至棕色。①内胚乳细胞极多，多破碎，完整者呈不规则多角形或类方形，直径 56～112μm，纹孔较多，甚大，类圆形或矩圆形；②外胚乳细胞呈类方形、类多角形或作长条状，胞腔内大多数充满红棕色至深棕色物；③种皮石细胞呈纺锤形、多角形或长条形，淡黄棕色，纹孔少数，裂缝状，有的胞腔内充满红棕色物（图 13-67）。

(a)　　　　　　　(b)

图 13-64　槟榔药材图

（a）顶面观；（b）底面观

图 13-65　槟榔饮片图

图 13-66　槟榔横切面简图

1—种皮维管束；2—种皮；3—外胚乳；4—内胚乳

图 13-67　槟榔粉末图

1—内胚乳细胞；2—外胚乳细胞；

3—种皮石细胞

品质规格　以个大、体重、结实、无破碎者为佳。以海南产者最著。以个小、体轻、中间有空隙或已破碎者质次。

商品分一等、二等。一等：每千克 160 个以内。二等：每千克 160 个以外；间有破碎枯心，不超过 5％；轻度虫蛀，不超过 3％。

性味功效　苦、辛，温。杀虫，消积，行气，利水，截疟。

附　大腹皮

为棕榈科植物槟榔 *Areca catechu* L. 的干燥果皮。冬季至次春采收未成熟的果实，煮后干燥，纵剖两瓣，剥取果皮，习称"大腹皮"；春末至秋初采收成熟果实，煮后干燥，剥取果皮，打松，晒干，习称"大腹毛"。略呈椭圆形或长卵形瓢状，长 4～7cm，宽 2～3.5cm，厚 0.2～0.5cm。外果皮深棕色至近黑色，具不规则的纵皱纹及隆起的横纹，顶端有花柱残痕，基部有果梗及残存萼片。内果皮凹陷，褐色或深棕色，光滑呈硬壳状。体轻，质硬，纵向撕裂后可见中果皮纤维。气微，味微涩。辛，微温。功效：行气宽中，行水消肿。

砂仁 sharen

别名　缩砂蜜、缩砂仁、阳春砂、春砂仁

来源　为姜科植物阳春砂 *Amomum villosum* Lour.、绿壳砂 *Amomum villosum* Lour. var. *xanthioides* T. L. Wu et Senjen 或海南砂 *Amomum longiligulare* T. L. Wu 的干燥成熟果实。

产销　阳春砂主产广东，以阳春、阳江所产最为著名，广西亦产；销往全国并有出口。绿壳砂主产于云南西双版纳、临沧、思茅、红河、文山，广东广宁及广西也有少量分布；销往全国各地。海南砂主产于海南澄迈、广西博白等地，销往全国各地。

采收加工　夏、秋两季果实成熟时采收，晒干或低温干燥。

图 13-68　砂仁药材图

性状鉴别　(1) 阳春砂、绿壳砂　呈椭圆形或卵圆形，有不明显的三棱，长 1.5～2cm，直径 1～1.5cm。表面棕褐色，密生刺状突起，顶端有花被残基，基部常有果梗。果皮薄而软。种子集结成团，具三钝棱，中有白色隔膜，将种子团分成 3 瓣，每瓣有种子 5～26 粒。种子为不规则多面体，直径 2～3mm；表面棕红色或暗褐色，有细皱纹，外被淡棕色膜质假种皮；质硬，胚乳灰白色。气芳香而浓烈，味辛凉、微苦（图 13-68）。

(2) 海南砂　呈长椭圆形或卵圆形，有明显的三棱，长 1.5～2cm，直径 0.8～1.2cm。表面被片状、分枝的软刺，基部具果梗痕。果皮厚而硬。种子团较小，每瓣有种子 3～24 粒；种子直径 1.5～2mm。气味稍淡。

品质规格　以个大、坚实饱满、气味浓者为佳。习惯认为产于广东阳春县的阳春砂品质最优。

商品曾有国产砂仁和进口砂仁，现均为国产砂仁。阳春砂、绿壳砂均为统货，不分等级，因加工不同分壳砂（果实）、原砂（种子团）和砂壳（果皮）三种；海南砂分统货和一等、二等货，也因加工不同分以上三种。

规格等级标准如下。

(1) 阳春砂统货　呈椭圆形或卵圆形，有不明显的三棱。表面红棕色或褐棕色，密生刺状突起。种子成团，具白色隔膜，分成三室，子粒饱满，棕褐色，有细皱纹。气芳香浓厚，味辛凉、微苦。果柄不超过 2cm。间有瘦瘪果。

(2) 绿壳砂统货　呈棱状长圆形。果皮表面淡红棕色或棕褐色，有小柔刺。体质轻泡，种子团较小，间有瘦瘪果。

(3) 海南砂统货　呈三棱状的长圆形。表面棕褐色，有多数小柔刺。体质沉重。种子分三室集结成团，籽粒饱满，种子呈多角形，灰褐色。气芳香，味辛凉而辣。

(4) 海南砂净砂

一等：为除去外果皮的种子团，呈钝三棱状的椭圆形或卵圆形，分成三瓣。每瓣约有种子 10 数粒。子粒饱满。表面灰褐色，破开后，内部灰白色。味辛凉、微辣。种子团完整。每 50 克 150 粒以内。

二等：形状气味与一等相同，唯种子团较小而瘪瘦。每 50 克 150 粒以外，间有糖子。

(5) 砂壳统货　为砂仁剥下的果皮。呈瓢形或压缩成片状。表面红棕色、棕褐色或绿褐色，有许多短柔刺，内表面光洁，色泽较淡。

性味功效 辛，温。化湿开胃，温脾止泻，理气安胎。

附注 姜科山姜属的多种植物在不同地区作砂仁使用，均应列为伪品，常见的有以下几种。

① 福建土砂仁：同科植物山姜 *Alpinia japonico*（Thunb.）Miq. 的干燥成熟果实。表面黄棕色，被短柔毛。种子团瘦小，卵圆形、长圆形，每瓣种子3～8粒。气微，味辛、苦。

② 贵州土砂仁：同科植物艳山姜 *A. zerumbet*（Pers）Burtt et Smith 的干燥成熟果实。呈卵形或类球形，两端略尖，表面黄棕色，略有光泽，有10数条隆起的纵棱。种子团瓣排列疏松，易散落。种子为多面体。气芳香，味辛辣。

③ 海南土砂仁：同科植物华山姜 *A. chinense* Rosc. 的干燥成熟果实。果实椭圆形，三棱不明显，表面灰棕色，种子不规则多面体形。气微，味辛、微苦。

草果 caoguo

来源 为姜科植物草果 *Amomum tsao-ko* Crevost et Lemaire 的干燥成熟果实。

产销 主产于云南、广西、贵州等地。销往全国各地。

采收加工 秋季果实成熟时采收，除去杂质，晒干或低温干燥。

性状鉴别 呈长椭圆形，具三钝棱，长2～4cm，直径1～2.5cm。表面灰棕色至红棕色，具纵沟及棱线，顶端有圆形突起的柱基，基部有果梗或果梗痕。果皮质坚韧，易纵向撕裂。剥去外皮，中间有黄棕色隔膜，将种子团分成3瓣，每瓣种子多为8～11粒。种子呈圆锥状多面体，直径约5mm；表面红棕色，外被灰白色膜质的假种皮，种脊为一条纵沟，尖端有凹状的种脐；质硬，胚乳灰白色。有特异香气，味辛、微苦（图13-69）。

图13-69 草果药材图

品质规格 以个大、饱满、色红棕、气味浓者为佳。统货，分个统及仁统。

性味功效 辛，温。燥湿温中，截疟除痰。

豆蔻 doukou

别名 白豆蔻、白蔻

来源 为姜科植物白豆蔻 *Amomum kravanh* Pierre ex Gagnep. 或爪哇白豆蔻 *Amomum compactum* Soland ex Maton 的干燥成熟果实。按产地不同分为"原豆蔻"和"印尼白蔻"。

产销 白豆蔻主产于越南、泰国、柬埔寨等地，我国广东、广西、云南等地亦有栽培。爪哇白豆蔻主产印度尼西亚，海南和云南南部有栽培。销往全国各地。

采收加工 10～12月果实呈黄绿色尚未开裂时采收，除去残留的果柄，晒干。

性状鉴别 （1）原豆蔻 呈类球形，直径1.2～1.8cm。表面黄白色至淡黄棕色，有3条较深的纵向槽纹，顶端有突起的柱基，基部有凹下的果柄痕，两端均具浅棕色绒毛。果皮体轻，质脆，易纵向裂开，内分3室，每室含种子约10粒；种子呈不规则多面体，背面略

图 13-70　豆蔻药材图

隆起，直径 3～4mm，表面暗棕色，有皱纹，并被有残留的假种皮。气芳香，味辛凉、略似樟脑。

（2）印尼白蔻　个略小。表面黄白色，有的微显紫棕色。果皮较薄，种子瘦瘪。气味较弱（图 13-70）。

品质规格　以个大体重、果皮薄脆而完整、仁饱满、皮色洁白、味浓厚、气辛凉、无杂质者为佳。商品分白蔻仁（种子）、蔻壳（果皮）、软白蔻（采收早，果实较小而干瘪，多属印尼货）、硬豆蔻（采收较晚，果实饱满，多属泰国、柬埔寨货）。一般为统货，不分等级。

性味功效　辛，温。化湿行气，温中止呕，开胃消食。

红豆蔻 hongdoukou

别名　良姜子

来源　为姜科植物大高良姜 *Alpinia galanga* Willd. 的干燥成熟果实。

产销　主产广东、广西、云南等地。销往全国各地。

采收加工　秋季果实变红时采收，除去杂质，阴干。

性状鉴别　呈长球形，中部略细，长 0.7～1.2cm，直径 0.5～0.7cm。表面红棕色或暗红色，略皱缩，顶端有黄白色管状宿萼，基部有果梗痕。果皮薄，易破碎。种子 6 粒，扁圆形或三角状多面形，黑棕色或红棕色，外被黄白色膜质假种皮，胚乳灰白色。气香，味辛辣（图 13-71）。

图 13-71　红豆蔻药材图

品质规格　以粒大、饱满、气味浓者为佳。商品不分等级，均为统货。

性味功效　辛，温。散寒燥湿，醒脾消食。

草豆蔻 caodoukou

别名　草蔻、草蔻仁

来源　为姜科植物草豆蔻 *Alpinia katsumadai* Hayata 的干燥近成熟种子。

产销　主产广东、广西、海南等省。销往全国各地，部分出口。

采收加工　夏、秋两季采收，晒至九成干，或用水略烫，晒至半干，除去果皮，取出种子团，晒干。

性状鉴别　为类球形的种子团，直径 1.5～2.7cm。表面灰褐色，中间有黄白色的隔膜，将种子团分成 3 瓣，每瓣有种子多数，粘连紧密，种子团略光滑。种子为卵圆状多面体，长 3～5mm，直径约 3mm，外被淡棕色膜质假种皮，种脊为一条纵沟，一端有种脐；质硬，将种子沿种脊纵剖两瓣，纵断面观呈斜心形，种皮沿种脊向内伸入部分约占整个表面积的 1/

2；胚乳灰白色。气香，味辛、微苦（图13-72）。

品质规格　以个大、饱满、质坚实、气味浓者为佳。一般均为统货，习惯以产于海南者为佳。

性味功效　辛，温。燥湿行气，温中止呕。

益智 yizhi

别名　益智仁

来源　为姜科植物益智 *Alpiniae oxyphylla* Miq. 的干燥成熟果实。

产销　主产海南、广东、广西、云南、福建等地。销往全国各地，部分出口。

采收加工　夏、秋间果实由绿变红时采收，晒干或低温干燥。

图 13-72　草豆蔻药材图

性状鉴别　呈椭圆形，两端略尖，长 1.2～2cm，直径 1～1.3cm。表面棕色或灰棕色，有纵向凹凸不平的突起棱线 13～20 条，顶端有花被残基，基部常残存果梗。果皮薄而稍韧，与种子紧贴，种子集结成团，中有隔膜将种子团分为 3 瓣，每瓣有种子 6～11 粒。种子呈不规则的扁圆形，略有钝棱，直径约 3mm，表面灰褐色或灰黄色，外被淡棕色膜质的假种皮；质硬，胚乳白色。有特异香气，味辛、微苦（图13-73）。

图 13-73　益智药材图

品质规格　以个大、饱满、香气浓者为佳。商品不分等级，均为统货。

性味功效　辛，温。暖肾固精缩尿，温脾止泻摄唾。

实训一　果实和种子类药材的性状鉴别

一、实训步骤

1. 看形状
2. 量大小
3. 观色泽
4. 查表面
5. 验质地
6. 看断面
7. 嗅气
8. 尝味
9. 水试

二、实训要求

1. 熟练掌握性状鉴别方法

2. 掌握果实和种子类药材的性状特征

三、教学效果评价

本实训的教学效果评价见表 13-1。

表 13-1　教学效果评价表

实训名称	果实和种子类药材的性状鉴别		时间	9min	姓名		总得分	
序号	药材正名	科名	序号	药材正名	科名	序号	药材正名	科名
1			11			21		
2			12			22		
3			13			23		
4			14			24		
5			15			25		
6			16			26		
7			17			27		
8			18			28		
9			19			29		
10			20			30		

评分标准：药名错误，一味扣 3.3 分；写别名，适当扣分。科名错误，一味扣 1.3 分。

实训二　五味子、吴茱萸、小茴香、山茱萸的显微鉴别

一、五味子的显微鉴别

（一）实训步骤

1. 用水合氯醛试液热装法制片。按前述大黄的显微鉴别，用水合氯醛试液热装法制片步骤，将大黄粉末换成五味子粉末。

2. 用稀甘油装片制片。按前述茯苓的显微鉴别，用稀甘油装片制片步骤，将茯苓粉末换成五味子粉末。

3. 显微镜的使用、镜检等步骤方法同前述大黄的显微鉴别。

（二）实训要求

1. 熟悉五味子的显微鉴别特征。将五味子粉末的水合氯醛试液制片和稀甘油制片分别镜检，可见以下特征：种皮表皮石细胞表面观呈多角形或长多角形，直径 $18 \sim 50 \mu m$，壁厚，孔沟极细密，胞腔内含深棕色物。种皮内层石细胞呈多角形、类圆形或不规则形，直径约至 $83 \mu m$，壁稍厚，纹孔较大。果皮表皮细胞表面观类多角形，垂周壁略呈连珠状增厚，表面有角质线纹；表皮中散有油细胞。胚乳细胞多角形，壁薄，内含脂肪油及糊粉粒。

2. 熟悉药材粉末的临时制片方法（热装法、冷装法）。

3. 熟悉显微镜的使用方法。

4. 水合氯醛试液有刺激性，要注意通风。

5. 显微镜不要放在实验台的边缘，以防碰落而损坏；不要用手摸显微镜光学玻璃部分；不要任意转动准焦螺旋和转换器，也不要任意弯折镜柱和镜臂间的关节，以防机件由于磨损失灵；不要将目镜抽出，否则灰尘易落到物镜里面，如需抽出，应用绸布盖住。

6. 取五味子粉末需适量，太多太少均不利于鉴别；滴加水合氯醛试液或稀甘油应适量，以试液充满盖玻片为宜。

二、吴茱萸的显微鉴别

（一）实训步骤

1. 用水合氯醛试液热装法制片。按前述大黄的显微鉴别，用水合氯醛试液热装法制片步骤，将大黄粉末换成吴茱萸粉末。

2. 用稀甘油装片制片。按前述茯苓的显微鉴别，用稀甘油装片制片步骤，将茯苓粉末换成吴茱萸粉末。

3. 显微镜的使用、镜检等步骤方法同前述大黄的显微鉴别。

（二）实训要求

1. 熟悉吴茱萸的显微鉴别特征。将吴茱萸粉末的水合氯醛试液制片和稀甘油制片分别镜检，可见以下特征：非腺毛 $2\sim6$ 细胞，长 $140\sim350\mu m$，壁疣明显，有的胞腔内含棕黄色至棕红色物。腺毛头部 $7\sim14$ 细胞，椭圆形，常含黄棕色内含物；柄 $2\sim5$ 细胞。草酸钙簇晶较多，直径 $10\sim25\mu m$；偶有方晶。石细胞类圆形或长方形，直径 $35\sim70\mu m$，胞腔大。油室碎片有时可见，淡黄色。

2. 其余实训要求同五味子的显微鉴别。

三、小茴香的显微鉴别

（一）实训步骤

1. 用水合氯醛试液热装法制片。按前述大黄的显微鉴别，用水合氯醛试液热装法制片步骤，将大黄粉末换成小茴香粉末。

2. 用稀甘油装片制片。按前述茯苓的显微鉴别，用稀甘油装片制片步骤，将茯苓粉末换成小茴香粉末。

3. 显微镜的使用、镜检等步骤方法同前述大黄的显微鉴别。

（二）实训要求

1. 熟悉小茴香的显微鉴别特征。将小茴香粉末的水合氯醛试液制片和稀甘油制片分别镜检，可见以下特征：网纹细胞棕色，壁厚，木化，有卵圆形网状壁孔。油管黄棕色至深红棕色，常破碎，分泌细胞呈扁平多角形。内果皮镶嵌状细胞 $5\sim8$ 个狭长细胞为 1 组，以其长轴相互作不规则方向嵌列。有内胚乳细胞多角形，无色，壁厚，含多数直径约 $10\mu m$ 的糊粉粒，每一糊粉粒中含细小簇晶 1 个，直径 $7\mu m$。

2. 其余实训要求同五味子的显微鉴别。

四、山茱萸的显微鉴别

（一）实训步骤

1. 用水合氯醛试液热装法制片。按前述大黄的显微鉴别，用水合氯醛试液热装法制片步骤，将大黄粉末换成山茱萸粉末。

2. 显微镜的使用、镜检等步骤方法同前述大黄的显微鉴别。

（二）实训要求

1. 熟悉山茱萸的显微鉴别特征。果皮表皮细胞表面观多角形或类长方形，直径 16～

$30\mu m$，垂周壁连珠状增厚，外平周壁颗粒状角质增厚，胞腔含淡橙黄色物。中果皮细胞橙棕色，多皱缩。草酸钙簇晶较少，直径 $12\sim32\mu m$。石细胞类方形、卵圆形或长方形，纹孔明显，胞腔大。

2. 其余实训要求同厚朴的显微鉴别。

五、教学效果评价

本实训的教学效果评价见表 13-2。

表 13-2　教学效果评价表

实训名称	果实和种子类药材的显微鉴别		时间	25min	姓名		总得分	
序号	药材正名(40分)		显微鉴别特征(30分)					
1								
2								
制片方法(12.5分)		显微镜使用方法(12.5分)			实训过程与步骤(5分)			
评分标准:药名错误,一味扣20分;写别名,适当扣分。显微特征不全面或错误,一味在15分之内适当扣分。制片方法不全面或错误,在12.5分之内适当扣分。显微镜使用方法不全面或错误,在12.5分之内适当扣分。实训过程与步骤不全面或错误,在5分之内适当扣分。								

模块十四　全草类药材

目标及任务要求

1. 掌握性状鉴别方法，能熟练运用性状鉴别方法鉴别全草类药材的真、伪、优、劣。
2. 熟悉显微鉴别方法，能运用显微鉴别方法鉴别全草类药材的真、伪。
3. 掌握全草类药材的来源、性状鉴别特征、规格。
4. 掌握全草类药材的道地产地，熟悉其主产地。
5. 了解全草类药材的采收加工、功效。

项目一　全草类药材概述

全草类中药一般为供药用的草本植物的干燥地上部分，主要是带叶的茎枝，如广藿香、泽兰、穿心莲；有的带花或果实，如荆芥、老鹳草；也有少数为带根或根茎的全株，如蒲公英、紫花地丁；也有个别是半灌木（亚灌木）的草质茎，如麻黄；或草本植物的草质茎，如石斛。

全草类中药鉴定，应按所涉及的器官，如根、茎、叶、花、果实和种子等，分别参照前述各章介绍的内容进行观察和鉴定。本类中药常因采收加工、包装或运输而皱缩、破碎，如有完整的叶、花，可在水中浸泡展开后进行观察。

全草类中药的品质，一般以身干、无杂草或其他非入药部分、无泥沙、无霉坏者为合格。多以苗壮、叶茂、成熟而不枯老、整齐、少碎断、色泽和气味正常者为佳。

项目二　全草类药材

伸筋草 shenjincao

别名　狮子草、金腰带、金毛狮子草

来源　为石松科植物石松 *Lycopodium japonicum* Thunb. 的干燥全草。

产销　主产于湖北襄阳、孝感，浙江金华、兰溪、武义等地。此外，江苏、安徽、湖南、贵州等地亦产。

图 14-1 伸筋草药材图

采收加工 夏、秋两季茎叶茂盛时采收，除去杂质，晒干。

性状鉴别 本品匍匐茎呈细圆柱形，弯曲而细长，可达 2m，直径 1～3mm，其下有黄白色细根。直立茎呈二歧分枝。鳞叶皱而弯曲，密生茎上，螺旋状排列，线形或针形，长 3～5mm，宽0.3～0.5mm，先端渐尖呈芒状，全缘，黄绿色至浅黄棕色，无毛。质柔软，断面皮部浅黄色，木部类白色。气微，味淡。（图 14-1）。

品质规格 以茎长、黄绿色、无泥土杂质者为佳。

性味功效 苦、辛，温。祛风除湿，舒筋活络。

卷柏 juanbai

别名 长生草、万年青、还魂草

来源 为卷柏科植物卷柏 *Selaginella tamariscina*（Beauv.）Spring 或垫状卷柏 *Selaginella pulvinata*（Hook. et Grev.）Maxim. 的干燥全草。

产销 卷柏全国大部分地区均产。主产山东、辽宁、河北等地。

垫状卷柏分布于四川、云南、西藏、广西、广东、江西、湖北、河南、河北等地。

采收加工 全年均可采收，除去须根及泥沙，晒干。

性状鉴别 （1）卷柏 本品卷缩似拳状，长 3～10cm。枝丛生，扁而有分枝，绿色或棕黄色，向内卷曲，枝上密生鳞片状小叶，叶先端具长芒。中叶（腹叶）两行，卵状矩圆形，斜向上排列，叶缘膜质，有不整齐的细锯齿；侧叶（背叶）背面的膜质边缘常呈棕黑色。基部残留棕色至棕褐色须根，散生或聚生成短干状。质脆，易折断。气微，味淡。

（2）垫状卷柏 须根多散生。中叶（腹叶）两行，卵状披针形，直向上排列，叶片左右两侧不等，内缘较平直，外缘常因内折而加厚，呈全缘状。

品质规格 以色绿、叶多、完整不碎者为佳。

性味功效 辛，平。活血通经。

木贼 muzei

别名 木贼草、锉草

来源 为木贼科植物木贼 *Equisetum hiemale* L. 的干燥地上部分。

产销 分布地区较广。主产东北及陕西、湖北等地，销往全国各地，并出口。

采收加工 夏、秋两季采收，除去杂质，晒干或阴干。多野生。

性状鉴别 呈长管状，不分枝，长 40～60cm，直径 0.2～0.7cm。表面灰绿色或黄绿色，有 18～30 条纵棱，粗糙密生细齿，摸之锉手。节明显，节间长 2.5～9cm，节上着生筒状鳞叶，叶鞘基部和鞘齿深棕色，中部淡黄色，可见棱上有多数细小光亮的疣状突起。质脆，易折断，断面中空，周边有多数圆形的小空腔，排列成环状。气微，味甘淡、微涩，嚼之有沙粒感。

品质规格 以粗长、色绿、不脱节者为佳。

性味功效 甘、苦，平。疏散风热，明目退翳。

麻黄 mahuang（附：麻黄根）

来源 为麻黄科植物草麻黄 *Ephedra sinica* Stapf.、中麻黄 *Ephedra intermedia*

Schrenk. et C. A. Mey. 或木贼麻黄 *Ephedra equisetina* Bge. 的干燥草质茎。

产销 主产于吉林、辽宁、内蒙古、河北、山西、河南和陕西等地。销往全国各地，并有出口。

采收加工 秋季采割绿色的草质茎，晒干。

性状鉴别 （1）草麻黄 呈细长圆柱形，少分枝，直径 1～2mm。有的带少量棕色木质茎。表面淡绿色至黄绿色，有细纵脊线，触之微有粗糙感。节明显，节间长 2～6cm，节上有膜质鳞叶，长 3～4mm，裂片 2（稀 3），锐三角形，先端灰白色，反曲，基部连合成筒状，红棕色。体轻，质脆，易折断。断面略呈纤维性，周边绿黄色，髓部红棕色，习称"玫瑰心"。气微香，味涩，微苦。

（2）中麻黄 多分枝，直径 1.5～3mm，有粗糙感，节间长 2～6cm。膜质鳞叶长 2～3mm，裂片 3（稀 2），先端锐尖。断面髓部呈三角状圆形（图 14-2）。

（3）木贼麻黄 较多分枝，直径 1～1.5mm，无粗糙感。节间长 1.5～3cm。膜质鳞叶长 1～2mm，裂片 2（稀 3），上部为短三角形，灰白色，先端多不反曲，基部棕红色至棕黑色。

经验鉴别术语"玫瑰心"，为麻黄断面红棕色髓心，为麻黄碱呈现的颜色。

图 14-2 麻黄药材图

品质规格 以色淡绿或黄绿、内心红棕色、手拉不脱节、味苦涩者为佳。色变枯黄、手拉脱节者不可供药用。商品分草麻黄、木贼麻黄和中麻黄三种规格，多为统装。

显微鉴别 草麻黄横切面：①表皮细胞类方形，外壁厚，被较厚的角质层。两棱线间有下陷式气孔，保卫细胞壁木化。②下皮纤维束位于棱线处，非木化，壁厚。③皮层似叶肉组织，有叶绿体，纤维成束散在。④维管束：外韧维管束 8～10 个。⑤韧皮部：狭小，其外有新月形纤维束。⑥形成层：类圆形。⑦木质部：连接成环，呈三角形，细胞木化。⑧髓：薄壁细胞常含棕红色块状物，可见少数环髓纤维（图 14-3）。

木贼麻黄横切面：维管束 8～10 个，形成层类圆形。无环髓纤维。

中麻黄横切面：维管束 12～15 个，形成层类三角形。环髓纤维成束或单个散在。

草黄麻粉末：棕色或绿色。①表皮组织碎片甚多，细胞呈长方形，含颗粒状晶体，气孔特异，内陷，保卫细胞侧面观呈哑铃形或电话听筒状。②角质层极厚，呈脊状突起，常破碎呈不规则条块状。③纤维多而壁厚，胞腔狭小或不明显，附众多砂晶和方晶。④髓部薄壁细胞含红棕色或棕色块状物；有的木化。⑤棕色块状物较多（图 14-4）。

性味功效 辛、微苦，温。发汗散寒，宣肺平喘，利水消肿。

附 麻黄根

来源 为麻黄科植物草麻黄 *Ephedra sinica* Stapf 或中麻黄 *Ephedra intermedia* Schrenk et C. A. Mey. 的干燥根及根茎。

产销 主产于山西、内蒙古、河北、甘肃、陕西等地。

采收加工 立秋后采挖，去净须根及茎苗，晒干。

性状鉴别 呈圆柱形，略弯曲，长 8～25cm，直径 0.5～1.5cm。上端偶有残存的根头，下部较细，常扭曲。表面红棕色或灰黄色，有纵皱纹及支根痕，外皮粗糙，易呈片状脱落。

角质层 ┐
气孔 │ 表皮
下皮纤维
皮层纤维
皮层
方晶
中柱鞘纤维
韧皮部
形成层
木质部
环髓纤维
棕红色块

图 14-3 草麻黄（茎）横切面详图

图 14-4 草麻黄粉末图
1—表皮细胞及气孔；2—角质层突起；3—纤维上
附小晶体；4—皮层薄壁细胞；5—棕色块

根茎具节，节间长 0.7～2cm，表面有横长突起的皮孔。体轻，质硬而脆，断面皮部黄白色，木部淡黄色或黄色，有放射状纹理，中心有髓。气无，味微苦。

　　品质规格　以外皮红棕色，断面黄白色者为佳。

　　性味功效　甘、涩，平。固表止汗。

鱼腥草 yuxingcao

　　别名　蕺菜、臭菜

　　来源　为三白草科植物蕺菜 *Houttuynia cordata* Thunb. 的干燥地上部分。

　　产销　主产浙江、江苏、湖北。此外，安徽、福建、四川、广东、广西、湖南、贵州、陕西等地亦产。主产地产品销往全国，其余自产自销。

　　采收加工　夏季茎叶茂盛花穗多时采割，除去杂质，晒干。

图 14-5 鱼腥草药材图

　　性状鉴别　茎呈扁圆柱形，扭曲，长 20～35cm，直径 0.2～0.3cm；表面棕黄色，具纵棱数条，节明显，下部节上有残存须根；质脆，易折断。叶互生，叶片卷折皱缩，展平后呈心形，长 3～5cm，宽 3～4.5cm；先端渐尖，全缘；上表面暗黄绿色至暗棕色，下表面灰绿色或灰棕色；叶柄细长，基部与托叶合生成鞘状。穗状花序顶生，黄棕色。搓碎有鱼腥气，味微涩（图 14-5）。

　　品质规格　以叶多、灰绿色、有花穗、鱼腥气浓者为佳。商品为统货。

　　性味功效　辛，微寒。清热解毒，消痈排脓，利尿通淋。

萹蓄 bianxu

别名　猪牙草、扁竹草、扁竹、竹节草

来源　为蓼科植物萹蓄 *Polygonum aviculare* L. 的干燥地上部分。

产销　全国大部分地区均有生产。

采收加工　野生。夏、秋季花未开，叶正茂盛时，采割地上部分，晒干。

性状鉴别　茎呈圆柱形稍扁，多弯曲，长 15～40cm，直径 1～3mm。灰绿色，上有致密而微突起的纵纹，有节，节处分枝稍膨大，有浅棕色薄膜状托叶鞘残留。叶互生，深绿色，长椭圆形或披针形，边缘无齿，但多已皱缩，叶腋间生小花，略带浅红色。体轻质硬，易折断，断面髓部白色。气微，味微苦。

品质规格　以身干、色绿、叶多、粗壮、质嫩、无杂质者为佳。商品有个、段两种规格，均为统装。

性味功效　苦，微寒。利尿通淋，杀虫止痒。

马齿苋 machixian

别名　长寿菜、瓜子菜

来源　为马齿苋科植物马齿苋 *Portulaca oleracea* L. 的干燥地上部分。

产销　野生。全国各地均产，自产自销。

采收加工　夏、秋两季采挖，除去残根及杂质，洗净，略蒸或烫后晒干。

性状鉴别　全草多皱缩卷曲，常结成团。茎圆柱形，长可达 30cm，直径 1～2mm；表面黄褐色，有明显纵沟纹。叶对生或互生，易破碎；完整叶片倒卵形，长 1～2cm，宽 0.5～1.5cm；绿褐色，先端钝平或微缺，全缘。花小，3～5 朵生于枝端，花瓣 5，黄色。蒴果圆锥形，长约 5mm，内含多数细小种子。气微，味微酸，有黏性。

品质规格　以棵小、质嫩、叶多、青绿色者为佳。

性味功效　酸，寒。清热解毒，凉血止血，止痢。

瞿麦 qumai

别名　石柱花、豆麦、十样景花

来源　为石竹科植物瞿麦 *Dianthus superbus* L. 或石竹 *Dianthus chinensis* L. 的干燥地上部分。

产销　全国大部分地区均产。主产于河北、河南、辽宁、湖北、江苏等地，销往全国各地，并有出口。

采收加工　野生或栽培。夏、秋两季花果期采割，除去杂质，晒干。

性状鉴别　（1）瞿麦　茎直立，长 30～60cm，上部有分枝；表面浅绿色或黄绿色，节部稍膨大；断面中空。叶对生，多皱缩，展平后叶片呈线形或线状披针形。枝端有花 2～3 朵，花瓣棕紫色或棕黄色，先端深裂呈丝状。花萼长筒状，长约 3cm，苞片 4～6，宽卵形，长约为萼筒的 1/4。蒴果长筒形，与宿萼等长，包于宿存花萼筒内，成熟时顶端作 4～5 裂，内有黑色扁圆形种子多数。气微，味甘、淡。

（2）石竹　萼筒长 1.4～1.8cm，苞片长约为萼筒的 1/2；花瓣先端呈浅齿裂，不呈丝状（图 14-6）。

图 14-6　瞿麦药材图

品质规格　以茎嫩、色绿、叶密者为佳。商品有瞿麦和石竹瞿麦两种规格，均为统装。

性味功效　苦，寒。利尿通淋，活血通经。

仙鹤草 xianhecao

别名　龙芽草

来源　为蔷薇科植物龙牙草 *Agrimonia pilosa* Ledeb. 的干燥地上部分。

产销　全国各地均产。多自产自销。

采收加工　夏、秋两季茎叶茂盛时采割，除去杂质，干燥。

性状鉴别　长 50～100cm，全体被白色柔毛。茎下部圆柱形，直径 4～6mm，红棕色，上部方柱形，四面略凹陷，绿褐色，有纵沟及棱线，有节；体轻，质硬，易折断，断面中空。单数羽状复叶互生，暗绿色，皱缩卷曲；质脆，易碎；叶片有大小 2 种，相间生于叶轴上，顶端小叶较大，完整小叶片展平后呈卵圆形或长椭圆形，先端尖，基部楔形，边缘有锯齿；托叶 2，抱茎，斜卵形。总状花序细长，花萼下部呈筒状，萼筒上部有钩刺，先端 5 裂，花瓣黄色。气微，味微苦。

品质规格　以茎棕色或淡黄棕色，叶多、色灰绿者为佳。有个、段两种规格。

性味功效　苦、涩，平。收敛止血，截疟，解毒，补虚，止痢。

委陵菜 weilingcai

别名　翻白菜、根头菜

来源　为蔷薇科植物委陵菜 *Potentilla chinensis* Ser. 的干燥全草。

产销　主产于华北、东北、中南、西南等地。

采收加工　春季未抽茎时采挖，除去泥沙，晒干。

性状鉴别　根圆柱形或圆锥形，略扭曲，有的有分枝，长 5～17cm，直径 0.5～1cm；表面暗棕色或暗紫红色，有纵纹，粗皮易成片状剥落，根头部稍膨大，质硬，易折断，断面皮部薄，暗棕色，常与木部分离，射线呈放射状排列。叶基生，单数羽状复叶，有柄；小叶狭长椭圆形，边缘羽状深裂，下表面及叶柄均密被灰白色绒毛。气微，味涩，微苦。

品质规格　以带根、叶被白色绒毛、无杂质者为佳。

性味功效　苦，寒。凉血止痢，清热解毒。

广金钱草 guangjinqiancao

别名　落地金钱、假花生

来源　为豆科植物广金钱草 *Desmodium styracifolium* （Osb.） Merr. 的干燥地上部分。

产销　主产于广东。广西、福建、湖南等地亦产。销往全国各地。

采收加工　夏、秋两季采收，除去杂质，晒干。

性状鉴别　茎呈圆柱形，长可达 1m，密被黄色伸展的短柔毛，质稍脆，断面中部有髓。

叶互生，小叶片 1～3 枚，圆形或短圆形，直径 2～5cm，先端微凹，基部心形，全缘；上表面黄绿色或灰绿色，无毛，下表面具灰白色紧贴的绒毛，侧脉羽状；叶柄长 1～2cm，托叶 1 对，披针形，长约 0.8cm。气微香，味微甘。

品质规格　以叶多、色绿者为佳。

性味功效　甘、淡，凉。利湿退黄，利尿通淋。

老鹳草 laoguancao

别名　牛儿苗、老鹳嘴、鹭嘴草

来源　为牻牛儿苗科植物牻牛儿苗 *Erodium stephanianum* Willd. 、老鹳草 *Geranium wilfordii* Maxim. 或野老鹳草 *Geranium carolinianum* L. 的干燥地上部分。前者习称"长嘴老鹳草"，后两者习称"短嘴老鹳草"。

产销　长嘴老鹳草主产河北、山东、山西，短嘴老鹳草主产云南、四川、湖北等地。多自产自销。

采收加工　夏、秋两季果实近成熟时采割，捆成把，晒干。

性状鉴别　（1）长嘴老鹳草　茎长 30～50cm，直径 0.3～0.7cm，多分枝，节膨大；表面灰绿色或带紫色，有纵沟纹及稀疏的茸毛；质脆，断面黄白色，有的中空。叶对生，具细长叶柄；叶片卷曲皱缩，质脆易碎，完整者为二回羽状深裂，裂片披针线形。果实长圆形，长 0.5～1cm，宿存花柱长 2.5～4cm，形似鹳喙，习称"长嘴"，熟时裂成 5 瓣，呈螺旋状卷曲，露出棕色长毛。气微，味淡。

（2）短嘴老鹳草　茎较细，略短。叶片圆形，3 或 5 深裂，裂片较宽，边缘具缺刻。果实球形，长 0.3～0.5cm，花柱长 1～1.5cm，有的 5 裂向上卷曲呈伞形。

品质规格　均以果实多、灰绿色、无杂质者为佳。商品有长嘴老鹳草和短嘴老鹳草两种。习惯认为长嘴者质量较好。

性味功效　辛、苦，平。祛风湿，通经络，止泻痢。

透骨草 tougucao

别名　珍珠透骨草、地构叶

来源　为大戟科植物地构叶 *Speranskia tuberculata* (Bunge) Baill. 的干燥地上部分。

产销　主产山东、河南、江苏等地。多自产自销。

采收加工　夏、秋季割地上部分，除去杂质，晒干或切段晒干。

性状鉴别　茎圆柱形，微有棱，多分枝，长 15～30cm，表面淡绿色至灰绿色，被柔毛；质脆，易折断，断面外圈有一紫色的环。叶互生，多破碎脱落，灰绿色，两面被毛。总状花序或果序，花小；蒴果三棱状扁圆形。气微，味淡。

品质规格　以色绿、枝嫩、带有珍珠状果实者为佳。商品有个、段两种规格。

性味功效　辛，温。散风去湿，活血止痛。

附注　各地所用透骨草的植物很多，主要有以下几种。①凤仙花科植物凤仙花 *Impatiens balsamina* L. 的干燥茎在安徽、江苏、浙江、江西作"凤仙透骨草"使用（多用开白花者）。②紫葳科植物角蒿 *Incarvillea sinensis* Lam. 的地上部分，因茎的上部排列的果实呈羊角状，故商品习称"羊角透骨草"，在辽宁、吉林、黑龙江、山东等地作透骨草使用。③毛茛科植物黄花铁线莲 *Clematis intricata* Bunge. 的地上部分在河北、北京作"铁线透骨草"使用。

紫花地丁 zihuadiding

别名 箭头尖、紫地丁、如意草

来源 为堇菜科植物紫花地丁 *Viola yedoensis* Makino 的干燥全草。

产销 主产江苏、浙江及东北地区。多自产自销。

采收加工 春、秋两季采收，除去杂质，晒干。

性状鉴别 多皱缩成团。主根长圆锥形，直径 1～3mm；淡黄棕色，有细纵皱纹。叶基生，灰绿色，展平后叶片披针形，长 1.5～6cm，宽 1～2cm；先端钝，基部截形或稍心形，边缘具钝锯齿，两面有毛；叶柄细，长 2～6cm，上部具明显狭翅。花茎纤细；花瓣心形，紫堇色或淡棕色；花距细管状。蒴果椭圆形或 3 裂，内有多数淡棕色种子。气微，味微苦而稍黏。

品质规格 以茎叶整齐、色绿者为佳。

性味功效 苦、辛，寒。清热解毒，凉血消肿。

附注 除上种外，全国尚用多种植物作地丁入药，主要有：①豆科植物米口袋 *Gueldenstaedtia multiflora* Bunge 的干燥带根全草，在全国许多省区作"甜地丁"使用。根呈长圆锥形，向一边扭转，长约 20cm。茎短，单数羽状复叶成丛，小叶多数脱落，完整者呈椭圆形，长 0.6～2.2cm。花紫色。荚果棕色，圆筒形，长 1.5cm。②罂粟科植物紫堇 *Corydalis bungeana* Turcz. 的带根全草，在北京、天津、辽宁、内蒙古、山西等地作地丁用，称"苦地丁"。为皱成团的干燥全草。主根扁圆柱形，有纵沟及皱纹，常呈二股扭曲状，有支根和须根，偶见圆形皮孔，表面粗糙。根茎较短，有节，可见叶痕。叶多皱缩，暗绿色或灰绿色，有长柄，2～3 回羽状全裂，裂片纤细，柔软。花淡紫色，蒴果，种子扁圆形，黑色发亮。气青草样，味苦。

金钱草 jinqiancao

别名 对坐草、路边黄、神仙对坐草、大金钱草

来源 为报春花科植物过路黄 *Lysimachia christinae* Hance 的干燥全草。

产销 主产于四川省，长江流域及山西、陕西、云南、贵州等地亦产。销往全国各地，并有出口。

采收加工 夏、秋两季采收，除去杂质，晒干。

性状鉴别 本品常缠绕成团，无毛或被疏柔毛。茎扭曲，表面棕色或暗棕红色，有纵纹，下部茎节上有时具须根，断面实心。叶对生，多皱缩，展平后呈宽卵形或心形，长 1～4cm，宽 1～5cm；基部圆形或近圆形，全缘；上表面灰绿色或棕褐色，下表面色较浅，主脉明显突起；水浸后，对光透视可见黑色或褐色条纹；叶柄长 1～4cm。有的叶腋具长梗的花或果，花黄色，蒴果球形。气微，味淡。

品质规格 以茎叶完整、黄棕色、无杂质者为佳。商品有个、段两种规格。

性味功效 甘、咸，微寒。利湿退黄，利尿通淋，解毒消肿。

马鞭草 mabiancao

别名 铁马鞭、马鞭梢

来源 为马鞭草科植物马鞭草 *Verbena officinalis* L. 的干燥地上部分。

产销 全国大部分地区均有分布。主产于湖北、江苏、贵州、四川、广西等地。

采收加工 6～8 月花开时采割，除去杂质，晒干。

性状鉴别 茎呈方柱形，多分枝，四面有纵沟，长 0.5～1m；表面绿褐色，粗糙；质硬

而脆，断面有髓或中空。叶对生，皱缩，多破碎；绿褐色，完整者展平后叶片3深裂，边缘有锯齿。穗状花序细长，形似马鞭之梢，有小花多数，排列紧密。气微，味苦。

品质规格　以色青绿、带有花穗者为佳。商品有个和段两种规格。

性味功效　苦，凉。活血散瘀，解毒，利水，退黄，截疟。

益母草 yimucao（附：茺蔚子）

别名　益母蒿、坤草、茺蔚草

来源　为唇形科植物益母草 *Leonurus japonicus* Houtt. 的新鲜或干燥地上部分。

产销　分布全国各地。多自产自销。

采收加工　鲜品春季幼苗期至初夏花前期采割；干品夏季茎叶茂盛、花未开或初开时采割，晒干，或切段晒干。

性状鉴别　（1）鲜益母草　幼苗期无茎，基生叶圆心形，边缘5～9浅裂，每裂片有2～3钝齿。花前期茎呈方柱形，上部多分枝，四面凹下成纵沟，长30～60cm，直径0.2～0.5cm；表面青绿色；质鲜嫩，断面中部有髓。叶交互对生，有柄；叶片青绿色，质鲜嫩，揉之有汁；下部茎生叶掌状3裂，上部叶羽状深裂或浅裂成3片，裂片全缘或具少数锯齿。气微，味微苦。

（2）干益母草　茎表面灰绿色或黄绿色；体轻，质韧，断面中部有髓。叶片灰绿色，多皱缩、破碎、易脱落。轮伞花序腋生，小花淡紫色，花萼筒状，花冠二唇形。切段者长约2cm（图14-7）。

品质规格　以干燥、色黄绿、无杂质、叶多、带花者为佳。质老、枯黄、无叶者不可药用。商品有益母草个、段两种规格，均为统货。

图14-7　益母草药材图

性味功效　苦、辛，微寒。活血调经，利尿消肿，清热解毒。

附　茺蔚子

别名　益母草子、坤草子、小胡麻、三角胡麻

来源　为唇形科植物益母草 *Leonurus japonicus* Houtt. 的干燥成熟果实。

产销　全国大部分地区均产。

采收加工　秋季果实成熟时采割地上部分，晒干，打下果实，除去杂质。

性状鉴别　小坚果呈卵圆状三棱形，一端稍宽，平截状，另一端渐窄而钝尖。长2～3mm，宽约1.5mm。表面灰棕色至灰褐色，有深色斑点。果皮薄，破开，子叶类白色，富油性。气微，味苦。

品质规格　以颗粒饱满、洁净者为佳。

性味功效　辛、苦，微寒。活血调经，清肝明目。

香薷 xiangru

别名　香茹

来源　为唇形科植物石香薷 *Mosla chinensis* Maxim. 或江香薷 *Mosla chinensis* 'Jiangxiangru'的干燥地上部分。前者称"青香薷"，后者称"江香薷"。

产销　江香薷主产于江西、河北、河南，多为栽培，产量大而质量佳，销往全国各地，并有出口。青香薷产于广西、湖南、湖北等地，多系野生，主销华南和华东地区。

采收加工　夏、秋两季茎叶茂盛、果实成熟时采割，除去杂质，阴干。

性状鉴别　（1）青香薷　本品长30～50cm，基部紫红色，上部黄绿色或淡黄色，全体密

被白色茸毛。茎方柱形，直径1～2mm，节明显，节间长4～7cm；质脆，易折断。叶对生，多皱缩或脱落，叶片展平后呈长卵形或披针形，暗绿色或黄绿色，边缘有3～5疏浅锯齿。穗状花序顶生及腋生；苞叶宽卵形，脱落或残存；花萼宿存，钟状，淡紫红色或灰绿色，先端5裂，密被茸毛。小坚果4枚，直径0.7～1.1mm，近圆形，具网纹。气清香而浓，味凉而微辛。

（2）江香薷　长55～66cm。表面黄绿色，质较柔软。叶边缘有5～9疏浅锯齿。果实直径0.9～1.4mm，表面具疏网纹（图14-8）。

品质规格　以色青绿，叶、穗多，枝嫩，香气浓者为佳。商品有青香薷和江香薷两种规格。

图14-8　香薷药材图

性味功效　辛，微温。发汗解表，化湿和中。

广藿香 guanghuoxiang

别名　枝香

来源　为唇形科植物广藿香 *Pogostemon cablin* （Blanco）Benth. 的干燥地上部分。

产销　主产于广东。产于广州市石牌者，称石牌广藿香；产于肇庆地区高要、禄步者称高要广藿香。产于海南省者称海南广藿香。

采收加工　枝叶茂盛时采收，日晒夜闷，反复至干。

性状鉴别　（1）石牌广藿香　茎略呈方柱形，多分枝，长30～90cm，直径2～7mm；表面灰褐色、灰黄色或带红棕色，被柔毛，节间长3～13cm；质脆，易折断，断面中部有髓。老茎类圆形，直径1～2cm，被灰褐色栓皮。叶对生，皱缩成团，展平后叶片为卵形或椭圆形，长4～12cm，宽3～7cm，灰绿色、灰褐色或浅棕色，两面均被灰白色茸毛，先端尖或钝圆，基部楔形或钝圆，边缘具大小不规则的钝齿，叶柄细，长2～5cm，被柔毛。气香特异，味微苦。

（2）高要广藿香　形态与石牌广藿香基本相同，但枝条稍显幼嫩，略轻泡，自中段以上则带较多的叶片，茎叶上被有较多的毛茸。气、味略同石牌广藿香。

（3）海南广藿香　全草除净根，枝叶相连，枝条较粗壮，近方形，茎节密；嫩茎方形，具稀疏毛茸，断面髓心大。叶片灰绿色，较厚。香气较淡，味微苦而凉（图14-9）。

图14-9　广藿香药材图

品质规格　以叶多、香气浓者为佳。商品分为石牌广藿香、高要广藿香、海南广藿香。习惯认为石牌广藿香质量最优，高要广藿香较逊，海南广藿香气味淡质次。

　　性味功效　辛，微温。芳香化浊，和中止呕，发表解暑。

　　附注　广藿香原产国外，由南洋华侨传入，在广东栽培，已有百余年历史，故称广藿香。因为在我国栽培很少开花结实，故商品无花果，多用插枝繁殖，在广东又称枝香。

藿香 huoxiang

　　别名　土藿香、杜藿香、川藿香。

　　来源　为唇形科植物藿香 *Agastache rugosa*（Fisch. et Mey.）O. Ktze 的干燥地上部分。

　　产销　主产四川、江西、江苏等地。多自产自销。

　　采收加工　6～8 月花开时割取地上部分，阴干。

　　性状鉴别　茎呈方柱形，常有对生的分枝，四面平坦或凹入成宽沟，长 30～90cm，直径 0.2～1cm；表面绿色或黄绿色；质脆，易折断，断面白色，髓部中空。叶对生，叶片较薄，多皱缩破碎，完整者展平后呈卵形或长卵形，长 2～8cm，宽 1～5cm；上表面深绿色，下表面浅绿色；先端尖或渐尖，基部圆形或心形，边缘有钝锯齿；叶柄长 1～4cm。穗状轮伞花序顶生。切段者长 1～2cm。气香而特异，味淡，微凉。

　　品质规格　以茎枝色绿、叶多、香气浓者为佳。商品有段、个两种规格。

　　性味功效　辛，微温。化湿，解暑，止呕。

荆芥 jingjie

　　来源　为唇形科植物荆芥 *Schizonepeta tenuifolia* Briq. 的干燥地上部分。

　　产销　主产江苏、浙江、河南、河北、山东等地，多为栽培。销往全国各地，并有出口。

　　采收加工　夏、秋两季花开到顶，穗绿时采割，除去杂质，晒干。

　　性状鉴别　茎呈方柱形，上部有分枝，长 50～80cm，直径 0.2～0.4cm，表面淡黄绿色或淡紫红色，被短柔毛；体轻，质脆，断面类白色。叶对生，多已脱落，叶片 3～5 羽状分裂，裂片细长。穗状轮伞花序顶生，长 2～9cm，直径约 0.7cm，花冠多脱落，宿萼钟状，先端 5 齿裂，淡棕色或黄绿色，被短柔毛。小坚果棕黑色。气芳香，味微涩而辛凉（图 14-10）。

　　品质规格　以茎淡黄绿色，细长；穗多而长，花密；香气浓者为佳。商品有荆芥（全荆芥）、芥穗、芥梗三种规格，均为统装。

图 14-10　荆芥药材图

　　性味功效　辛，微温。解表散风，透疹消疮，炒炭止血。

泽兰 zelan

　　别名　地瓜儿苗、地笋、甘露子

　　来源　为唇形科植物毛叶地瓜儿苗 *Lycopus lucidus* Turcz. var. *hirtus* Regel 的干燥地上

部分。

产销　全国大部分地区均产。多自产自销。

采收加工　夏、秋间茎叶茂盛时采割，晒干。

性状鉴别　茎呈方柱形，少分枝，四面均有浅纵沟，长 50～100cm，直径 0.2～0.6cm；表面黄绿色或带紫色，节处紫色明显，有白色茸毛；质脆，断面黄白色，髓部中空。叶对生，有短柄；叶片多皱缩或破碎，完整者展平后呈披针形或长圆形，长 5～10cm；上表面黑绿色，下表面灰绿色，密具腺点，两面均有短毛；先端尖，边缘有锯齿。花簇生于叶腋成轮状，花冠多脱落，苞片及花萼宿存，黄褐色。气微，味淡。

品质规格　以质嫩、叶多、色绿者为佳。商品有叶和梗两种规格。

性味功效　苦、辛，微温。活血调经，祛瘀消痈，利水消肿。

<h2 style="text-align:center">薄荷 bohe（附：薄荷脑）</h2>

来源　为唇形科植物薄荷 *Mentha haplocalyx* Briq. 的干燥地上部分。

产销　主产于江苏的太仓、浙江、湖南等地。主产地产品主销各大城市及东北、华北，其余多自产自销。以江苏苏州量大而质优，习称"苏薄荷"。

采收加工　夏、秋两季茎叶茂盛或花开至三轮时，选晴天，分次采割，晒干或阴干。

性状鉴别　茎呈方柱形，有对生分枝，长 15～40cm，直径 0.2～0.4cm；表面紫棕色或淡绿色，棱角处具茸毛，节间长 2～5cm；质脆，断面白色，髓部中空。叶对生，有短柄，叶片皱缩卷曲，完整者展平后呈宽披针形、长椭圆形或卵形，长 2～7cm，宽 1～3cm；上表面深绿色，下表面灰绿色，稀被茸毛，有凹点状腺鳞。轮伞花序腋生，花萼钟状，先端 5 齿裂，花冠淡紫色。揉搓后有特殊清凉香气，味辛凉（图 14-11）。

品质规格　均以叶多、色深绿、气味浓者为佳。一般认为太仓栽培的头刀薄荷质量最好。

商品按产地分太仓薄荷、杭薄荷；按季节分为头刀薄荷和二刀薄荷；按生长环境分为野生薄荷和栽培薄荷等规格。

显微鉴别　（1）茎横切面　呈四方形。①表皮：为 1 列长方形细胞，外被角质层，有扁球形腺鳞，单细胞头的腺毛和非腺毛。②皮层：为数列薄壁细胞，排列疏松，四角处有厚角细胞。③内皮层明显，中柱鞘纤维微木化。④韧皮部：细胞较小，呈狭环状。⑤形成层：呈环状。⑥木质部：在四棱外发达，导管圆形，木纤维多角形。⑦髓部：薄壁细胞大型，中间常有空隙，薄壁细胞中常含橙皮苷结晶（图 14-12）。

（2）叶横切面　①表皮：上表皮细胞长方形，下表皮细胞较小，均扁平，具气孔，表皮有腺鳞，腺头为多细胞，腺柄为单细胞；具多细胞非腺毛和单细胞头的腺毛。②叶肉：栅栏组织为 1 列薄壁细胞（少有 2 列），海绵组织为 4～5 列不规则薄壁细胞。③叶脉：主脉维管束外韧型，木质部导管常 2～4 个排列成行，韧皮部较小，细胞多角形，主脉上下表皮下有若干列厚角组

图 14-11　薄荷药材图

织。④薄壁细胞和少数导管内有簇针状橙皮苷结晶。

（3）叶粉末　绿色。①表皮细胞：壁薄，呈微波状，下表皮细胞有众多直轴式气孔。②腺鳞腺头呈扁圆球形，由8个分泌细胞排列成辐射状，腺头外周有角质层，与分泌细胞的间隙处贮有浅黄色油质，腺柄单细胞，极短，四周表皮细胞作辐射状排列。③腺毛：为单细胞头，单细胞柄。④非腺毛：由2～8个细胞组成，常弯曲，壁厚，有疣状突起（图14-13）。

性味功效　辛，凉。疏散风热，清利头目，利咽，透疹，疏肝行气。

附　薄荷脑

来源　为唇形科植物薄荷 *Mentha haplocalyx* Briq. 的新鲜茎和叶经水蒸气蒸馏、冷冻、重结晶得到的一种饱和的环状醇。

图 14-12　薄荷茎横切面简图
1—表皮；2—皮层；3—厚角组织；4—内皮层；5—韧皮部；6—形成层；7—木质部；8—髓部；9—橙皮苷结晶

图 14-13　薄荷（叶）粉末图
1—表皮（示直轴式气孔，单细胞头的腺毛）；2—腺鳞（顶面观）；3—腺鳞（示角质层皱缩）；4—腺鳞（底面观）；5—腺鳞（侧面观）；6—橙皮苷结晶（醇浸后用水合氯醛液透明）；7—非腺毛

性状鉴别　本品为无色针状或棱柱状结晶或白色结晶性粉末，有薄荷特殊的香气，味初灼热后清凉。乙醇溶液中显中性反应。本品在乙醇、三氯甲烷、乙醚中极易溶解，在水中极微溶解。

主要成分　含薄荷脑（$C_{10}H_{20}O$）应为 95.0%～105.0%。

性味功效　芳香药、调味药及驱风药。

半枝莲 banzhilian

来源　为唇形科植物半枝莲 *Scutellaria barbata* D. Don 的干燥全草。

产销　主产于江苏、浙江、安徽、江西、福建、台湾、湖南、湖北、广东、广西、四川等地。多自产自销。

采收加工　夏、秋两季茎叶茂盛时采割，洗净，晒干。

性状鉴别　地上全草长 15～35cm。茎直立，方柱形；表面暗紫色或棕绿色，折断面中空。叶对生，有短柄，叶片多皱缩，展平后三角状卵形或披针形，长 1.5～3cm，宽 0.5～1cm；先端钝，基部宽楔形，全缘或有少数不明显的锯齿，灰绿色。花单生于花枝上部叶腋，花冠二唇形，棕黄色或浅蓝紫色，被毛，花多脱落，宿存花萼裂片钝或较圆。萼内有小坚果 4 枚，扁球形，浅棕色。气微，味微苦。

品质规格　以茎枝细匀、深绿色者为佳。

性味功效　辛、苦，寒。清热解毒，化瘀利尿。

肉苁蓉 roucongrong

别名　大芸、淡大芸、甜大芸、寸芸

来源　为列当科多年生草本植物肉苁蓉 *Cistanche deserticola* Y. C. Ma 或管花肉苁蓉 *Cistanche tubulosa*（Schrenk）Wight 的干燥带鳞叶的肉质茎。

产销　主产内蒙古、新疆、陕西、青海、甘肃等地。销往全国各地，并有出口。

采收加工　多于春季苗未出土或刚出土时采挖，除去花序，切段，晒干，通常将鲜品置沙土中半埋半露，较全部暴晒干得快，干后即为甜大芸（淡大芸），质量好。秋季采收者因水分大，不易干燥，故将肥大者投入盐湖中腌 1～3 年（盐大芸），质量较次，药用时需洗去盐分。

性状鉴别　（1）肉苁蓉　肉质茎呈扁圆柱形，稍弯曲；长 5～15cm，直径 2～8cm；表面棕褐色或灰褐色，密被覆瓦状排列的肉质鳞叶，通常鳞叶先端已断。体重，质硬，微有柔性，不易折断。断面棕褐色，有淡棕色点状维管束，排列成波状环纹，中央髓心有时中空。气微，味甜、微苦（图 14-14）。

图 14-14　肉苁蓉药材图

（2）管花肉苁蓉　呈类纺锤形、扁纺锤形或扁柱形，稍弯曲，长 5～25cm，直径 2.5～9cm。表面棕褐色至黑褐色。断面颗粒状，灰棕色至灰褐色，散生点状维管束。

品质规格　以条粗壮、密被鳞片、色棕褐、质柔润的甜肉苁蓉为佳。

商品有甜肉苁蓉（淡肉苁蓉）和盐肉苁蓉两种规格。甜苁蓉：表面赤褐色或暗褐色，断面棕褐色，味微甜；枯心不超过 10%；去净芦头，无干梢。咸苁蓉：表面黑褐色，有盐霜；断面黑色或黑绿色，有光泽；味咸；枯心不超过 10%；无干梢。

性味功效　甘、咸，温。补肾阳，益精血，润肠通便。

<h1 style="text-align:center">锁阳 suoyang</h1>

来源　为锁阳科植物锁阳 *Cynomorium songaricum* Rupr. 的干燥肉质茎。

产销　主产内蒙古、甘肃、新疆等地。

采收加工　春季采挖，除去花序，切段，置沙土中半埋半露，晒干。

性状鉴别　干燥的肉质茎呈扁圆柱形，微弯曲，长 5~15cm，直径 1.5~5cm。表面棕色或棕褐色，粗糙，具明显纵沟及不规则凹陷，有的残存有三角形的黑棕色鳞片。体重，质硬，不易折断，断面不平坦，浅棕色或棕褐色，有黄色三角状维管束小点。气微，味甘而涩。

品质规格　以体粗壮、棕红色者为佳。商品有内蒙古 1~2 级及统装，甘肃原装等规格。

性味功效　甘，温。补肾阳，益精血，润肠通便。

<h1 style="text-align:center">北刘寄奴 beiliujinu</h1>

来源　为玄参科植物阴行草 *Siphonostegia chinensis* Benth 的干燥全草。

产销　主产于华北、东北、西北地区及山东、安徽、江苏北部地区。

采收加工　秋季开花或结果时采收全草，晒干。

性状鉴别　茎直立，圆柱形，高 30~80cm，直径 2~4mm；表面灰褐色，折断面黄白色，边缘显纤维性，中央有白色疏松的髓。叶对生，上部的叶多互生，多已脱落，叶展平后羽状深裂，黑褐色。枝上有多数宿存花萼，花萼筒状，长约 1.5cm，直径约 3mm，黄棕色至黑棕色，表面有 10 条隆起的纵棱，顶端 5 裂。花萼内多包有黑色长椭圆形而尖的果实，破碎后，内有多数细小长形的种子，表面皱缩，淡棕色。气微，味淡。

品质规格　以棕色、不带根、果多者为佳。

性味功效　苦，温。活血疗伤，通经，止痛，止血。

附注　南刘寄奴，为菊科植物奇蒿 *Artemisia anomala* S. Moore 的干燥全草。主产于江苏、浙江、福建、江西、湖南、湖北、广西等地。

<h1 style="text-align:center">穿心莲 chuanxinlian</h1>

别名　一见喜、榄核莲

来源　为爵床科植物穿心莲 *Andrographis paniculata*（Burm. f.）Nees 的干燥地上部分。

产销　主要栽培于广东、广西、福建等地。销往全国各地。

采收加工　秋初茎叶茂盛时采割，晒干。

性状鉴别　茎呈方柱形，多分枝，长 50~70cm，节稍膨大；质脆，易折断。单叶对生，叶柄短或近无柄；叶片皱缩，易碎，完整者展平后呈披针形或卵状披针形，长 3~12cm，宽 2~5cm，先端渐尖，基部楔形下延，全缘或波状；上表面绿色，下表面灰绿色，两面光滑。气微，味极苦。

品质规格　以色绿、叶多、味极苦者为佳。商品有段、个两种规格。

显微鉴别　（1）叶横切面　①表皮为一层薄壁细胞。上表皮细胞类方形或长方形，下表皮细胞较小，上、下表皮均有含有圆形、长椭圆形或棒状钟乳体的晶细胞，并有腺鳞，有时可见非腺毛。②栅栏组织为 1~2 列细胞，贯穿于主脉上方；海绵组织细胞 4~5 列，排列疏松。③主脉维管束外韧型，呈凹槽状，木质部上方薄壁组织内亦有晶细胞（图 14-15）。

（2）叶粉末　鲜绿色。①上、下表皮均有增大的晶细胞，内含大型螺状钟乳体，直径

32～67μm，较大端有脐样点痕，层纹波状。②气孔直轴式，副卫细胞大小悬殊，少数为不定式。③腺鳞头部扁球形，4、6或8细胞，直径27～33μm，柄仅3μm。④非腺毛圆锥形，1～3细胞，长至144μm，先端钝圆，基部直径至40μm，具角质线纹（图14-16）。

图14-15　穿心莲叶横切面详图

图14-16　穿心莲叶粉末图

1—含钟乳体的晶细胞；2—气孔；
3—腺鳞；4—非腺毛

性味功效　苦，寒。清热解毒，凉血，消肿。

车前草 cheqiancao（附：车前子）

别名　猪耳朵菜、车轮菜

来源　为车前科植物车前 *Plantago asiatica L.* 或平车前 *Plantago depressa Willd* 的干燥全草。

产销　车前产于全国各地；平车前主产于东北、华北及西北等地。

采收加工　夏季采挖，除去泥沙，晒干。

性状鉴别　（1）车前　根丛生，须状。叶基生，具长柄。叶片皱缩，展平后呈卵状椭圆形或宽卵形，长6～13cm，宽2.5～8cm；表面灰绿色或污绿色，具明显的弧形脉5～7条，先端钝或短尖，基部宽楔形，全缘或者有不规律的波浪状浅齿。穗状花序数支，花茎长圆柱形，略如鼠尾，花脱落，蒴果盖裂，萼宿存。气微香，味微苦。

（2）平车前　主根圆锥形，常不分歧。叶片较窄，长椭圆形或椭圆状披针形，长5～14cm，宽2～4cm。其余与车前略相似（图14-17）。

品质规格　以叶片完整、色灰绿、干爽、无杂质者为佳。商品有车前和平车前两种规格。

性味功效　甘，寒。清热利尿通淋，祛痰，凉血，解毒。

附　车前子

来源　为车前或平车前的干燥成熟种子。前者习称"大粒车前子"，后者习称"小粒车前子"。

采收加工　夏、秋种子成熟时采收果穗，晒干，搓出种子，除去杂质。

图 14-17　车前草药材图

性状鉴别　呈椭圆形、不规则长圆形或三角状长圆形，稍扁，长约 2mm，宽约 1mm。表面黄棕色或黑褐色，有细皱纹，于稍平一面的中部有灰白色凹点状种脐。质硬，切断面灰白色。气微，味淡，嚼之带黏液性。遇水则黏滑而膨胀。

商品规格　分为大粒车前子、小粒车前子两种。

性味功效　甘，寒。清热，利尿，明目，祛痰。

白花蛇舌草 baihuasheshecao

别名　蛇舌草

来源　为茜草科植物白花蛇舌草 *Hedyotis diffusa* Willd.［*Oldenlandia diffusa* (Willd.) Roxb.］的干燥全草。

产销　我国长江以南各省均产。销往全国各地。

采收加工　夏秋两季采收，洗净，晒干。

性状鉴别　全草长 15～60cm，常扭缠成团状，灰绿色至灰棕色。主根一条，粗 2～4mm。茎纤弱，圆柱形，粗约 1mm，有分枝，秃净无毛，有纵棱。叶对生，无柄或具短柄，多皱缩、破碎，易脱落，展平后呈条形或线状披针形，长 1～3.5cm，宽 1～5mm，全缘，上面青绿色，背面灰绿色；托叶膜质，基部合生成鞘状，长 1mm 左右。花白色，单一或成对生于叶腋。蒴果扁球形，石榴状，直径 2～2.5mm，灰褐色，膜质，两侧各有一条纵沟，花萼宿存。种子细小。气微，味微苦。

品质规格　以干燥无杂质、色灰绿者为佳。

性味功效　甘、淡，凉。清热解毒，利尿消肿，活血止痛。

败酱草 baijiangcao

来源　为败酱科植物黄花败酱 *Patrinia scabiosaefolia* Fisch. 或白花败酱 *Patrinia villosa* Juss. 的干燥带根全草。

产销　黄花败酱全国大部分地区均有分布；白花败酱分布于我国北部、东北部及中南等地。多自产自销。

采收加工　夏季花开前采挖，晒至半干，扎成束，阴干。

性状鉴别　(1) 黄花败酱　长 50～100cm。根茎圆柱形，多向一侧弯曲，有节，节间长不超过 2cm，节上有须根。茎圆柱形，直径 0.2～0.8cm，黄绿色至黄棕色，节明显，常有倒生粗毛；质脆，断面中心有髓，或呈小空洞。叶对生，叶片薄，多卷缩或破碎，完整者展平后呈羽状深裂至全裂，裂片边缘有粗锯齿，黄绿色，叶柄极短，茎上部叶较小，常 3 裂，裂片狭长。有的枝端带有伞房状聚伞圆锥花序。全株有陈腐豆酱的特异臭气，味微苦。

（2）白花败酱　根茎节间长 3～6cm，着生数条粗壮根。茎不分枝，表面有倒生白色长毛及纵沟纹，断面中空。茎生叶多不分裂，叶柄长 1～4cm，有翼。

品质规格　均以根长、叶多而色绿、气浓者为佳。商品有黄花败酱和白花败酱两种规格。

性味功效　辛、苦，凉。清热解毒，祛瘀排脓。

附注　除上述败酱科植物外，华北、西北、华南有些地区多习用菊科植物苣荬菜（匍茎苦菜）*Sonchus brachyotus* DC. 的带根全草，称为"北败酱"。华东、中南及黑龙江省有的地区多习用十字花科植物菥蓂 *Thlaspi arvense* L. 的果枝，称为"苏败酱"。此两种败酱均无陈腐豆酱臭气，功效与败酱草也不相同，不能作败酱草入药。

半边莲 banbianlian

来源　为桔梗科植物半边莲 *Lobelia chinensis* Lour. 的干燥全草。

产销　我国南方地区多有生产，如安徽、江苏、浙江、江西、湖北、湖南及广东等地。

采收加工　夏、秋季采收，除去泥沙，洗净，晒干。

性状鉴别　为纤细带根全草，多皱缩成团。根茎直径 1～2mm，淡棕黄色，平滑或有细纵纹。根细小，黄色，侧生纤细须根。茎细长，有分枝，基部淡紫色，上部灰绿色，有节，节上有互生枝或叶，匍匐茎的节上有气生须根。叶绿褐色，多皱缩脱落，完整叶片展平后，呈狭披针形或长椭圆形，长 1～2.5cm，宽 0.2～0.5cm，无柄，边缘具疏而浅的齿。花小，浅紫红色，单生于叶腋，花梗细长，花冠基部筒状一侧开裂，上部 5 裂，偏向一边，呈半个花状。气微特异，味微甘而辛。

品质规格　以身干，叶绿，根黄，无泥沙、杂质者为佳。

性味功效　辛，平。清热解毒，利尿消肿。

千里光 qianliguang

别名　九里光、千里急、黄花草、一扫光

来源　为菊科植物千里光 *Senecio scandens* Buch.-Ham. 的干燥地上部分。

产销　我国西北部及长江以南各地均产。

采收加工　全年均可采收，除去杂质，阴干。

性状鉴别　全草长 60～100cm，或切成 2～3cm 长的小段。茎圆柱形，表面深棕色或黄棕色，具细纵棱；质脆，易折断，断面髓部白色。叶多卷缩破碎，完整者展平后呈椭圆状三角形或卵状披针形，边缘具不规则锯齿，暗绿色或灰棕色，质脆。有时枝梢带有枯黄色头状花序。瘦果有纵沟，冠毛白色。气微，味苦。

品质规格　以身干，叶多、色绿，无泥沙、杂质者为佳。

性味功效　苦，寒。清热解毒，明目利湿。

佩兰 peilan

别名　兰草

来源　为菊科植物佩兰 *Eupatorium fortunei* Turcz. 的干燥地上部分。

产销　全国都有分布，主产于河北、山东、江苏、浙江、广东、广西、四川、湖南、湖

北等地。销往全国各地。

采收加工 夏、秋两季分两次采割，除去杂质，晒干。

性状鉴别 本品茎呈圆柱形，长30～100cm，直径2～5mm，表面黄棕色或黄绿色，有的带紫色，有明显的节及纵棱线；质脆，断面髓部白色或中空。叶对生，有柄，叶片多皱缩，破碎，绿褐色。完整叶片3裂或不裂，分裂者中间裂片较大，展平后呈披针形或长圆状披针形，基部狭窄，边缘有锯齿，不分裂者展平后呈卵圆形、卵状披针形或椭圆形。气芳香，味微苦。

品质规格 以质嫩，叶多、色绿，香气浓者为佳。商品为统货。

性味功效 辛，平。芳香化湿，醒脾开胃，发表解暑。

豨莶草 xixiancao

别名 粘糊菜、绿莶草

来源 为菊科草本植物豨莶 *Siegesbeckia orientalis* L.、腺梗豨莶 *Siegesbeckia pubescens* Makino 或毛梗豨莶 *Siegesbeckia glabrescens* Makino 的干燥地上部分。

产销 全国大部分地区有产，主产于湖南、福建、湖北、江苏等地。多自产自销。

采收加工 夏、秋两季花开前及花期均可采割，除去杂质，晒干。

性状鉴别 茎呈类方柱形，多分枝，长30～110cm，直径0.3～1cm；表面灰绿色、黄棕色或紫棕色，有纵沟及细纵纹，被灰色柔毛；节明显，略膨大；质脆，易折断，断面黄白色或带绿色，髓部宽广，类白色，或中空。叶对生，叶片多皱缩卷曲，展平后呈卵圆形，灰绿色，边缘有钝锯齿，两面皆有白色柔毛，主脉三出。有的可见黄色头状花序，总苞片匙形。气微，味微苦（图14-18）。

图14-18 豨莶草药材图

品质规格 以枝嫩，叶多、色深绿，无根者为佳。商品不分等级。

性味功效 苦、辛，寒。祛风湿，利关节，解毒。

大蓟 daji

别名 虎蓟、马刺刺、刺蓟

来源 为菊科植物蓟 *Cirsium japonicum* Fisch. ex DC. 的干燥地上部分。

产销 主产于安徽、山东、江苏等地。多自产自销。

采收加工 夏、秋两季花开时采割地上部分，除去杂质，晒干。

性状鉴别 茎呈圆柱形，长可达1m余，基部直径可达1.2cm；表面褐色或绿褐色，有纵直的棱脊，外被白色或黄褐色的丝状毛；质略硬而脆，折断面灰白色，髓部疏松，通常中空。叶片皱缩卷曲，灰绿色，多已破碎，完整叶片展平后呈倒披针形或倒卵状椭圆形，长15～30cm，宽5～8cm，羽状深裂，边缘具不等长的针刺，两面均有灰白色丝状毛。顶生头状花序，圆球形或圆锥形，总苞黄褐色，苞片披针形，花冠管状，通常已脱落，露出白色羽状冠毛。气微，味淡。

品质规格 以干燥、色灰绿、叶多、无杂质者为佳。

性味功效 苦、甘，凉。凉血止血，散瘀解毒消痈。

小蓟 xiaoji

别名 青刺菜、刺蓟菜、刺儿菜

来源 为菊科植物刺儿菜 *Cirsium setosum*（Willd.）MB. 的干燥地上部分。

产销 全国各地均有生产。多自产自销。

图 14-19　小蓟药材图

采收加工 夏、秋两季花开时采割，除去杂质，晒干。

性状鉴别 茎呈圆柱形，有的上部分枝，长 5～30cm，直径 2～5mm；表面绿色或微带紫棕色，具纵棱及白色柔毛；质脆，折断面纤维状，中空。叶片大多破碎不全，皱缩卷曲，黄绿色；完整者展平后呈长椭圆形或长圆状披针形，长 3～12cm，宽 0.5～3cm，边缘微波状或微齿裂至羽状深裂，齿尖具有黄色针刺；两面均具白色柔毛。茎顶有头状花序单个或数个，总苞钟形，苞片 5～8 层，黄绿色，花冠紫红色，多脱落，冠毛羽状常外露。气微，味微苦涩（图 14-19）。

品质规格 以叶多、色绿者为佳。商品有刺儿菜和刻叶刺儿菜两种规格。

性味功效 苦、甘，凉。凉血止血，散瘀解毒消痈。

蒲公英 pugongying

别名 黄花地丁、婆婆丁、蒲公丁

来源 为菊科植物蒲公英 *Taraxacum mongolicum* Hand.-Mazz.、碱地蒲公英 *Taraxacum borealisinense* Kitam. 或同属数种植物的干燥全草。

产销 全国大部分地区均产，主产于山西、河北、山东及东北各省。多自产自销。

采收加工 春至秋季花初开时采挖，除去杂质，洗净，晒干。

性状鉴别 呈皱缩卷曲的团状。根圆锥状，多弯曲，长 3～7cm；表面棕褐色，抽皱；根头部有棕褐色或黄白色的茸毛，有的已脱落。叶基生，多皱缩破碎，完整的叶片呈倒披针形，绿褐色或暗灰色，先端尖或钝，边缘浅裂或羽状分裂，基部渐狭下延呈柄状，下表面主脉明显。花葶 1 至数个，头状花序顶生，总苞片多层，内面一层较长。花冠黄褐色或淡黄白色。有的可见多数具白色冠毛的长椭圆形瘦果。气微，味微苦。

品质规格 以叶多、色绿、有花序者为佳。

性味功效 苦、甘，寒。清热解毒，消痈散结，利尿通淋。

青蒿 qinghao

别名 臭蒿

来源 为菊科植物黄花蒿 *Artemisia annua* L. 的干燥地上部分。

产销 全国各地均产。主产湖北、浙江、江苏等省区。多自产自销。

采收加工 秋季花盛开时采割，除去老茎，阴干。

性状鉴别 茎呈圆柱形，上部多分枝，长 30～100cm，直径 0.3～0.6cm，表面黄绿色或棕黄色，有多数纵向棱线，质硬，折断面中部有白色的髓。叶互生，暗绿色或棕绿色，卷缩易碎，完整的叶展平后为三回羽状深裂，裂片及小裂片矩圆形或长椭圆形，两面均被短毛。气香特异，味微苦。

品质规格 以色绿、叶多、无老茎及杂质、香气浓者为佳。

性味功效 苦、辛、寒。清虚热，除骨蒸，解暑热，截疟，退黄。

茵陈 yinchen

来源 为菊科植物滨蒿 *Artemisia scoparia* Waldst. et Kit. 或茵陈蒿 *Artemisia capillaris* Thunb 的干燥地上部分。

产销 茵陈蒿主产于陕西、山西、安徽等地。滨蒿主产于东北地区及河北、山东等省区。主产地产品销往全国各地，并有出口，其余多自产自销。

采收加工 春季幼苗高 6～10cm 时采收或秋季花蕾长成时采割，除去杂质及老茎，晒干。春季采收的习称"绵茵陈"，秋季采割的习称"茵陈蒿"（《中国药典》2010 年版称"花茵陈"）。

性状鉴别 （1）绵茵陈 干燥的幼苗，多卷曲成团状，灰白色或灰绿色，全体密被白色茸毛，绵软如绒。茎细小，长 1.5～2.5cm，直径 1～2mm；除去表面白色茸毛后可见明显纵纹；质脆，易折断。叶具柄，展开后叶片呈一至三回羽状分裂，叶片长 1～3cm，宽约 1cm，小裂片卵形或稍呈倒披针形、条形，先端锐尖。气清香，味微苦。

（2）茵陈蒿（花茵陈） 茎呈圆柱形，多分枝，长 30～100cm，直径 2～8mm；表面淡紫色或紫色，有纵条纹，被短柔毛；体轻，质脆，断面类白色。叶密集或多脱落。下部叶二至三回羽状深裂，裂片条形或细条形，两面密被白色柔毛。茎生叶一至二回羽状全裂，基部抱茎，裂片细丝状。头状花序卵形，多数集成圆锥状，长 1.2～1.5mm，直径 1～1.2mm，有短梗。总苞片 3～4 层，卵形，苞片三裂。外层雌花 6～10 个，可多达 15 个，内层两性花 2～10 个。瘦果长圆形，黄棕色。气芳香，味微苦。

品质规格 绵茵陈以质嫩、绵软、灰白色、无老茎、香气浓者为佳。茵陈蒿以茎枝淡紫色，带有叶片、花蕾，气芳香者为佳。以陕西产者质量为佳，习称"西茵陈"或"陕茵陈"。

商品有茵陈蒿、绵茵陈及西茵陈等规格。

性味功效 苦、辛，微寒。清利湿热，利胆退黄。

墨旱莲 mohanlian

别名 旱莲草、鳢肠、黑墨草

来源 为菊科植物鳢肠 *Eclipta prostrata* L. 的干燥地上部分。

产销 主产辽宁、河北及华东、中南等地。

采收加工 夏、秋两季采收，去根，洗净，晒干。

性状鉴别 地上部分长 15～50cm，全体被白色茸毛。茎圆柱形，有纵棱，直径 2～5mm；表面墨绿色或绿褐色，有节，质脆，易折断，断面中央有白色的髓。叶对生，近无柄，叶片常皱缩卷曲。完整叶呈椭圆状披针形或披针形，墨绿色，全缘或具有小锯齿，两面均具白色短毛。头状花序直径 2～6mm（多已成果实），瘦果椭圆形而扁，长 2～3mm，棕

图14-20　墨旱莲药材图

色或浅褐色。气微，味微咸。浸水后搓其茎叶，呈绿墨色或水墨色（图14-20）。

品质规格　以茎长、墨绿色、带叶者为佳。

性味功效　甘、酸，寒。滋补肝肾，凉血止血。

鹅不食草 ebushicao

别名　鸡肠草

来源　为菊科植物石胡荽 *Centipeda minima*（L.）A. Br. et Ascher. 的全草。

产销　主产浙江、湖北、江苏、广东等地。

采收加工　9～11月采收，鲜用或晒干。

性状鉴别　缠结成团。须根纤细，淡黄色。茎细，多分枝；质脆，易折断，断面黄白色。叶小，近无柄；叶片多皱缩或破碎，完整者展平后呈匙形，表面灰绿色或棕褐色，边缘有3～5个齿。头状花序黄色或黄褐色。气微香，久嗅有刺激感，味苦、微辛。

品质规格　以灰绿色、有花序、无杂质、嗅之打喷嚏者为佳。

性味功效　辛，温。祛风通窍，解毒消肿。

淡竹叶 danzhuye

别名　竹叶

来源　为禾木科植物淡竹叶 *Lophatherum gracile* Brongn. 的干燥茎叶。

产销　产于江苏、浙江、湖南、湖北、广东、广西、安徽、福建等地。以浙江产者最佳，称杭竹叶，销往省外并出口，其余多自产自销。

采收加工　夏季末抽花穗前采割，晒干。

性状鉴别　本品长25～75cm，茎呈圆柱形，有节，表面淡黄绿色，断面中空。叶鞘开裂。叶片披针形，有的皱缩卷曲，长5～20cm，宽1～3.5cm；表面淡绿色或黄绿色，叶脉平行，具横行小脉，形成长方形的网格状，下表面尤为明显。体轻，质柔韧。气微，味淡。

品质规格　以叶多而长、不带根和花穗、色绿者为佳。商品有大淡竹叶、小淡竹叶两种规格。

性味功效　甘、淡，寒。清热泻火，除烦止渴，利尿通淋。

鸭跖草 yazhicao

来源　为鸭跖草科植物鸭跖草 *Commelina communis* L. 的干燥地上部分。

产销　全国大部分省区均有分布。主产于我国东南部部分地区，华北地区亦有生产。自产自销。

采收加工　夏、秋两季采收，晒干。

性状鉴别　为带叶及少数花的全草，长可达60cm，干瘪抽皱。全体黄绿色或黄白色，较光滑。茎有纵棱，直径约2mm，多有分枝，基部的节上常有须根；节稍膨大，节间长3～9cm；质柔软，断面中部有髓。单叶互生，展平后呈卵状披针形，长3～9cm，宽1～2cm，先端尖，全缘，基部下延成膜质叶鞘，抱茎，叶脉平行。花多脱落，总苞佛焰苞状，心形，两边不相连，花瓣皱缩，蓝色。气微，味淡。

品质规格 以身干、色黄绿、无杂质者为佳。

性味功效 甘、淡，寒。清热泻火，解毒，利水消肿。

石斛 shihu

来源 为兰科植物金钗石斛 *Dendrobium nobile* Lindl.、鼓槌石斛 *Dendrobium chrysotoxum* Lindl. 或流苏石斛 *Dendrobium fimbriatum* Hook. 的栽培品及其同属植物近似种的新鲜或干燥茎。

产销 以上各种石斛主产于广西、贵州、广东、云南、四川等地。鲜石斛多自产自销，干石斛销往全国各地，并有出口。

采收加工 全年均可采收，以夏、秋两季采收者质量佳。鲜石斛采回后，埋入沙土中备用。将鲜石斛除去须根、杂质，用开水略烫或烘软，再边搓边烘晒，至叶鞘搓净，干燥。

性状鉴别 （1）鲜石斛 呈圆柱形或扁圆柱形，长约 30cm，直径 0.4～1.2cm。表面黄绿色，光滑或有纵纹，节明显，色较深，节上有膜质叶鞘。肉质，多汁，易折断。气微，味微苦而回甜，嚼之有黏性。

（2）金钗石斛 呈扁圆柱形，长 20～40cm，直径 0.4～0.6cm，节间长 2.5～3cm。表面金黄色或带绿色，有深纵沟。质硬而脆，断面较平坦而疏松。气微，味苦。

（3）鼓槌石斛 呈粗纺锤形，中部直径 1～3cm，具 3～7 节。表面金黄色，有明显突起的棱。质轻而松脆，断面海绵状，气微，味淡，嚼之有黏性。

（4）流苏石斛 呈长圆柱形，长 20～150cm，直径 4～12mm，节明显，节间长 2～6cm。表面黄色至暗黄色，有深纵槽，质疏松，断面呈纤维性或平坦。味淡、微苦，嚼之有黏性（图 14-21）。

品质规格 干品以色金黄、有光泽、质柔韧者为佳；鲜石斛以青绿色、肥满多汁、嚼之发黏者为佳。

石斛规格较多。有金钗石斛、黄草石斛、木石斛、鲜石斛等规格。又以质量优劣分为若干等级，如黄草石斛和环草石斛，根据粗细又分为细黄草、中黄草、大黄草等。现一般分为鲜石斛（南方多见）、细黄草、中黄草、木石斛等。

性味功效 甘，微寒。滋阴清热，益胃生津。

附注 《中国药典》（2010 年版）同时收载兰科植物铁皮石斛 *Dendrobium officinale* Kimura et Migor 的干燥茎，以"铁皮石斛"分列条目。铁皮石斛剪去部分须根，边炒边扭成螺旋形或弹簧状，烘干，习称"耳环石斛"（铁皮枫斗）。

图 14-21 石斛药材图

一、实训步骤

1. 看形状
2. 量大小
3. 观色泽
4. 查表面
5. 验质地
6. 看断面
7. 嗅气
8. 尝味
9. 水试

二、实训要求

1. 熟练掌握性状鉴别方法
2. 掌握全草类药材的性状特征

三、教学效果评价

本实训的教学效果评价见表 14-1。

表 14-1　教学效果评价表

实训名称	全草类药材的性状鉴别			时间	6min	姓名		总得分	
序号	药材正名	科名	序号	药材正名	科名	序号	药材正名	科名	
1			8			15			
2			9			16			
3			10			17			
4			11			18			
5			12			19			
6			13			20			
7			14						
评分标准:药名错误,一味扣 5 分;写别名,适当扣分。科名错误,一味扣 2.5 分									

实训二　麻黄的显微鉴别

一、实训步骤

1. 用水合氯醛试液热装法制片。按前述大黄的显微鉴别,用水合氯醛试液热装法制片步骤,将大黄粉末换成麻黄粉末。

2. 用稀甘油装片制片。按前述茯苓的显微鉴别,用稀甘油装片制片步骤,将茯苓粉末换成麻黄粉末。

3. 显微镜的使用、镜检等步骤方法同前述大黄的显微鉴别。

二、实训要求

1. 熟悉麻黄的显微鉴别特征。将麻黄粉末的水合氯醛试液制片和稀甘油制片分别镜检，可见以下特征：表皮组织碎片多，细胞呈长方形，含颗粒状晶体；气孔特异，内陷，保卫细胞侧面观呈哑铃形或电话听筒形。角质层极厚，呈脊状突起，常破碎呈不规则条块状。纤维多而壁厚，狭长，胞腔狭小，不明显，附众多细小的砂晶和方晶。可见散在的不规则棕色块，棕色或红棕色。皮层薄壁细胞呈类圆形，壁薄，含多数细小颗粒状结晶。

2. 其余实训要求同五味子的显微鉴别。

三、教学效果评价

本实训的教学效果评价见表14-2。

表 14-2　教学效果评价表

实训名称		麻黄的显微鉴别		时间	18min	姓名		总得分	
鉴别真伪 （40分）	正品		显微鉴别特征（30分）						
	伪品 或掺 伪品								
制片方法（12.5分）			显微镜使用方法（12.5分）			实训过程与步骤（5分）			
评分标准：鉴别真伪，请在正品与伪品或掺伪品后打√选择，选择错误，扣40分。显微特征不全面或错误，在30分之内适 当扣分。制片方法不全面或错误，在12.5分之内适当扣分。显微镜使用方法不全面或错误，在12.5分之内适 当扣分。实训过程与步骤不全面或错误，在5分之内适当扣分									

模块十五 其他植物类药材

项目一　其他植物类药材概述

　　本类中药是指本教材植物类药材其他各模块中所未能收载的药物。

　　在这类中药中主要包括：①直接以植物体的某一部分或某些部分或间接用植物的某些制品为原料，经过不同的加工处理（如浸泡、加热或蒸馏提炼等）所得到的产品，如樟脑、冰片、芦荟和青黛等。②蕨类植物的成熟孢子，如海金沙等。③昆虫寄生于某些植物体上所形成的虫瘿，如五倍子等。

　　本类药材除一般性状鉴别外，理化鉴别比较常用，有的也可采用显微鉴别。

项目二　其他植物类药材

海金沙 haijinsha

来源　为海金沙科植物海金沙 *Lygodium japonicum* （Thunb.）Sw. 的干燥成熟孢子。

产销　主产于湖北、湖南、广东、浙江、江苏等地。销往全国各地。

采收加工　秋季孢子未脱落时采割藤叶，晒干，揉搓或打下孢子，除去藤叶。

性状鉴别　呈粉末状，棕黄色。质轻。捻之有光滑感，置手中易从指缝滑落。撒在水上则浮于水面，如有下沉则说明掺有杂质。用火点燃，易发出爆鸣声且有闪光，不留灰渣，如有残渣示有掺杂。气无，味淡（图 15-1）。

品质规格　以身干、粒细、质轻、无叶片等杂物、有光滑感者为佳。商品为统货，分为浙江、江苏统装等。

显微鉴别　本品粉末棕黄色或淡棕黄色。孢子为四面体、三角状圆锥形。顶面观呈三面锥形，可见三叉状裂隙，侧面观类三角形，底面观类圆形，直径 $60\sim85\mu m$，孢子边缘波状弯曲，外壁有颗粒状雕纹，有时可见非腺毛混入。

性味功效　甘、咸，寒。清利湿热，通淋止痛。

图 15-1　海金沙药材图

儿茶 ercha（附：方儿茶）

别名　孩儿茶

来源　为豆科植物儿茶 *Acacia catechu* （L. f.） Willd. 的去皮枝、干的干燥煎膏。商品常称"儿茶膏"（黑儿茶）。

产销　主产于云南西双版纳傣族自治州。销往全国各地。

采收加工　冬季采收枝、干，除去外皮，砍成大块，加水煎煮，浓缩，干燥。

性状鉴别　呈方块状或不规则块状，大小不一。表面棕褐色或黑褐色，光滑而稍有光泽。质硬，易碎，断面不整齐，具光泽，有细孔。有的可见裂纹。遇潮而具黏性。无臭，味涩、苦，略回甜（图 15-2）。

图 15-2　儿茶药材图

品质规格　以块状、表面乌黑色或棕褐色、有光泽、味苦涩、稍黏、无碎末及杂质者为佳。商品分云南、广西统装。

性味功效　苦、涩，微寒。活血止痛，止血生肌，收湿敛疮，清肺化痰。

附　方儿茶

别名　棕儿茶。

来源　为茜草科植物儿茶钩藤 *Uncaria gambier* Roxb 的带叶嫩枝的干燥煎膏。

产销　方儿茶主产于缅甸及印度。销往全国各地。

采收加工　割取带叶小枝，放入铜锅中，加水煮沸 6～8h，并经常搅拌，使叶破碎，待叶变黄时，取出枝叶，将药液滤过，浓缩成糖浆状，倒入木盘中，冷却后凝固，切成方块状，干燥。

性状鉴别　呈方块状，每边长约 2cm，各边均凹陷，棱角多偏斜或破碎。表面暗棕色至黑褐色，多平坦、无光泽，偶见裂纹。质坚实或较松脆，断面浅棕色至浅棕红色。无臭，味苦、涩。

品质规格　方儿茶以皱缩的方块，质硬而整洁，表面黑棕色，断面红棕色、细腻，味苦涩，稍黏，无碎末及杂质者为佳。方儿茶以老儿茶质优。

商品分老儿茶和新儿茶两种，均为统装。老儿茶：表面黑褐色或暗棕色，有光泽，断面红棕色或棕色。新儿茶：色较浅，无光泽，质较轻。

五倍子 wubeizi

别名　文蛤倍子、木附子、百虫仓

来源 为漆树科植物盐肤木 *Rhus chinensis* Mill. 、青麸杨 *Rhus potaninii* Maxim . 或红麸杨 *Rhus punjabensis* Stew . var. *sinica* (Diels) Rehd et Wils. 叶上的虫瘿，主要由五倍子蚜 *Melaphis chinensis* (Bell) Baker. 寄生而形成。

产销 主产于四川、贵州、云南、陕西、湖北、广西等地，以四川产量最大。销往全国各地。

采收加工 秋季采摘，置沸水中略煮或蒸至表面呈灰色，杀死蚜虫，取出，干燥。

性状鉴别 （1）肚倍 呈长圆形或纺锤形囊状，长 2.5～9cm，直径 1.5～4cm。表面灰褐色或灰棕色，微有柔毛。质硬而脆，易破碎，断面角质样，有光泽，壁厚 2～3mm，内壁平滑，有黑褐色死蚜虫及灰色粉状排泄物。气特异，味涩。

（2）角倍 呈菱形，具不规则的角状分歧，柔毛较明显，壁较薄。余同肚倍。

品质规格 均以个大、完整、壁厚、灰褐色者为佳。习惯认为肚倍优于角倍。

按形状不同有肚倍和角倍两种，均为统装。以角倍为主流商品。

性味功效 酸、涩，寒。敛肺降火，涩肠止泻，敛汗，止血，收湿敛疮。

冰片 bingpian （附：龙脑冰片、艾片）

别名 机制冰片、人工合成冰片、合成龙脑

来源 以松节油、樟脑等为原料经加工合成的结晶。

产销 主产于天津、上海、广州等地。销往全国各地。

性状鉴别 为半透明或透明的片状结晶，直径 2～8mm，厚约 1mm。无色或白色。质松脆，有层纹，可剥裂，手捻可成粉末。气清香，味辛凉浓烈。具挥发性，点燃发生浓烟，并有带光火焰，燃后无残留物。在水中几乎不溶解。

品质规格 以片大、色白、质薄、松脆、气浓香清凉者为佳。分广州大梅、二梅、统装等规格。

性味功效 辛、苦，微寒。开窍醒神，清热止痛。

附 龙脑冰片、艾片

1. 龙脑冰片

别名 进口天然冰片、梅片、梅花冰片

来源 为龙脑香科植物龙脑香 *Dryobalanops aromatica* Gaertn. f. 的树脂加工品。

产销 龙脑冰片主产于印度尼西亚苏门答腊等地。

采收加工 收集树皮创口流出的树脂或砍下树干及枝条切成小片后，蒸馏冷却后即成结晶。

性状鉴别 呈半透明块状、片状或颗粒状结晶，直径 1～7mm，厚约 1mm，类白色至淡灰棕色，状如梅花。质松脆。气清香，味清凉，嚼之则慢慢溶化。燃烧时无黑烟或微有黑烟。

品质规格 以片大、色白、质薄、松脆、气浓香清凉者为佳。商品分进口大梅、二梅、三梅、四梅、百草大梅、小三梅、原装等规格。

2. 艾片

来源 为菊科植物艾纳香 *Blumea balsamifera* DC. 的新鲜叶经提取加工制成的结晶。

产销 主产于海南、广西、贵州等地。

采收加工 于霜降前几天，采摘艾纳香的叶进行水蒸气蒸馏，冷却得灰白色粉状物，即

为艾粉。将艾粉用"压榨法"榨去艾油，再用特制锅炉炼成结晶状冰块，经劈削即成艾片。

性状鉴别 为白色半透明片状、块状或颗粒状结晶。质稍硬而脆，手捻不易碎。具清香气，味辛、凉。具挥发性。点燃时有黑烟，火焰呈黄色，无残迹遗留。

品质规格 以片大、色白、质薄、松脆、气浓香清凉者为佳。

青黛 qingdai

别名 蓝靛花、靛沫花

来源 为爵床科植物马蓝 *Baphicacanthus cusia* （Nees）Bremek.、蓼科植物蓼蓝 *Polygonum tinctorium* Ait. 或十字花科植物菘蓝 *Isatis indigotica* Fort. 的叶或茎叶经加工制得的干燥粉末或团块。

产销 主产于福建、云南、江苏、安徽等地。此外，江西、河南、四川等地亦产。福建所产的品质最佳，称"建青黛"。销往全国各地。

采收加工 6～10月采收新鲜的茎叶，放置在较大的容器（木桶或大缸）中，加清水高出茎叶，浸泡二三昼夜，至叶片腐烂自茎枝上脱落时，将茎枝捞出，在浸液内加入预先用浸液淘洗去净沙质的石灰（每千克加石灰 8～9kg，石灰量不宜太多或太少，多则减少泡沫，青黛产量亦小，靛蓝质量粗；太少则不易沉淀，泡沫也跟着减少，青黛产量亦少），充分搅拌至浸液由乌绿色转变为深紫红色为度（若呈青绿色，表示石灰少，需增加石灰；如呈灰白色，表示石灰过多，需加清水）。捞出液面泡沫，晒干后即为青黛，其水下沉淀物即为靛蓝。

性状鉴别 本品为蓝色的粉末，体轻，易飞扬；或呈不规则多孔性的团块，用手捻搓即成粉末，手被染成蓝色。微有草腥气，味淡（图 15-3）。

经验鉴别 ①取本品投入水杯中，浮于水面，一般不下沉，难溶于水，水不变色。②取本品少量，用微火灼烧，有紫红色烟雾发生并放出特异的靛臭气。

图 15-3 青黛药材图

品质规格 以蓝色均匀、体轻能浮于水面、火烧时产生紫红色烟雾的时间较长者为佳。商品分江苏袋装 1～2 等，福建袋装、盒装 1～2 等等规格。均以色泽和质地划分。一等：色纯青，体轻，又称顶青黛。二等：色较差略带灰白色，质较重。

性味功效 咸，寒。清热解毒，凉血消斑，泻火定惊。

附注 常见青黛掺伪品：①染蓝掺入品青黛：呈淡蓝色或蓝色粉末，体较重，手捻平滑，略有粗糙感，微有草腥气，味淡，取之撒于水中，略加搅拌，即有部分颗粒状物下沉。水溶液染成蓝色。②铜盐蓝染色青黛：呈灰蓝色粉末或细颗粒，体较重，手捻有粗糙感，微有草腥气，味淡。

天竺黄 tianzhuhuang

别名 竹黄、天竹黄

来源 为禾本科植物青皮竹 *Bambusa textilis* Mcclure 或华思劳竹 *Schizostachyum chinense* Rendle 等秆内的分泌液干燥后的块状物。

产销 ①广竹黄：主产于广东广宁、四会、怀集，广西桂平。此外，两广产竹子较多的地区均有产。②产于印度、印度尼西亚、马来西亚、越南等国的天然品和人工制品，统称"洋竹黄"。

销往全国各地。

采收加工　秋、冬两季采收。过去采收天竺黄，多用火烧竹林，使竹受暴热伤害，产生竹沥，溢于节中，凝固而成，但浪费太大。近年，产地群众根据竹蜂咬洞寄居后的竹节中多有竹黄生成的情况，采用人工钻洞法促使竹黄生成已取得成功。

性状鉴别　为不规则的片块或颗粒，大小不一。表面乳白色、灰蓝色，乳白色者断面平滑显光泽，灰蓝色者稍粗糙无光泽。质轻而脆，易破碎，吸水性强而不溶于水。置舌上有吸附性黏舌感。气无，味淡，微有清凉感。

品质规格　以粒大、乳白色、结晶状颗粒多、吸湿性强者为佳。洋竹黄质比广竹黄优。商品一般均为统货。

性味功效　甘，寒。清热豁痰，凉心定惊。

附注　人工合成的天竹黄主产于上海。呈不规则的小块状，色白，质净，形似过去进口的竹黄精，但质坚而重，不易破碎，吸水性亦强。

芦荟 luhui

别名　老芦荟、库拉索芦荟、肝色芦荟

来源　为百合科植物库拉索芦荟（翠叶芦荟）*Aloe barbadensis* Miller 叶的液汁，经浓缩而成的干燥物。习称老芦荟。

产销　主产于南美洲北岸附近库拉索、阿津巴、博尔内等小岛。

采收加工　全年可采。从叶的基部割断，使断面向下，排列在木槽两侧，使叶中的汁液流入木槽或容器中，收集汁液，倒入锅中，加热浓缩至稠膏状，冷却后凝固即成。

性状鉴别　呈不规则的块状，多破碎为多角形，大小不等。全体暗红棕色或深褐色。质轻而硬，不易破碎，断面粗糙或显麻纹，富吸湿性，无光泽，遇热不易溶化。有特殊臭气，味极苦（图15-4）。

品质规格　以气浓、味极苦、溶于水后无杂质及泥沙者为佳。

性味功效　苦，寒。清肝泻火，泻下通便，杀虫疗疳。

图15-4　芦荟药材图

附注　《中国药典》（2010年版）仅收录上述品种芦荟，芦荟的传统使用商品常分为进口芦荟和国产芦荟两类。进口芦荟又分为老芦荟和新芦荟。药用以进口芦荟为主。

①新芦荟：为百合科植物好望角芦荟（青鳄芦荟）*Aloe ferox* Miller 及其同属近缘其他植物叶的液汁浓缩干燥物。又称好望角芦荟、透明芦荟。主产于南非。全体呈棕褐色或暗褐色而显绿色，有光泽。质松易碎，断面具玻璃样光泽而有层纹，富吸湿性，遇热易溶化成流膏状。气味略同老芦荟。

②国产芦荟：为百合科植物华芦荟（斑纹芦荟）*Aloe Vera* L. var. *chinensis*（Haw.）Berger. 叶的液汁经浓缩而成的干燥物。又称油葱、象胆（味苦如

胆）。主产于云南、四川、广东、广西南部、福建等地。全体呈不规则团块状或玻璃样的颗粒，全体呈棕褐色或墨绿色，薄片半透明。质松脆，易破碎，断面光滑，具玻璃样光泽。有特殊臭气，味极苦。

琥珀 hupo

别名　血珀、云珀、煤珀

来源　为古代松科松属植物的树脂埋藏地下经年久而转化成的化石样物质。从地下挖出者称"琥珀"，从煤中选出者称"煤珀"。

产销　琥珀主产于广西、云南等地。煤珀主产于辽宁抚顺地区。

采收加工　随时可采，从地下或煤层挖出后，除去砂石、泥土等杂质。

性状鉴别　（1）琥珀　呈不规则块状、颗粒状或多角形。表面黄棕色、血红色或黑褐色，有的具光泽。质硬而脆，断面光亮，有的颜色不一。手捻有粘手感。味淡。嚼之脆碎，无砂粒感。

（2）煤珀　呈不规则多角形块状或颗粒状，少数滴乳状，大小不一。表面淡黄色、黄棕色及黑褐色，有光泽。质硬，不易碎，断面有玻璃样光泽。味淡。嚼之较坚硬，无砂粒感。

品质规格　琥珀以色红、质硬而脆、断面光亮、大块者为佳。煤珀以色黄棕、断面有玻璃样光泽者为好。以云南产者最好，煤珀质较次。商品按产地不同分为云珀（云南）、广西珀、河南珀、湖南珀、抚顺珀，均分1～3等。按加工不同分为毛珀、光珀2种。

成分　含树脂、挥发油及琥珀氧松香酸、琥珀松香酸、琥珀脂醇、琥珀酸等。

理化鉴别　①琥珀火燃之易熔，稍冒黑烟，刚熄灭时冒白烟，微有松香气；煤珀火燃之冒黑烟，刚熄灭时冒白烟，有似煤油的臭气。②琥珀加水煮沸不得溶化变软（区别于其他树脂）。③取煤珀或琥珀粉末1g，用石油醚10mL振摇过滤，取滤液5mL，加醋酸酮试液10mL振摇，石油醚层不得显蓝绿色（检查松香）。④紫外光谱测定：分别取样品各1g，以石油醚（60～90℃）10mL浸渍4h，滤过，滤液以石油醚稀释至每毫升含药材0.1～1mg，以岛津UV200紫外分光光度计进行测定，琥珀的吸收峰是228nm，松香的吸收峰是242nm、251nm。

性味功效　甘，平。镇惊安神，活血散瘀，利尿通淋。

实训　其他植物类药材的性状鉴别

一、实训步骤

1. 看形状
2. 量大小
3. 观色泽
4. 查表面
5. 验质地
6. 看断面
7. 嗅气
8. 尝味
9. 水试

10. 火试

二、实训要求

1. 熟练掌握性状鉴别方法
2. 掌握其他植物类药材的性状特征

三、教学效果评价

本实训的教学效果评价见表 15-1。

表 15-1 教学效果评价表

实训名称	其他植物类药材的性状鉴别		时间	1.8min	姓名		总得分	
序号	药材正名	科名	序号		药材正名		科名	
1			5					
2			6					
3			7					
4								
评分标准:药名错误,一味扣 14.3 分;写别名,适当扣分。科名错误,一味扣 7 分。								

模块十六　动物类药材

1. 掌握性状鉴别方法，能熟练运用性状鉴别方法鉴别动物类药材的真、伪、优、劣。
2. 熟悉显微鉴别方法，能运用显微鉴别方法鉴别动物类药材的真、伪。
3. 熟悉理化鉴别方法，能运用理化鉴别方法鉴别动物类药材的真、伪。
4. 掌握动物类药材的来源、性状鉴别特征、规格。
5. 掌握动物类药材的道地产地，熟悉其主产地。
6. 了解动物类药材的采收加工、功效。

项目一　动物类药材概述

动物类中药在我国应用有着悠久的历史，蜂蜜、鹿茸、阿胶、蛇等动物中药应用已有二三千年之久，从本草的记载来看，《神农本草经》载有动物中药 65 种，《新修本草》载有动物中药 128 种，《本草纲目》载有动物中药 461 种，《本草纲目拾遗》载有动物中药 160 种，动物中药的总数约 600 余种。据近年报道，我国动物中药有 969 种，药用动物有 1564 种。

动物中药因动物的生长年龄、生活环境和采收时间、加工方法的不同，药材性状有很大的差异；动物中药采集较难，资源不足，但医药效能显著，导致其价格昂贵，造假掺伪现象十分普遍；近代在扩大新药源，寻找代用品方面取得了一定成绩，如人工养麝，活体取香，人工养熊，胆汁引流，牛黄的人工培殖等；现已人工养殖的动物中药有 30 种左右；人工养殖缓解了药用资源的不足，但也给实际应用带来了新的问题，即人工养殖品与野生品的区别。

因此，动物中药相似品种的鉴别，野生品与人工养殖品的鉴别，混杂品和掺伪品的鉴别，显得十分的重要。

一、动物类中药的含义和分类

（一）含义

动物类中药是指以动物的全体或动物的某部分、动物的分泌物、动物的排泄物、动物的生理产物、动物的病理产物作为药用的一类中药。动物的全体，如全蝎、蜈蚣；动物的分泌物，如麝香、蟾酥；动物的排泄物，如蚕沙、五灵脂；动物的生理产物，如蛇蜕、蝉蜕；动物的病理产物，如牛黄、珍珠等。

（二）分类

世界上的动物，据目前统计已达 150 万种以上，动物界的分类也和植物界一样，划分为若干个等级，如门、纲、目、科、属、种，而以种为分类的基本单位。可供药用的动物，基本上属于以下七门。

（1）多孔动物门　又称海绵动物门，是最原始的、最低等的多细胞动物，体表多孔，没有严格的组织分化。如紫梢花。

（2）腔肠动物门　体形呈辐射对称，具两层胚，有原始的消化腔，有组织分化，为低等后生动物。如海蜇、珊瑚。

（3）环节动物门　是一种身体圆柱形或背腹扁平，分若干同型体节，具有体腔和比较完善的循环系统的动物。如地龙、水蛭等。

（4）软体动物门　身体柔软，不分节，由头、足及内脏团三部分组成。具有外套膜和贝壳。如乌贼、牡蛎、珍珠贝等。

（5）节肢动物门　通常分为头部、胸部、腹部三部分，附肢常分节，有几丁质覆在身体表面形成外骨骼。其中与药用关系密切的有四个纲，即甲壳纲、蛛形纲、多足纲和昆虫纲。如全蝎、蜈蚣等。

（6）棘皮动物门　成体呈辐射对称，幼体呈两侧对称，体表有保护性棘状突起的动物。如海胆、海参等。

（7）脊索动物门　胚胎发生时或终生有脊索，由内胚层分化而来，有支持体形的功能，位于消化管背面，胚胎期或终生在消化管前两侧具有鳃裂，有呼吸的功能；脊索背面有管状神经索。

其中与药用关系密切的是脊椎动物亚门，有药用价值的分为五个纲，即鱼纲，如线纹海马、刁海龙；两栖纲，如中国林蛙、中华大蟾蜍；爬行纲，如银环蛇、乌梢蛇；鸟纲，如家鸡、麻雀；哺乳纲，如梅花鹿、林麝。

二、动物类中药的采收加工

动物类中药材，一般根据动物生长和活动季节的不同情况，适时采收，合理加工。了解动物药在什么季节，有效成分含量最高，又便于捕捉，选择最佳的时期进行捕猎，以求优良品质。捕捉后，要及时除去非药用部分，按品质要求，采取适宜方法加工干燥、分类和整形。如哈蟆油，应在 10 月份冰冻前进行捕捉，阴干后闷润，取出输卵管，再阴干，置通风干燥处贮存。桑螵蛸，应在 3 月中旬前采收，采收后进行蒸制，以防其孵化。有翅昆虫类，大多在早晨露水未干时，栖息于植物上，此时不易起飞，容易捕捉，如斑蝥、红娘子等；鹿茸二杠的采收应在清明后 45～55 天进行锯取，过时则拧嘴，向三叉茸发展，锯取后要及时烫煮加工，否则，贮存不当就易变臭。动物的生理产物，可根据生理变化，在动物经常活动区域中进行收集，如蝉蜕、蛇蜕等。动物的病理产物可在捕捉后或宰杀时，注意收集，如珍珠、牛黄等。

三、动物类中药的鉴定方法

动物类中药性状差别较大，各有其特性。鉴别时需具有动物分类学和解剖学的基础知识，对于完整的动物体，可根据其形态特征进行动物分类学鉴定，确定其品种；对于动物体的某一部分，鉴定时要结合解剖学的有关知识；动物的分泌物、排泄物、生理产物、病理产物要认真观察其特征、颜色，衡量质地、嗅气尝味进行鉴别。

目前，动物类中药还主要通过性状进行鉴定，但动物类中药相似品种的鉴别、野生品与人工养殖品的鉴别、混杂品和掺伪品的鉴别必须利用显微鉴定、理化鉴定和生物鉴定，运用现代科学技术鉴定品质、纯度，同标准品进行对照，辨别真伪优劣，确保中药质量。

四、动物类中药的质量

一般以身干、无虫蛀、无霉变、无杂质者为合格，以个大、完整、有特异的色、香、味者为佳。以体破碎、有虫蛀、有霉变、杂质多者为质量差。

五、动物类中药的贮藏

动物类中药应选用适当的材料包装。带有皮肉者，易生虫、易腐烂，应置阴凉通风处妥善保管，并保持干燥，注意防蝇、防鼠。经验认为此类与大蒜、花椒共存，可防虫蛀。动物类中药中不少是贵重药材，如麝香、牛黄、熊胆等，也有一部分是有毒药，如蟾酥、斑蝥，应特殊保管。

项目二　动物类药材

紫梢花 zishaohua

来源　为淡水海绵科动物脆弱骨针淡水海绵 *Spongilla fragilis* Lecidy 或刻盘淡水海绵 *Ephydatia muelleri* var. *japonica*（Hilgendorf）的干燥群体。

产销　主产于江苏、河南等地。销往全国各地。

采收加工　秋、冬季于河床或湖边拾取，切去两端树枝，除去杂草，晒干。

性状鉴别　呈不规则的块状或棒状，形似蒲棒，大小不一，长 3～10cm，直径 1～2.5cm，中央常附有水草或树枝。表面灰绿色、灰白色或灰黄色。体轻，质松泡，有多数小孔，呈海绵状；断面呈放射网状，网眼内有灰黄色类圆形小颗粒（芽球），振摇易脱落。气无，味淡。

品质规格　以个大、身干、轻松、柔软、无杂质者为佳。商品一般为统货。

性味功效　甘，温。补肾，益精，助阳。

地龙 dilong

别名　蚯蚓

来源　为钜蚓科动物参环毛蚓 *Pheretima aspergillum*（E.Perrier）、通俗环毛蚓 *Pheretima vulgaris* Chen、威廉环毛蚓 *Pheretima guillelmi*（Michaelsen）或栉盲环毛蚓 *Pheretima pectinifera* Michaelsen 的干燥体。前一种习称"广地龙"，后三种称"沪地龙"。

产销　野生或养殖。广地龙主产广东、广西、福建；沪地龙主产上海、江苏、浙江。销往全国并有出口。

采收加工　广地龙春季至秋季捕捉，沪地龙夏季捕捉，及时剖开腹部，除去内脏及泥沙，洗净，晒干或低温干燥。

性状鉴别 （1）广地龙　呈长条状薄片，弯曲，边缘略卷，长15～20cm，宽1～2cm。全体具环节，背部棕褐色至紫灰色，腹部浅黄棕色；第14～16环节为生殖带，习称"白颈"，较光亮。体前端稍尖，尾端钝圆，刚毛圈粗糙而硬，色稍浅。雄生殖孔在第18环节腹侧刚毛圈一小孔突上，外缘有数个环绕的浅皮褶，内侧刚毛圈隆起，前面两边有横排（一排或二排）小乳突，每边10～20个不等。受精囊孔2对，位于7/8至8/9环节间一椭圆形突起上，约占节周5/11。体轻，略呈革质，不易折断。气腥，味微咸。

（2）沪地龙　长8～15cm，宽0.5～1.5cm。全体具环节，背部棕褐色至黄褐色，腹部浅黄棕色；第14～16环节为生殖带，较光亮。第18环节有一对雄生殖孔。通俗环毛蚓的雄交配腔能全部翻出，呈花菜状或阴茎状；威廉环毛蚓的雄交配腔孔呈纵向裂缝状；栉盲环毛蚓的雄生殖孔内侧有1或多个小乳突。受精囊孔3对，在6/7至8/9环节间。

品质规格 以条大、肉厚、洁净者为佳。习惯以广地龙为佳。
商品有广地龙、沪地龙两种规格。

性味功效 咸，寒。清热定惊，通络，平喘，利尿。

水蛭 shuizhi

别名 肉钻子、蚂蟥

来源 为水蛭科动物蚂蟥 *Whitmania pigra* Whitman、水蛭 *Hirudo nipponica* Whitman 或柳叶蚂蟥 *Whitmania acranulata* Whitmam 的干燥全体。

产销 主产于山东、江苏、浙江等省区。全国大部分地区的湖泊、池塘中有分布。多自产自销。

图16-1　水蛭药材图
1—蚂蟥；2—柳叶蚂蟥；3—水蛭

采收加工 夏、秋两季捕捉，洗净，用沸水烫死，晒干或低温干燥。

性状鉴别 （1）蚂蟥　呈扁平纺锤形，有多数环节，长4～10cm，宽0.5～2cm。背部黑褐色或黑棕色，稍隆起，用水浸后，可见黑色斑点排成5条纵纹；腹面平坦，棕黄色。两侧棕黄色，前端略尖，后端钝圆，两端各具1吸盘，前吸盘不显著，后吸盘较大。质脆，易折断，断面胶质状。气微腥。

（2）水蛭　扁长圆柱形，体多弯曲扭转，长2～5cm，宽0.2～0.3cm。

（3）柳叶蚂蟥　狭长而扁，长5～12cm，宽0.1～0.5cm（图16-1）。

品质规格 均以体小、条整齐、黑褐色、无杂质者为佳。商品分水蛭、宽水蛭（蚂蟥）、长条水蛭（柳叶蚂蟥）3种，均为统货。

性味功效 咸、苦，平；有小毒。破血，逐瘀，通经。

石决明 shijueming

来源 为鲍科动物杂色鲍 *Haliotis diversicolor* Reeve、皱纹盘鲍 *Haliotis discus hannai* Ino、羊鲍 *Haliotis ovina* Gmelin、澳洲鲍 *Haliotis ruber*（Leach）、耳鲍 *Haliotis asinina* Linnaeus 或白鲍 *Haliotis laevigata*（Donovan）的贝壳。

产销 杂色鲍主要分布于我国东海南部和南海。皱纹盘鲍主要分布于辽宁、山东沿海。

羊鲍等主要分布于我国南海东沙群岛和西沙群岛的海域。耳鲍分布于南海。澳洲鲍和白鲍分布于澳洲等沿海。销往全国各地。

图16-2　石决明
（杂色鲍）

采收加工　夏、秋两季捕捉，去肉，洗净，干燥。

性状鉴别　（1）杂色鲍　呈长卵圆形，内面观略呈耳形，长7～9cm，宽5～6cm，高约2cm。表面暗红色，有多数不规则螺肋和细密生长线，螺旋部小，体螺部大，从螺旋部顶处开始向右排列有20余个疣状突起，末端6～9个开孔，孔口与壳面平。内面光滑，具珍珠样彩色光泽。壳较厚，质坚硬，不易破碎。气微，味微咸（图16-2）。

（2）皱纹盘鲍　呈长椭圆形，长8～12cm，宽6～8cm，高2～3cm。表面灰棕色，有多数粗糙而不规则的皱纹，生长线明显，常有苔藓或石灰虫等附着物，末端4～5个开孔，孔口突出壳面，壳较薄。

（3）羊鲍　近圆形，长4～8cm，宽2.5～6cm，高0.8～2cm。壳顶位于近中部而高于壳面，螺旋部与体螺部各占1/2，从螺旋部边缘有2行整齐的突起，尤以上部较为明显，末端4～5个开孔，呈管状。

（4）澳洲鲍　呈扁平卵圆形，长13～17cm，宽11～14cm，高3.5～6cm。表面砖红色，螺旋部约为壳面的1/2，螺肋和生长线呈波状隆起，疣状突起30余个，末端7～9个开孔，孔口突出壳面。

（5）耳鲍　狭长，略扭曲，呈耳状，长5～8cm，宽2.5～3.5cm，高1cm。表面光滑，具翠绿色、紫色及褐色等多种颜色形成的斑纹，螺旋部小，体螺部大，末端5～7个开孔，孔口与壳平，多为椭圆形，壳薄，质较脆。

（6）白鲍　呈卵圆形，长11～14cm，宽8.5～11cm，高3～6.5cm。表面砖红色，光滑，壳顶高于壳面，生长线颇为明显，螺旋部为壳面的1/3，疣状突起30余个，末端9个开孔，孔口与壳面平。

品质规格　均以壳厚、内面光彩鲜艳者为佳。

商品按产地分为真海决（产于广东、海南）、关海决（产于东北）、大洋石决明（产于山东）。一般均为统货。按来源分为光底石决明（杂色鲍）、毛底石决明（皱纹盘鲍、羊鲍）、大石决明（澳洲鲍、白鲍）、小海决（耳鲍）。

性味功效　咸，寒。平肝潜阳，清肝明目。

瓦楞子 walengzi

别名　蚶子壳

来源　为蚶科动物毛蚶 *Arca subcrenata* Lischke、泥蚶 *Arca granosa* Linnaeus 或魁蚶 *Arca inflata* Reeve 的贝壳。

产销　野生。全国大部分地区均产。销往全国各地。

采收加工　秋、冬季至次年春捕捞，洗净，置沸水中略煮，去肉，干燥。

性状鉴别　（1）毛蚶　略呈三角形或扇形，长4～5cm，高3～4cm。壳外面隆起，有棕褐色茸毛或已脱落；壳顶突出，向内卷曲；自壳顶至腹面有延伸的放射肋30～34条。壳内面平滑，白色，壳缘有与壳外面直楞相对应的凹陷，铰合部具小齿1列。质坚。无臭，味淡。

（2）泥蚶　长2.5～4cm，高2～3cm。壳外面无棕褐色茸毛，放射肋18～21条，肋上有颗粒突起。

（3）魁蚶　长 7～9cm，高 6～8cm。壳外面放射肋 42～48 条。

品质规格　以个均匀、洁净、无残肉、无沙土者为佳。

性味功效　咸，平。消痰化瘀，软坚散结，制酸止痛。

<h3 style="text-align:center;">珍珠 zhenzhu（附：珍珠母）</h3>

别名　真珠

来源　为珍珠贝科动物马氏珍珠贝 *Pterfa martensii*（Dunker）、蚌科动物三角帆蚌 *Hyroopsis cumingii*（Lea）或褶纹冠蚌 *Cristaria plicata*（Leach）等双壳类动物受刺激形成的病理分泌物。

产销　野生或养殖。马氏珍珠贝分布于广东、福建沿海，主产于广东、海南、福建和台湾，称为"海珍珠"；三角帆蚌、褶纹冠蚌分布于江、泽、湖、泊中，主产于江苏、浙江、黑龙江等省，称为"淡水珠"或"湖珍珠"。销往全国各地。自然形成的珍珠，称为"天然珍珠"，天然珍珠又分为"海珍珠"和"淡水珍珠"。人工养殖而培育的珍珠称"养珠"。养殖珠又分为海水养殖和淡水养殖。人工育珠分为有核珍珠和无核珍珠。有核珍珠的珠核是由其他贝壳制成的圆粒，产品主要用于制作"饰珠"，若入药时需钳破后去核取珍珠层用，插核育珠主要是对马氏珍珠贝。无核珍珠，即将外套膜小片用专门的器械插入另一蚌的外套膜内进行接种，养殖 1 年以上即可获得。目前药用多为人工培育的无核珍珠。销往全国并有出口。

采收加工　天然珍珠全年均可采收，以冬季采收为好。人工养殖珍珠在接种后养殖 2～3 年，12 月至次年 2 月采收。自动物体内取出，洗净，干燥。

性状鉴别　本品呈类球形、长圆形、卵圆形或棒形，直径 1.5～8mm。表面类白色、浅粉红色、浅黄绿色或浅蓝色，半透明，光滑或微有凹凸，具特有的彩色光泽，习称"宝气"。质坚硬，破碎面显层纹。无臭，无味。

人工养殖珍珠　性状与天然珍珠相似，但表面光泽较弱。有核珍珠断面中央有圆形的贝壳磨制成的核心，表面有珍珠层（图 16-3）。

品质规格　以粒大、形圆、色白光亮、破开有层纹无硬核者为佳。商品分为天然珍珠和养珠两类，按其生活水域又分为海珍珠和淡水珍珠两种，人工养殖珍珠又分为有核珍珠和无核珍珠。天然珍珠优于养珠，海水珍珠优于淡水珠，无核珍珠优于有核珍珠。

图 16-3　珍珠药材图

显微鉴别　磨片　具同心层纹，称"珍珠结构环"。粗层纹较明显，连续成环或呈断续环形，层纹间距不等，在 60～500μm 间；细层纹在有些部位较明显，多数不甚明显，少数不明显，间距小于 32μm。中心部大多实心，无特异结构。

多数麻片在暗视野中可见珍珠特有的彩光，一圈圈的具有红、橙、黄、绿、青、紫色虹彩般的光泽，从光学反应上将其定名为"珍珠虹光环"。

本品粉末（马氏珍珠贝）类白色。不规

则碎块，半透明，具彩虹样光泽。表面显颗粒性，由数至十数薄层重叠，片层结构排列紧密，可见致密的成层线条或极细密的微波状纹理。

成分 主要含碳酸钙。并含有多种氨基酸，尚含有少量铅、铜、铁、镁、锰、钠、锌、硅、锶等元素。

理化鉴别 ①取本品粉末，加稀盐酸，即发生大量气泡，滤过，滤液显钙盐的鉴别反应。②取本品置紫外光灯（365nm）下观察，显浅蓝色或亮黄绿色荧光，通常环周部分较明亮。③火烧之有爆裂声，裂片仍有七彩光泽，半透明。④丙酮浸洗，色泽不退。

性味功效 甘、咸，寒。安神定惊，明目消翳，解毒生肌。

附 珍珠母

为蚌科动物三角帆蚌 *Hyriopsis cumingii*（Lea）、褶纹冠蚌 *Cristaria plicata*（Leach）或珍珠贝科动物马氏珍珠贝 *Pteria martensii*（Dunker）的贝壳。三角帆蚌略呈不等边四角形。壳面生长轮呈同心环状排列。后背缘向上突起，形成大的三角形帆状后翼。壳内面外套痕明显；前闭壳肌痕呈卵圆形，后闭壳肌痕略呈三角形。左右壳均具两枚拟主齿，左壳具两枚长条形侧齿，右壳具一枚长条形侧齿；具光泽。质坚硬。气微腥，味淡。褶纹冠蚌呈不等边三角形。后背缘向上伸展成大型的冠。壳内面外套痕略明显；前闭壳肌痕大呈楔形，后闭壳肌痕呈不规则卵圆形，在后侧齿下方有与壳面相应的纵肋和凹沟。左、右壳均具一枚短而略粗后侧齿及一枚细弱的前侧齿，均无拟主齿。马氏珍珠贝呈斜四方形，后耳大，前耳小，背缘平直，腹缘圆，生长线极细密，成片状。闭壳肌痕大，长圆形。具一凸起的长形主齿。以色白、整齐、无碎末、珍珠层厚、表面无黑皮、质松脆者为佳。显微鉴别：本品粉末类白色。不规则形碎块，表面多不平整，呈明显的颗粒性，有的呈层状结构，边缘多数为不规则锯齿状。具有平肝潜阳、定惊、明目的作用。

附注 ① 饰珠：用于制作项链等工艺品的人工养殖珍珠。用贝壳制成的圆粒，插入马氏珍珠贝体内进行接种，养殖 1 年以上即可获得。

② 珍珠伪品：市售商品中常发现有伪品。多为用异物加工成较大圆粒，接种于双壳类动物体内，经较短时间、异物表面包裹珍珠层后即取出，形成大而光洁的"珍珠"；还有用贝壳或矿石加工伪制，一般无彩色光泽，质硬，破碎面无同心性层纹。

牡蛎 muli

别名 牡蛎壳、左壳

来源 为牡蛎科动物长牡蛎 *Ostrea gigas* Thunberg、大连湾牡蛎 *Ostrea talienwhanensis* Grosse 或近江牡蛎 *Ostrea rivularis* Gould 的贝壳。

产销 我国沿海各省均产，以福建产品为最佳。销往全国各地。

采收加工 全年均可采收，去肉，洗净，晒干。

性状鉴别 （1）长牡蛎 呈长片状，背腹缘几平行，长 10～50cm，高 4～15cm。右壳较小，鳞片坚厚，层状或层纹状排列。壳外面平坦或具数个凹陷，淡紫色、灰白色或黄褐色；内面瓷白色，壳顶两侧无小齿。左壳凹陷深，鳞片较右壳粗大，壳顶附着面小。质硬，断面层状，洁白。气微，味微咸。

（2）大连湾牡蛎 呈类三角形，背腹缘呈"八"字形。右壳外面淡黄色，具疏松的同心鳞片，鳞片起伏成波浪状，内面白色。左壳同心鳞片坚厚，自壳顶部放射肋数个，明显，内面凹下呈盒状，铰合面小。

（3）近江牡蛎　呈圆形、卵圆形或三角形等。右壳外面稍不平，有灰、紫、棕、黄等色，环生同心鳞片，幼体者鳞片薄而脆，多年生长的鳞片层层相叠，内面白色，边缘有的淡紫色。

品质规格　以个大，整齐，质坚，内面光洁、色白者为佳。通常以左边贝壳为优，故称"左牡蛎"。均为统货。

性味功效　咸，微寒。重镇安神，潜阳补阴，软坚散结。

蛤壳 geqiao

来源　为帘蛤科动物文蛤 *Meretrix meretrix* Linnaeus 或青蛤 *Cyclina sinensis* Gmelin 的贝壳。

产销　文蛤主产于广东、海南、山东等地，福建、江苏亦产。青蛤主产于江苏、浙江、山东、福建等地。销往全国各地。

采收加工　夏、秋两季捕捞，去肉，洗净，晒干。

性状鉴别　（1）文蛤　呈扇形或类圆形，背缘略呈三角形，腹缘呈圆弧形，长 3～10cm，高 2～8cm。壳顶突出，位于背面，稍靠前方。壳外面光滑，黄褐色，同心生长纹清晰，通常在背部有锯齿状或波纹状褐色花纹。壳内面白色，边缘无齿纹，前后壳缘有时略带紫色，铰合部较宽，右壳有主齿 3 个及前侧齿 2 个；左壳有主齿 3 个及前侧齿 1 个。质坚硬，断面有层纹。气微，味淡。

（2）青蛤　呈类圆形，长高近相等，3～5cm。壳顶突出，位于背侧近中部。壳外面淡黄色或棕红色，同心生长纹凸出壳面略呈环肋状。壳内面白色或淡红色，边缘常带紫色并有整齐的小齿纹，铰合部左右两壳均具主齿 3 个，无侧齿。

性味功效　苦、咸，寒。清热化痰，软坚散结，制酸止痛；外用收湿敛疮。

海螵蛸 haipiaoxiao

别名　乌贼骨

来源　为乌贼科动物无针乌贼 *Sepiella maindroni* de Rochebrune 或金乌贼 *Sepia esculenta* Hoyle 的干燥内壳。

产销　野生。无针乌贼分布于浙江、山东、福建沿海。金乌贼分布于辽宁、山东及江苏沿海。销往全国各地。

采收加工　全年均产，尤以 6～7 月产的较多。收集乌贼的骨状内壳，洗净，干燥。

性状鉴别　（1）无针乌贼　呈扁长椭圆形，中间厚，边缘薄，长 9～14cm，宽 2.5～3.5cm，厚约 1.3cm。背面有瓷白色脊状隆起，两侧略显微红色，有不甚明显的细小疣点；腹面白色，自尾端到中部有细密波状横层纹；角质缘半透明，尾部较宽平，无骨针。体轻，质松，易折断，断面粉质，显疏松层纹。气微腥，味微咸。

（2）金乌贼　长 13～23cm，宽约至 6.5cm。背面疣点明显，略呈层状排列；腹面的细密波状横层纹占全体大部分，中间有纵向浅槽；尾部角质缘渐宽，向腹面翘起；末端有 1 骨针，但多已断落。

品质规格　均以身干、体大、色白、洁净、完整者为佳。按来源分无针乌贼和金乌贼 2 种，均为统货。

性味功效　咸、涩，温。收敛止血，涩精止带，制酸，敛疮。

全蝎 quanxie

别名　全虫、蝎子

来源　为钳蝎科动物东亚钳蝎 *Buthus martensii* Karsch 的干燥体。

产销　野生或饲养。主产于河南、山东，河北、辽宁、安徽、湖北等地亦产。以河南产者质量最好，称"南全蝎"，山东产者次之，称"东全蝎"。销往全国各地。

采收加工　在春末至秋初捕捉。春季捕捉的称"春蝎"，质量较好，因此时全蝎未食泥土，腹内空瘪。夏季产量较大，称为"伏蝎"，品质较次，腹内有大量泥土。捕得后，先浸入清水中，加入少量的盐，待吐出泥土，死亡后捞出。若放到清水中煮沸后，用水漂洗，称"清水蝎"或"淡水蝎"；若放到盐水中煮沸，每 500g 蝎子用食盐 60～90g 或 100～150g，称"盐水蝎"。一般煮到全蝎身能挺直竖立、背面抽沟、腹瘪时捞出，置通风处阴干或晾干。

性状鉴定　本品头胸部与前腹部呈扁平长椭圆形，后腹部呈尾状，皱缩弯曲，完整者体长约 6cm。头胸部呈绿褐色，前面有 1 对短小的螯肢及 1 对较长大的钳状脚须，形似蟹螯，背面覆有梯形背甲，腹面有足 4 对，均为 7 节，末端各具 2 爪钩；前腹部由 7 节组成，第 7 节色深，背甲上有 5 条隆脊线。背面绿褐色，后腹部棕黄色，6 节，节上均有纵沟，末节有锐钩状毒刺，毒刺下方无距。气微腥，味咸（图 16-4）。

品质规格　以完整、色青褐或黄褐、干净、身挺、腹硬脊背抽沟、无盐霜者为佳。以河南禹县、鹿邑产品最优，尤以禹县狼岗所产最著名，有"狼岗伏全虫"之称。

图 16-4　全蝎药材图

一般分淡全蝎和咸全蝎两种。按产地分为"会全虫"（河南禹县）、东全虫（山东）。

性味功效　辛，平；有毒。息风镇痉，攻毒散结，通络止痛。

蜈蚣 wugong

别名　百足虫、百脚、金头蜈蚣

来源　为蜈蚣科动物少棘巨蜈蚣 *Scolopendra subspinipes mutilans* L. Koch 的干燥体。

产销　多野生。主产于江苏、浙江、安徽、湖北、湖南、陕西等地。销往全国各地。

采收加工　春、夏两季捕捉，先用沸水烫死，再用竹片插入头尾，绷直，干燥。

性状鉴定　呈扁平长条形，长 9～15cm，宽 0.5～1cm。由头部和躯干部组成，全体共22 个环节。头部暗红色或红褐色，略有光泽，有头板覆盖，头板近圆形，前端稍突出，两侧贴有颚肢一对，前端两侧有触角一对。躯干部第一背板与头板同色，其余 20 个背板为棕绿色或墨绿色，具光泽，自第四背板至第二十背板上常有两条纵沟线；腹部淡黄色或棕黄色，皱缩；自第二节起，每节两侧有步足一对，步足黄色或红褐色，偶有黄白色，呈弯钩形，最末一对步足尾状，故又称尾足，易脱落。质脆，断面有裂隙。气微腥，有特殊刺鼻的臭气，味辛、微咸。

品质规格　以条长、头红、身黑绿色、头足全者为佳。按体长不同分二等，要求无虫蛀，无霉变为合格。一等（大条）长 10～16cm 者。二等（小条）长 10cm 以下者。亦有分竹条把统及净条把统等规格。

性味功效　辛，温；有毒。息风镇痉，攻毒散结，通络止痛。

<h1 style="text-align:center">土鳖虫 tubiechong</h1>

别名 地鳖虫、土元、䗪虫。

来源 为鳖蠊科昆虫地鳖 *Eupolyphaga sinensis* Walker 或冀地鳖 *Steleophaga plancyi* (Boleny) 的雌虫干燥体。

产销 野生或养殖。地鳖主产于江苏、浙江、安徽、湖北、湖南等地，商品名"苏土鳖"；冀地鳖主产于河北、河南、陕西等地，商品名"汉土鳖"。苏土鳖主销华北、东北；汉土鳖销往全国各地。

采收加工 夏、秋两季捕捉，置沸水中烫死，晒干或炕干。

性状鉴别 （1）地鳖 呈扁平卵形，长1.3～3cm，宽1.2～2.4cm。前端较窄，后端较宽，背部紫褐色，具光泽，无翅。前胸背板较发达，盖住头部；腹背板9节，呈覆瓦状排列。腹面红棕色，头部较小，有丝状触角1对，常脱落，胸部有足3对，具细毛和刺。腹部有横环节。质松脆易碎。气腥臭，味微咸。

（2）冀地鳖 体呈长椭圆形，长2.2～3.7cm，宽1.4～2.5cm。背部黑棕色，通常在边缘带有淡黄褐色斑块及黑色小点（图16-5）。

图16-5 土鳖虫药材图

1—冀地鳖；2—地鳖

品质规格 均以完整、油润光泽、色紫褐者为佳。

一般均为统货，分江苏、浙江、河南统装等。也有分苏土鳖、汉土鳖者。

性味功效 咸，寒；有小毒。破瘀血，续筋骨。

<h1 style="text-align:center">桑螵蛸 sangpiaoxiao</h1>

别名 螳螂蛋、刀螂蛋

来源 为螳螂科昆虫大刀螂 *Tenodera sinensis* Saussure、小刀螂 *Statilia maculata* (Thunberg) 或巨斧螳螂 *Hierodula patellifera* (Serville) 的干燥卵鞘。以上三种分别习称"团螵蛸"、"长螵蛸"及"黑螵蛸"。

产销 团螵蛸主产于广西、云南、湖北、湖南、河北、甘肃、辽宁等地。长螵蛸主产于浙江、江苏、安徽、山东、湖北等地。黑螵蛸主产于河北、山东、河南、山西等地。销往全国各地。

采收加工 深秋至次春采收，除去杂质，蒸至虫卵死后，干燥。

性状鉴别 （1）团螵蛸 略呈圆柱形或半圆形，由多层膜状薄片叠成，长2.4～4cm，宽2～3cm。表面浅黄褐色，上面带状隆起不明显，底面平坦或有凹沟。体轻，质松而韧，横断面可见外层为海绵状，内层为许多放射状排列的小室，室内各有一细小椭圆形卵，深棕色，有光泽。气微腥，味淡或微咸。

（2）长螵蛸 略呈长条形，一端较细，长2.5～5cm，宽1～1.5cm。表面灰黄色，上面带状隆起明显，带的两侧各有一条暗棕色浅沟及斜向纹理。质硬而脆。

（3）黑螵蛸 略呈平行四边形，长2～4cm，宽1.5～2cm。表面灰褐色，上面带状隆起明显，两侧有斜向纹理，近尾端微向上翘。质硬而韧。

品质规格　均以个完整、色黄、体轻而带韧性、卵未孵出、无树枝草梗等杂质者为佳。

商品因形状和来源不同分团螵蛸、长螵蛸、黑螵蛸三种，均为统货。习以团螵蛸为优，长螵蛸次之，黑螵蛸最次。

性味功效　甘、咸，平。益肾固精，缩尿，止浊。

蝉蜕 chantui

别名　知了皮

来源　为蝉科昆虫黑蚱*Cryptotympana pustulata* Fabricius 的若虫羽化时脱落的皮壳。

产销　全国大部分地区有产。主产于山东、河南、河北、湖北、江苏、四川、浙江等地。销往全国各地。

采收加工　夏、秋两季收集，除去泥沙，晒干。

性状鉴别　略呈椭圆形而弯曲，长约 3.5cm，宽约 2cm。表面黄棕色，半透明，有光泽。头部有丝状触角 1 对，多已断落，复眼突出。额部先端突出，口吻发达，上唇宽短，下唇伸长成管状。胸部背面呈十字形裂开，裂口向内卷曲，脊背两旁具小翅 2 对；腹面有足 3 对，被黄棕色细毛。腹部钝圆，共 9 节。体轻、中空，易碎。气微，味淡。

品质规格　以体轻、完整、色黄亮者为佳。

性味功效　甘，寒。散风除热，利咽，透疹，退翳，解痉。

斑蝥 banmao（附：青娘子）

来源　为芫青科昆虫南方大斑蝥*Mylabris phalerata* Pallas 或黄黑小斑蝥*Mylabris cichorii* Linnaeus 的干燥体。

产销　野生。主产于河南、安徽、广西、云南。全国大部分地区均产。

采收加工　夏、秋两季清晨露水未干时捕捉，放入沸水中烫死或闷死，取出晒干。

性状鉴别　（1）南方大斑蝥　呈长圆形，长 1.5～2.5cm，宽 0.5～1cm。头及口器向下垂，有较大的复眼及触角各一对，触角多已脱落。背部具革质鞘翅 1 对，黑色，有 3 条黄色或棕黄色的横纹；鞘翅下面有棕褐色薄膜状透明的内翅 2 片。胸腹部乌黑色，胸部有足 3 对。有特殊的臭气。

（2）黄黑小斑蝥　体形较小，长 1～1.5cm（图 16-6）。

品质规格　以个大、完整、颜色鲜明、无败油气味者为佳。按来源分南方大斑蝥和黄黑小斑蝥两种，均为统货。

性味功效　辛，热；有大毒。破血消癥，攻毒蚀疮，引赤发泡。

附　青娘子

为芫青科昆虫绿芫青*Lytta caraganae* Pallas 的干燥虫体。7～8 月捕捉，沸水中烫死，晒干。分布于河北、江苏、浙江、安徽、山西、内蒙古等地。干燥虫体长圆形，长 1～2 cm，宽 4～5mm，头略呈三角形，蓝紫色，有光泽；眼小，微突。鞘翅全部呈亮绿色、蓝紫色或红紫色而具美丽的光泽；膜翅淡棕色，有 4 条较明显的脉纹。胸部突起，腹部具 5 体节。足 3 对

图 16-6　斑蝥药材图
1—南方大斑蝥；2—黄黑小斑蝥

多已脱落。气微臭。以身完整、色青绿鲜艳有光泽者为佳。味辛，性温，有毒。具有攻毒、逐瘀的作用。

僵蚕 jiangcan

别名 白僵蚕、白僵虫

来源 为蚕蛾科昆虫家蚕 *Bombyx mori* Linnaeus 4～5 龄的幼虫感染（或人工接种）白僵菌 *Beauveria bassiana* （Bals.） Vuillant 而致死的干燥体。

产销 主产于浙江、四川、江苏、广东、陕西等地。销往全国各地。

采收加工 多于春、秋季生产，将感染白僵菌病死的蚕干燥。

图 16-7 僵蚕药材图

性状鉴别 略呈类圆柱形，多弯曲皱缩，长 2～5cm，直径 0.5～0.7cm。表面灰黄色，被有白色粉霜状的气生菌丝和分生孢子。头部较圆，足 8 对，体节明显，尾部略呈二分歧状。质硬而脆，易折断，断面平坦，外层白色，中间有亮棕色或亮黑色的丝腺环 4 个，习称"胶口镜面"。气微腥，味微咸（图 16-7）。

品质规格 以条粗、质硬、色白、断面光亮者为佳。表面无白色粉霜，质酥脆，断面灰黑色，无胶口镜面或中空者不可入药。一般均为统货，分江苏、浙江、安徽统装等。

性味功效 咸、辛，平。祛风定惊，化痰散结。

蜂蜜 fengmi （附：蜂蜡）

来源 为蜜蜂科昆虫中华蜜蜂 *Apis cerana* Fabricius 或意大利蜂 *Apis mellifera* Linnaeus 所酿的蜜。

产销 多为人工饲养。全国大部分地区均产。销往全国各地并有出口。

采收加工 春至秋季采收。将蜂巢割下，置于布袋内，将蜜挤出，或置于离心机内，将蜜分离出来，滤去蜂蜡碎片和杂质。

性状鉴别 呈半透明、带光泽、浓稠的液体，白色至淡黄色或橘黄色至黄褐色，放久或遇冷渐有白色颗粒状结晶析出。气芳香，味极甜。

品质规格 以浓稠似凝脂，味甜纯，以木棍挑起时蜜丝不断并流成折叠状、不酸、无异臭，无苦麻味、无死峰、无蜡碎片和其他杂质者为佳。按《中国药典》（2010 年版）规定的容量法测定，含还原糖不少于 64%。

蜂蜜的蜜源植物众多，故蜂蜜品质差别较大。各地划分等级的方法也不相同。有的按花种分等，有的按上市季节分等，有的按浓度分等，有的按统货处理不分等级。

成分 主含葡萄糖及果糖的混合物为 70%～80%，另含少量的蔗糖、有机酸、挥发油、蜡、花粉粒。

理化鉴别 ①取本品 10g，加新沸过的冷水 50mL，混匀，加酚酞指示液 2 滴与 2% 氢氧化钠溶液 4mL，应显粉红色，10s 内不消失（检查酸度）。②取本品 2g，加水 10mL，加热煮沸，放冷，加碘试液 1 滴，不得显蓝色、绿色或红褐色（检查淀粉和糊精）。③照紫外-可见分光光度法测定，在 284nm 和 336nm 波长处的吸光度差不得大于 0.34（检查 5-羟甲基糠醛）。④相对密度应在 1.349 以上。

性味功效 甘，平。补中，润燥，止痛，解毒。

附 蜂蜡

为蜜蜂科昆虫中华蜜蜂*Apis cerana* Fabricius 或意大利蜂*Apis mellifera* Linnaeus 分泌的蜡。将蜂巢置水中加热，滤过，冷凝取蜡或再精制而成。为不规则团块，大小不一。呈黄色、淡黄棕色或黄白色，不透明或微透明，表面光滑。体较轻，蜡质，断面砂粒状，用手搓捏能软化。有蜂蜜样香气。本品甘，微温。功效：收涩、敛疮、生肌、止痛。

附注 由于地区、气候、温度和蜜源花种的不同，蜂蜜的黏稠度、色泽、气味略有差异。一般北方蜜较浓，南方蜜较稀。果木花蜜黏度大，油性强；草花蜜黏度小，油性较弱。一般认为春蜜（多为洋槐、橙花、梨花、油菜、紫云英等花蜜）白色至淡黄色、黏度大，气清香，味甜，质量好；伏蜜（多为枣树、椴树、葵花、瓜类等花蜜），色泽多为淡黄色、深黄色至琥珀色，黏稠度大、细腻，气清香，味甜，质量较好；秋蜜（多为棉花、荞麦等花蜜），深琥珀色至暗棕色，气微臭，味稍酸，不透明，质量较次。按蜜源植物分，以椴树蜜、枣花蜜（呈琥珀色、油性大）、紫云英蜜（白色、甜香、味浓）最优；菜花蜜（浅棕色、清香带浊，甜而带草腥味）、梨花蜜（白色、清香气浓）和杂花蜜稍次；荞麦蜜（浅褐色至灰黑色，带腥气，味甜带涩，有刺激性）质量最次。

有毒蜂蜜 大多有苦、麻、涩的异味，不可药用。检查蜂蜜中花粉粒的形态特征，如发现乌头、雷公藤、羊踯躅或烟草等有毒植物的花粉粒存在，为避免人食中毒，应作蜂蜜毒性试验。据分析，在有毒蜂蜜中，有的含雷公藤碱。

九香虫 jiuxiangchong

来源 为蝽科昆虫九香虫*Aspongopus chinensis* Dallas 的干燥体。

产销 野生。主产于贵州、四川、云南、广西等地。销往全国并有出口。

采收加工 每年11月至次年3月前捕捉，置适宜容器内，用酒少许将其闷死，取出阴干；或置沸水中烫死，取出，干燥。

性状鉴别 略呈六角状扁椭圆形，长1.6~2cm，宽约1cm。表面棕褐色或棕黑色，略有光泽。头部小，与胸部略呈三角形，复眼突出，卵圆状，单眼1对，触角1对各5节，多已脱落。背部有翅2对，外面的1对基部较硬，内部1对为膜质，透明；胸部有足3对，多已脱落。腹部棕红色至棕黑色，每节近边缘处有突起的小点。质脆，折断后腹内有浅棕色的内含物。气特异，味微咸。

品质规格 以个完整、色棕褐、发亮者为佳。

性味功效 咸，温。理气止痛，温中助阳。

海马 haima

来源 为海龙科动物线纹海马*Hippocampus kelloggi* Jordan et Snyder、刺海马*Hippocampus histrix* Kaup、大海马*Hippocampus kuda* Bleeker、三斑海马*Hippocampus trimaculatus* Leach 或小海马（海蛆）*Hippocampus japonicus* Kaup 的干燥体。

产销 野生或养殖。主产于广东、福建、台湾等沿海地区。马来西亚、新加坡、日本等国也产。销往全国各地。

采收加工 夏、秋两季捕捞，洗净，晒干；或除去皮膜及内脏，晒干。

性状鉴别 （1）线纹海马 呈扁长形而弯曲，体长约30cm。表面黄白色。头略似马头，有冠状突起，具管状长吻，口小，无牙，两眼深陷。躯干部七棱形，尾部四棱形，渐细卷曲，体上有瓦楞形的节纹并具短棘。体轻，骨质，坚硬。气微腥，味微咸。常以"马头、蛇尾、瓦楞身"概述其形状。

（2）刺海马　体长 15～20cm。头部及体上环节间的棘细而尖。

（3）大海马　体长 20～30cm。黑褐色。

（4）三斑海马　体侧背部第 1、第 4、第 7 节的短棘基部各有 1 黑斑（图 16-8）。

图 16-8　海马药材图

1—线纹海马；2—刺海马；3—大海马；4—三斑海马

（5）小海马（海蛆）　体形小，长 7～10cm。黑褐色。节纹及短棘均较细小。

品质规格　均以无虫蛀、无霉变者为合格。均以体大、坚实、头尾齐全者为佳。商品中分为进口海马和国产海马。进口海马分为光海马和刺海马。国产海马分为海马和海蛆两类。海马分为大海马、中海马和小海马三个规格等级。

1. 海马

（1）大海马　干货。头尾齐全，淡身干爽。由眼顶骨处量起，沿背脊至脊尾翅处，量至脊与尾的分歧点，长度 11cm 以上。

（2）中海马　长度 7～10.9cm，余同大海马。

（3）小海马　长度 5cm 以上。余同大海马。

2. 海蛆　统货。黑褐色，头尾齐全。淡身干爽。长度 5cm 以下者。

性味功效　甘，温。温肾壮阳，散结消肿。

海龙 hailong

来源　为海龙科动物刁海龙 Solenognathus hardwickii（Gray）、拟海龙 Syngnathoides biaculeatus（Bloch）或尖海龙 Syngnathus acus Linnaeus 的干燥体。

产销　野生或养殖。刁海龙、拟海龙主产于广东、福建沿海，尖海龙产于我国各沿海省区。销往全国各地。

采收加工　多于夏、秋两季捕捞，刁海龙、拟海龙除去皮膜及内脏，洗净，晒干；尖海龙直接洗净，晒干。

性状鉴别　（1）刁海龙　体狭长侧扁，全长 30～50cm。表面黄白色或灰褐色。头部具管状长吻，吻长为眼后头长的 2 倍，口小，无牙，两眼圆而深陷，头与体轴略呈钝角。躯干部宽 2～3cm，五棱形，尾部前方六棱形，后方渐细，四棱形，尾端卷曲。背棱两侧各有 1 列灰黑色斑点状色带。全体被以具花纹的骨环及细横纹，各骨环内有突起粒状棘。胸鳍短宽，背鳍较长，有的不明显，无尾鳍。骨质，坚硬。气微腥，味微咸。

（2）拟海龙　体长平扁，躯干部略呈四棱形，全长 20～22cm。表面灰黄色。头常与体轴成一直线。

（3）尖海龙　体细长，呈鞭状，全长 10～30cm，未去皮膜。表面黄褐色。有的腹面可见育儿囊，有尾鳍。质较脆弱，易撕裂（图 16-9）。

图 16-9　海龙药材图
1—刁海龙；2—拟海龙；3—尖海龙

品质规格　以体长、头尾齐全、色黄白者为佳，习惯认为刁海龙最好，拟海龙次之，尖海龙第三。刁海龙商品可分为大海龙、中海龙和小海龙三个规格等级，拟海龙和尖海龙不分规格，均为统装。

刁海龙规格等级标准如下。①大海龙：要求干货，头尾齐全，淡身干爽。由眼起点沿着背脊量至尾部，长度 33cm 以上。②中海龙：长度 25cm，余同一等。③小海龙：长度 25cm 以下，余同一等。

性味功效　甘，温。温肾壮阳，散结消肿。

蟾酥 chansu

别名　癞蛤蟆浆

来源　为蟾蜍科动物中华大蟾蜍 *Bufo bufo gargarizans* Cantor 或黑眶蟾蜍 *Bufo melanostictus* Schneider 的干燥分泌物。

产销　野生或养殖。主产于辽宁、山东、河北、江苏、浙江、安徽等地。销往全国各地。

采收加工　多于夏、秋两季捕捉蟾蜍，洗净，挤取耳后腺及皮肤腺的白色浆液，加工，干燥。

性状鉴别　呈扁圆形团块状或片状。棕褐色或红棕色。团块状者质坚，不易折断，断面棕褐色，角质状，微有光泽；片状者质脆，易碎，断面红棕色，半透明。气微腥，味初甜而后有持久的麻辣感，粉末嗅之作嚏。本品断面沾水，即呈乳白色隆起，习称"沾水泛白"。

品质规格　以色红棕，断面角质样、半透明、有光泽者为佳。一般认为山东的产品质量好。商品分团蟾酥和片蟾酥两种，团蟾酥优于片蟾酥。

性味功效　辛，温；有毒。解毒，止痛，开窍醒神。

附注　蟾酥常有掺伪现象，掺伪物有米泔水、牙膏、肥皂、虾肉、泥沙、蛋白、松香粉、猪油等。①掺入淀粉类。成品质较硬，片较厚，对光照之不透明，韧性差，滴加稀碘液显黑色、蓝色或黑褐色，而纯品应显黄褐色。②掺入泥沙类。成品表面粗糙，手搓有沙粒感，断面不呈角质样，韧性较差。③掺入蛋白质。成品质硬而脆，表面光滑，韧性较差，有蛋白样腥气。取粉末 0.1g 置试管中，加蒸馏水 5mL，浸泡 15min，取上清液滴加双缩脲试液 5～12 滴，溶液变为浅红色或棕红色。④掺入松香粉、牙膏、肥皂。气、味异常，口尝有麻辣感、涩味减弱。⑤掺入猪油。将本品置于锡纸上加热，无泡而油量大。

哈蟆油 hamayou

别名 田鸡油、林蛙油、哈什蚂油

来源 为蛙科动物中国林蛙 *Rana temporaria chensinensis* David 雌蛙的干燥输卵管。

产销 野生或人工养殖。主产于吉林、辽宁，黑龙江、内蒙古亦产。销往全国并有出口。

采收加工 10月间捕捉雌蛙，用线绳将头部穿过吊起，或用70℃热水烫1～2min，待腿伸直后，吊起来风干。剥油前用热水浸一下，立即捞出，用湿毛巾覆盖，闷润一段时间后，剖开腹部，取出输卵管，去尽卵子及其他内脏，放到通风干燥处阴干。

性状鉴别 呈不规则块状，弯曲而重叠，长1.5～2cm，厚1.5～5mm。表面黄白色，呈脂肪样光泽，偶有带灰白色薄膜状干皮。摸之有滑腻感，在温水中浸泡体积可膨胀10～15倍。气腥，味微甘，嚼之有黏滑感。

品质规格 以块大整齐、黄白色、有脂肪样光泽、无黑色的卵粒者为佳。

商品常分1～4等。

一等：为黄白色，大块整齐，有光泽，不带皮膜，无血筋及卵子等其他杂物，干而不湿。

二等：色黄不黑，皮膜及其他杂物不超过1%。余同一等。

三等：外表颜色较深，筋皮、卵子及其他杂物不超过5%。余同一等。

四等：不符合一等、二等、三等者均属四等，但杂物不得超过10%。

性味功效 甘、咸，平。补肾益精、养阴润肺。

附注 ① 同属动物黑龙江林蛙 *R. amurensis* Boulenger 干燥的输卵管，在有些地区亦作哈蟆油药用。较小，灰黄或棕黄色，应注意区别。

② 蟾蜍科动物中华大蟾蜍 *Bufo bufo gargarizans* Cantor 或黑眶蟾蜍 *B. melanostictus* Schneider 雌蟾的干燥输卵管充哈蟆油药用。形似鸡肠或盘卷成串，由白色纤维状筋膜相连，质硬，难折断，手摸无滑腻感。热水浸后膨胀度较小，仍呈鸡肠状，手捻之不易碎。气腥，味微苦。

龟甲 guijia

来源 为龟科动物乌龟 *Chinemys reevesii* (Gray) 的腹甲及背甲。

产销 野生或养殖。主产于江苏、浙江、安徽、湖北、湖南、等地的江、泽、湖、池中。销往全国各地。

采收加工 全年均可捕捉，以秋、冬两季为多，捕捉后杀死，或用沸水烫死，剥取背甲及腹甲，除去残肉，晒干。杀死者称为"血板"，烫死者称为"烫板"。

性状鉴别 背甲及腹甲由甲桥相连，背甲稍长于腹甲，与腹甲常分离。背甲呈长椭圆形拱状，长7.5～22cm，宽6～18cm；外表面棕褐色或黑褐色，背棱3条；颈盾1块，前窄后宽；椎盾5块，第1椎盾长大于宽或近相等，第2～4椎盾宽大于长；肋盾两侧对称，各4块；缘盾每侧11块；臀盾2块。腹甲呈板片状，近长方椭圆形，长6.4～21cm，宽5.5～17cm；外表淡黄棕色至棕黑色，盾片12块，每块常具紫褐色放射状纹理，腹盾、胸盾和股盾中缝均较长，喉盾、肛盾次之，肱盾中缝最短；内表面黄白色至灰白色，有的略带血迹或残肉，除净后可见骨板9块，呈锯齿状嵌接。前端钝圆或平截，后端具三角形缺刻，两侧残存呈翼状向斜上方弯曲的甲桥。质坚硬。气微腥，味微咸（图16-10）。

品质规格 以块大、无残肉、有油性者为佳。商品分血板、烫板、腹甲、背甲，以血板质优。

性味功效 咸、甘，微寒。滋阴潜阳，益肾强骨，养血补心。

鳖甲 biejia

来源 为鳖科动物鳖 *Trionyx sinensis* Wiegmann 的背甲。

产销 野生或养殖。主产于湖北、安徽、河南、湖南、浙江、江苏等地。销往全国各地。

采收加工 全年均可捕捉，以秋、冬两季为多，捕捉后杀死，置沸水中烫至背甲上的硬皮能剥落时，取出，剥取背甲，除去残肉，晒干。

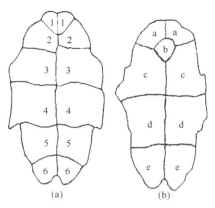

图 16-10　龟甲（腹甲）药材图

（a）外表面；（b）内表面

性状鉴别 呈椭圆形或卵圆形，背面隆起，长 10～15cm，宽 9～14cm。外表面黑褐色或墨绿色，略有光泽，具细网状皱纹及灰黄色或灰白色斑点，中间有一条纵棱，两侧各有左右对称的横凹纹 8 条，外皮脱落后，可见锯齿状嵌接缝。内表面类白色，中部有突起的脊椎骨，颈骨向内卷曲，两侧各有肋骨 8 条，伸出边缘。质坚硬。气微腥。味淡（图 16-11）。

品质规格 以个大、无残肉、有油性者为佳。商品为统货。

性味功效 咸，微寒。滋阴潜阳，软坚散结，退热除蒸。

图 16-11　鳖甲药材图

1—外表面；2—内表面；3—饮片

蛤蚧 gejie

别名 大壁虎、对蛤蚧、守宫

来源 为壁虎科动物蛤蚧 *Gekko gecko* Linnaeus 的干燥体。

产销 野生或人工饲养。主产于广西、广东、云南。泰国、马来西亚亦产。销往全国并有出口。

采收加工 全年均可捕捉。除去内脏，拭净，以竹片撑开，使全体扁平顺直，低温干燥。两只合成一对。

性状鉴别 呈扁片状，头颈部及躯干部长 9～18cm，头颈部约占 1/3，腹背部宽 6～11cm，尾长 6～12cm。头略呈扁三角状，两眼多凹陷成窟窿，口内有细齿，生于颚的边缘，无异型大齿。吻部半圆形，吻鳞不切鼻孔，与鼻鳞相连，上鼻鳞左右各 1 片，上唇鳞 12～14 对，下唇鳞（包括颏鳞）21 片。腹背部呈椭圆形，腹薄。背部呈灰黑色或银灰色，有黄白色、灰绿色或橙红色斑点散在或密集成不显著的斑纹，脊椎骨及两侧肋骨突起。四足均具 5 趾，趾间仅具蹼迹，足趾底有吸盘。尾细而坚实，微显骨节，与背部颜色相同，有 6～7 个明显的银灰色环带。全身被圆形或多角形微有光泽的细鳞。气腥，味微咸（图 16-12）。

图 16-12　蛤蚧药材图

品质规格　以体大、尾全、再生尾不低于 6cm、不破碎者为佳。

商品按体长和尾是否完整分五等。断尾蛤蚧，再生尾不足 6cm 均作为下一等级处理。

一等（特装）：横腰执中横量 8.6cm 以上。

二等（5 装）：横腰执中横量 7.7～8.5cm。

三等（10 装）：横腰执中横量 7.2～7.6cm。

四等（20 装）：横腰执中横量 6.8～7.1cm。

五等（30 装）：横腰执中横量 6～6.7cm。

性味功效　咸，平。补肺益肾，纳气定喘，助阳益精。

附注　① 喜山鬣蜥：又称西藏蛤蚧，为鬣蜥科动物喜山鬣蜥 *Agama himalayana* 除去内脏的干燥全体。主产于西藏、新疆等地。本品呈扁片状，全身灰绿色，头较小略扁，躯干部长 6～8cm，两眼微显窟窿。头顶躯干背面及四肢鳞较大，尾背鳞具棱，呈覆瓦状排列，向两侧的鳞渐细，颌鳞锥状，肋骨 14～16 对，腹鳞呈斜方形。四足似鸟足，爪较长，无蹼及吸盘。尾较粗扁且较长，常盘卷于背部，节明显。气微腥，味微咸。

② 市场还有以蝾螈科动物贵州疣螈 *Tylototriton Klleichowensis*、红瘰疣螈 *T. verrucosus* 等除去或者未除去内脏的干燥全体代蛤蚧药用，应注意鉴别。

③ 贮存方法：用木箱或纸箱严密封装，常用花椒拌存，以防虫蛀；蛤蚧最易鼠害，老鼠喜欢啃食蛤蚧尾部，还要防鼠；置阴凉干燥处。

金钱白花蛇 jinqianbaihuashe

别名　小白花蛇、金钱蛇

来源　为眼镜蛇科动物银环蛇 *Bungarus multicinctus* Blyth 的幼蛇干燥体。

产销　野生或饲养。主产于广东、广西，浙江、江西、福建等地亦产。销往全国各地。

采收加工　夏、秋季捕捉，剖开腹部，除去内脏，擦净血迹，用乙醇浸泡处理后，以头为中心盘成圆盘状，用竹签固定，干燥。

性状鉴别　呈圆盘状，盘径 3～6cm，蛇体直径 0.2～0.4cm。头盘在中间，尾细，常纳入口内。口腔内上颌骨前端有毒沟牙 1 对，鼻间鳞 2 片，无颊鳞，上下唇鳞通常各为 7 片。背部黑色或灰黑色，有白色环纹 45～58 个，黑白相间，白环纹在背部宽 1～2 行鳞片向腹面渐增宽，黑环纹宽 3～5 行鳞片，背正中明显突起一条脊棱，脊鳞扩大呈六角形，背鳞细密，通身 15 行，尾下鳞单行。气微腥，味微咸（图 16-13）。

品质规格　以头尾齐全、内色黄白、盘径小者为佳。商品根据盘径大小分为大条、中条、小条和特大条四个等级。以小条价格最高，特大条以千克计价。

小条：头尾齐全，无烂身，圆盘直径不超过 4cm。

中条：圆盘直径不超过 5cm，余同小条。

大条：圆盘直径不超过 13cm，余同小条。

特大条：圆盘直径在 13cm 以上，余同小条。

图 16-13　金钱白花蛇药材图

性味功效 甘、咸，微寒；有毒。祛风，通络，止痉。

蕲蛇 qishe

别名 大白花蛇、棋盘蛇、五步蛇

来源 为蝰科动物五步蛇 *Agkistrodon acutus*（Güenther）除去内脏的干燥体。

产销 野生。主产于浙江、江西、福建等地。销往全国各地，并有出口。

采收加工 多于夏、秋两季捕捉，剖开腹部，除去内脏，洗净，用竹片撑开腹部，盘成圆盘状，干燥后拆除竹片。

性状鉴别 呈圆盘状，盘径 17～34cm，体长可达 2m。头在中间稍向上，呈三角形而扁平，口大，习称"龙头、虎口"，吻端向上，习称"翘鼻头"。上腭有管状毒牙，中空尖锐。背部两侧各有黑褐色与浅棕色组成的"V"形斑纹 17～25 个，其"V"形的两上端在背中线上相接，习称"方胜纹"，有的左右不相接，呈交错排列。腹部撑开或不撑开，灰白色，鳞片较大，有黑色类圆形的斑点，习称"连珠斑"或"念珠斑"；腹内壁黄白色，脊椎骨棘突较高，呈刀片状上突，前后椎体下突基本同形，多为弯刀状，向后倾斜，尖端明显超过椎体后隆面。尾部骤细，末端有三角形深灰色的角质鳞片一枚，习称"佛指甲"。气腥，味微咸（图 16-14）。

图 16-14 蕲蛇药材图

品质规格 以条大、头尾齐全、花纹斑块明显者为佳。

性味功效 甘、咸，温；有毒。祛风，通络，止疼。

附注 ①在蕲蛇毒腺中含大量的血液毒、少量神经毒、微量的溶血成分及促进血液凝固成分，其主要毒性成分为强烈的出血性血液毒，被蛇咬伤中毒后，内脏广泛出血。干燥蛇的毒牙仍然有毒，应该注意。②在蕲蛇商品中，常有掺有其他蛇肉以增重，应注意区别。

乌梢蛇 wushaoshe

别名 乌蛇、乌风蛇、剑脊蛇

来源 为游蛇科动物乌梢蛇 *Zaocys dhumnades*（Cantor）的干燥体。

产销 野生。主产于浙江、江苏，贵州、安徽、云南、四川亦产。销往全国各地。

采收加工 多于夏、秋两季捕捉，剖开腹部或先剥皮留头尾，除去内脏，盘成圆盘状，干燥。

性状鉴别 呈圆盘状，盘径约 16cm。表面黑褐色或绿黑色，密被菱形鳞片；背鳞行数成双，背中央 2～4 行鳞片强烈起棱，形成两条纵贯全体的黑线。头盘在中间，扁圆形，眼大而下凹陷，有光泽。上唇鳞 8 枚，第 4、第 5 枚入眶，颊鳞 1 枚，眼前下鳞 1 枚，较小，眼后鳞 2 枚。脊部高耸成屋脊状，习称"剑脊"。腹部剖开边缘向内卷曲，脊肌肉厚，黄白色或淡棕色，可见排列整齐的肋骨。尾部渐细而长，尾下鳞双行。剥皮者仅留头尾之皮鳞，中段较光滑。气腥，味淡（图 16-15）。

图 16-15　乌梢蛇药材图

品质规格　以头尾齐全、皮色黑褐、肉色黄白、脊部有棱、体坚实者为佳。

性味功效　甘，平。祛风，通络，止痉。

蛇蜕 shetui

别名　蛇皮、长虫皮

来源　为游蛇科动物黑眉锦蛇 *Elaphe tae-niura* Cope、锦蛇 *Elaphe carinata*（Guenther）或乌梢蛇 *Zaocys dhumnades*（Cantor）等蜕下的干燥表皮膜。

产销　主产于广西、四川、浙江、江苏、安徽、福建、陕西等地。销往全国各地。

采收加工　春末夏初或初冬采集，除去泥沙，干燥。

性状鉴别　呈圆筒形，多压扁而皱缩，完整者形似蛇，长可达 1m 以上。背部银灰色或淡灰棕色，有光泽，鳞迹菱形或椭圆形，衔接处呈白色，略抽皱或凹下；腹部乳白色或略显黄色鳞迹长方形，呈覆瓦状排列。体轻，质微韧，手捏有润滑感和弹性，轻轻搓揉，沙沙作响。气微腥，味淡或微咸。

品质规格　以皮膜完整、银灰色而富光泽、无杂质者为佳。

性味功效　咸、甘，平。祛风，定惊，解毒，退翳。

鸡内金 jineijin

别名　鸡胗皮

来源　为雉科动物家鸡 *Gallus gallus domesticus* Brisson 的干燥沙囊内壁。

产销　全国各地均产。销往全国各地。

采收加工　杀鸡后，取出鸡肫，立即剥下内壁，洗净，干燥。

性状鉴别　为不规则卷片，厚约 2mm。表面黄色、黄绿色或黄褐色，薄而半透明，具明显的条状皱纹。质脆，易碎，断面角质样，有光泽。气微腥，味微苦。

品质规格　以个大、色黄、完整不破碎者为佳。商品为统货。

性味功效　甘，平。健胃消食，涩精止遗。

燕窝 yanwo

来源　为雨燕科金丝燕 *Collocalia esculenta* Linnaeus 用唾液与绒羽等混合凝结所筑成的巢窝。

产销　产于福建、广东、海南等沿海地区。销往全国各地。

采收加工　每年 2 月、4 月、8 月采收，拣去杂质，阴干即可。

性状特征　完整者呈不整齐的半月形或船形，常凹陷成兜状，长 6～10cm，宽 3～5cm；表面黄白色或灰白色，附着于岩石一面较平，另一面微隆起，窝的内部粗糙，似丝瓜络样，放大镜下可见细小羽毛。质硬而脆，断面细腻，呈现角质样光泽。浸水后柔软膨胀，晶亮透明，轻压有弹性。气微腥，味微咸，嚼之有黏滑感。

品质规格　商品分白燕、毛燕、血燕。白燕（官燕）色洁白，偶带少量羽毛；毛燕色灰，内有较多灰黑色羽毛；血燕含赤褐色血丝。以白燕品质最佳。

性味功效 甘，平。养阴润燥，益气补中，化痰止咳，养颜。

附注 燕窝的伪品或掺伪品，常见的有：①燕球，系用猪皮伪造。②掺杂琼脂。③掺杂银耳。

以上伪品或掺伪品可运用性状鉴别、显微鉴别方法进行鉴别。

紫河车 ziheche

别名 胎盘

来源 为健康人的干燥胎盘。

采收加工 将新鲜胎盘除去羊膜及脐带，反复冲洗至去净血液，蒸或置沸水中略煮后，干燥。

性状鉴定 本品呈圆形或碟状椭圆形，直径 9～15cm，厚薄不一。黄色或黄棕色，一面凹凸不平，有不规则沟纹，另一面较平滑，常附有残余的脐带，其四周有细血管。质硬脆。有腥气。

性味功效 甘、咸，温。温肾补精，益气养血。

穿山甲 chuanshanjia

来源 为鲮鲤科动物穿山甲 *Manis pentadactyla* Linnaeus 的鳞甲。

产销 主产于广西、云南、贵州等地；四川、湖北、台湾亦产。销往全国各地。

采收加工 全年均可捕捉。穿山甲有受惊卷缩成团，静止不动的习性，极易捕获。杀死后，去净骨肉，将皮张放入沸水中烫，甲片自行脱落，捞出，洗净，晒干。

性状鉴别 呈扇面形、三角形、菱形或盾形的扁平片状或半折合状，中间较厚，边缘较薄，大小不一，长、宽各为 0.7～5cm。外表面黑褐色或黄褐色，有光泽，宽端有数十条排列整齐的纵纹及数条横线纹；窄端光滑。内表面色较浅，中部有一条明显突起的弓形横向棱线，其下方有数条与棱线相平行的细纹。角质，半透明，坚韧而有弹性，不易折断。气微腥，味淡（图 16-16）。

品质规格 以片匀、色青黑或灰黄、半透明、不带皮肉者为佳。商品分全甲和片甲。按大小分为大甲片和小甲片。按颜色又分铁甲（黑色）和铜甲（棕色）。习惯认为尾部甲片药效强。

图 16-16　穿山甲药材图

性味功效 咸，微寒。通经下乳，消肿排脓，搜风通络。

五灵脂 wulingzhi

别名 灵脂

来源 为鼯鼠科动物复齿鼯鼠 *Trogopterus xanthipes* Milne-Edwards 的干燥粪便。

产销 主产于河北、山西及北京市郊。此外，四川、云南、甘肃、陕西、青海等地亦产。销往全国各地。

采收加工 全年均可采收，以春、秋两季为好。可在岩洞或石缝周围寻找收集，除去杂质、晒干。根据形状不同分为灵脂块和灵脂米。

性状鉴别 （1）灵脂块　不规则的块状，大小不一。表面黑棕色、红棕色或灰棕色。凹凸不平，有油润性光泽。黏附的粪粒呈长椭圆形，表面常裂碎，显纤维性。质硬，断面黄棕色或棕褐色，不平坦，有的可见粪粒，间或有黄棕色树脂状物质。气腥臭，带有柏树叶样气味，味苦辛。

（2）灵脂米　为长椭圆形颗粒，长 5～15mm，直径 3～6mm。表面黑棕色或红棕色，较平滑或微粗糙，常可见淡黄色的纤维残痕，有的略显光泽。体轻、质松，易折断，断面黄绿色或黄褐色，不平坦，纤维性。气微，味微苦。

品质规格　灵脂块以色黑棕，有油润性光泽、光亮，其中夹有豆粒状粪粒，无杂质者为佳。灵脂米以色黑、断面色黄绿、体轻、有光泽、无杂质者为佳。

商品分灵脂块（糖灵脂）和灵脂米，一般认为灵脂块质佳。

性味功效　咸、甘，温。活血，化瘀，止痛。

熊胆粉 xiongdanfen（附：熊胆）

来源　为熊科动物黑熊 *Selenarctos thibetanus* G. Cuvier 经胆囊手术引流胆汁而得的干燥品。

产销　主产于吉林、辽宁、黑龙江、云南、四川、陕西等地。销往全国各地。

采收加工　采用活熊引流方法定期抽取胆汁，烘干。

性状鉴别　为不规则碎片、颗粒或粉末。黄色至深棕色，有的呈深绿色或淡红色，半透明，有玻璃样光泽。质脆，易吸潮。气清香微腥，味极苦微回甜，有清凉感。

品质规格　以色金黄、半透明、腥气弱、苦味浓者为佳。

性味功效　苦，寒。清热，平肝，明目。

附　熊胆

为熊科动物黑熊 *Selenarctos thibetanus* G. Cuvier、棕熊 *Ursus arctos arctos* Linnaeus 的干燥胆。野生或饲养。主产于云南、四川、贵州、黑龙江、吉林、辽宁等地。完整熊胆呈长扁卵形，上部狭细中空，下部膨大呈囊状，大小不一，长 10～20cm，下部宽 5～10cm。表面灰褐色、黑褐色或棕黄色，有皱褶，囊皮较薄，对光视之，上部呈半透明状。囊内含有干燥的胆汁，习称"胆仁"，呈不定形块状或硬膏状，色泽深浅不一：呈金黄色、有光泽、质松脆、透明如琥珀者，习称"金胆"或"铜胆"；呈黑色或墨绿色，质坚脆或呈硬膏状者，习称"铁胆"或"墨胆"；呈黄绿色，质脆者，习称"菜花胆"。气清香而腥，味苦清凉而回甜，有钻舌感。具有清热、平肝、明目的作用。用于治疗惊风抽搐。外治目赤肿痛、咽喉肿痛。为较常用清热泻火药。熊胆的掺伪物主要是在囊内掺入牛、羊、猪等动物胆汁，有的掺入鹅、鸭的胆汁，或掺入糖。

马宝 mabao

别名　马结石

来源　为马科动物马 *Equus caballus* L. 胃肠道的结石。

产销　全国大部分地区均产，主产于河北、内蒙古。

采收加工　全年均可采收。宰杀病马时，如发现其胃肠道的硬块，即取出，用清水洗净、晾干。

性状鉴别　呈圆球形、卵圆形或扁圆形，大小不等，一般直径为 6～20cm，重 250～2500g，但也有小如豆粒者。表面粉白色、灰白色或蛋青色，有光泽，光滑或凹凸不平。质坚重如石，锯开面灰白色，有同心层纹（习称"涡纹"），微具玻璃样光泽，有的还可见灰黑色细密纹理，中心常见有金属或树枝等异物。剖开后气臭，味淡而微咸，嚼之可成细末。

品质规格　以色灰白、外表有光泽、润滑如玉、个大、质坚实、断面"涡纹"细者为佳。商品为统货。

性味功效 甘、咸，凉；有小毒。镇惊化痰，清热解毒。

阿胶 ejiao

别名 驴皮胶

来源 为马科动物驴 *Equus asinus* L. 的皮去毛后熬制而成的胶块。

产销 主产于山东、浙江。此外，北京、上海、天津、辽宁等地亦有加工。以山东省东阿县的产品最为著名。销往全国各地。

采收加工 将驴皮浸泡去毛，切块洗净，分次水煎，滤过，合并滤液，浓缩（可分别加入适量黄酒、冰糖和豆油）至稠膏状，冷凝，切块，晾干，即得。

性状鉴定 为长方形或方形块，黑褐色，有光泽。质硬而脆，断面光亮，碎片对光照视呈棕色半透明。气微，味微甘。

品质规格 以色乌黑、光亮、稍透明、无腥臭气、经夏不软化者为佳。

性味功效 甘，平。补血滋阴，润燥，止血。

附注 ① 质量要求：水分不得过 15%，总灰分不得过 10%。加水溶解后溶液呈棕红色澄明，静置后溶液不变稠。

② 阿胶伪品：近年来，发现有用其他动物杂皮，掺入少量驴皮熬胶伪充阿胶出售。本品表面黑褐色，对光照视半透明，但质硬不脆，易发软黏合。水溶液有腥气和豆油味。

③ 新阿胶：用猪皮熬制所得，呈方块状，表面棕褐色，对光照视不透明，断面不光亮。于水中加热融化，液面有一层脂肪油。水溶后溶液混浊，静置后溶液变稠。

麝香 shexiang

别名 寸香、香脐子、原寸、麝脐香、当门子

来源 为鹿科动物林麝 *Moschus berezovskii* Flerov、马麝 *Moschus sifanicus* Przewalski 或原麝 *Moschus moschiferus* Linnaeus 成熟雄体香囊中的干燥分泌物。

产销 野生或家养。主产于西藏、四川、云南等地；陕西、甘肃、青海、新疆、内蒙古及东北等地亦产。现四川省马尔康、灌县、南川；陕西省镇平；安徽省佛子岭等养麝场均能进行麝的家养繁殖及活体取香。销往全国各地。

采收加工 野麝多在冬季至次春猎取，猎获后，割取香囊或再修边剪毛，阴干，习称"毛壳麝香"；剖开香囊，除去囊壳，习称"麝香仁"。家麝直接从其香囊中取出麝香仁，阴干或用干燥器密闭干燥。

性状鉴别 （1）毛壳麝香 为扁圆形或类椭圆形的囊状体，直径 3～7cm，厚 2～4cm。开口面的皮革质，棕褐色，略平，密生白色或灰棕色短毛，从两侧围绕中心排列，中间有 1 小囊孔。另一面为棕褐色略带紫色的皮膜，微皱缩，偶显肌肉纤维，略有弹性，剖开后可见中层皮膜呈棕褐色或灰褐色，半透明，内层皮膜呈棕色，内含颗粒状、粉末状的麝香仁和少量的细毛及脱落的内层皮膜（习称"银皮"）（图 16-17）。

（2）麝香仁 野生者质软，油润，疏松；

图 16-17 毛壳麝香图
(a) 未修边剪毛 (b) 已修边剪毛
1—囊孔；2—尿道口

其中不规则圆球形或颗粒状者习称"当门子"，表面多呈紫黑色，油润光亮，微有麻纹，断面深棕色或黄棕色；粉末状者多呈棕褐色或黄棕色，并有少量脱落的内层皮膜和细毛。饲养者呈颗粒状、短条形或不规则的团块；表面不平，紫黑色或深棕色，显油性，微有光泽，并有少量毛和脱落的内层皮膜。气香浓烈而特异，味微辣、微苦带咸。

品质规格　毛壳麝香以饱满、皮薄、捏之有弹性、香气浓烈者为佳。麝香仁以当门子多、质柔润、香气浓烈者为佳。

商品以产地分为四川香仁、西藏香仁、云南香仁等规格。按性状、采制方法和部位主要分为毛壳、净香。

图 16-18　麝香仁粉末图
1—分泌物团块；2—晶体；3—表皮
组织碎片；4—麝毛

显微鉴别　麝香仁粉末　棕褐色或黄棕色。为无数无定形颗粒状物集成的半透明或透明团块，淡黄色或淡棕色；团块中包埋或散在有方形、柱状、八面体或不规则的晶体；并可见圆形油滴，偶见毛及内皮层膜组织（图 16-18）。

成分　含大环酮类化合物：主要为麝香酮，含量 0.93%～4.12%，具特异强烈香气，为主要活性成分。另含少量降麝香酮、3-甲基环十三酮、环十四酮等。蛋白质和多肽：总氮量为 9.15%，相对分子质量为 1000 左右的肽类有强抗炎活性，相对分子质量为 5000～6000 的多肽抗炎活性是氢化可的松的 20 倍。含 15 种氨基酸，其中主要为甘氨酸、丝氨酸、谷氨酸、缬氨酸和天冬氨酸。尚含生物碱类化合物、甾体化合物等。

理化鉴别　①取毛壳麝香用特制槽针从囊孔插入，转动槽针，撮取麝香仁，立即检视，槽内的麝香仁应有逐渐膨胀高出槽面的现象，习称"冒槽"。麝香仁油润、颗粒疏松，无锐角，香气浓烈。不应有纤维等异物或异常气味。②取麝香仁粉末少量，置手掌中，加水润湿，用手搓之能成团，再用手指轻揉即散，不应粘手、染手、顶指或结块。③取麝香仁少量，撒于炽热的坩埚中灼烧，初则迸裂，随即融化膨胀起泡似珠，香气浓烈四溢，应无毛、肉焦臭，无火焰或火星出现。灰化后，残渣呈白色或灰白色。④本品照气相色谱法试验，供试品色谱中应呈现与对照品保留时间相同的色谱峰（检查麝香酮）。⑤取麝香少许，加五氯化锑研磨，香气消失，再加氨水少许研磨，香气恢复。

性味功效　辛，温。开窍醒神，活血通经，消肿止痛。

附注　①各地收购的麝香中，曾经出现一些掺假现象。掺假物中动物、植物、矿物三类物质均有。动物类物质有肝脏、血、肌肉、奶渣、油脂、羊粪等。植物类有朽木、淀粉、酵母、儿茶、树脂、桂皮、荔枝核、青葙子、茯苓、锁阳等。矿物类有铅粒、铁末、朱砂、磁石、砂土、玻璃等。目前，对上述掺假物，用显微鉴别和一般的理化鉴别方法，均能与正品麝香区别开来。②在天然麝香代用品的研究工作中，天津、上海合成了麝香酮，合成麝香酮和天然麝香酮两者均有升压作用，使呼吸次数及频率增加。

鹿茸 lurong（附：鹿角、鹿角胶、鹿角霜）

来源　为鹿科动物梅花鹿 *Cervus nippon* Temminck 或马鹿 *Cervus elaphus* Linnaeus 的

雄鹿未骨化密生茸毛的幼角。前者习称"花鹿茸"或"黄毛茸"，后者习称"马鹿茸"或"青毛茸"。

产销 梅花鹿多为人工饲养，主产于吉林、辽宁、黑龙江等地。马鹿野生或人工饲养，主产于黑龙江、内蒙古、吉林和辽宁，习称"东马鹿茸"；主产于新疆、青海、甘肃等地，习称"西马鹿茸"。销往全国并有出口。

采收加工 采收分锯茸和砍茸两种方法，多数为锯茸，少数为砍茸。

（1）锯茸 一般从第三年的鹿开始锯茸，梅花二杠鹿茸每年可采收 2 次，清明后 45～55 天锯取（头茬茸），采后 50～60 天锯取第二次（二茬茸）；梅花三叉鹿茸每年则采收一次，约在 7 月下旬。马鹿茸根据情况可在 5～8 月间锯取。锯取时应迅速将茸锯下，锯时要稳，锯口要平，锯口敷上止血药的速度要快，将锯下的茸立即进行烫、炸等加工，分为排血鹿茸和含血鹿茸。马鹿茸不进行排血，全部加工成含血鹿茸。阴干或烘干。

（2）砍茸 已生长多年的老鹿、病鹿，先将鹿头砍下，再将茸连脑盖砍下，刮净残肉，将脑皮绷紧，进行烫、炸等加工，阴干。

性状鉴定 1. 花鹿茸 呈圆柱状分枝，具一个分枝者习称"二杠"，主枝习称"大挺"，长 17～20cm，锯口直径 4～5cm，离锯口约 10cm 处分出侧枝，习称"门庄"，长 9～15cm，直径较大挺略细。外皮红棕色或棕色，多光润，表面密生红黄色或棕黄色细茸毛，上端较密，下端较疏；分岔间具 1 条灰黑色筋脉，皮茸紧贴。锯口黄白色或黑褐色，外围无骨质，中部密布细孔。体轻。气微腥，味微咸（图 16-19）。

具两个分枝者，习称"三叉"，大挺长 23～33cm，直径较二杠略粗，略呈弓形，微扁，枝端略尖，下部多有纵棱筋（习称"起筋"）及突起疙瘩（习称"骨豆"或"骨钉"）。

图 16-19 鹿茸二杠与茸片图

二茬茸与头茬茸相似，但挺长而不圆或下粗上细，下部有纵棱筋和突起疙瘩。茸皮较薄，茸毛较粗糙，锯口外围多已骨化。体较重，质硬。

2. 马鹿茸 较花鹿茸粗大，茸毛较长，分枝较多，侧枝一个者，习称"单门"，两个者习称"莲花"，三个者，习称"三岔"，四个者，习称"四岔"，五个者习称"五岔"，最多"六岔"。

（1）东马鹿茸 "单门"大挺长 25～27cm，直径约 3cm。外皮灰黑色，茸毛灰褐色或灰黄色。锯口面外皮较厚，灰黑色，中部密布细孔，质嫩。"莲花"大挺长可达 33cm，下部有棱筋，锯口面蜂窝状小孔稍大。"三岔"皮色深，质较老。"四岔"茸毛粗而稀，大挺下部具棱筋及疙瘩。

（2）西马鹿茸 大挺多不圆，顶端圆扁不一，长 30～100cm。表面有棱，多抽缩干瘪，分枝较长且弯曲，茸毛粗长，灰色或黑灰色。锯口色较深，常见骨质。气腥臭、味咸。

3. 鹿茸饮片 排血梅花鹿茸片有蜡片、雪片、蜂片和骨片之分。含血鹿茸有梅花鹿茸和马鹿茸两种，切片中有蜡片和血片之分。

（1）蜡片 又称嘴头片，是鹿茸顶端一段切制而成。切面平滑，无海绵样孔隙，胶质状，黄色或淡黄色，如蜡样光洁，其外部皮层较厚，黄棕色或黄白色，体较重，质略韧。

（2）雪片　又称特粉片，是鹿茸上中段切制而成，切面白色或淡黄白色，密布海绵样细孔隙，周围茸皮较厚，黄棕色，不骨质化，体轻松，质软。

（3）蜂片　又称砂片，是鹿茸中下段切制而成，切面黄白色，或中心呈红褐色，海绵样孔隙较大，周围显骨化，外壁皮层较薄，淡黄色或黄白色，体轻松，质较软。

（4）骨片　又称骨砂片，是鹿茸最下段切制而成，切面外侧为黄白色，中心带有血污色，外围质地细腻已经骨化，从外侧向中心海绵样孔隙渐大，中心呈纱网样，外壁皮层薄，黄棕色，体较重，质硬。

品质规格　花鹿茸以粗壮挺圆、饱满、茸毛柔软、棕黄色、皮色红棕或黑棕褐、有油润光泽者为优。马鹿茸以饱满、体轻、茸毛灰白、柔顺而不乱、下部无棱线和骨豆者为佳。

梅花锯茸　分四个规格：二杠茸、三叉茸、初生茸和再生茸。二杠茸和三叉茸又分四个等级，初生茸和再生茸不分等，为混装。

1. 二杠茸

一等：大挺门庄相称，短粗嫩壮，顶端圆钝，毛细柔软，茸毛棕黄色，皮色红棕或棕褐，锯口黄白色，无骨化圈，不拧嘴、不抽沟、不破皮、不悬皮、不乌皮、不存折、不臭、无虫蛀，每支纯干重 85g 以上。

二等：存折不超过一处，虎口以下略显棱纹，每支纯干重 65g 以上，余同一等。

三等：存折不超过二处，枝干较瘦。兼有悬皮、乌皮、破皮但不露茸，虎口以下有棱纹和骨豆，每支纯干重 45g 以上。

四等：兼有独挺、怪角。凡不符合以上三等者均属于四等。

2. 三叉茸

一等：挺圆，茸质松嫩，嘴头饱满，不乌皮、不抽沟、不破皮、不悬皮、不存折、无怪角、不臭、无虫蛀。下部稍有纵棱筋，骨豆不超过茸长的 30%，每支纯干重 250g 以上。

二等：存折不超过一处，无怪角。突起纵棱筋长不超过 2cm，骨豆不超过茸长的 40%。每支纯干重 200g 以上。

三等：条杆稍瘦，稍有破皮不露茸，不悬皮，存折不超过一处，纵棱筋、骨豆较多，每支纯干重 150g 以上。

四等：体畸形或怪角，顶端不窜尖，皮色乌暗，不臭，无虫蛀，凡不符合以上三等者均属此等。

3. 初生茸

初生茸不分等。要求干货，体呈圆柱形，茸毛较长或长短不等，不臭、不虫蛀。

4. 再生茸

再生茸不分等。有独挺、怪角或畸形，质硬，多骨化，茸毛较长或无茸毛，体较重，不臭、不虫蛀。

马鹿锯茸　分三等，均要求干货、不臭、无虫蛀、不骨化、茸内充分含血，茸血分布均匀。

一等（A级）：肥嫩的莲花、三岔茸。不偏头、不抽沟、不破皮、不畸形，主枝及门庄无折伤，茸头饱满，不空、不瘪，每支重不低于 0.50kg。

二等（B级）：莲花、三岔茸和肥嫩的四岔茸、人字茸，不破皮、不畸形，茸头不空不瘪，每支重 0.3kg 以上。

三等（C级）：凡不符合以上二等者均归为三等。

性味功效 甘、咸，温。壮肾阳，益精血，强筋骨，调冲任，托疮毒。

附 鹿角、鹿角胶、鹿角霜

1. 鹿角

为鹿科动物马鹿 *Cervus elaphus* Linnaeus 或梅花鹿 *Cervus nippon* Temminck 已骨化的角或锯茸后翌年春季脱落的角基，分别习称"马鹿角"、"梅花鹿角"，"鹿角脱盘"。野生。主产于黑龙江、内蒙古、新疆、吉林等地。销往全国各地。多于春季拾取，除去泥沙，风干。

（1）马鹿角　呈分枝状，通常分成 4～6 枝，全长 50～120cm。主枝弯曲，直径 3～6cm。基部盘状，上具不规则瘤状突起，习称"珍珠盘"，周边常有稀疏细小的孔洞。侧枝多向一面伸展，第一枝与珍珠盘相距较近，与主干几成直角或钝角伸出，第二枝靠近第一枝伸出，习称"坐地分枝"；第二枝与第三枝相距较远。表面灰褐色或灰黄色，有光泽，角尖平滑，中、下部常具疣状突起，习称"骨钉"，并具长短不等的断续纵棱，习称"苦瓜棱"。质坚硬，断面外圈骨质，灰白色或微带淡褐色，中部多呈灰褐色或青灰色，具蜂窝状孔。气微，味微咸。

（2）梅花鹿角　通常分成 3～4 枝，全长 30～60cm，直径 2.5～5cm。侧枝多向两旁伸展，第一枝与珍珠盘相距较近，第二枝与第一枝相距较远，主枝末端分成两小枝。表面黄棕色或灰棕色，枝端灰白色。枝端以下具明显骨钉，纵向排成"苦瓜棱"，顶部灰白色或灰黄色，有光泽。

（3）鹿角脱盘　呈盔状或扁盔状，直径 3～6cm（珍珠盘直径 4.5～6.5cm），高 1.5～4cm。表面灰褐色或灰黄色，有光泽。底面平，蜂窝状，多呈黄白色或黄棕色。珍珠盘周边常有稀疏细小的孔洞。上面略平或呈不规则的半球形。质坚硬，断面外圈骨质，灰白色或白色。味咸，性温。功效：温肾阳，强筋骨，行血消肿。

2. 鹿角胶

本品为鹿角经水煎煮、浓缩制成的固体胶。将鹿角锯段，漂泡洗净，分次水煎，滤过，合并滤液（或加入白矾细末少量），静置，滤取胶液，浓缩（可加适量黄酒、冰糖和豆油）至稠膏状，冷凝，切块，晾干，即得。本品为扁方形块，长 3～4cm，厚约 0.6cm，黄棕色或红棕色，半透明，有的上部有黄白色泡沫层。质脆，断面光亮。气微，味微甘。甘、咸，温。功效：温补肝肾、益精养血。

3. 鹿角霜

为鹿角去胶质的角块。春、秋两季生产，将骨化鹿角熬去胶质，取出角块，干燥。呈长圆柱形或不规则的块状，大小不一。表面灰白色，显粉性，常具纵棱，偶见灰色或灰棕色斑点。体轻，质酥，断面外层较致密，白色或灰白色，内层有蜂窝状小孔，灰褐色或灰黄色，有吸湿性。气微，味淡，嚼之有粘牙感。咸，温。功效：温肾助阳，收敛止血。

附注　除上述品种外，尚有下列鹿种的幼角，各地以不同的名称，也作鹿茸药用。如鹿科动物白臀鹿 *Cervus macneilli* Lydekker 密生茸毛的幼角，称草茸；鹿科动物白唇鹿 *C. albirostis* Przewalski 密生茸毛的幼角，称岩茸；鹿科动物水鹿 *C. unicolor* kerr 密生茸毛的幼角，称春茸；鹿科动物驼鹿（堪达罕）*Alces alces* Linne 的幼角，称犴茸；鹿科动物驯鹿 *Rangifer tarandus* Linne. 的幼角，称驯鹿茸；鹿科动物海南坡鹿 *C. eruus eldi hainanus* Thomas 的幼角，称坡鹿茸。

牛黄 niuhuang

来源 为牛科动物牛 *Bos taurus domesticus* Gmelin 干燥的胆囊或胆管结石。前者商品称"胆黄"（蛋黄），后者称"管黄"。

产销 全国各地均产，主产于北京、天津、内蒙古、辽宁及甘肃等地。销往全国各地并出口。

采收加工 宰牛时检查胆囊、胆管及肝管，如发现有硬块，即滤去胆汁，将牛黄取出，除净附着的薄膜，用棉花或纱布等包好，放到阴凉干燥处，至半干时用线扎好，以防破裂，阴干。若宰杀牛后，牛黄在胆囊内时间过长，胆汁渗入牛黄内，称吃胆牛黄。

性状鉴别 （1）胆黄 多呈卵形、类球形、三角形或四方形，大小不一，直径 0.6～3（4.5）cm。表面黄红色至棕黄色，有的表面挂一层黑色光亮的薄膜，习称"乌金衣"；有的粗糙，具疣状突起；有的具龟裂纹。体轻，质酥脆，易分层剥离，断面金黄色，可见细密的同心层纹，有的夹有白心。气清香，味苦而后甘，有清凉感，嚼之易碎，不粘牙。

图 16-20　牛黄药材图
1—胆黄；2—管黄

（2）管黄 呈管状，或为破碎小片块，长约 3cm，直径 1～1.5cm。表面红棕色或棕褐色，不光滑，或有横曲纹、裂纹及小突起，断面有较少的层纹，有的中空。色较深。质松脆，手捻易碎。有胆汁渗入的色黑，质坚实，断面呈胶状，可见层纹（图 16-20）。

品质规格 以完整、色棕黄、质松脆、断面层纹清晰而细腻者为佳。

按产地不同分为京牛黄（北京、内蒙古一带产）、东牛黄（东北地区产）、西牛黄（西北及河南一带产）、金山牛黄（加拿大、阿根廷等国产）、印度牛黄（印度产）。按其出处和形状的不同又分胆黄和管黄 2 种，以胆黄质量为佳。常分 1～2 等。一等：呈卵形、类球形或三角形；表面金黄色或黄褐色，有光泽；质松脆；断面棕黄色或金黄色，有自然形成的层纹；气清香，味微苦后甘；大小块不分，间有碎块。二等：呈管状或胆汁渗入的各种块黄；表面黄褐色或棕褐色；断面棕褐色；余同一等。

显微鉴别 取本品少许，用水合氯醛试液装片，不加热，置显微镜下观察：不规则团块由多数黄棕色或棕红色小颗粒集成，稍放置，色素迅速溶解，并显鲜明金黄色，久置后变绿色（图 16-21）。

鉴别 ①取本品少量，加清水调和，涂于指甲上，能将指甲染成黄色，久不退色，习称"挂甲"。②取牛黄少许咀嚼，不粘牙而显酥脆，味先苦后回甜，有清凉感觉直入舌根和喉部，黄色挂舌，闭口呼气感觉清香。③取一小针烧红刺入牛黄中，正品则分裂，裂片显明显的层纹，质细密而酥脆，内心有白点和清香气。

性味功效 甘，凉。清心，豁痰，开窍，凉肝，息风，解毒。

附注 ① 牛科动物水牛 *Bubalus bubalis* L. 或牦牛 *Poephagus grunniens* L. 或犏牛（牦牛和黄牛的杂交种）的胆囊结石，也可作牛黄入药。

② 近年来我国活体培育牛黄技术试验成功，即用手术的方法在牛胆囊内放进异物（牛黄核），注入细菌（牛黄菌），人为地造成"胆结石"，经过一年或更长时间，

图 16-21　牛黄粉末图

再用手术方法取出，成品称"培植牛黄"。其性状为小块或碎片、粉状，棕黄或黄褐色，层纹不明显，质较硬，气味同天然牛黄。具有传统经验鉴别的"挂甲"特征。质优者胆酸含量近于天然牛黄。

③ 人工牛黄：本品系用牛、猪胆汁酸、胆固醇、胆红素及无机盐为原料加工制造而成。胆红素0.7%、牛羊胆酸12.5%、猪胆酸15%、胆甾醇2%、无机盐（包括硫酸镁、硫酸亚铁、磷酸三钙）5%、淀粉加至100%。多呈粉状，浅棕色或金黄色，质轻松，亦能挂甲。气微腥，味微甜而苦，入口后无清凉感。

④ 商品中曾发现有伪品牛黄，系用黄连、大黄、姜黄等粉末加鸡蛋清、蛋黄和牛胆汁等制成。镜检时可见植物性粉末特征，常有玉米淀粉粒。亦有用骆驼黄、熊的胆结石充牛黄出售，但均无天然牛黄的性状和显微特征，故可区别。

水牛角 shuiniujiao

来源　为牛科动物水牛 *Bubalus bubalis* Linnaeus 的角。

产销　南方大部分地区均产。销往全国各地。

采收加工　杀牛时取下角后，水煮，除去角塞，干燥。

性状鉴别　呈稍扁平而弯曲的锥形，长短不一。表面棕黑色或灰黑色，一侧有数条横向的沟槽，另一侧有密集的横向凹陷条纹。上部渐尖，有纵纹，基部略呈三角形，中空。角质，坚硬。气微腥，味淡。

品质规格　以洁净、无角塞者为佳。

性味功效　苦，寒。清热解毒，凉血，定惊。

羚羊角 lingyangjiao

来源　为牛科动物赛加羚羊 *Saiga tatarica* Linnaeus 的角。

产销　主产于西伯利亚及小亚细亚一带。新疆北部边境地区亦产。销往全国各地。

采收加工　锯取其角，晒干。

性状鉴别　呈长圆锥形，略呈弓形弯曲，长15～33cm；类白色或黄白色，基部稍呈青灰色。嫩枝对光透视有"血丝"或紫黑色斑纹，光润如玉，无裂纹，老枝则有细纵裂纹。除尖端部分外，有10～16个隆起环脊，间距约2cm，用手握之，四指正好嵌入凹处，习称"握之合把"。角的基部横截面圆形，直径3～4cm，内有坚硬质重的角柱，习称"骨塞"，骨塞长约占全角的1/2或1/3，表面有突起的纵棱与其外面角鞘内的凹沟紧密嵌合，从横断面观，其结合部呈锯齿状。除去"骨塞"后，角的下半段成空洞。全角呈半透明，对光透视，上半段中央有一条隐约可辨的细孔道直通角尖，习称"通天眼"。质坚硬。气无，味淡（图16-22、图16-23）。

图16-22　羚羊原动物图

图16-23　羚羊角药材图

品质规格 以质嫩、色白、光润、内含红色斑纹、无裂纹者为佳。商品一般分四种规格。

(1) 大枝羚羊角 全长 15～33cm，基部直径约 3cm。每支重 200～250g，环节多至 20 节。

(2) 小枝羚羊角 全长 10～17cm，基部直径 2～2.6cm，每支重 130～200g，环节 10 个左右。骨塞的比例较大而重。

(3) 大头鬼 是幼羚羊的角，长 6～14cm，基部直径 1.6～2.6cm，基部较粗，上部较尖，稍做弯曲状，虽有环节但不明显，全体光润。

(4) 老劈柴 是羚羊死于山野留下的角。角表面纵裂纹很深而多，颜色由灰黄至灰黑色不等，无光泽。

性味功效 咸，寒。平肝息风，清肝明目，散血解毒。

附注 羚羊角国产量少，主要靠进口，价格昂贵，市售品曾发现以鹅喉羚羊 *Gazella Subgutturosa* Guldenstaedt、藏羚羊 *Pantholops hodgsoni* Abel、黄羊 *Procapra gutturosa* Pallas 和山羊 *Naemorhedus goral* Hardwicke 等的角混充，应注意鉴别。①鹅喉羚羊角：本品呈长圆锥形而稍侧扁，角尖显著向内弯转。表面黑色，粗糙，多纵裂纹，中下部有斜向环脊约 8 个，其间距约 1.5cm。②藏羚羊角：长而侧扁、较直，长 50～70cm。表面黑色，较光滑，有环脊约 16 个，其间距几相等，约 2cm。③黄羊角：呈长圆锥形而侧扁，略呈 S 形弯曲，长约 20cm。表面淡灰棕色或灰黑色，不透明，有多数纵纹理，微波状环脊 17～20 个，其下部间距较小，约 0.5cm。④山羊角：尖端略向后弯，表面脊环纹或前面呈瘤状，中空。

实训一 动物类药材的性状鉴别

一、实训步骤

1. 看形状
2. 量大小
3. 观色泽
4. 查表面
5. 验质地
6. 看断面
7. 嗅气
8. 尝味
9. 水试
10. 火试

二、实训要求

1. 熟练掌握性状鉴别方法
2. 掌握动物类药材的性状特征

三、教学效果评价

本实训的教学效果评价见表 16-1。

表 16-1　教学效果评价表

实训名称	动物类药材的性状鉴别		时间	3min	姓名		总得分	
序号	药材正名	科名		序号	药材正名		科名	
1				6				
2				7				
3				8				
4				9				
5				10				
评分标准:药名错误,一味扣10分;写别名,适当扣分。科名错误,一味扣5分。								

实训二　蜂蜜的理化鉴别

一、实训步骤

1. 取本品 10g,加新沸过的冷水 50mL,混匀,加酚酞指示液 2 滴与 0.1mol/L 氢氧化钠液 4mL,应显粉红色,10s 内不消失(检查酸度)。

2. 取本品 2g,加水 10mL,加热煮沸,放冷,加碘试液 1 滴,不得显蓝色、绿色或红褐色(检查淀粉和糊精)。

二、实训要求

1. 熟悉蜂蜜的理化鉴别特征
2. 熟悉蜂蜜的理化鉴别方法步骤

三、教学效果评价

本实训的教学效果评价见表 16-2。

表 16-2　教学效果评价表

实训名称		蜂蜜的理化鉴别	姓名		总得分	
鉴别真伪 (40分)	正品	理化鉴别特征(30分)				
	伪品 或掺 伪品					
操作方法步骤(30分)						
评分标准:鉴别真伪,请在正品与伪品或掺伪品后打√选择,选择错误,扣40分。理化鉴别特征不全面或错误,在30分之内适当扣分。操作方法步骤不全面或错误,在30分之内适当扣分。						

模块十七　矿物类药材

项目一　矿物类药材概述

一、矿物类药材的应用及分类概况

矿物是由地质作用而形成的天然单体或化合物。矿物药包括：①原矿物药。即从自然界采集的天然药物，如朱砂、炉甘石、自然铜、寒水石等。②以矿物为原料的加工品，如秋石、轻粉、芒硝等。③动物或动物骨骼的化石，如石燕、龙骨等。祖国医药学使用矿物药的历史很悠久，早在《神农本草经》中就载有"玉石"类药材 41 种；《本草经集注》、《新修本草》等书中均有"玉石"类矿物药记载。宋代《证类本草》等书中的矿物药已达 139 种。《本草纲目》把矿物药分别记述在土部、金石部，特别在金石部，记述比较完整，分为金、玉、石、卤四类，共 161 种。我国历代有着丰富的矿物药制造技术和鉴定知识，公元前 2 世纪已能从丹砂中制炼成水银；战国时期就记载了矿物的鉴别方法；宋朝时已经能根据晶形、密度、色泽等来进行矿物鉴定，并能从人尿中提取制造"秋石"；在公元 11 世纪我国已利用化学反应来鉴定绿矾石。

本类药材数目虽较植物、动物药材为少，但在医疗上同样具有不可替代的重要价值。如石膏清热泻火、除烦止渴，是治疗气分实热、肺热咳喘的主要用药；自然铜可散瘀、接骨、止痛；赭石能平肝潜阳、降逆、止血；磁石能平肝潜阳、聪耳明目、镇惊安神、纳气平喘；龙骨能镇惊安神、收敛涩精等，均是中医临床上重要的常用药物。同时，一些矿物药的医疗作用机制，也被现代药理实验所证明。如 0.75% 的枯矾混悬液处理烧伤创面，对铜绿假单胞菌生长具有明显的抑制作用；"白虎汤"中重用石膏，治疗"流脑"、"乙脑"等急性传染病的高热、惊厥，确有显著疗效，有抗菌、消炎、镇静和安神的作用。

矿物类中药的分类是以矿物中所含主要的或含量最多的某种化合物为根据的，矿物在矿物学上的分类，通常是根据其阴离子或阳离子的种类进行的。《中华人民共和国药典》（2010年版）对矿物类中药的分类，是采用阴离子分类。

① 硫化物类：如朱砂、雄黄、自然铜。

② 氧化物类：如磁石、赭石、铅丹、信石。

③ 硫酸盐类：如石膏、白矾、芒硝。

④ 卤化物类：如轻粉。

⑤ 碳酸盐类：如炉甘石。

⑥ 硅酸盐类：如滑石。

二、矿物的一般性质

矿物除少数是自然元素以外，绝大多数是自然化合物。大部分是固体；也有少数为液体，如水银；或气体，如硫化氢。每一种固体矿物具有一定的物理和化学性质，这些性质取决于它们的结晶构造和化学成分。利用这些性质的不同，可鉴别不同种类的矿物。

1. 结晶形状

自然界的绝大部分矿物都是由结晶质组成。晶体（结晶质）和非晶体（非晶质）本质上的区别，在于组成物质的质点是否做有规律的排列，凡是质点呈规律排列者为晶体，反之为非晶体。晶体外表的几何形态和绝大部分物理化学性质都和它内部质点的规律排列有关。

由于不同晶系的晶体内部质点排列不同，故它们所表现出的几何外形特征也不同。除等轴晶系的晶体成为立方体或近于圆形外，其他六个晶系的晶体都是伸长成柱状、针状，或压扁成板状、片状。

矿物除了单体的形态以外，常常是以许多单体聚集而出现，这种聚集的整体就称为集合体。集合体的形态多样，如粒状、晶簇状、放射状、结核体状等。

2. 结晶习性

多数固体矿物为结晶体，其形状各不相同。其中有些为含水矿物，有一系列特征，如密度小、硬度低，大半为外生成因等。水在矿物中存在的形式，直接影响矿物的性质。按其存在形式，矿物中的水可分为两大类：一是不加入晶格的吸附水或自由水；二是加入晶格组成的，包括以水分子形式存在的结晶水。

3. 透明度

矿物透光能力的大小称为透明度。把矿物磨至 0.03mm 标准厚度时比较其透明度，分为三类：①透明矿物，能允许绝大部分光线通过，隔着它可以清晰地透视另一物体，如无色水晶、云母等。②半透明矿物，能通过一部分光线，隔着它不能看清一物体，如朱砂、雄黄等。③不透明矿物，光线几乎完全不能通过，即使是在边缘部分或薄片，也不透光，如赭石、滑石等。透明度是鉴定矿物的特征之一。在显微镜下鉴定时，通常透明矿物利用透射偏光显微镜鉴定；不透明矿物利用反射偏光显微镜鉴定。

4. 颜色

矿物的颜色，主要是矿物对光线中不同波长的光波均匀吸收或选择吸收所表现的性质。一般分为三类：①本色。是矿物的成分和内部构造所决定的颜色（矿物中含有色素离子），如朱红色的朱砂。②外色。由外来的带色杂质、气泡等包裹体所引起的，与矿物本身的成分和构造无关。这些带色杂质可能是无机化合物，也可能是有机化合物。外色的深浅，除与带色杂质的量有关外，还与分散的程度有关，如紫石英、大青盐等。③假色。某些矿物中，有时可见变彩现象，这是由于投射光受晶体内部裂缝面、解理面及表面氧化膜的反射所引起光波的干涉作用而产生的颜色，如云母。

矿物在白色毛瓷板上划过后所留下的粉末痕迹称为条痕，粉末的颜色称为条痕色。条痕色比矿物表面的颜色更为固定，因而具有鉴定意义。有的粉末颜色与矿物本身颜色相同，如朱砂；也有是不同色的，如自然铜本身为铜黄色而其粉末为黑色。大多数透明或浅色半透明矿物，条痕色都很浅，甚至为白色；而不透明或深色半透明矿物的条痕色则具有各种深色或彩色，故对后者来说，条痕尤其具有鉴定意义。如磁石和赭石，有时表面均为灰黑色，不易区分，但磁石条痕色是黑色，赭石条痕色是樱桃红色，故可区分。

用二色法描述矿物的颜色时，要把主要的、基本的颜色放在后面，次要的颜色作为形容词放在前面。有时也可以这样形容，如红中微黄、绿色略带蓝色等。

5. 光泽

矿物表面对于投射光线的反射能力称为光泽。反射能力的强弱，也就是光泽的强度。矿物单体的光滑平面的光泽由强至弱分为：金属光泽（如自然铜等）、半金属光泽（如磁石等）、金刚光泽（如朱砂等）、玻璃光泽（如硼砂等）。如果矿物的断口或集合体表面不平滑，并有细微的裂缝、小孔等，使一部分反射光发生散射或相互干扰，则可形成一些特殊的光泽。主要有油脂光泽（如硫黄等）、绢丝光泽（如石膏等）、珍珠光泽（如云母等）、土样光泽（如软滑石）等。

6. 相对密度

相对密度是指矿物与4℃时同体积水的重量比。各种矿物的相对密度在一定条件下为一常数，如石膏为2.3，朱砂为8.09～8.20。

7. 硬度

矿物抵抗外来机械作用（如刻划、压力、研磨）的能力称为硬度。一般采用摩氏硬度计确定矿物的相对硬度。它是以一种矿物与另一种矿物相互刻划，比较矿物硬度相对高低的方法，摩氏硬度计由10种不同的矿物组成，按其硬度由小到大分为10级，前面的矿物可以被后面的矿物刻划。这10种矿物的硬度级数是：滑石1级、石膏2级、方解石3级、萤石4级、磷灰石5级、正长石6级、石英7级、黄玉8级、钢玉9级、金刚石10级。鉴定硬度时，可取样品矿石和上述标准矿石相互刻划，如样品与滑石相互刻划时，滑石受损而样品不受损，与石膏相互刻划时，双方均受损，与方解石相互刻划时，方解石不受损而样品受损，即可确定其样品硬度为2级。

在实际工作中经常是用四级法来代替摩氏硬度计的10级。指甲（相当于2.5）、铜钥匙（3左右）、小刀（约5.5）、石英或钢锉（7），用它们与矿物相互刻划，粗略求得矿物的硬度。硬度6～7的矿物药材可以在玻璃上留下划痕，如磁石、自然铜等。一般矿物药材中最大的硬度不超过7。

8. 解理、断口

矿物受力后沿一定结晶方向裂开成光滑平面的性能称为解理，所裂成的平面称为解理面。解理是结晶物质特有的性质，其形成和晶体构造的类型有关，所以是矿物的主要鉴定特征。如云母可极完全解理；方解石可完全解理；而石英实际上没有解理。矿物受力后不是沿一定结晶方向断裂，断裂面是不规则和不平整的，这种断裂面称为断口。非晶质矿物可产生断口。断口面的形态有下列几种：平坦状断口（断口粗糙但还平坦，如软滑石）、贝壳状断口（呈椭圆形曲面的形态，曲面常现有不规则的同心条纹，颇似贝壳，如胆矾）、参差状断口（粗糙不平，如青礞石等）、锯齿状断口（断口状似锯齿，如铜等）。

解理的发育程度与断口的发育程度互为消长关系，具完全解理的矿物在解理方向常不出现断口，具不完全解理或无解理的矿物碎块上常见到断口。利用断口的发育程度可以帮助划分解理等级。

9. 矿物的力学性质

① 脆性：指矿物容易被击破或压碎的性质。如自然铜、方解石等。

② 延展性：指矿物能被压成薄片或抽成细丝的性质。如金、铜等。

③ 挠性：指矿物在外力作用下趋于弯曲而不发生折断，除去外力后不能恢复原状的性质。如滑石等。

④ 弹性：指矿物在外力作用下而变形，外力取消后，在弹性限度内，能恢复原状的性质。如云母等。

⑤ 柔性：指矿物易受外力切割并不发生碎裂的性质。如石膏等。

10. 磁性

磁性指矿物可以被磁铁或电磁铁吸引或其本身能够吸引物体的性质。有极少数矿物具有显著的磁性，如磁铁矿等。矿物的磁性与其化学成分中含有磁性元素 Fe、Co、Ni、Mn、Cr 等有关。

11. 气味

有些矿物具有特殊的气味，尤其是矿物受锤击、加热或湿润时较为明显。如雄黄灼烧有砷的蒜臭；胆矾具涩味。

少数矿物药材具有吸水分的能力，因此，可以吸粘舌头或润湿双唇，有助于鉴别。如龙骨、龙齿、软滑石等。

三、矿物类药材的鉴别

目前，矿物药的鉴定，一般采用以下方法。

（1）性状鉴别　外形明显的中药，首先应根据矿物的一般性质进行鉴定，除了形状、颜色、质地、气味等检查外，还应注意其硬度、解理、断口、有无磁性及密度等的检查。

（2）显微鉴别　对外形特征不明显、细小颗粒或粉末状的矿物药可利用显微镜帮助鉴定，观察其形状、透明度和颜色等。

（3）物理、化学方法鉴别　利用物理和化学分析方法，对矿物药所含的主要成分进行定性和定量分析。对于剧毒或外形及粉末无明显特征的中药，如信石、玄明粉等尤为必要。

随着现代科学技术的迅速发展，现对矿物药的鉴定已采用了许多新技术。主要有热分析法、X 射线衍射法、原子发射光谱分析法、固体荧光法等。

项目二　矿物类药材

朱砂 zhusha（附：辰砂）

别名　辰砂、丹砂

来源　为硫化物类矿物辰砂族辰砂的矿石。

图 17-1　朱砂药材图

产销　主产贵州、湖南、四川、广西、云南等地。销往全国各地，并有出口。

采收加工　采挖后，选取纯净者，用磁铁吸净含铁的杂质，再用水淘去杂石和泥沙。其片状者称为"镜面砂"，块状者称"豆瓣砂"，粉末状者称"朱宝砂"。

性状鉴别　呈颗粒状、块片状或粉末状。鲜红色或暗红色，条痕红色至褐红色，具光泽。体重，质脆，片状者易破碎，粉末状者有闪烁的光泽。气微，味淡（图 17-1）。

品质规格　以色红鲜艳、有光泽、微透明、无杂质者为佳。商品分三种：①镜面砂。呈斜方形或长条形的片状，厚薄不一，边缘不齐，色红而鲜艳，光亮如镜面微透明，质较松脆，易破碎。②朱宝砂：呈细小片块状或颗粒状，色红明亮，触之不染手。③豆瓣砂：呈块状，较大，方圆形或多角形，颜色发暗或现灰黑，体重质坚而不易碎。

成分　主含硫化汞（HgS）。

性味功效　甘，微寒；有毒。清心镇惊，安神，明目，解毒。本品有毒，不宜大量服用，也不宜少量久服；孕妇及肝肾功能不全者禁用。

附　辰砂

① 药用朱砂多为天然朱砂，矿物学称为辰砂，昔日以湖南辰州（今沅陵）产的较好，故有"辰砂"之称。现在朱砂主产于贵州铜仁及湖南新晃、凤凰等县，沅陵、株洲仍是朱砂的集散地。现商品"辰砂"，多指人工合成品。

② 人工朱砂，又称"灵砂"、"平口砂"。是以水银、硫黄为原料，经加热升炼而成。含硫化汞在 99% 以上。目前，贵阳、哈尔滨、广州、重庆等地均有生产。完整者呈盆状，商品多为大小不等的碎块，全体暗红色，断面呈纤维柱状，习称"马牙柱"，具有宝石样或金属光泽，质松脆，易破碎。无臭，味淡。

附注　银朱，也是由水银、硫黄升炼而成。与人工朱砂是同原料、同方法、在同一罐内制成，只是结晶的部位不同。为细粒、疏散土状的深红色粉末；质重；具强光泽；吸湿易结块；捻之极细而染指。质量较灵砂次，外用。

雄黄 xionghuang（附：雌黄）

别名　石黄、黄金石、明雄黄

来源　为硫化物类矿物雄黄族雄黄的矿石。

产销　主产于湖南、湖北、贵州、四川等地。销往全国各地。

采收加工　采挖后，除去杂质。

性状鉴别　呈不规则块状。深红色或橙红色，条痕淡橘红色，晶面有金刚石样光泽。质脆，易碎，断面具树脂样光泽。微有特异的臭气，味淡。精矿粉为粉末状或粉末集合体，质松脆，手捏即成粉，橙黄色，无光泽。燃之易熔融成红紫色液体，并生黄白色烟，有强烈蒜臭气（图 17-2）。

品质规格　以块大、色红、质酥脆、有光泽者为佳。商品有雄黄与腰黄两种。雄黄又分天、地、元、黄 4 种。天字雄黄为不规则块状物，长至 6cm，厚为 3cm，外表为橙红色间夹暗红，有玻璃闪光，质脆而酥。地字雄黄为块状或粒状，较小，以色红透熟者为佳。元字雄黄为大小 2～3 cm 的不规则小块，外表和天字雄黄相似，但质较坚。黄字雄黄为前述品种的粉末或碎末。以腰黄质量为好。

腰黄：又称明雄黄、雄精。多呈块状；鲜红色、半透明，如鸡冠色。经加工成椭圆形，多随身佩带，作装饰品，故名腰黄。

成分　主含硫化砷（As_2S_2）。

性味功效　辛，温；有毒。解毒杀虫，燥湿祛痰，截疟。内服宜慎，不可久用。孕妇禁用。

附　雌黄

雌黄常与雄黄共生。全体呈黄色，条痕柠檬黄色，显酸性，溶于（NH_4)$_2CO_3$。化学成分为三硫化二砷（As_2S_3）。

图 17-2　雄黄药材图

自然铜 zirantong

来源　为硫化物类矿物黄铁矿族黄铁矿的矿石。

产销　主产于四川、广东、江苏、云南等地。销往全国各地。

图 17-3　自然铜药材图

采收加工　拣取矿石，去净杂石、沙土及黑锈后，敲成小块。

性状鉴别　药材多呈立方块状。表面亮淡黄色，有金属光泽；有的黄棕色或棕褐色，无金属光泽。具条纹，立体相邻晶面上的条纹相互垂直，是其重要特征。条痕绿黑色或棕红色。体重，质坚硬或稍脆，易砸碎，断面黄白色，有金属光泽；或断面棕褐色，可见银白色亮星（图 17-3）。

品质规格　以块整齐、色黄而光亮、断面有金属光泽者为佳。

成分　主含二硫化铁（FeS_2）。

性味功效　辛，平。散瘀止痛，续筋接骨。

磁石 Cishi

别名　灵磁石、吸铁石

来源　为氧化物类矿物尖晶石族磁铁矿的矿石。

产销　主产于江苏、河北、山东、辽宁、安徽等地。销往全国各地。

采收加工　采挖后，除去杂石，选取有磁性的入药。

性状鉴别　呈不规则块状，或略带方形，多具棱角。灰黑色或棕褐色，条痕黑色，具金属光泽。体重，质坚硬，断面不整齐。具磁性。有土腥气，无味。

品质规格　以色灰黑、断面致密有光泽、吸铁能力强者为佳。商品按吸针砂能力之大小分为三等：一等者能吸附 70%～80% 的铁屑；二等者能吸附 40%～70% 的铁屑；三等者能吸附 15%～40% 的铁屑。

成分　主含四氧化三铁（Fe_3O_4）。

性味功效　咸，寒。镇惊安神，平肝潜阳，聪耳明目，纳气平喘。

赭石 zheshi

别名 红石头、代赭石

来源 为氧化物类矿物刚玉族赤铁矿的矿石。

产销 主产河北、山西、山东、广东、江苏、四川、湖南等地。销往全国各地，并有出口。

采收加工 采挖后，除去杂石。表面有钉头状突起部分的称"钉头代赭石"。

性状鉴别 多呈不规则的扁平块状。暗棕红色或灰黑色，条痕樱红色或红棕色，有的有金属光泽。一面多有圆形的突起，习称"钉头"，另一面与突起相对应处有同样大小的凹窝。体重，质硬，砸碎后断面显层叠状，且每层均依"钉头"呈波浪状弯曲。气微，味淡（图17-4）。

图 17-4　赭石药材图

品质规格 以色棕红、断面层次明显、有"钉头"、无杂石者为佳。商品分老式钉赭石和新式钉赭石。老式钉赭石赭褐色，明显有钉，松脆易剥下；新式钉赭石黑红色，钉极少不明显，坚硬，不易击碎。

成分 主含三氧化二铁（Fe_2O_3）。

性味功效 苦，寒。平肝潜阳，重镇降逆，凉血止血。

铅丹 qiandan

别名 黄丹

来源 用铅加工制成的四氧化三铅。

产销 主产于河南、广东、福建、湖南等地。销往全国各地。

采收加工 将纯铅放在铁锅中加热，炒动，利用空气使之氧化；然后放在石臼中研成粉末。用水漂洗，将粗、细粉末分开，漂出之细粉，再经氧化 24h，研成细粉过筛即得。

性状鉴别 为橙红色或橙黄色的粉末，光泽暗淡，不透明，质重，用手指搓揉，先有沙性触及，后觉细腻，能使手指染成橙黄色。有金属性辛味。

品质规格 以色橙红、细腻光滑、见水不成疙瘩者为佳。

成分 主含四氧化三铅（Pb_3O_4）。

性味功效 辛，微寒；有毒。外用解毒生肌，内服截疟。有毒，不可过量或持续服用，以防蓄积中毒。

红粉 hongfen

别名 红升

来源 由水银、硝石、白矾或由水银和硝酸炼制而成的红色氧化汞。

产销 主产于天津、湖北、湖南、江苏等地。销往全国各地或自产自销。

采收加工 用水银0.5kg，硝酸0.6～0.7kg为原料生产。将硝酸置于耐酸容器内，加入水银，静置使其反应至不冒棕红色烟后，倒入不锈钢盘内。砂浴加热（温度控制在120℃以内），使其分解，1～2h即得。

性状鉴别 为橙红色片状或粉状结晶，片状的一面光滑略具光泽，另一面较粗糙。粉末橙色。质硬脆。遇光颜色逐渐变深。气微。

品质规格 以片状、色橙红、有光泽者为佳。

成分 主含氧化汞（HgO）。

性味功效 辛，热；有大毒。拔毒，除脓，去腐，生肌。本品有大毒，只可外用，不可内服，外用亦不宜久用；孕妇禁用。

信石 xinshi （附：砒霜）

别名 砒石、人言

来源 为氧化物类矿物砷华矿石的矿石或由毒砂（硫砷铁矿，$FeAsS$）、雄黄加工制造而成。分为红信石和白信石两种。

产销 主产于湖南、江西、广东等地。销往全国各地。

采收加工 少数选取天然的砷华矿石，多数为加工制成。加工方法为：选取纯净雄黄，砸成小块，入容器内使雄黄燃烧，分解成三氧化二砷及二氧化硫，然后通过冷凝管道，使三氧化二砷得到充分冷凝，即得信石，二氧化硫另从烟道排出。

性状鉴别 （1）红信石 呈不规则块状，粉红色，具黄色与红色彩晕，略透明或不透明，具玻璃样或绢丝样光泽，质脆，易砸碎，气无。烧之有蒜臭气。

（2）白信石 无色或白色，余同红信石。

品质规格 以块状、淡红色或白色、有晶莹直纹、无渣滓者为佳。药用以红信石为主。

成分 主含三氧化二砷（As_2O_3）。

理化鉴别 ①取该品少许置闭口管中缓缓加热，有白色升华物生成。②取少许上述升华物加水2mL，加氢氧化钠试液4滴，煮沸使溶，冷后加硝酸银试液2滴，产生黄色沉淀。

性味功效 辛、酸，大热；有大毒。蚀疮去腐，祛痰定喘。

附 砒霜

为砒石经升华而得的精制品。为白色粉末，无臭，无味。效同砒石，毒性更大。

密陀僧 mituoseng

来源 为铅或方铅矿加工而成的粗制氧化铅。

产销 主产广东、湖南、湖北、福建等地。销往全国各地。

采收加工 将铅熔融后，用长铁棍在熔铅中旋转几次，部分熔铅附于铁棍上，然后取出浸入冷水中，如此反复多次，层层叠加，熔铅冷却而成。

性状鉴别 为不规则块状，大小不一，金黄色或黄色，偶见黄绿色，具蜡样光泽或镶嵌着具金属光泽样物，对光照之闪闪发光。表面粗糙，有时一面呈橙黄色而略平滑。层层堆叠，厚薄不一。体重质硬，折断面层纹明显。气无（图17-5）。

图 17-5　密陀僧药材图

品质规格　以色黄、有光泽、内外一致、体坚质重者为佳。

成分　主含氧化铅（PbO）。

性味功效　咸、辛，平；有毒。消肿杀虫，收敛防腐，坠痰镇惊。

白石英 baishiying

来源　为氧化物类矿物石英的矿石。

产销　主产广东、江苏、湖北、福建、陕西等地。销往全国各地。

采收加工　采得后，拣选纯白的石英。

性状鉴别　呈不规则块状，多具棱角而锋利。白色或淡灰白色，条痕白色。表面不平坦，半透明至不透明，具脂肪样光泽。体重，质坚硬，可刻划玻璃成划痕；砸碎后，断面不平坦。气微，味淡。

品质规格　以色白、明洁者为佳。

成分　主含二氧化硅（SiO_2），尚含微量铁、铝、钠、钾等。

性味功效　甘、辛，温。温肺肾，安心神，利小便。

浮海石 fuhaishi

别名　浮石、石花

来源　为胞孔科动物脊突苔虫的骨骼。

产销　主产江苏、浙江、福建、广东、海南等地。销往全国各地。

采收加工　夏、秋季自海中捞出，用清水漂洗，除去盐质及泥沙，晒干。

性状鉴别　不规则的块状，大小不一，直径 2～7cm。表面粗糙，有多数大小不等的细孔，灰白色或灰黄色。质硬而松脆，易砸碎，断面粗糙，有小孔，有的具绢丝样光泽。体轻，投入水中，浮而不沉。气微弱，味淡。

品质规格　以体轻、灰白色、浮水者为佳。

成分　主含碳酸钙（$CaCO_3$），并含少量镁、锌、铁、铝等元素。

性味功效　咸，寒。清肺化痰，软坚散结。

附注　在华东、东北、天津、北京等地以火山喷出的岩浆凝固形成的多孔状石块作浮海石入药。在东北、天津、上海等地以海滨石灰华作小浮石入药。

禹余粮 yuyuliang

别名　余粮石

来源　为氢氧化物类矿物褐铁矿的矿石。

产销　主产四川、河南、江苏等地。多自产自销。

采收加工　采挖后，除去杂石。

性状鉴别 为块状集合体，呈不规则的斜方块状，长 5～10cm，厚 1～3cm。表面红棕色、灰棕色或浅棕色，多凹凸不平或附有黄色粉末。断面多显深棕色与淡棕色或浅黄色相间的层纹，各层硬度不同，质松部分指甲可划动。体重，质硬。气微，味淡，嚼之无砂粒感（图 17-6）。

品质规格 以整齐不碎、棕褐色、无碎石者为佳。

成分 主含碱式氧化铁 [$FeO(OH)$]。

性味功效 甘、涩，微寒。涩肠止泻，收敛止血。

图 17-6 禹余粮药材图

轻粉 qingfen

别名 银粉、扫盆

来源 为水银、胆矾、食盐升华而成的氯化亚汞（Hg_2Cl_2）结晶。

产销 产于湖北、湖南、四川等地。销往全国各地。

采收加工 水银 62g，食盐 62 g，白矾 124 g，红土 200 g。将白矾、食盐置盆中，加水少量调匀，加入水银，拌成糊状，再加入红土，拌成软泥状至可以捏成团块以不见水银点为度。在平底锅内铺上一薄层干沙土，面积与团块大小相等，将团块置沙土上，上覆盖瓷盆，用熟石膏粉调成糊状，密封盆口处至不漏气为度。然后置炭火上加热 4～6h 后，待冷，启开瓷盆，见内盆底上满粘雪片状的白色结晶，取下即为轻粉。

性状鉴别 为白色有光泽的鳞片状或雪花状结晶，或结晶性粉末。遇光颜色缓缓变暗。气微。

品质规格 以洁白、片大、明亮、质轻者为佳。

成分 主含氯化亚汞（Hg_2Cl_2）。

性味功效 辛，寒；有毒。外用杀虫，攻毒，敛疮；内服祛痰消积，逐水通便。本品有毒，不可过量；内服慎用；孕妇禁服。

秋石 qiushi

别名 秋冰、淡秋石

来源 为人中白或食盐的加工品。人中白加工品称为"淡秋石"，食盐加工品称为"咸秋石"。

产销 主产安徽、江苏、浙江等地。销往全国各地。

采收加工 （1）淡秋石 取漂净晒干的人中白，研成粉末，加白及浆水作辅料，拌和后，用模型印成小方块，晒干。

（2）咸秋石 取食盐加洁净泉水煎煮，过滤，将滤液加热蒸发，干燥成粉霜，称为秋石霜。再将秋石霜放在有盖的瓷碗内，置炉火上煅 2h，冷却后即凝成块状固体。

性状鉴别 （1）淡秋石 呈小方块形或扁圆形，直径 1.5～2.2cm。白色或灰白色，表面平坦而不光滑；无光泽，不透明。质硬脆，易砸碎，断面粉状，不平坦。气微，味淡。

（2）咸秋石 为盆块状结晶体。白色或淡黄色，有光泽。质重而脆。常有气泡存在。气无，味咸。

品质规格 以色白、块整不碎、无臭气、无杂质者为佳。商品分淡秋石和咸秋石两种。

成分 淡秋石 主为尿酸钙和磷酸钙。咸秋石主含氯 59.82%，钠 38.79%。

性味功效　咸，寒。滋阴降火。

炉甘石 luganshi

别名　甘石、浮水甘石

图 17-7　炉甘石药材图

来源　为碳酸盐类矿物方解石族菱锌矿的矿石。

产销　主产广西、四川、湖南等地。销往全国各地，并有出口。

采收加工　采挖后，洗净，晒干，除去杂石。

性状鉴别　呈不规则的块状。灰白色或淡红色，表面粉性，无光泽，凹凸不平，多孔，似蜂窝状。体轻，易碎。气微，味微涩（图 17-7）。

品质规格　以色白、体轻、质松者为佳。

成分　主含碳酸锌（$ZnCO_3$）。

性味功效　甘，平。解毒明目退翳，收湿止痒敛疮。

寒水石 hanshuishi

别名　凝水石、水石

来源　为碳酸盐类方解石族矿物方解石或硫酸盐类石膏族矿物红石膏的矿石。前者称为南寒水石，后者称为北寒水石。

产销　南寒水石主产于河南、安徽、江苏、浙江等地。北寒水石主产于辽宁、吉林、山东等地。多自产自销。

采收加工　采挖后，除去泥土与杂石。

性状鉴别　（1）南寒水石　常呈钟乳状或致密粒状体。颜色多为无色或乳白色，也有的被染成灰、黄、玫瑰、红、褐等各种色彩。具玻璃样光泽。半透明。有完全的解理，故晶体可沿三个不同方向劈开。质坚硬而脆，硬度 3，相对密度 2.7，条痕为白色或淡灰色，敲击时多呈小块斜方体碎裂。断面平坦，用小刀可以刻划。气微，味淡。

（2）北寒水石　呈扁平块状或厚板状。大小不一，厚 0.5～3.5cm。淡红色，有的为白色；条痕白色。表面凹凸不平，侧面呈纵细纹理，具丝绢光泽。质较软，指甲可刻划成痕；易砸碎，敲击时垂直向断裂，断面显直立纤维状，粉红色。

品质规格　商品分南寒水石和北寒水石两种。南寒水石以色白、透明、有如寒水状之光泽、击碎后呈方形具棱角者为佳。北寒水石以肉红色、半透明薄片状、断面有细丝纹者为佳。

成分　南寒水石主含碳酸钙（$CaCO_3$）；北寒水石主含水硫酸钙（$CaSO_4 \cdot 2H_2O$）。

性味功效　辛、咸，寒。清热降火，利窍，消肿。

花蕊石 huaruishi

别名　花乳石、白云石

来源　为变质岩类岩石蛇纹大理岩的矿石。

产销　主产于四川、河北、河南、江苏、浙江、山西、陕西、湖南等地。销往全国各地。

采收加工　采挖后，除去杂石和泥沙。

　　性状鉴别　呈不规则的块状，具棱角，而不锋利。白色或浅灰白色，其中夹有点状或条状的蛇纹石，呈浅绿色或淡黄色，习称"彩晕"，对光观察有闪星状光泽。体重，质硬，不易破碎。气微，味淡（图17-8）。

　　品质规格　以块整齐、夹有黄绿色斑纹者为佳。

　　成分　主含钙、镁的碳酸盐。

　　性味功效　酸、涩，平。化瘀止血。

图17-8　花蕊石药材图

金礞石 jinmengshi

　　别名　烂石、酥酥石

　　来源　为变质岩类蛭石片岩或水黑云母片岩的矿石。

　　产销　主产于河南、陕西、山西、河北等地。均自产自销。

　　采收加工　采挖后，除去杂石和泥沙。

　　性状鉴别　为鳞片状集合体。呈不规则块状或碎片，碎片直径0.1～0.8cm；块状者直径2～10cm，厚0.6～1.5cm，无明显棱角。棕黄色或黄褐色，带有金黄色或银白色光泽。质脆，用手捻之，易碎成金黄色闪光小片。具滑腻感。气微，味淡。

　　品质规格　以块整、色金黄、无杂质者为佳。

　　成分　主要含 $(Mg, Fe)_2 [(Si, Al)_4 O_{10}](OH)_2 \cdot 4H_2O$。

　　性味功效　甘、咸，平。坠痰下气，平肝镇惊。

青礞石 qingmengshi

　　来源　为变质岩类黑云母片岩或绿泥石化云母碳酸盐片岩的矿石。

　　产销　黑云母片岩主产于河南新乡，销往北京、河北、山东、湖南、江苏等地。绿泥石化云母碳酸盐云母主产于浙江淳安，销往华东地区。

　　采收加工　采挖后，除去杂石和泥沙。

　　性状鉴别　（1）黑云母片岩　呈不规则扁块状或长斜块状，无明显棱角。褐黑色或绿黑色，具玻璃样光泽。质软，易碎，断面呈较明显的层片状。碎粉主为绿黑色鳞片（黑云母），有似星点样的闪光。气微，味淡（图17-9）。

图17-9　青礞石药材图

　　（2）绿泥石化云母碳酸盐片岩　呈灰色或绿灰色，夹有银色或淡黄色鳞片，具光泽。质松，易碎，粉末为灰绿色鳞片（绿泥石化云母片）和颗粒（主为碳酸盐），片状者具星点样闪光。遇稀盐酸产生气泡，加热后泡沸激烈。气微，味淡。

　　品质规格　黑云母片岩以绿黑色、质软易碎、有光泽者为佳。绿泥石化云母碳酸盐片岩以灰绿色、有光泽者为佳。

　　成分　黑云母片岩主要含铁、镁、铝的硅酸盐，绿泥石化云母碳酸盐片岩主要含铁、镁、铝的硅酸盐及钙、镁的碳酸盐。

性味功效 甘、咸，平。坠痰下气，平肝镇惊。

滑石 huashi

别名 画石

来源 为硅酸盐类矿物滑石族滑石的矿石。习称"硬滑石"。

产销 主产于辽宁、山东、江西、江苏、河北、广东、广西等地。销往全国各地。

采收加工 采挖后，除去泥沙及杂石。

性状鉴别 呈不规则的块状。白色、黄白色或淡蓝灰色，有蜡样光泽。质软，细腻，手摸有滑润感，无吸湿性，置水中不崩散。气微，味淡。

品质规格 以整洁、色青白、滑润者为佳。

成分 主含含水硅酸镁 $[Mg_3(Si_4O_{10})(OH)_2]$。

性味功效 甘、淡，寒。利尿通淋，清热解暑，外用祛湿敛疮。

赤石脂 chishizhi

别名 石脂、红高岭土、红土

来源 为硅酸盐类矿物多水高岭石族多水高岭石的矿石。

产销 主产于福建、河南、江苏、陕西、湖北、山西等地。销往东北、华北等地区。

采收加工 采挖后，除去杂石。

性状鉴别 呈不规则的块状。粉红色、红色至紫红色，或有红白相间的花纹。质软，易碎，断面有的具蜡样光泽。吸水性强。具黏土气，味淡，嚼之无沙粒感。

品质规格 以色红、光滑细腻、质软、易碎、吸水力强者为佳。

成分 主含含水硅酸铝 $[Al_4(Si_4O_{10})(OH)_8 \cdot 4H_2O]$。

性味功效 甘、酸、涩，温。涩肠，止血，生肌敛疮。不宜与肉桂同用。

阳起石 yangqishi

别名 白石、阳石

来源 为硅酸盐类角闪石族矿物透闪石及其异种透闪石石棉。

产销 主产湖北、河南、山西等地。销往全国各地。

采收加工 挖出后去泥土、杂石。

性状鉴别 呈不规则块状、扁长条状或短柱状。大小不一。白色、浅灰白色或淡绿白色，具丝样光泽。体较重，质较硬脆，有的略疏松。可折断，碎断面不整齐，纵面呈纤维状或细柱状。气无，味淡。

品质规格 以针束状、色灰白、有光泽、易捻碎者为佳。

成分 主含碱式硅酸钙镁 $[Ca_2Mg_5(Si_4O_{11})_2 \cdot (OH)_2]$。

性味功效 咸，温。温肾壮阳。

附注 阴起石

为硅酸盐类角闪石族矿物阳起石岩。多与阳起石相伴而生。本品为不规则块片状。全体呈青绿色，夹有稀疏的黑色斑块，具光泽。质脆易打碎，断面显层纹状。质软而酥松，用手可捻成薄鳞片状或短纤维状。有泥土气。阳起石与阴起石在销售中常被混淆，应注意区别。

石膏 shigao

别名　石羔、寒水石、玉火石

来源　为硫酸盐类矿物硬石膏族石膏的矿石。

产销　主产湖北应城、安徽凤阳、河南新安，以及山东、四川、湖南、云南、新疆等省。以湖北应城所产为优。销往全国各地，并有出口。

采收加工　采挖后，除去杂石及泥沙。

性状鉴别　为纤维状的集合体，呈长块状、板块状或不规则块状。白色、灰白色或淡黄色，有的半透明。体重，质软，纵断面具绢丝样光泽。气微，味淡。

品质规格　以块大、色白、半透明、纵断面如丝者为佳。

成分　主含含水硫酸钙（$CaSO_4 \cdot 2H_2O$）。

理化鉴别　①取本品一小块（约2g），置具有小孔软木塞的试管内，灼烧，管壁有水生成，小块变为不透明体。②取本品粉末0.2g，加稀盐酸10mL，加热使溶解，溶液显钙盐与硫酸盐的鉴别反应。③取本品粉末约2g，于140℃烘20min，加水1.5mL搅拌，放置5min，呈黏结固体（石膏加热失去一部分结晶水而成熟石膏；与水相遇，复变为具黏性的固体。别的矿石无此特性）。

性味功效　甘、辛，大寒。清热泻火，除烦止渴。

芒硝 mangxiao（附：玄明粉）

来源　为硫酸盐类矿物芒硝族芒硝的矿石，经加工精制而成的结晶体。

产销　主产于河北、山东、河南、江苏、安徽、山西等地。销往全国各地。

采收加工　取天然产的芒硝，用热水溶解，过滤，放冷即析出结晶，通称朴硝。再取萝卜洗净切片，置锅内加水煮透后，加入朴硝共煮，至完全溶化，取出过滤或澄清后取上层液，放冷，待析出结晶，干燥后即为芒硝。

性状鉴别　为棱柱状、长方形或不规则块状及粒状。无色透明或类白色半透明。质脆，易碎，断面呈玻璃样光泽。气微，味咸（图17-10）。

品质规格　以无色、透明、呈结晶块者为佳。商品按产地分东芒硝（山东沿海地带）、水芒硝（江苏沿海），以东芒硝为佳。

成分　主含含水硫酸钠（$Na_2SO_4 \cdot 10H_2O$）。

理化鉴别　①物理定性：取本品少许，置火焰上燃烧，呈黄色火焰。②取本品5g，加水20mL溶解后，加硝酸2滴，煮沸5min，滴加氢氧化钠试液中和，加稀盐酸1mL、亚铁氰化

图 17-10　芒硝药材图

钾试液1mL与适量的水使成50mL，摇匀，放置10min，不得发生混浊或显蓝色。

性味功效　咸、苦，寒。泻下通便，润燥软坚，清火消肿。孕妇慎用；不宜与硫黄、三棱同用。

附　玄明粉

为芒硝经精制、风化制得。主含硫酸钠（Na_2SO_4）。为白色颗粒状结晶性粉末；气微，味咸；有引湿性。咸、苦，寒。功效：泻下通便，润燥软坚，清火消肿。

胆矾 danfan

别名　蓝矾

图 17-11　胆矾药材图

来源　为硫酸盐类矿物胆矾或人工制成的含水硫酸铜。

产销　主产云南、山西等地。销往全国各地。

采收加工　选取铜矿中蓝色透明的结晶，即得。人工制造者，可用硫酸作用于铜片或氧化铜而制得。

性状鉴别　呈不规则斜方块状、棱柱状。表面蓝色或淡蓝色，不平坦。条痕白色或淡蓝色。半透明至透明，有玻璃样光泽。体轻质脆，易砸碎。气无，味涩（图 17-11）。

品质规格　以块大、透明、深蓝色、质脆、无杂质者为佳。

成分　主含含水硫酸铜（$CuSO_4 \cdot 5H_2O$）。

性味功效　酸、辛，寒；有毒。涌吐，去腐，解毒。

白矾 baifan

别名　明矾

来源　为硫酸盐类矿物明矾石经加工提炼制成。

产销　主产河北、安徽、福建、山西、湖北、浙江等地。销往全国各地。

采收加工　将采得的明矾打碎，用水溶解，溶液蒸发浓缩，放冷后即析出结晶即得。

性状鉴别　呈不规则的块状或粒状。无色或淡黄白色，透明或半透明。表面略平滑或凹凸不平，具细密纵棱，有玻璃样光泽。质硬而脆。气微，味酸、微甘而极涩（图 17-12）。

图 17-12　白矾药材图

品质规格　以无色、透明者为佳。

成分　主含含水硫酸铝钾 $[KAl(SO_4)_2 \cdot 12H_2O]$。

性味功效　酸、涩，寒。外用解毒杀虫，燥湿止痒；内服止血止泻，祛除风痰。

硼砂 pengsha

别名　月石

来源　为硼酸盐类硼砂族矿物硼砂。

产销　主产青海、西藏。此外，云南、四川、陕西、新疆、甘肃等地亦产。销往全国各地。

采收加工　8～11 月间采挖矿砂，将矿砂溶于沸水中，滤净后，倒入缸内，在缸上放数条横棍，棍上系数条麻绳，麻绳下端吊一铁钉，使绳垂直沉入溶液内。冷却后在绳上与缸底都有结晶析出，取出干燥。

性状鉴别 呈不规则块状，大小不一。无色透明或白色半透明；有玻璃样光泽。久置空气中，易风化成白色粉末而不透明。体轻，质脆易碎。无臭，味咸、微甜，稍有凉感。

品质规格 以无色透明、纯净、体轻质脆者为佳。

成分 主含含水四硼酸钠（$Na_2B_4O_7 \cdot 10H_2O$）。

性味功效 甘、咸，凉。清热化痰，解毒防腐。

硫黄 liuhuang

别名 石硫黄

来源 为自然元素类矿物硫族自然硫。

产销 主产于山西、山东、河南等地。销往全国各地。

采收加工 采挖后，加热熔化，除去杂质；或用含硫矿物经加工制得。

性状鉴别 呈不规则块状。黄色或略呈绿黄色。表面不平坦，呈脂肪光泽，常有多数小孔。用手握紧置于耳旁，可闻轻微的爆裂声。体轻，质松，易碎，断面常呈针状结晶形。有特异的臭气，味淡（图 17-13）。

图 17-13 硫黄药材图

品质规格 以块整齐、色黄、有光泽、质松脆者为佳。商品一般分为石硫黄、倭硫黄、天生黄三种。

（1）石硫黄 为未加工的块。不规则块状，黄色或带浅绿色，不透明，表面较粗糙，常有细孔。

（2）倭硫黄 系石硫黄经过提炼而成。呈不规则块状；鲜黄色，具光泽，半透明；表面较光滑，无细孔。系进口商品，质佳。

（3）天生黄 为石硫黄提炼而成。呈大小不同的颗粒状或砂状结晶，浅黄色，微有玻璃光泽。

成分 主含硫（S）。

性味功效 酸，温；有毒。外用解毒杀虫疗疮；内服补火助阳通便。

紫石英 zishiying

别名 萤石、氟石

来源 为氟化物类矿物萤石族萤石的矿石。

产销 主产于浙江、辽宁、河北、甘肃等地。销往全国各地。

采收加工 采挖后，除去杂石。

性状鉴别 呈不规则块状，具棱角。紫色或绿色，深浅不匀，条痕白色。半透明至透明，有玻璃样光泽。表面常有裂纹。质坚脆，易击碎。气微，味淡。

品质规格 以色紫、透明、质坚、具玻璃样光泽者为佳。

成分 主含氟化钙（CaF_2）。并夹有镉、铬、铜、锰、镍、铅、锌等元素。

性味功效 甘，温。温肾暖宫，镇心安神，温肺平喘。

龙骨 longgu（附：龙齿）

来源 为古代哺乳动物如象类、犀牛类、三趾马、鹿类、牛类等的骨骼的化石或象类门齿的化石。前者称为"白龙骨"，后者称为"五花龙骨"。

产销 主产于山西、内蒙古、河南、河北、陕西、甘肃等地。以山西产量大，质量优。销往全国各地。

采收加工 挖出后，除去泥土及杂质。五花龙骨质酥脆，出土后，露置空气中极易破碎，常用毛边纸粘贴。

性状鉴别 （1）白龙骨 呈骨骼状或不规则块状，大小不一。表面白色、灰白色或黄白色至淡棕色，多较平滑，有的具纵纹裂隙或具棕色条纹与斑点。质硬，砸碎后，断面不平坦，色白或黄白，有的中空。关节处膨大，断面有蜂窝状小孔。吸湿力强。无臭，无味。

（2）五花龙骨 呈圆柱状或不规则块状。直径5～25cm。淡灰白色、淡黄白色或淡黄棕色，夹有蓝灰色及红棕色深浅粗细不同的花纹，偶有不具花纹者。一般表面平滑，有时外层成片剥落，不平坦，有裂隙。质较酥脆，破碎后，断面粗糙，可见宽窄不一的同心环纹。吸湿力强，舐之吸舌。无臭，无味（图17-14）。

品质规格 白龙骨以质硬、色白、吸湿力强者为佳。五花龙骨以体较轻、质酥脆、分层、有花纹、吸湿力强者为佳。一般认为五花龙骨优。

成分 主含碳酸钙（$CaCO_3$）、磷酸钙[$Ca_3(PO_4)_2$]，亦含少量铁、钾、钠、氯等。

性味功效 甘、涩，平。镇惊安神，平肝潜阳，收敛固涩。

附 龙齿

为龙骨原动物的牙齿化石。呈齿状或破碎成不规则的块状。分为犬齿及臼齿。犬齿呈圆锥形，先端断面常中空。臼齿呈圆柱形或方柱形，略弯曲，一端较细，长2～20cm，直径1～9cm，有深浅不同的棱。表面青灰色或暗棕色者，习称"青龙齿"；表面白色或黄白色者，习称"白龙齿"。有的表面呈有光泽的珐琅质。质坚硬，断面粗糙，凹凸不平。有吸湿性。无臭，无味（图17-15）。性味功效：涩、凉。镇惊安神、除烦热。

图17-14 龙骨药材图

图17-15 龙齿药材图

实训 矿物类药材的性状鉴别

一、实训步骤

1. 看形状
2. 量大小
3. 观色泽
4. 查表面
5. 验质地
6. 看断面
7. 嗅气
8. 尝味
9. 水试
10. 火试

二、实训要求

1. 熟练掌握性状鉴别方法
2. 掌握矿物类药材的性状特征

三、教学效果评价

本实训的教学效果评价见表 17-1。

表 17-1 教学效果评价表

实训名称	矿物类药材的性状鉴别		时间	3min	姓名		总得分	
序号	药材正名	类		序号		药材正名		类
1				6				
2				7				
3				8				
4				9				
5				10				
评分标准:药名错误,一味扣 10 分;写别名,适当扣分。科名错误,一味扣 5 分。								

参考文献

[1] 中华人民共和国人力资源和社会保障部 . 中药调剂员国家职业技能标准 . 北京：中国劳动社会保障出版社，2009.

[2] 国家药典委员会 . 中华人民共和国药典（一部）.2010 年版 . 北京：中国医药科技出版社，2010.

[3] 周晔 . 生药学 . 北京：人民卫生出版社，2007.

[4] 黄达芳 . 实用中药鉴定学 . 北京：科学出版社，2004.

[5] 肖培根 . 新编中药志 . 第 5 卷 . 北京：化学工业出版社，2006.

[6] 朱圣和 . 现代中药商品学 . 北京：人民卫生出版社，2006.

[7] 张贵君 . 中药商品学 . 第 2 版 . 北京：人民卫生出版社，2009.

[8] 国家医药管理局 . 七十六种药材商品规格标准 . 北京：中华人民共和国卫生部，1984.

[9] 南京中医药大学 . 中药大辞典 . 第 2 版 . 上海：上海科学技术出版社，2006.

[10] 郑虎占，董泽宏，余靖 . 中药现代研究与应用 . 北京：学苑出版社，1997.

全国医药高职高专教材可供书目

	书　名	书　号	主　编	主　审	定　价
1	化学制药技术(第二版)	15947	陶　杰	李健雄	32.00
2	生物与化学制药设备	7330	路振山	苏怀德	29.00
3	实用药理基础	5884	张　虹	苏怀德	35.00
4	实用药物化学	5806	王质明	张　雪	32.00
5	实用药物商品知识(第二版)	07508	杨群华	陈一岳	45.00
6	无机化学	5826	许　虹	李文希	25.00
7	现代仪器分析技术	5883	郭景文	林瑞超	28.00
8	中药炮制技术(第二版)	15936	李松涛	孙秀梅	35.00
9	药材商品鉴定技术(第二版)	16324	林　静	李　峰	48.00
10	药品生物检定技术(第二版)	09258	李榆梅	张晓光	28.00
11	药品市场营销学	5897	严　振	林建宁	28.00
12	药品质量管理技术	7151	贠亚明	刘铁城	29.00
13	药品质量检测技术综合实训教程	6926	张　虹	苏　勤	30.00
14	中药制药技术综合实训教程	6927	蔡翠芳	朱树民　张能荣	27.00
15	药品营销综合实训教程	6925	周晓明　邱秀荣	张李锁	23.00
16	药物制剂技术	7331	张　劲	刘立津	45.00
17	药物制剂设备(上册)	7208	谢淑俊	路振山	27.00
18	药物制剂设备(下册)	7209	谢淑俊	刘立津	36.00
19	药学微生物基础技术(修订版)	5827	李榆梅	刘德容	28.00
20	药学信息检索技术	8063	周淑琴	苏怀德	20.00
21	药用基础化学(第二版)	15089	戴静波	许莉勇	38.00
22	药用有机化学	7968	陈任宏	伍焜贤	33.00
23	药用植物学(第二版)	15992	徐世义　墙榜琴		39.00
24	医药会计基础与实务(第二版)	08577	邱秀荣	李端生	25.00
25	有机化学	5795	田厚伦	史达清	38.00
26	中药材 GAP 概论	5880	王书林	苏怀德　刘先齐	45.00
27	中药材 GAP 技术	5885	王书林	苏怀德　刘先齐	60.00
28	中药化学实用技术	5800	杨　红	裴妙荣	23.00
29	中药制剂技术(第二版)	16409	张　杰	金兆祥	36.00
30	中医药基础	5886	王满恩	高学敏　钟赣生	40.00
31	实用经济法教程	8355	王静波	潘嘉玮	29.00
32	健身体育	7942	尹士优	张安民	36.00
33	医院与药店药品管理技能	9063	杜明华	张　雪	21.00
34	医药药品经营与管理	9141	孙丽冰	杨自亮	19.00
35	药物新剂型与新技术	9111	刘素梅	王质明	21.00
36	药物制剂知识与技能教材	9075	刘　一	王质明	34.00
37	现代中药制剂检验技术	6085	梁延寿	屠鹏飞	32.00
38	生物制药综合应用技术	07294	李榆梅	张　虹	19.00
39	药物制剂设备	15963	路振山	王竞阳	39.80

欲订购上述教材，请联系我社发行部：010-64519689，64518888；

责任编辑　陈燕杰　64519363

如果您需要了解详细的信息，欢迎登录我社网站：www.cip.com.cn